Infektionen in der Allgemein- und Viszeralchirurgie

Stefan Maier · Christian Eckmann
(Hrsg.)

Infektionen in der Allgemein- und Viszeralchirurgie

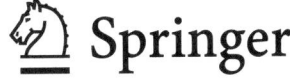

Hrsg.
Stefan Maier
Klinik für Allgemein-, Viszeral-
Thorax- und Gefäßchirurgie
Klinikum Kaufbeuren
Kaufbeuren, Bayern, Deutschland

Christian Eckmann
Allgemein-, Viszeral- und Thorax-
chirurgie, Klinikum Hannoversch-
Muenden
Hannoversch-Muenden, Deutschland

ISBN 978-3-662-62507-1   ISBN 978-3-662-62508-8 (eBook)
https://doi.org/10.1007/978-3-662-62508-8

Die Deutsche Nationalbibliothek verzeichnet diese Publikation in der Deutschen National-
bibliografie; detaillierte bibliografische Daten sind im Internet über http://dnb.d-nb.de abrufbar.

© Springer-Verlag GmbH Deutschland, ein Teil von Springer Nature 2021
Das Werk einschließlich aller seiner Teile ist urheberrechtlich geschützt. Jede Verwertung, die nicht ausdrücklich vom Urheberrechtsgesetz zugelassen ist, bedarf der vorherigen Zustimmung des Verlags. Das gilt insbesondere für Vervielfältigungen, Bearbeitungen, Übersetzungen, Mikroverfilmungen und die Einspeicherung und Verarbeitung in elektronischen Systemen.
Die Wiedergabe von allgemein beschreibenden Bezeichnungen, Marken, Unternehmensnamen etc. in diesem Werk bedeutet nicht, dass diese frei durch jedermann benutzt werden dürfen. Die Berechtigung zur Benutzung unterliegt, auch ohne gesonderten Hinweis hierzu, den Regeln des Markenrechts. Die Rechte des jeweiligen Zeicheninhabers sind zu beachten.
Der Verlag, die Autoren und die Herausgeber gehen davon aus, dass die Angaben und Informationen in diesem Werk zum Zeitpunkt der Veröffentlichung vollständig und korrekt sind. Weder der Verlag, noch die Autoren oder die Herausgeber übernehmen, ausdrücklich oder implizit, Gewähr für den Inhalt des Werkes, etwaige Fehler oder Äußerungen. Der Verlag bleibt im Hinblick auf geografische Zuordnungen und Gebietsbezeichnungen in veröffentlichten Karten und Institutionsadressen neutral.

Fotonachweis Cover © delbars/stock.adobe.com

Planung/Lektorat: Fritz Kraemer
Springer ist ein Imprint der eingetragenen Gesellschaft Springer-Verlag GmbH, DE und ist ein Teil von Springer Nature.
Die Anschrift der Gesellschaft ist: Heidelberger Platz 3, 14197 Berlin, Germany

Vorwort

Liebe Leserinnen, liebe Leser,

Die Behandlung von allgemein- und viszeralchirurgischen Infektionen hat sich in den letzten Jahren zu einem interdisziplinären Prozess entwickelt.

Dies erfordert ein komplexes Wissen nicht nur um chirurgische Aspekte der Diagnostik, Herdsanierung und Infektionsprävention, sondern es sind auch Kompetenzen im Bereich Mikrobiologie (Erregerdiagnostik/Resistenzen), Pharmakologie (Antibiotikatherapie), Hygiene (Vermeidung von Wundinfektionen) und Intensivmedizin (Sepsis/Multiorganversagen) unverzichtbar.

Die Herausgeber leiten seit 2012 die Arbeitsgruppe „Allgemein- und Viszeralchirurgische Infektionen" der Deutschen Gesellschaft für Allgemein- und Viszeralchirurgie. Viele der Autoren sind ebenfalls Mitglieder der Arbeitsgruppe, und alle Autoren sind national und international anerkannte Experten in dem jeweiligen Spezialgebiet.

Ziel des vorliegenden Buchs war es, möglichst alle Aspekte der Diagnostik und Therapie von allgemein- und viszeralchirurgischen Infektionen zu beleuchten und praxisnahe Empfehlungen auf dem Boden aktueller Leitlinien zu vermitteln.

Wir danken allen Autorinnen und Autoren, die mit ihren gelungenen Beiträgen dazu beigetragen haben, dass Sie nun dieses Werk in Händen halten können.

Bei der Lektüre wünschen wir Ihnen viel Vergnügen!

Stefan Maier
Christian Eckmann

Inhaltsverzeichnis

1 Einführung......... 1
Christian Eckmann, Christine Geffers, Corinna Langelotz,
Stefan Maier, Beate Rau, Rosa Schmuck und Philippa Seika
1.1 Infektionen in der Allgemein- und Viszeralchirurgie:
Epidemiologie, komplexe Intervention, Immunsuppression,
resistente Erreger......... 1
1.2 Genderspezifische Aspekte der Infektiologie......... 5
Literatur......... 10

2 Diagnostische Grundlagen......... 13
Marianne Abele-Horn, Markus Kaufmann und Benno Stinner
2.1 Mikrobiologie für die Allgemein- und Viszeralchirurgie... 13
2.2 Stellenwert von Biomarkern – klassische Marker
und neuere Entwicklungen......... 27
Literatur......... 35

**3 Hygienemaßnahmen in der Allgemein- und
Viszeralchirurgie**......... 37
Axel Kramer und Julius Pochhammer
3.1 Einführung......... 37
3.2 Bauliche Voraussetzungen......... 38
3.3 Hygienisches Verhalten im OP (KRINKO 2018a)......... 41
3.4 Übersicht über die Präventionsmaßnahmen......... 42
3.5 Schutzmaßnahmen bei Auftreten übertragbarer
Krankheiten......... 50
Literatur......... 51

4 Antibiotika und Antibiotikatherapie......... 53
Christian Eckmann und Hans-Jürgen Hain
4.1 Antibiotikaklassen......... 53
4.2 Antibiotikatherapie bei Infektionen mit multiresistenten
Erregern......... 61
Literatur......... 64

**5 Kontaminierte Wunden in der Allgemein- und
Viszeralchirurgie**......... 67
Sebastian Schaaf, Robert Schwab und Arnulf Willms
5.1 Einführung......... 67

	5.2	Bissverletzungen	68
	5.3	Schuss-, Stich- und Explosionsverletzungen	74
		Literatur	83

6 Postoperative Wundinfektionen (Surgical Site Infections, SSI) ... 85
Christian Eckmann

6.1	Epidemiologie und Definition	85
6.2	Risikofaktoren für postoperative Wundinfektionen	86
6.3	Prävention von Wundinfektionen als interdisziplinäres Projekt inklusive lokaler Maßnahmen	88
6.4	Perioperative Antibiotikaprophylaxe (PAP)	91
	Literatur	95

7 Haut- und Weichgewebeinfektionen ... 97
Stefan Maier

7.1	Einführung	97
7.2	Abszesse, Furunkel, Karbunkel	98
7.3	Erysipel	98
7.4	Schwere nekrotisierende Weichgewebsinfektionen	99
7.5	Fallbericht 1: Streptokokkenmyositis	105
7.6	Fallbericht 2: Polymikrobielle nekrotisierende Fasziitis	106
	Literatur	107

8 Intraabdominelle Infektionen ... 109
Christoph-Thomas Germer, Carsten Gutt, Rainer Isenmann, Katharina Jöchle, Sven A. Lang, Johan Friso Lock, Lars Ivo Partecke und Simon Schläfer

8.1	Akute Appendizitis	109
8.2	Cholezystitis	117
8.3	Divertikulitis	125
8.4	Leberabszess	130
8.5	Akute Pankreatitis	137
8.6	*Clostridioides-difficile*-Colitis	144
	Literatur	149

9 Peritonitis und abdominelle Sepsis ... 155
Christian Eckmann, Stefan Maier und Pia Menges

9.1	Klassifikation	156
9.2	Herdsanierung	164
9.3	Spülverfahren und Lösungen	168
9.4	Laparostoma	172
9.5	Antiinfektive Therapie	176
	Literatur	183

10 Infektionen in der Proktologie ... 187
Johannes Jongen, Volker Kahlke und Julius Pochhammer

10.1	Bakterielle Infektionen	188
10.2	Sexuell übertragbare Infektionen in der Proktologie (Sexual Transmitted Infection, STI)	194

	10.3	Infektionen der Perianalhaut	198
		Literatur	198

11 Pilzinfektionen in der AVC 201
Stefan Utzolino
	11.1	Einführung	201
	11.2	Was machen wir bei *Candida*-Nachweis im Abdomen? ...	201
	11.3	Wenn man sich nun für die Therapie entscheidet, welches Antimykotikum soll man wählen?	205
		Literatur	206

12 Parasitäre Infektionen in der AVC – die Echinokokkose 209
Lutz Fischer, Jun Li und Stefan Schmiedel
	12.1	Einführung	209
	12.2	Symptomatik	210
	12.3	Diagnostik	210
	12.4	Therapie	213
	12.5	Fallbeispiele	218
		Literatur	222

13 Besonderheiten bei Infektionen in der Transplantationschirurgie/Immunsuppression 223
Bettina M. Buchholz, Uta Herden und Lutz Fischer
	13.1	Einführung	223
	13.2	Immunsuppression	224
	13.3	Immunsuppressive Medikamente	225
	13.4	Infektionen nach Organtransplantation	226
	13.5	Operationen und Sepsis bei Organtransplantierten	228
	13.6	Fallvignette	231
		Literatur	232

14 Thorakale Infektionen mit Relevanz für die Allgemein- und Viszeralchirurgie 233
Christoph Eckermann, Christof Schreyer und Robert Schwab
	14.1	Mediastinitis	233
	14.2	Pleuraempyem	237
	14.3	Lungenabszess	240
	14.4	Aspergillom	243
		Literatur	246

Stichwortverzeichnis 249

Autorenverzeichnis

Marianne Abele-Horn München, Deutschland

Bettina M. Buchholz Klinik und Poliklinik für Viszerale Transplantationschirurgie, Universitätsklinikum Hamburg-Eppendorf, Hamburg, Deutschland, e-mail: b.buchholz@uke.de

Christoph Eckermann Klinik für Allgemein-, Viszeral- und Thoraxchirurgie, Bundeswehrzentralkrankenhaus Koblenz, Koblenz, Deutschland, e-mail: christoph.eckermann@gmx.de

Christian Eckmann Klinik für Allgemein-, Viszeral- und Thoraxchirurgie, Klinikum Hannoversch-Münden, Akademisches Lehrkrankenhaus der Universität Göttingen, Hannoversch-Münden, Deutschland, e-mail: c.eckmann@khmue.de

Johan Friso Lock Klinik u. Poliklinik für Allgemein-, Viszeral- Transplantations-, Gefäß- und Kinderchirurgie, Universitätsklinikum Würzburg, Würzburg, Deutschland, e-mail: lock_j@ukw.de

Lutz Fischer Klinik und Poliklinik für Viszerale Transplantationschirurgie, Universitätsklinikum Hamburg-Eppendorf, Hamburg, Deutschland, e-mail: lfischer@uke.de

Christine Geffers Chirurgische Klinik, Charité Universitätsklinikum Berlin, Berlin, Deutschland, e-mail: christine.geffers@charite.de

Christoph-Thomas Germer Klinik u. Poliklinik für Allgemein-, Viszeral- Transplantations-, Gefäß- und Kinderchirurgie, Universitätsklinikum Würzburg, Würzburg, Deutschland, e-mail: germer_c@ukw.de

Carsten Gutt Klinik für Allgemein-, Viszeral-, Thorax- und Gefäßchirurgie, Klinikum Memmingen, Memmingen, Deutschland, e-mail: carsten.gutt@klinikum-memmingen.de

Hans-Jürgen Hain Klinik für Allgemein- und Viszeralchirurgie, Groß-Umstadt, Deutschland, e-mail: h.hain@kreiskliniken-dadi.de

Uta Herden Klinik und Poliklinik für Viszerale Transplantationschirurgie, Universitätsklinikum Hamburg-Eppendorf, Hamburg, Deutschland, e-mail: u.herden@uke.de

Rainer Isenmann St. Anna-Virngrundklinik Ellwangen, Abteilung Chirurgie, Ellwangen, Deutschland, e-mail: Rainer.Isenmann@kliniken-ostalb.de

Johannes Jongen Proktologische Praxis Kiel, Kiel, Deutschland, e-mail: j.jongen@gmx.de

Katharina Jöchle Klinik für Allgemein- und Viszeralchirurgie, Universitätsklinikum Freiburg, Freiburg, Deutschland, e-mail: katharina.joechle@uniklinik-freiburg.de

Volker Kahlke Proktologische Praxis Kiel, Kiel, Deutschland, e-mail: volker.kahlke@googlemail.com

Markus Kaufmann Elbe Klinikum Stade, Klinik für Anästhesiologie und operative Intensivmedizin, Stade, Deutschland, e-mail: markus.kaufmann@elbeklinken.de

Axel Kramer Institut für Hygiene und Umweltmedizin, Universitätsmedizin Greifswald, Greifswald, Deutschland, e-mail: kramer@uni-greifswald.de

Sven A. Lang Klinik für Allgemein- und Viszeralchirurgie, Universitätsklinikum Freiburg, Freiburg, Deutschland, e-mail: sven.lang@uniklinik-freiburg.de

Corinna Langelotz Chirurgische Klinik, Charité Universitätsklinikum Berlin, Berlin, Deutschland, e-mail: c.langelotz@gmail.com

Jun Li Klinik und Poliklinik für Viszerale Transplantationschirurgie, Universitätsklinikum Hamburg-Eppendorf, Hamburg, Deutschland, e-mail: j.li@uke.de

Stefan Maier Klinik für Allgemein-, Viszeral- und Thoraxchirurgie, Klinikum Hannoversch-Münden, Akademisches Lehrkrankenhaus der Universität Göttingen, Hannoversch-Münden, Deutschland, e-mail: Stefan.Maier@kliniken-oal-kf.de

Pia Menges Klinik für Allgemeine Chirurgie, Viszeral-, Thorax- und Gefäßchirurgie, Universitätsmedizin Greifswald/MDK Bayern, Fachbereich Medizinrecht, Landshut, Deutschland, e-mail: pia.menges@mdk-bayern.de

Lars Ivo Partecke Abteilung für Allgemeine-, Viszeral- und Thoraxchirurgie, Helios Klinik Schleswig, Schleswig, Deutschland, e-mail: LarsIvo.Partecke@helios-gesundheit.de

Julius Pochhammer Klinik für Allgemeine, Viszeral-, Thorax-, Transplantations- undKinderchirurgie, UKSH Campus Kiel, Kiel, Deutschland, e-mail: Julius.Pochhammer@uksh.de

Beate Rau Chirurgische Klinik, Charité Universitätsklinikum Berlin, Berlin, Deutschland, e-mail: beate.rau@charite.de

Sebastian Schaaf Klinik für Allgemein-, Viszeral- und Thoraxchirurgie, Bundeswehrzentralkrankenhaus Koblenz, Koblenz, Deutschland, e-mail: sebastianschaaf@bundeswehr.org

Simon Schläfer Klinikum Memmingen, Memmingen, Deutschland, e-mail: simon.schlaefer@klinikum-memmingen.de

Stefan Schmiedel Zentrum für Innere Medizin/Universitätsklinikum Hamburg Eppendorf, I. Medizinische Klinik und Poliklinik, Hamburg, Deutschland, e-mail: s.schmiedel@uke.de

Rosa Schmuck Chirurgische Klinik, Charité Universitätsklinikum Berlin, Berlin, Deutschland, e-mail: rosa.schmuck@charite.de

Christof Schreyer Klinik für Allgemein-, Viszeral- und Thoraxchirurgie, Bundeswehrzentralkrankenhaus Koblenz, Koblenz, Deutschland, e-mail: christofschreyer@bundeswehr.org

Robert Schwab Klinik für Allgemein-, Viszeral- und Thoraxchirurgie, Bundeswehrzentralkrankenhaus Koblenz, Koblenz, Deutschland, e-mail: robertschwab@bundeswehr.org

Philippa Seika Chirurgische Klinik, Charité Universitätsklinikum Berlin, Berlin, Deutschland, e-mail: philippa.seika@charite.de

Benno Stinner Elbe Klinikum Stade, Klinik für Viszeral-, Thorax- und Gefäßchirurgie, Stade, Deutschland, e-mail: Benno.Stinner@elbekliniken.de

Stefan Utzolino Klinik für Allgemein-, Viszeral-, Thorax- und Gefäßchirurgie, Klinikum Kaufbeuren, Kaufbeuren, Deutschland, e-mail: Stefan.Maier@kliniken-oal-kf.de

Arnulf Willms Klinik für Allgemein-, Viszeral- und Thoraxchirurgie, Bundeswehrzentralkrankenhaus Koblenz, Koblenz, Deutschland, e-mail: arnulfwillms@bundeswehr.org

Einführung

Christian Eckmann, Christine Geffers,
Corinna Langelotz, Stefan Maier, Beate Rau,
Rosa Schmuck und Philippa Seika

Inhaltsverzeichnis

1.1 Infektionen in der Allgemein- und Viszeralchirurgie: Epidemiologie, komplexe Intervention, Immunsuppression, resistente Erreger 1
1.1.1 Epidemiologie 2
1.1.2 Komplexe Intervention 3
1.1.3 Immunsuppression 3
1.1.4 Resistente Erreger 4
1.2 Genderspezifische Aspekte der Infektiologie 5
1.2.1 Einleitung 5
1.2.2 Genderspezifische relevante Unterschiede in der Infektiologie 5
1.2.3 Genderspezifische Rate an Infektionen 7
1.2.4 Genderspezifische nosokomiale Infektionen 8
1.2.5 Genderspezifische Infektionen auf der ICU 9
1.2.6 Genderspezifische Unterschiede beim infektiologischen Screening 10
Literatur 10

1.1 Infektionen in der Allgemein- und Viszeralchirurgie: Epidemiologie, komplexe Intervention, Immunsuppression, resistente Erreger

Stefan Maier und Christian Eckmann

Seit Beginn der Entwicklung der Chirurgie als Teilgebiet der Medizin besteht eine enge Verbindung zwischen dem chirurgisch tätigen Arzt und den diversen Infektionen, die uns als Menschen ereilen können. Die Eröffnung von Abszessen gehört wohl zu den ältesten chirurgischen Eingriffen überhaupt, eine Operation, die häufig lebensrettend war und zudem vor der Entwicklung von Antibiotika und Antisepsis die einzige echte Therapiemöglichkeit darstellte. „Ubi pus, ibi evacua", so sagte schon Hippokrates, und an dieser Prämisse hat sich bis heute nichts geändert. Darüber hinaus gab es auch Infektionen, die zwar als solche erkannt wurden, die aber einer chirurgischen Therapie lange nicht zugänglich waren und dementsprechend häufig letal endeten. So war die Appendizitis eine Erkrankung, die noch vor 150 Jahren nahezu als Todesurteil anzusehen war. Kaum vorstellbar, wenn man bedenkt, wie viele Patientinnen und Patienten

S. Maier (✉)
Klinik f. Allgemein-, Viszeral-, Thorax- u. Gefäßchirurgie, Klinikum Kaufbeuren, Kaufbeuren, Deutschland
E-Mail: Stefan.Maier@kliniken-oal-kf.de

heutzutage mit einer Appendizitis in die Klinik kommen, operiert werden und häufig bereits nach zwei Tagen gesund wieder nach Hause entlassen werden.

Schließlich beschäftigen sich Chirurgen seit jeher mit postoperativen Wundinfektionen, einer ganz speziellen Form der Infektion, welche zum einen durch prophylaktische Maßnahmen so weit wie möglich vermieden werden muss, welche bei Auftreten aber auch ganz eigene Strategien der Diagnostik und Behandlung erfordert. Die postoperative Wundinfektion wird zu Recht als ein Surrogatmarker für die Qualität der chirurgischen Behandlung angesehen. Allerdings darf nicht der Fehler gemacht werden, den Eindruck zu erwecken, dass eine postoperative Wundinfektion in jedem Fall zu vermeiden ist. Darüber hinaus darf aus „Angst" vor einer Infektion einem Patienten keine ansonsten sinnvolle Behandlung vorenthalten werden. So kann die Rate an Infektionskomplikationen bei kolorektalen Eingriffen theoretisch dadurch minimiert werden, dass bei jeglicher Risikokonstellation auf das Anlegen einer Anastomose verzichtet und ein künstlicher Darmausgang angelegt wird, ein Ansatz, der sicherlich nicht im Sinne der Patienten wäre.

Die Vermeidung, Erkennung und Behandlung von Infektionen in der Allgemein- und Viszeralchirurgie ist in den letzten Jahren zu einem Thema geworden, das durch die hohe Interdisziplinarität der beteiligten Professionen häufig in die Einzelaspekte zersplittert und zu wenig in seiner komplexen Gesamtheit betrachtet wird. Betrachtet man heute die Struktur der Infektiologie in Deutschland, wird erkennbar, dass diese bestimmt wird von internistischen Infektiologen, Hygienikern, Pädiatern, Anästhesisten, Apothekern und Mikrobiologen. Chirurgen, in deren Abteilungen und demnach Verantwortungsbereich ein großer Teil der Patienten mit Infektionen betreut werden, sind hier unterrepräsentiert. Die Spezialisierung der Medizin ist in vielen Bereichen sinnvoll und auch nicht zurückzudrehen. Die Etablierung und der Aufbau von interdisziplinären Teams, die sich mit der Antibiotikatherapie beschäftigen, sind ein essenzieller Schritt zur Verbesserung der Verordnungsqualität von Antibiotika, aber auch der Infektionsbekämpfung. Hier müssen sich Chirurgen engagieren, um auf Augenhöhe mit den Partnern die geeignete Therapie einschließlich der chirurgischen Aspekte der Fokussanierung zu diskutieren. Und bei aller Interdisziplinarität muss die Therapiehoheit schlussendlich in der Hand des Chirurgen bleiben. Dies lässt sich auf Dauer nur durchsetzen, wenn hier auch die größtmögliche infektiologische Kompetenz vorhanden ist. Dieses Buch soll eine Hilfestellung sein, einen Überblick über alle Aspekte der Infektionen in der Allgemein- und Viszeralchirurgie zu gewinnen.

1.1.1 Epidemiologie

Unterschieden werden müssen die nosokomialen Infektionen von allen anderen Infektionsarten. Bei nosokomialen Infektionen kommt der Epidemiologie neben der reinen Erfassung der Infektionsraten eine wichtige Bedeutung im Rahmen der Qualitätsmessung und der Qualitätssicherung zu. Demgegenüber sind epidemiologische Zahlen zu anderen Infektionsarten eher deskriptiv. Diese können aber durchaus Aussagen zulassen, z. B. zu demografischen Veränderungen wie der Zunahme des Anteils geriat-

---

C. Eckmann
Klinik für Allgemein-, Viszeral- und Thoraxchirurgie, Klinikum Hannoversch-Münden, Akademisches Lehrkrankenhaus der Universität Göttingen, Hannoversch-Münden, Deutschland
E-Mail: c.eckmann@khmue.de

C. Geffers · C. Langelotz · B. Rau · R. Schmuck · P. Seika
Chirurgische Klinik, Charité Universitätsklinikum Berlin, Berlin, Deutschland
E-Mail: christine.geffers@charite.de

B. Rau
E-Mail: beate.rau@charite.de

R. Schmuck
E-Mail: rosa.schmuck@charite.de

P. Seika
E-Mail: philippa.seika@charite.de

1 Einführung

rischer Patienten im Patientengut mit den damit verbundenen Problemen und Risikofaktoren.

In einer schwedischen populationsbasierten Studie konnte gezeigt werden, dass die Inzidenz der akuten Appendizitis aktuell bei etwa 100/100.000 Patientenjahren liegt, was auch der Inzidenz in Deutschland entspricht (Almström et al. 2018). Innerhalb von 25 Jahren ist es hier zu einer deutlichen Reduktion gekommen, die aber vor allem durch eine Reduktion der negativen Appendektomien zustande kam. Es wird interessant sein zu beobachten, wie sich die Zahl der Appendektomien künftig entwickeln wird. Schließlich konnte inzwischen gezeigt werden, dass eine unkomplizierte Appendizitis auch grundsätzlich mit Antibiotikatherapie allein ausgeheilt werden kann. In der Standardtherapie hat sich diese Strategie allerdings bisher noch nicht durchgesetzt. In Abschn. 8.1 wird näher auf diese Problematik eingegangen.

Bei den nosokomialen Infektionen sehen wir seit etwa 25 Jahren ein relativ konstantes Bild mit einer Prävalenz von etwa 5 % bei stationären Patienten (Behnke et al. 2013). Dies ist deutlich weniger als in den meisten anderen europäischen Ländern, die im selben Zeitraum mit analogen Studien untersucht wurden. Was sich doch deutlich verändert hat in den letzten Jahren ist die Verteilung der einzelnen Infektionen. Waren die „großen Drei" Atemwegsinfektionen, Harnwegsinfektionen und Wundinfektionen bisher jeweils mit etwa 25 % vertreten, hat sich deren Anteil in der neuesten Analyse des Nationalen Referenzzentrums von 2016 etwas vermindert (zwischen 20 % und 23 %). Dies liegt an der deutlichen Zunahme von *Clostridium-difficile*-Infektionen, die aktuell für ca. 10 % der nosokomialen Infektionen verantwortlich sind. In der ersten Punktprävalenzstudie von 1994 waren diese Infektionen kaum nachweisbar. Betrachtet man die hohe Letalität der schweren *Clostridium-difficile*-Colitis mit Letalitätsraten von teilweise über 80 % trotz Notfallkolektomie, wird klar, dass wir uns als Chirurgen noch mehr mit diesem Thema beschäftigen müssen. Insbesondere die Fragen: Operieren wir zu spät? Muss es immer eine Kolektomie sein? werden im Abschn. 8.6 des vorliegenden Buchs behandelt.

1.1.2 Komplexe Intervention

Eine Infektion bedeutet immer eine „kriegerische" Auseinandersetzung des Patienten mit „feindlichen" Pathogenen. Beide Parteien haben unterschiedlichste Waffensysteme und kämpfen auf allen möglichen Schlachtfeldern. Um Patienten bei der Bekämpfung der sie bedrohenden Infektion zu unterstützen, gibt es unzählige Fragen, die zu beantworten sind: Handelt es sich um eine lokale oder eine systemische Infektion? Handelt es sich um eine leichte oder eine schwere Infektion, ggf. sogar mit Multiorganversagen? Welche Pathogene könnten ursächlich sein? Welche Antiinfektiva kann ich (wann? wie hoch dosiert? auf welchem Weg? in welchem Intervall? wie lang?) zielgerichtet einsetzen? Muss ich Reserveantibiotika einsetzen? Kann ich Resistenzentstehung vermeiden? Gibt es Möglichkeiten der Fokussanierung? Mit welcher Möglichkeit der Fokussanierung erreiche ich den bestmöglichen Therapieeffekt bei geringstmöglicher Invasivität?

Diese und viele weitere Fragen stellen wir uns im Rahmen der Therapieentscheidung bei der Behandlung von Infektionen Tag für Tag. Leitlinien und hausinterne Handlungsempfehlungen sind hier eine große Hilfe. Entscheidend für den Ausgang einer „chirurgischen" Infektion sind Timing und Strategie der Fokussanierung. Werden hier Fehler gemacht, können diese durch das beste Antibiotikum und die beste Intensivmedizin nicht kompensiert werden. Umso unverständlicher, dass dieser Aspekt der Infektbekämpfung bei der Ausbildung zum Infektiologen (oder auch zum ABS-Experten) kaum berücksichtigt wird.

1.1.3 Immunsuppression

Wie sich eine Infektion auf das Individuum auswirkt, hängt nicht zuletzt von der Immunkompetenz des Wirts ab. Problematisch ist hierbei, dass wir keinen „Sinn" für die Funktionstüchtigkeit des Immunsystems haben. In klinischen Studien konnten zwar mehrere Surrogatmarker für die Immunfunktion (wie HLA-DR-Expression auf

Monozyten) etabliert werden, in der klinischen Praxis hat sich aber aufgrund der aufwendigen und lang dauernden Untersuchungen bisher keiner dieser Tests durchgesetzt. Im Allgemeinen werden z. B. Patienten mit Diabetes mellitus, mit Tumorerkrankungen, mit immunsuppressiver Medikation (z. B. Kortikosteroide) oder mit Malnutrition als immunsupprimiert angesehen. Vernachlässigt werden dabei häufig Konstellationen, die zu einer viel dramatischeren Immundysfunktion führen mit entsprechender Risikokonstellation beim Auftreten von Infektionen.

Für chirurgische Patienten ist die Operation der mit Abstand größte Störfaktor für die Immunfunktion. Es konnte gezeigt werden, dass selbst kleine Eingriffe wie die Leistenbruchoperation zu einer mehrtägigen und ausgeprägten Immundysfunktion führen. Entsprechend sind Infektionen, die bei Patienten postoperativ auftreten, immer als schwerwiegend einzuschätzen, da man davon ausgehen muss, dass der Patient bereits am Beginn der Infektion eine massive Immundysfunktion aufweist. Daher sollte bei Infektionen zwischen „spontan akquiriert" (Typ A) und postoperativ akquiriert (Typ B) unterschieden werden (Maier et al. 2005). Im amerikanischen Sprachgebrauch entspricht dies der „Community-acquired Infection" (CAI) bzw. der „Healthcare-associated Infection" (HAI).

Eine weitere Konstellation, die eine massive Störung der Immunfunktion darstellt, ist die Infektion selbst. Daher ist es umso wichtiger, Patienten möglichst zeitnah durch Fokussanierung, rasche und aggressive Antibiotikatherapie sowie Unterstützung der Organfunktionen in eine stabile Situation zurückzuführen. Gelingt dies nicht, wird es im Verlauf immer schwieriger, die systemische Infektion zurückzudrängen, und opportunistische oder persistierende Infektionen können den weiteren und leider oft letalen Verlauf bestimmen.

1.1.4 Resistente Erreger

Resistente Erreger sind zweifelsohne eine der zentralen Herausforderungen der aktuellen und künftigen Behandlung von Infektionen. Auch wenn sich das oft heraufbeschworene Horrorszenario der neuen „Pestwellen" durch multiresistente „Killerkeime" bisher (noch) nicht bewahrheitet hat, gibt es doch teilweise besorgniserregende Entwicklungen. Während es beim MRSA sogar rückläufige Nachweiszahlen gibt, sind insbesondere die gramnegativen Erreger mit 3 oder 4 Resistenzen gegen die Standardantibiotikaklassen (3MRGN bzw. 4MRGN, international: ESBL) sowie die vancomycinresistenten Enterokokkenstämme (VRE) auf dem Vormarsch (Maechler et al. 2017). Dies ist insofern relevant, da es keine Sanierungsstrategien gibt und diese Erreger schwere und schwerste Infektionen verursachen können. Insbesondere die Verbreitung von 4MRGN muss mit allen Mitteln vermieden werden.

Hier kommt neben der Infektionsbehandlung, die sich bis auf das zu verwendende Antiinfektivum nicht im Wesentlichen von der klassischen Therapie unterscheidet, vor allem der Verhinderung der Weiterverbreitung multiresistenter Keime durch geeignete Hygienemaßnahmen eine zentrale Bedeutung zu. Dabei ist zu bedenken, dass der Schutz der Bevölkerung und des medizinischen Personals vor resistenten Keimen hier im Widerspruch zum individuellen Nutzen des Patienten steht. Es ist gut belegt, dass die Isolierung von Patienten einen signifikanten und unabhängigen Risikofaktor für das Outcome darstellt. Das heißt, es muss nicht nur dafür gesorgt werden, dass sinnvolle und wichtige Hygienemaßnahmen unbedingt eingehalten und umgesetzt werden, es muss auch dafür gesorgt werden, dass unnötige Isolierungsmaßnahmen unterbleiben.

Diese und mehr sind Gründe genug, ein eigenes Buch zum Thema Infektionen in der Allgemein- und Viszeralchirurgie aufzulegen. Wir konnten für die Erstellung der einzelnen Kapitel Experten gewinnen, die auf dem jeweiligen Gebiet als Meinungsführer anzusehen sind. Wir wünschen Ihnen Spaß und Wissensgewinn bei der Lektüre.

1.2 Genderspezifische Aspekte der Infektiologie

Philippa Seika, Rosa Schmuck, Corinna Langelotz, Christine Geffers und Beate Rau

1.2.1 Einleitung

Postoperative Wundinfektionen (WI) zählen zu den am häufigsten vorkommenden Komplikationen in der Chirurgie, gefolgt von Infektionen der ableitenden Harnwege und pulmonalen Infektionen. Infektionsbedingte Komplikationen sind mit häufigen operativen Revisionen und verlängertem stationärem Aufenthalt verbunden. Die Ursachen hierfür sind vielschichtig. Hierzu zählen, wie in anderen Kapiteln besprochen, patienteneigene Faktoren wie Grunderkrankung, Allgemeinzustand und Ernährungszustand des Patienten, aber auch exogene Faktoren wie das Vorhandensein eines klinischen Managements mit strukturierten Abläufen.

Zu den bekannten Einflussfaktoren zählt unter anderem auch das Geschlecht.

▶ In einer Analyse von 113.824 operativen Eingriffen zeigte sich, dass signifikant weniger Frauen als Männer eine WI entwickelten (Gibbons et al. 2011).

Auch in Deutschland werden flächendeckend mit dem Krankenhausinfektions-Surveillance-System (KISS) Orientierungsdaten für das Qualitätsmanagement der teilnehmenden Krankenhäuser zur Krankenhaushygiene geliefert. Inzwischen liefern 631 Krankenhäuser (Stand 2017) nach einheitlichen Definitionen Daten zu ihren postoperativen Wundinfektionen.

1.2.2 Genderspezifische relevante Unterschiede in der Infektiologie

Geschlechtsspezifische Hormone und anatomische Gegebenheiten spielen bei der Häufigkeit von Infektionen bei Männern und Frauen eine Rolle.

▶ Das männliche Geschlecht zeigt bei schweren Infektionskrankheiten und nach erlittenen Traumata nachgewiesenermaßen eine höhere Mortalitätsrate.

Wichtige Gründe hierfür sind neben physiologischen sowie anatomischen Unterschieden auch genderspezifische Faktoren, die sich durch soziale und wirtschaftliche Einflüsse erklären lassen.

1.2.2.1 Hormoneller Einfluss

Frauen reagieren bekanntermaßen auf mikrobielle Infektionen mit einer höheren und länger andauernden humoralen und zellvermittelten Immunantwort (Wichmann et al. 2000) und zeigen im Allgemeinen stärkere angeborene Immunantworten (Aghdassi et al. 2019; Schroder et al. 1998) als Männer. Die erhöhte Immunantwort, die Frauen widerstandsfähiger gegen Infektionen macht, hat auch zur Folge, dass sie anfälliger für immunvermittelte Krankheiten wie Autoimmunerkrankungen sind. Hier wird ein Einfluss von Östrogenen auf die Immunantwort vermutet: Östrogene stimulieren die Th-2-Antwort, was letztlich die Antikörperbildung fördert (Gleicher und Barad 2007). Weiterhin modulieren die Gonadenhormone die Wundheilung der Haut auf unterschiedliche Art und Weise, wobei Androgene zu einer stressbedingten Beeinträchtigung der Heilung beitragen, Östrogene dagegen nicht. Es wurde gezeigt, dass Androgene proinflammatorisch auf Wunden wirken und die Reepithelialisierung beeinträchtigen, während Östrogene entzündungshemmend wirkten.

Die Identifizierung der biologischen Mechanismen, die den Geschlechtsunterschieden bei den Manifestationen von Infektionskrankheiten zugrunde liegen, wird nicht nur ein besseres Verständnis der Pathogenese und Pathologie ermöglichen, sondern auch die Entwicklung von Interventionen und Therapien, die diese Geschlechtsunterschiede berücksichtigen. Neue Erkenntnisse zu geschlechtsspezifischen

Unterschieden werden daher eine entscheidende Rolle bei der Entwicklung individuellerer Behandlungskonzepte für Infektionskrankheiten spielen, die nicht nur die Vielfalt und Anfälligkeit von Krankheitserregern berücksichtigen, sondern auch Faktoren, insbesondere beim Geschlecht, berücksichtigen (Klein et al. 2010).

1.2.2.2 Geschlechtsabhängige Morphologie

▶ Genderspezifische relevante Unterschiede bei Infektionskrankheiten lassen sich gelegentlich durch die Anatomie des weiblichen und männlichen Geschlechts erklären.

Anschauliche Beispiele hierfür sind Geschlechtskrankheiten oder auch Harnwegsinfektionen, die einen klar erkennbaren Unterschied in ihrer Häufigkeit und Erscheinungsform aufweisen (Gupta et al. 2011). So können Frauen auch einen unkomplizierten Harnwegsinfekt erleiden, wohingegen Männer nach einer Harnwegsinfektdiagnose häufiger von einem langwierigeren Krankheitsverlauf und entsprechender Behandlungsdauer ausgehen müssen.

1.2.2.3 Arzneimittelverordnung

In der Literatur sind verschiedene Aspekte bezüglich der verordneten Mengen, der eingesetzten Wirkstoffgruppen und Verordnungsunterschiede nach Patientengeschlecht beschrieben.

▶ Die Anwendungsprävalenz von Arzneimitteln und spezifisch insbesondere von Antibiotika bei erwachsenen Patienten ist bei Frauen deutlich höher als bei Männern.

Eine aktuelle Metaanalyse zeigt bei Frauen eine um 27 % höhere Wahrscheinlichkeit, ein Antibiotikum im ambulanten Bereich verschrieben zu bekommen, als bei Männern. Die Verordnungen erfolgten teilweise ohne medizinische Indikation. Die Autoren zeigten, dass Frauen doppelt so viele ambulante medizinische Behandlungen bei Atemwegsinfektionen wie Männer erhielten, obwohl epidemiologische Studien keine erhöhte Inzidenz von Atemwegsinfektionen bei Frauen zeigten. Frauen sind allerdings häufiger von Infektionen der oberen Atemwege betroffen, insbesondere von Sinusitis und Otitis externa, wohingegen Männer häufiger von Mittelohrentzündungen und vor allem von Infektionen der tiefen Atemwege betroffen sind. Der Verlauf dieser Entzündungen unterscheidet sich ebenfalls, es besteht eine höhere Mortalität bei Männern nach Atemwegsinfektion, insbesondere bei ambulant erworbener Lungenentzündung. Darüber hinaus wurde das weibliche Geschlecht mit einer unangemesseneren Verschreibung von Cephalosporin- und Makrolid-Antibiotika in Verbindung gebracht, die vor allem bei bakteriellen Atemwegsinfektionen helfen. Doch Frauen leiden viel häufiger an Blasenentzündungen, gegen die andere Antibiotika besser wirken (Schroder et al. 2016).

1.2.2.4 Impfungen und Immunantwort

Das erworbene und angeborene Immunsystem des Menschen wird durch die auf dem X-Chromosom lokalisierten Gene, durch autosomale Gene sowie die jeweiligen Geschlechtshormone beeinflusst. Aus diesem Grund können bei Jugendlichen und Erwachsenen genderspezifische Unterschiede hinsichtlich der Reaktion des Immunsystems auf Impfungen beobachtet werden – die hierfür verantwortlichen Abläufe konnten bisher jedoch nicht mit Sicherheit bestimmt werden, wobei davon ausgegangen werden kann, dass der eingesetzte Impfstoff ein wichtiger Faktor ist (Gonzalez und Diaz 2010).

▶ Geimpfte Frauen zeigen bei Impfungen im Durchschnitt eine bessere immunologische Reaktion, leiden allerdings auch in größerer Zahl an Nebenwirkungen (Gleicher und Barad 2007). Dies kann als Hinweis darauf gewertet werden, dass Frauen im Vergleich zu Männern eine verstärkt ausgeprägte angeborene Immunantwort aufweisen (Klein et al. 2010) (Klein und Huber 2010).

1.2.2.5 Soziokulturelle Faktoren

▶ Neben genderspezifischen Unterschieden hinsichtlich der Anatomie des weiblichen und männlichen Körpers haben auch Faktoren wie beispielsweise die unterschiedlich wahrgenommenen gesellschaftlichen Rollenbilder Auswirkungen auf die Häufigkeit und Ausprägung von Infektionskrankheiten.

In dieser Hinsicht sind Frauen anfälliger für Infektionen mit dem humanen Immundefizienzvirus Typ 1 (HIV-1), insbesondere in speziellen soziokulturell geprägten Gegenden wie Subsahara-Afrika (Addo et al. 2007). Darüber hinaus erleichtert der heterosexuelle Geschlechtsverkehr die Übertragung von HIV-1 von Männern auf Frauen mehr als von Frauen auf Männer. Im Gegensatz dazu treten Tuberkulose und parasitäre Erkrankungen bei Männern häufiger als bei Frauen auf, was höchstwahrscheinlich auf Unterschiede in der Exposition gegenüber dem Erreger sowie auf die Anfälligkeit für Infektionen zurückzuführen ist (Guerra-Silveira und Abad-Franch 2013; Bernin und Lotter 2014).

1.2.3 Genderspezifische Rate an Infektionen

Gender beeinflusst die Immunantwort eines Menschen weitgehend. Männliche Patienten sowie männliche Versuchstiere weisen im Allgemeinen eine höhere Anfälligkeit, Prävalenz und Schwere einer Infektion auf als weibliche Patienten und Versuchstiere. Dies kann bei einer Vielzahl von Krankheitserregern wie Parasiten, Pilzen, Bakterien und Viren beobachtet werden (Eckenrode et al. 2014). Es existieren allerdings auch Ausnahmen, bei denen beispielsweise die Infektionsanfälligkeit oder -schwere bei Frauen ausgeprägter ist. Die Ursachen dieser Unterschiede sind noch immer weitgehend unbekannt. Eine Übersicht der meldepflichtigen Krankheiten des Robert Koch-Instituts (Abb. 1.1) verdeutlicht, dass die Inzidenz bei Männern im Allgemeinen höher ist als bei Frauen. Die Abbildung zeigt die Erkrankungen mit statistisch signifikanten ($p < 0{,}05$) Inzidenzunterschieden zwischen Männern und Frauen. Dies gilt insbesondere für sexuell und durch Blut übertragene Krankheiten wie Syphilis, Hepatitis C und Hepatitis B, aber auch für Leptospirose, *Hantavirus*-Krankheit, Malaria, Legionellose und Tuberkulose. Im Gegensatz dazu ist die Inzidenz von Pertussis, EHEC, *Norovirus*-Gastroenteritis, *Clostridium-difficile*-Krankheit, Cryptosporidiose und *Rotavirus*-Gastroenteritis bei Frauen höher als bei Männern.

Wundinfektionen gehören zu den Infektionen, die weltweit am häufigsten im Zusammenhang mit dem Gesundheitswesen auftreten. In den USA erkranken jedes Jahr schätzungsweise 300.000 Patienten an chirurgischen Infektionen, die zu mehr als 10.000 Todesfällen führen und das Gesundheitssystem Milliarden von US-Dollar kosten (Owens und Stoessel 2008). Zu den Risikofaktoren zählt unter anderem auch das Geschlecht. In einer Analyse von 113.824 operativen Eingriffen zeigte sich, dass im Vergleich zu Männern signifikant weniger Frauen eine WI entwickelten (Aghdassi et al. 2019). Abb. 1.1 zeigt, dass die Inzidenz bei Männern im Allgemeinen höher ist als bei Frauen. Männer und Frauen sind je nach Art der Operation unterschiedlich gefährdet, Wundheilungsstörungen zu entwickeln.

▶ Es wurde bislang angenommen, dass bei Männern ein höheres Risiko für postoperative Komplikationen besteht. Wenn man sich jedoch auf bestimmte Verfahren konzentriert, scheint dies nicht immer der Fall zu sein.

Neue Studien deuten darauf hin, dass Frauen nach einer Bypass-Operation, einer erneuten Vaskularisierung eines arteriellen Verschlusses oder einer Hernienreparatur ein höheres Risiko für WI haben als Männer. Im Gegenzug haben

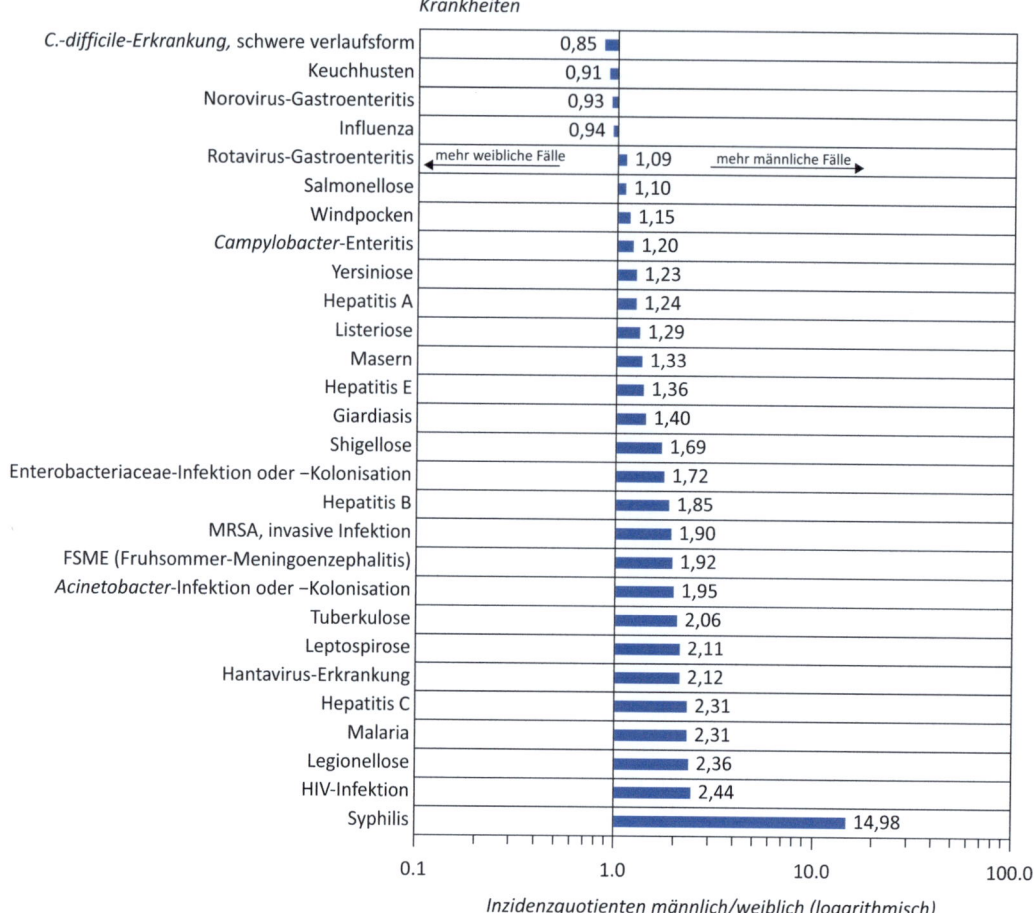

Abb. 1.1 Verhältnis der Inzidenzen männlicher und weiblicher Fälle (Inzidenzquotient logarithmisch) für Krankheiten mit statistisch signifikanten Geschlechtsunterschieden und mindestens 100 Fällen, Deutschland, 2018 (Robert Koch-Institut 2017)

Männer nach orthopädischen und traumatischen Eingriffen wie Hüftprothesen nach Arthrose und minimalinvasiven arthroskopischen Knieeingriffen sowie nach Dickdarm- und Schilddrüsenoperationen ein erhöhtes Infektionsrisiko (Eckenrode et al. 2014). Diese unterschiedlichen Risiken lassen darauf schließen, dass Männer und Frauen möglicherweise unterschiedlich auf bestimmte chirurgische Eingriffe reagieren und diese Reaktionen besser verstanden werden müssen, um schmerzhafte, kostspielige und möglicherweise tödliche Infektionen an der Operationsstelle noch effektiver zu vermeiden.

1.2.4 Genderspezifische nosokomiale Infektionen

Geschlechtsspezifische Unterschiede sind bei vielen Infektionen komplex. Ob Männer oder Frauen jedoch anfälliger sind, hängt letztendlich davon ab, welcher Erreger die Infektion verursacht und welche Auswirkungen dieser auf infektiologische Strategien (Screening, Isolation, Verweildauer) haben kann.

▶ In der Literatur über die Demografie von invasiven Infektionen durch methicillinresistente *Staphylococcus-aureus-*

Stämme (MRSA) lassen sich höhere Infektionsraten bei Männern als bei Frauen finden.

Über den Einfluss des Geschlechts auf das Auftreten von Wundheilungsstörungen (Aghdassi et al. 2019) liegen nur sehr wenige Daten vor. Im umfangreichen Health Technology Assessment von Gibbons et al. zur Ermittlung der Risikofaktoren für SSI wurde auch das Geschlecht angesprochen (Gibbons et al. 2011). Sie kamen in ihrer Analyse von 113.824 chirurgischen Eingriffen des britischen National Surgical Site Infection Surveillance Service zu der Schlussfolgerung, dass Männer generell ein höheres SSI-Risiko haben. Bei weiblichen Patienten zeigte sich ein geringeres SSI-Risiko nach Knieprothesen-Eingriffen und Eingriffen an offenen Frakturen, während Frauen nach einer Bypass-Operation der Koronararterien ein höheres SSI-Risiko aufwiesen. Das SSI-Risiko nach Darmoperationen war bei Männern nur geringfügig höher.

Ebenso wurde in einer Studie von Brandt et al. (2006) festgestellt, dass die Odds Ratio (OR) für das männliche Geschlecht für SSI bei Appendektomien 1,4, bei Dickdarmoperationen 1,3, bei Hüftprothesenarthroplastik 1,2, bei Nephrektomien 1,7 und bei Thyreoidektomien sogar 2,7 beträgt. Im Gegensatz dazu zeigte sich das männliche Geschlecht als protektiv für SSI nach Bypass-OP der Koronararterien (OR 0,6) und nach Herniorrhaphie (OR 0,4).

Auch Bakteriämie und Septikämie zeigen geschlechtsspezifische Unterschiede. Beispielsweise tritt die Bakteriämie von *Staphylococcus aureus* und *Pseudomonas aeruginosa* bei Männern häufiger auf als bei Frauen. In einer Studie zu regional in Australien, Schweden und Dänemark erhobenen Daten wurden Informationen zu nosokomialen Infektionen erhoben (Laupland et al. 2013). Die jährliche Gesamtinfektionsrate für S.-aureus-Blutbahninfektionen (BSI) betrug 26,1/100.000 und speziell für MRSA-BSI 1,9/100.000. Im Vergleich zu Frauen waren Männer insgesamt einem erhöhten Risiko für MSSA und MRSA BSI ausgesetzt, die relativen Risiken betrugen 1,63 und 1,72 (Humphreys et al. 2015). Umgekehrt treten 60 % der *Escherichia-coli*-Bakteriämien bei Frauen auf, möglicherweise aufgrund vermehrter Infektionen der Harnwege von *E. coli* bei Frauen.

1.2.5 Genderspezifische Infektionen auf der ICU

▶ Die Häufigkeit von schwerer Sepsis und septischem Schock hat in den letzten Jahren zugenommen, obwohl gleichzeitig die Sterberaten signifikant zurückgingen (Annane et al. 2003).

Studien befassten sich zudem häufig mit geschlechtsspezifischen Unterschieden in der Sepsis-Epidemiologie, wobei die meisten Studien zu dem Ergebnis kamen, dass die Sepsis- und Hospitalisierungsraten bei Männern höher waren (Gannon et al. 2004).

▶ Aktuelle Studien zeigen, dass das weibliche Geschlecht mit einer höheren Sterblichkeit auf der Intensivstation assoziiert ist (Cohen et al. 2013).

Zu den Faktoren, die möglicherweise das Ergebnis dieser Infektionen beeinflussen, gehören unterschiedliche Geschlechtshormonspiegel und -wirkungen bei Männern und Frauen, unterschiedliche Immunantworten sowie Unterschiede bei der medizinischen und pflegerischen Versorgung dieser Patienten (Cohen et al. 2013). Obwohl experimentelle Daten an Nagetieren einen konstanten Überlebensvorteil nach einer polymikrobiellen Sepsis für Frauen zeigten, der möglicherweise durch eine verstärkte proinflammatorische Zytokinproduktion bei Pro-östrus-Mäusen (Zhu et al. 2017) erklärt werden kann, gab es deutliche Unterschiede bei den Daten zu proinflammatorischen Zytokinreaktionen bei Frauen mit Sepsis (Frink et al. 2007). Die klinischen Daten der Patienten ergaben auch widersprüchliche Ergebnisse zu den Auswirkungen des Geschlechts auf die sepsisbedingte Mortalität. Wahrscheinliche Gründe für die abweichenden Ergebnisse sind Unterschiede in den untersuchten Populationen und Fallmischungen sowie die suboptimale Kontrolle der Störfaktoren. Die Sterblichkeit war nicht eindeutig geschlechtsabhängig, sondern korrelierte mit dem Sex-Steroid-Profil der älteren Patienten, die Infektionen aufwiesen (Spratt et al. 2006), und der kritisch kranken chirurgischen Patienten.

Der Infektfokus bei einer Sepsis unterscheidet sich auch wesentlich bei Männern und Frauen. Bei Männern geht eine Sepsis meist auf Infektionen der Atemwege zurück, wohingegen sie bei Frauen häufiger auf Infektionen im Urogenitaltrakt zurückzuführen ist. Entsprechend findet man auch in dem Erregerspektrum bei der Sepsis Geschlechtsunterschiede: Mikrobiologisch findet man bei Männern eher grampositive Infektionserreger und bei Frauen eher gramnegative Erreger.

1.2.6 Genderspezifische Unterschiede beim infektiologischen Screening

Bis zu 30 % der Allgemeinbevölkerung sind asymptomatisch mit Staphylococcus aureus nasal besiedelt. Wertheim et al. untersuchten die Rolle der Besiedelung bei S.-aureus-Infektionen und die Prädisposition dieser Patienten für eine nosokomiale Infektion (Wertheim et al. 2005). Unter den Risikofaktoren für die Besiedlung zählten sie Alter, ethnische Herkunft, die Anzahl apokriner Schweißdrüsen in der Nase sowie auch das Geschlecht.

Eine Querschnittsstudie von mehr als 32.000 nicht in Krankenhäusern untergebrachten Patienten aus neun europäischen Ländern ergab eine durchschnittliche S.-aureus-Besiedlungsrate von 21,6 % (Heijer et al. 2013). Insgesamt waren unter den Trägern eher Männer mit einer Odds Ratio (OR) von 1,38 (1,31–1,46) als Frauen. In anderen Studien wurde eine höhere Prävalenz sowohl von S. aureus wie auch von MRSA bei Männern dokumentiert, die Ergebnisse waren jedoch statistisch nicht in allen Fällen signifikant. In einer Studie, in der Patienten bei der Aufnahme in ein Schweizer Krankenhaus auf MRSA untersucht wurde, zeigte sich bei 399/12.072 (3,3 %) Patienten ein positiver nasaler Abstrich für MRSA (Harbarth et al. 2006). Es wurden neun unabhängige Risikofaktoren gefunden, einschließlich des männlichen Geschlechts. Eine weitere Studie mit 23.314 Patienten, die bei der Aufnahme in ein US-amerikanisches Krankenhaus untersucht wurden, ergab, dass 520 (2,2 %) Patienten MRSA-positiv waren und dass das männliche Geschlecht ein signifikantes Risiko in der multivariaten Analyse darstellte (Robicsek et al. 2011).

> **Zusammenfassung**
>
> Genderspezifische Unterschiede zeigen sich aus infektiologischer Sicht in vielfacher Hinsicht. Infektionen ganz allgemein, aber auch Infektionen bezogen auf einzelne Erreger, bei unterschiedlichen Eingriffen oder in verschiedenen Risikobereichen zeigen zum Teil deutliche Unterschiede in der Häufigkeit bei Männern und Frauen. Auch die Ausprägung von Infektionen zeigt solche geschlechterspezifischen Unterschiede und beeinflusst auch die Unterschiede bei der Letalität. Inwieweit diese Unterschiede auf soziokulturelle, hormonelle und morphologische Faktoren zurückzuführen sind, ist noch wenig untersucht und kaum verstanden. Um aber bereits bei der Prävention, der Diagnostik und auch bei der adäquaten Therapie optimal agieren zu können, müssen bereits jetzt die genderspezifischen Unterschiede wahrgenommen und berücksichtigt werden. ◂

Literatur

Addo J, Smeeth L, Leon DA (2007) Hypertension in sub-saharan Africa: a systematic review. Hypertension 50(6):1012–1018

Aghdassi SJS, Schroder C, Gastmeier P (2019) Gender-related risk factors for surgical site infections

Results from 10 years of surveillance in Germany. Antimicrob Resist Infect Control 8:95

Almström M, Svensson JF, Svenningsson A, Hagel E, Wester T (2018) Population-based cohort study on the epidemiology of acute appendicitis in children in Sweden in 1987–2013. BJS Open 2(3):142–150. https://doi.org/10.1002/bjs5.52 (eCollection 2018 Jun)

Annane D, Aegerter P, Jars-Guincestre MC, Guidet B (2003) Current epidemiology of septic shock: the CUB-Rea Network. Am J Respir Crit Care Med 168(2):165–172

Behnke M, Hansen S, Leistner R, Diaz LA, Gropmann A, Sohr D, Gastmeier P, Piening B (2013) Nosocomial infection and antibiotic use: a second national prevalence study in Germany. Dtsch Arztebl Int 110(38):627–633. https://doi.org/10.3238/arztebl.2013.0627 (Epub Sep 20 PMID: 24133543)

Bernin H, Lotter H (2014) Sex bias in the outcome of human tropical infectious diseases: influence of steroid hormones. J Infect Dis 209(Suppl 3):S107–S113

Brandt C, Sohr D, Behnke M, Daschner F, Ruden H, Gastmeier P (2006) Reduction of surgical site infection rates associated with active surveillance. Infect Control Hosp Epidemiol 27(12):1347–1351

Cohen B, Choi YJ, Hyman S, Furuya EY, Neidell M, Larson E (2013) Gender differences in risk of bloodstream and surgical site infections. J Gen Intern Med 28(10):1318–1325

den Heijer CDJ, van Bijnen EME, Paget WJ, Pringle M, Goossens H, Bruggeman CA et al (2013) Prevalence and resistance of commensal Staphylococcus aureus, including meticillin-resistant S aureus, in nine European countries: a cross-sectional study. Lancet Infect Dis 13(5):409–415

Eckenrode S, Bakullari A, Metersky ML, Wang Y, Pandolfi MM, Galusha D et al (2014) The association between age, sex, and hospital-acquired infection rates: results from the 2009–2011 National Medicare Patient Safety Monitoring System. Infect Control Hosp Epidemiol 35(Suppl 3):S3-9

Frink M, Pape HC, van Griensven M, Krettek C, Chaudry IH, Hildebrand F (2007) Influence of sex and age on mods and cytokines after multiple injuries. Shock 27(2):151–156

Gannon CJ, Pasquale M, Tracy JK, McCarter RJ, Napolitano LM (2004) Male gender is associated with increased risk for postinjury pneumonia. Shock 21(5):410–414

Gibbons C, Bruce J, Carpenter J, Wilson AP, Wilson J, Pearson A et al (2011) Identification of risk factors by systematic review and development of risk-adjusted models for surgical site infection. Health Technol Assess 15(30):1–156, iii–iv

Gleicher N, Barad DH (2007) Gender as risk factor for autoimmune diseases. J Autoimmun 28(1):1–6

Gonzalez DA, Diaz BB (2010) Rodriguez Perez Mdel C. Sex hormones and autoimmunity. Immunol Lett 133:6–13

Guerra-Silveira F, Abad-Franch F (2013) Sex bias in infectious disease epidemiology: patterns and processes. PLoS ONE 8(4):e62390

Gupta K, Hooton TM, Naber KG (2011) International clinical practice guidelines for the treatment of acute uncomplicated cystitis and pyelonephritis in women: a 2010 update by the infectious diseases society of America and the European society for microbiology and infectious diseases. Clin Infect Dis 52:e103–e120

Harbarth S, Sax H, Fankhauser-Rodriguez C, Schrenzel J, Agostinho A, Pittet D (2006) Evaluating the probability of previously unknown carriage of MRSA at hospital admission. Am J Med 119(3):275.e15-275.23

Humphreys H, Fitzpatick F, Harvey BJ (2015) Gender differences in rates of carriage and bloodstream infection caused by methicillin-resistant Staphylococcus aureus: are they real, do they matter and why? Clin Infect Dis 61(11):1708–1714

Klein SL, Huber S (2010) Sex differences in susceptibility to viral infection. In: Klein SL, Roberts C (Hrsg) Sex hormones and immunity to infection. Berlin, Springer, S 93–122

Klein SL, Jedlicka A, Pekosz A (2010) The Xs and Y of immune responses to viral vaccines. Lancet Infect Dis 10(5):338–349

Laupland KB, Lyytikainen O, Sogaard M, Kennedy KJ, Knudsen JD, Ostergaard C et al (2013) The changing epidemiology of Staphylococcus aureus bloodstream infection: a multinational population-based surveillance study. Clin Microbiol Infect 19(5):465–471

Maechler F, Geffers C, Schwab F, Peña Diaz LA, Behnke M, Gastmeier P (2017) Development of antimicrobial resistance in Germany: What is the current situation? Med Klin Intensivmed Notfmed 112(3):186–191. https://doi.org/10.1007/s00063-017-0272-2 (Epub 2017 Apr 4)

Maier S, Traeger T, Westerholt A, Heidecke CD (2005) Special aspects of abdominal sepsis. Chirurg 76(9):829–836

Owens CD, Stoessel K (2008) Surgical site infections: epidemiology, microbiology and prevention. J Hosp Infect 70(Suppl 2):3–10

Robert Koch-Institut (2018) Infektionsepidemiologisches Jahrbuch meldepflichtiger Krankheiten für 2017. Berlin.

Robicsek A, Beaumont JL, Wright M-O, Thomson RB, Kaul KL, Peterson LR (2011) Electronic prediction rules for methicillin-resistant Staphylococcus aureus colonization. Infect Control Hosp Epidemiol 32(1):9–19

Schroder J, Kahlke V, Staubach KH (1998) Gender differences in human sepsis. Arch Surg 133:1200–1205

Schroder W, Sommer H, Gladstone BP, Foschi F, Hellman J, Evengard B et al (2016) Gender differences in antibiotic prescribing in the community: a systematic review and meta-analysis. J Antimicrob Chemother 71(7):1800–1806

Spratt DI, Morton JR, Kramer RS, Mayo SW, Longcope C, Vary CP (2006) Increases in serum estrogen levels during major illness are caused by increased peripheral aromatization. Am J Physiol Endocrinol Metab 291(3):E631–E638

Wertheim HFL, Melles DC, Vos MC, van Leeuwen W, van Belkum A, Verbrugh HA et al (2005) The role of nasal carriage in Staphylococcus aureus infections. Lancet Infect Dis 5(12):751–762

Wichmann MW, Inthorn D, Andress HJ (2000) Incidence and mortality of severe sepsis in surgical intensive care patients: the influence of patient gender on disease process and outcome. Intensive Care Med 26:167–172

Zhu Z, Shang X, Qi P, Ma S (2017) Sex-based differences in outcomes after severe injury: an analysis of blunt trauma patients in China. Scand J Trauma Resusc Emerg Med 25(1):47

Diagnostische Grundlagen

Marianne Abele-Horn, Markus Kaufmann und Benno Stinner

Inhaltsverzeichnis

2.1 **Mikrobiologie für die Allgemein- und Viszeralchirurgie** 13
2.1.1 Diagnostische Grundlagen 13
2.1.2 Mikrobiologische Diagnostik 16
2.2 **Stellenwert von Biomarkern – klassische Marker und neuere Entwicklungen** 27
2.2.1 Das „Biomarker"-Konzept 27
2.2.2 Grundkonzept von Infektion, Sepsis und Inflammation 29
2.2.3 Sepsis und Modelle der Immunantwort 29
2.2.4 Klinisch etablierte Biomarker in Infektion und Sepsis 31
2.2.5 Genetische und biochemische Personalisierung 35
Literatur 35

2.1 Mikrobiologie für die Allgemein- und Viszeralchirurgie

Marianne Abele-Horn

2.1.1 Diagnostische Grundlagen

Die fachgerechte mikrobiologische Infektionsdiagnostik ist nicht nur die Grundlage für eine zielgerichtete individuelle antimikrobielle Therapie, sondern auch die Basis für die Infektionsüberwachung und -statistik. Sie ist ein unverzichtbares Instrument für die Prävention von Krankenhausinfektionen und ermöglicht gezielte Maßnahmen zur Unterbrechung von Infektionsketten.

Ziel des mikrobiologischen Laboratoriums ist es, bei Patienten mit Verdacht auf eine Infektionserkrankung oder Infektion möglichst schnell den relevanten Erreger (Bakterien, Pilze, Parasiten oder Viren) und dessen Empfindlichkeit gegenüber Antiinfektiva zu diagnostizieren, um eine individuell auf den Patienten abgestimmte antimikrobielle Therapie durchzuführen. Ohne angemessene Diagnostik ist es häufig schwierig, Antiinfektiva adäquat einzusetzen.

Der Verdacht auf eine Infektion soll durch mikrobiologische Untersuchungen erhärtet bzw.

M. Abele-Horn (✉)
München, Deutschland

M. Kaufmann
Elbe Klinikum Stade, Klinik für Anästhesiologie und operative Intensivmedizin, Stade, Deutschland
E-Mail: markus.kaufmann@elbekliniken.de

B. Stinner
Elbe Klinikum Stade, Klinik für Viszeral-, Thorax- und Gefäßchirurgie, Stade, Deutschland
E-Mail: Benno.Stinner@elbekliniken.de

bestätigt werden. Dafür stehen zahlreiche Methoden zur Verfügung.

2.1.1.1 Mikroskopie

Durch die Färbung von speziell vorbereiteten Untersuchungsmaterialien ergeben sich v. a. bei hohen Keimzahlen rasch erste Hinweise auf eine Infektion. Auch wenn bei geringen Keimzahlen die Sensitivität begrenzt ist (Nachweisgrenze ca. 10^4 koloniebildende Einheiten/ml [KbE/ml]), hat die Mikroskopie trotz molekularer Verfahren eine zentrale diagnostische Bedeutung. So kann durch ein mikroskopisches Präparat schnell (innerhalb von 30 min) beurteilt werden, ob Bakterien in einem Untersuchungsmaterial (z. B. Liquor) vorhanden sind und wenn ja, welche (grampositive oder gramnegative) und wie viele.

2.1.1.2 Kulturelle Anzucht (Goldstandard)

Kulturelle Anzucht ermöglicht die Isolierung von Krankheitserregern, die speziesspezifische Identifizierung von Bakterien und Pilzen sowie vor allem die Empfindlichkeitsbestimmung der Isolate gegenüber Antiinfektiva, was die Voraussetzung für eine erregerspezifische antiinfektive Therapie ist. Die auf Stoffwechselreaktionen beruhenden Verfahren zur Identifizierung von Bakterien und mancher Pilze wurden weitgehend durch eine massenspektrometrische Analyse der Erregereiweiße abgelöst (matrixassistierte Laser-Desorption/Ionisation [MALDI] und Flugzeitanalyse [Time off Light, TOF], sog. MALDI-TOF-Verfahren). Dieses Verfahren hat die Zeit bis zur Erregerdiagnose um mindestens 24 h verkürzt.

2.1.1.3 Molekularbiologische Verfahren

Molekularbiologische Verfahren gelten als weitere Möglichkeit des Erregernachweises, die vor allem auf der Vermehrung von Nukleinsäuren basieren (Nukleinsäure-Amplifikationstechniken [NAT], Polymerase-Kettenreaktion [PCR]). Sie haben in den letzten Jahren sehr an Bedeutung gewonnen. Die eingesetzten PCR-Methoden dienen (a) dem spezifischen Nachweis eines Erregers (z. B. Nachweis von MRSA aus Screeningproben), (b) dem Nachweis von Genen für Virulenzfaktoren wie z. B. Panton-Valentin-Leukozidin (PVL)-Toxin von *S. aureus* oder (c) zur Überprüfung, ob überhaupt eine bakterielle Infektion vorliegt (z. B. universelle PCR aus Liquor bei Meningitis). Molekularbiologische Identifizierungsverfahren sind auch dann noch möglich, wenn der Erreger durch die antibiotische Therapie bereits abgetötet und somit nicht mehr kultivierbar ist.

Zur Verfügung stehen die konventionelle PCR, einschließlich quantitative Real-Time PCR (RT-PCR) und Multiplex-PCR. Die Multiplex-PCR weist in einem Reaktionssatz verschiedene Erreger nach (Einsatz mehrerer Primerpaare); sie ist aber weniger sensitiv als die RT-PCR oder die konventionelle PCR.

2.1.1.4 Sequenzierung

PCR-Amplifikate lassen sich bis zur Speziesebene sequenzieren. Bei der 16 S-rDNA-Sequenzierung wird z. B. der 16 S-rDNA-Bereich von Bakterien sequenziert. Die 16 S-Untereinheit bakterieller Ribosomen beinhaltet hochkonservierte (bei fast allen Bakterien identische Sequenzen) und variable speziesspezifische Bereiche. Mit verschiedenen Verfahren ermittelt man die Abfolge der Basen im DNA-Amplifikat; nach Vergleich mit den Datenbanken führt dies zur Erregeridentifikation. Die Sequenzdaten können auch zur genotypischen Resistenzbestimmung in der Virologie (HSV, HIV) oder in der Bakteriologie (*van*A-, *van*B-Resistenzgene bei vancomycinresistenten Enterokokken [VRE]) eingesetzt oder zum Nachweis von Infektketten (Typisierung von MRSA-Stämmen) herangezogen werden, z. B. mittels MLST (Multilocus Sequence Typing).

2.1.1.5 Serologische Verfahren

Bei manchen Infektionen (z. B. Borreliose oder Syphilis) lassen sich die Erreger nicht oder nicht zeitnah anzüchten. Die Infektion kann hier zum einen indirekt über den Nachweis der spezifischen vom Patienten gebildeten Antikörper geführt werden. Zur Sicherung der Diagnose ist immer eine zweite Untersuchung im Abstand von 10–14 Tagen obligat. In manchen Fällen, wie z. B. bei Verdacht auf Infektionen mit

Aspergillus spp. oder darmpathogenen Erregern, ist auch der hochsensitive Nachweis von Erregerbestandteilen (Antigenen) im Serum oder Stuhl wegweisend.

2.1.1.6 Empfindlichkeitsbestimmung gegenüber Bakterien

Zur Therapie von Bakterieninfektionen muss die Empfindlichkeit der Erreger gegen Antibiotika bekannt sein oder im Labor ermittelt werden.

Dafür stehen in der Routinediagnostik die MHK-Bestimmung mittels Bouillonverdünnung (Goldstandard) oder der Agardiffusionstest zur Verfügung. Alle Methoden sind zeitaufwendig. Die Wachstumsdauer der zu testenden Bakterien liegt etwa bei 18–24 h; die Bestimmung der MHK dauert mind. 6 h, die Agardiffusion mind. 12–16 h.

Die Empfindlichkeitsprüfung und die Interpretation der Messgrößen (MHK-Werte oder Hemmhofgrößen bei Agardiffusion) erfolgen in Deutschland vorwiegend nach dem Regelwerk des EUCAST (European Committee on Antimicrobial Susceptibility Testing) oder seltener nach dem Regelwerk des CLSI (Clinical and Laboratory Standards Institute). In Deutschland müssen bei der Testung nach EUCAST auch die Empfehlungen des Nationalen Antibiotika-Sensitivitätstest-Komitees (NAK) berücksichtigt werden. Je nach Hemmhofgröße oder MHK-Werten ist das Ergebnis der Resistenzbestimmung sensibel (S), sensibel bei erhöhter Exposition (I) (früher intermediär) oder resistent (R).

Die Kategorie „I" wurde über lange Zeit in der Klinik als „halbresistent" oder resistent bewertet. In der Interpretation von Hygienebefunden, bei der Meldepflicht gegenüber dem Gesundheitsamt zu bestimmten Erregern sowie in vielen Resistenzstatistiken wurde „I" bisher gleichfalls wie „R" bewertet. Daher hat die EUCAST die Kategorien „S" und „I" zur Bewertung der Ergebnisse von Resistenztestungen neu definiert. Hiermit wird eine gezieltere Therapiesteuerung möglich, da zur Therapie bestimmter Erreger eine erhöhte Antibiotikadosierung erforderlich ist, auf die nun direkt im Antibiogramm mit dem Buchstaben „I" hingewiesen wird. „I" ist somit als „S" mit Dosierungsempfehlung zu verstehen und kann helfen, insbesondere Unterdosierungen zu vermeiden. Bei einigen Spezies wird darüber hinaus – bei unveränderter Empfindlichkeit – ein wirksames Antibiotikum in Zukunft nicht mehr als „S", sondern als „I" gekennzeichnet, um die Notwendigkeit einer hohen Dosis hervorzuheben (z. B. Ciprofloxacin bei *Pseudomonas aeruginosa,* d. h. nur Therapie mit Hochdosis 3 × 400 mg Ciprofloxacin i.v. oder 2 × 750 mg p.o.). „S" und „I" auf einem Befund bedeuten also: beide sind sensibel; der Unterschied besteht nur darin, dass bei „I" eine höhere Dosierung, ein verkürztes Dosierungsintervall oder eine veränderte Verabreichungsform erreicht werden, z. B. von oraler zu intravenöser Gabe oder von intravenöser Kurzinfusion zu prolongierter Infusion.

> **Übersicht**
>
> Die neuen Definitionen nach EUCAST lauten wie folgt (EUCAST 2020):
>
> - **Sensibel (S)**
>   Sensibel bei Standardexposition: Ein Mikroorganismus wird als sensibel bei Standardexposition* eingestuft, wenn eine hohe Wahrscheinlichkeit für einen therapeutischen Erfolg bei Standarddosierung der Substanz besteht.
> - **Sensibel bei erhöhter Exposition (I)**
>   Ein Mikroorganismus wird als sensibel bei erhöhter Exposition* kategorisiert, wenn eine hohe Wahrscheinlichkeit für einen therapeutischen Erfolg gegen einen Infektionserreger besteht, sofern dieser einer höheren oder intensiveren Antibiotikaeinwirkung ausgesetzt wird, z. B. durch Erhöhung der Dosierung/geänderte Verabreichungsform oder durch Konzentrierung am Infektionsort.
> - **Resistent (R)**
>   Ein Mikroorganismus wird als resistent eingestuft, wenn auch bei erhöhter Exposition eine hohe Wahrscheinlichkeit für ein therapeutisches Versagen besteht.

*Die Exposition des Infektionserregers gegenüber der antimikrobiellen Substanz am Infektionsort ist abhängig von zahlreichen Faktoren wie der Verabreichungsform, Dosierung, Dosierungshäufigkeit, Infusionsdauer sowie Verteilung und Ausscheidung des Arzneistoffes.

2.1.2 Mikrobiologische Diagnostik

Erregernachweis mit Empfindlichkeitsbestimmung (Antibiogramm) und Therapieempfehlung tragen zu einer adäquaten antimikrobiellen Therapie bei. Diese beeinflusst die therapeutischen Entscheidungen der Ärzte, den Krankheitsverlauf des Patienten, die Liegedauer und ist darüber hinaus mit dem besten klinischen Verlauf korreliert. Voraussetzung dafür ist eine zuverlässige Empfindlichkeitsprüfung, die wiederum eine zuverlässige Präanalytik voraussetzt.

Mikroorganismen können sich gut an ihre Umgebungsbedingungen anpassen, sie wachsen, vermehren sich schnell, sterben aber auch bei ungünstigen Bedingungen rasch ab. Wenn dies in der präanalytischen Phase der mikrobiologischen Untersuchung stattfindet, kann das die Analysenergebnisse verfälschen und zu einer Fehlinterpretation der Befunde führen.

Um die Qualität der mikrobiologischen Untersuchungen zu erhöhen und die Analysen und Interpretation zu optimieren, muss gewährleistet sein, dass alle Proben für die mikrobiologische Diagnostik ordnungsgemäß abgenommen, zwischengelagert und transportiert werden.

Die mikrobiologische Untersuchung ist nur dann gut und zuverlässig, wenn das eingesandte Material gut ist. Besonders wichtig sind ein rascher Transport ins Labor nach Abnahme der Proben und eine unverzügliche Verarbeitung im Labor. Fehler bei Abnahme und Transport mikrobiologischer Proben sind durch keine qualitätsfördernden Maßnahmen im späteren Ablauf der diagnostischen Kette mehr zu kompensieren und beeinträchtigen somit entscheidend die Validität des mikrobiologischen Befundes.

Der Ablauf der mikrobiologischen Diagnostik gliedert sich in drei Abschnitte:

1. Präanalytik (Probengewinnung, Probenlagerung, Probentransport); die Verantwortlichkeit für eine optimale Präanalytik liegt beim medizinischen Personal der Einsender.
2. Analytik (Laboruntersuchungen, Laboranalysen); die Verantwortlichkeit liegt beim Personal des mikrobiologischen Labors.
3. Postanalytik (Befundübermittlung und Befundinterpretation); die Verantwortlichkeit liegt bei den Ärzten des mikrobiologischen Labors, eine gute Zusammenarbeit der Mikrobiologie mit den in der Klinik tätigen Kollegen verbessert die Postanalytik.

2.1.2.1 Präanalytik

Eine zuverlässige mikrobiologische Diagnostik setzt eine korrekte Präanalytik voraus. Diese umfasst die richtige Indikation für eine Untersuchung, die optimale Probennahme unter Verwendung des richtigen Probenentnahmebestecks, die angemessene Lagerungstemperatur und einen zügigen Transport der Untersuchungsmaterialien in das Labor (Miller et al. 2018).

Probengewinnung

Die Probeentnahme erfolgt durch das medizinische Personal der Einsender. Vor der Entnahme der Probe müssen je nach Infektion die Zielrichtung der Untersuchung klar bedacht sein und die für die vorliegende Infektion (z. B. Peritonitis) geeignete Untersuchung veranlasst werden, um die ätiologisch bedeutsamen Infektionserreger zu diagnostizieren (siehe Tab. 2.1). Kenntnisse über den vermuteten oder potenziellen Infektionserreger und dessen geeignete Nachweisverfahren sollten vorhanden sein oder ggf. nach Rücksprache mit der Mikrobiologie geklärt werden.

Geeignetes Patientenmaterial sollte unter möglichst sterilen Bedingungen gewonnen und ohne Inaktivierung (keine Fixierung, kein Formalin), d. h. naturbelassen, möglichst rasch eingesandt werden. Das Volumen der Proben muss auf den Umfang der Untersuchungsanforderungen

2 Diagnostische Grundlagen

Tab. 2.1 Ätiologisch bedeutsame Infektionserreger bei chirurgischen Infektionen

Infektion	GNB	Oxidase-positive Bakterien	GPK	GPST	Anaerobier	Gonokokken	C. trachomatis	Mykobakterien	Pilze	Parasiten	Viren
Spontan bakterielle Peritonitis	X	–	x	–	–	–	–	–	x	–	–
Aszites, Peritonealflüssigkeit	X	–	X	–	x	(x)	–	(x)	X	–	(x)
Sekundäre Peritonitis	X	x	X	–	X	(x)	–	(x)	x	(x)	–
Tertiäre Peritonitis	x	x	x	(x)	x	(x)	–	(x)	x	–	–
CAPD-Peritonitis	x	x	X	X	(x)	–	–	(x)	x	–	–
Raumfordernde Leberprozesse	X	x	X	–	X	(x)	(x)	–	x	(x)	–
Gallenwege	X	–	X	–	X	–	–	(x)	–	(x)	(x)
Milzabszesse	X	x	X	x	–	–	–	(x)	x	–	–
Sekundäre Pankreasinfektionen	X	–	X	–	x	–	–	–	X	–	–
Wundinfektionen	X	–	X	–	x	–	–	–	–	–	–
Menschenbisse, Tierbisse	X	–	X	–	X	–	–	–	–	–	–

GNB: gramnegative Stäbchenbakterien (Enterobacterales), GPK: grampositive Kokken, GPST: grampositive Stäbchenbakterien; **X**: häufig vorkommende Mikroorganismen, x: selten vorkommende Mikroorganismen, (x) sehr selten vorkommende Mikroorganismen

Quelle: modifiziert nach Miller et al. 2018

abgestimmt sein. Für ein zuverlässiges Ergebnis ist es wichtig, ausreichende Mengen (wie unten angegeben) an Untersuchungsmaterialien einzusenden. Bei Einsendung geringer Untersuchungsmengen erfolgt das Ergebnis unter Vorbehalt, denn es kann nicht beurteilt werden, ob die Probe aufgrund von zu wenig Untersuchungsmaterial falsch negativ ist. Bei speziellen diagnostischen Fragestellungen ist vor der Probenentnahme eine Kontaktaufnahme mit dem Untersuchungslabor empfehlenswert.

Arten von Untersuchungsmaterial
Folgende Untersuchungsmaterialien werden in der Routine eingesetzt.

Abstriche
Abstriche werden bei Infektionsverdacht (z. B. Tonsillenabstrich bei V. a. Angina tonsillaris) oder als Screeningabstriche auf multiresistente Bakterien (z. B. MRSA) entnommen. Der lokale Befund (z. B. Eiterstippchen) und der Abstrichort sind dem Labor mitzuteilen. Für bakteriologische Untersuchungen werden in der Routine vorwiegend Gelabstrichsysteme (z. B. Amies-Medium) für aerobe und anspruchsvoll wachsende Bakterien benutzt. Proben zum Nachweis von Anaerobiern müssen in einem Abstrichröhrchen mit einem für Anaerobier geeigneten Transportmedium versandt werden, z. B. Port-A-Cul-Systeme. Für mikroskopische Präparate sind Abstriche im Transportmedium

ungeeignet. Sie sollten in einem Transportröhrchen ohne Gel, benetzt mit wenig Kochsalzlösung, eingeschickt werden. Virologische Untersuchungen erfordern spezielle für die Virologie geeignete Abstrichsets.

Es sollten immer zwei Abstriche eingesandt werden, ein Abstrich für die Kultur und einer für das mikroskopische Präparat.

Generell sollten Abstriche bei Infektionsverdacht nur ausnahmsweise oder ersatzweise, wenn kein anderes Material gewonnen werden kann oder sinnvoll ist, eingesandt werden. Die beflockten Tupfer („flocked swabs") haben eine höhere Probenqualität als die bisher im Handel befindlichen Baumwolltupfer oder Gelabstrichsysteme. Sie nehmen beim Abstreichen zwar nicht mehr Patientenmaterial auf als die herkömmlichen Tupfer, geben es dafür aber komplett in das spezielle Amies-Flüssigtransportmedium ab. Dadurch erhöht sich die Sensitivität der Untersuchung.

Lagerung und Transport: Abstriche ohne Transportmedium sind innerhalb von 2–4 h zu verarbeiten, Abstriche in Transportmedien erlauben eine Transportzeit von maximal 24 h bei 4–8 °C; Proben mit Verdacht auf Anaerobier müssen bei Raumtemperatur aufbewahrt werden.

Blutkulturen

Abnahme von 3 Sets (je etwa 10 ml für eine aerobe und anaerobe Blutkulturflasche, ggf. nach Herstellerangaben). Vor der Abnahme muss kein Fieberschub abgewartet werden. Wenn möglich, Blutkulturen immer über die periphere Vene und nicht über den ZVK oder den peripheren Zugang entnehmen (Ausnahme bei V. a. katheterassoziierte Infektion).

Lagerung und Transport: Umgehender Transport der Blutkulturflaschen ins Labor; der Zeitraum zwischen Blutkulturentnahme und Eingang im Labor sollte tagsüber 2–4 h möglichst nicht überschreiten. Falls ein sofortiger Transport nicht möglich ist, Zwischenlagerung der beimpften Blutkulturflaschen bei Raumtemperatur (sofern vom Hersteller nicht anders angegeben) über maximal 12–16 h (ein längeres Zeitintervall ist für eine optimale Patientenversorgung nicht akzeptabel, auch wenn der Hersteller eine Erregerdetektion bei längerer Lagerung garantiert).

Transport bei Raumtemperatur, bei Außerhaustransport ggf. gegen Abkühlung geschützt, bei Kälte oder großer Hitze Verwendung von Thermobehältern.

Zum Nachweis von Mykobakterien Entnahme von Citrat- oder Heparinblut, das nativ ins Labor gesandt wird.

Punktate, Aspirate, Sekrete und Abszessmaterial

Sie sind geeignet zur Anzucht von Mikroorganismen, zur Mikroskopie von Nativmaterial, zum direkten Virusnachweis und für PCR-Untersuchungen. Bei steriler Entnahmetechnik sind nachgewiesene Erreger aus Flüssigkeiten steriler Kompartimente stets als pathogene Erreger zu betrachten. Anhand des mikroskopischen Ergebnisses und der Beurteilung des Zellbildes kann rasch auf eine Infektion geschlossen werden, z. B. durch den Nachweis von Granulozyten und/oder Bakteriennachweis.

Lagerung und Transport: Zum Nachweis von Anaerobiern, die wesentlich empfindlicher gegen Umwelteinflüsse sind, müssen die Proben umgehend (max. ≤ 2 h) nach Abnahme ins Labor geschickt werden. Ist dies nicht möglich, zusätzliche Überführung in Blutkulturflaschen und Einsendung ins Labor zusammen mit Nativmaterial für die Mikroskopie.

Drainage- und Spülflüssigkeiten

Sie können Aufschluss über Erreger in der Tiefe geben (z. B. Peritonealdialyse). Bei lang liegenden Drainagen besteht allerdings die Gefahr der Besiedlung mit apathogenen Erregern.

Liegende Drainagen nach Probenentnahme an der Durchtrittsstelle ziehen und entfernen, Spitze (ca. 4–6 cm Länge) in ein Transportröhrchen ohne Zusätze hängen lassen und über dem Röhrchen mit steriler Schere bzw. mit sterilem Besteck abschneiden und mit steriler Pinzette in steriles Transportgefäß überführen.

Lagerung und Transport: Transportgefäße umgehend (≤ 2 h) in das Labor bringen. Falls nicht möglich, Flüssigkeiten überführen in

2 Diagnostische Grundlagen

Blutkulturflaschen und Lagerung bei Raumtemperatur ($\leq$ 24 h), Drainspitzen mit physiologischer NaCl-Lösung, besser mit Transport- oder Nährmedium (vom Labor anfordern) versetzen, um ein Austrocknen zu vermeiden, dann bei 4–8 °C zwischenlagern (maximal 24 h).

Biopsien und Gewebeproben

Falls möglich, sollten immer mehrere Proben **ohne Formalinzusatz** eingeschickt werden. Aus infiziertem Gewebe eine Gewebespindel (ca. 1 cm lang) oder Stanzbiopsien (mind. 4 mm) vom Bereich des Wundrandes entnehmen. Größere Gewebestücke werden in sterile Weithalsgefäße überführt und mit NaCl-Lösung bedeckt oder in Weithalsgefäße mit Transport- oder Nährmedium (vom Labor anfordern) gegeben, um ein Austrocknen der Proben zu vermeiden.

Lagerung und Transport: Nativproben erfordern einen sofortigen Transport (max. 1–2 h), eine längere Lagerung ist nicht erlaubt. Bei Versand in Transport- oder Nährmedien ist eine Lagerung bis zu 24 h bei 4–8 °C möglich, zum Nachweis von Anaerobiern bei Raumtemperatur lagern.

Gefäßkatheterspitzen

Einsendung nur bei V. a. katheterassoziierte Infektion, nicht routinemäßig, da beim Entfernen des Katheters ein großes Kontaminationsrisiko besteht. Zur Sicherung der Diagnose ist immer eine Blutkultur, entnommen aus dem ZVK und aus der peripheren Vene, zu entnehmen. Erregernachweis desselben Erregers aus allen Proben (Katheterspitze, periphere und ZVK-Blutkultur) spricht für eine katheterassoziierte Infektion.

Einstichstelle um den Katheter reinigen, ggf. Wundschorf entfernen, vorhandenes Exsudat an der Kathetereintrittsstelle mit einem Abstrichtupfer aufnehmen, Abnahme einer Blutkultur aus dem Venenkatheter oder dem peripheren Zugang, Katheter ziehen, Spitze in 4–6 cm Länge in Transportröhrchen ohne Zusätze hängen lassen und über dem Röhrchenrand mit steriler Schere abschneiden.

Lagerung und Transport: Transportgefäß umgehend in das Labor bringen; falls nicht möglich, im Kühlschrank bei 4–8 °C zwischenlagern (maximal 24 h).

Untersuchungsmaterial bei speziellen Fragestellungen

Cito-Proben mit hoher Dringlichkeit

Das sind Proben, die sofort bearbeitet werden sollen und bei denen ein Aufschub der Bearbeitung nicht möglich ist, z. B. bei V.a. Gasbrand, Malaria, nekrotisierende Fasziitis. Das Erregerspektrum kann durch die PCR oder Mikroskopie eingegrenzt, die Diagnose schnell gestellt werden; z. B. Nachweis positiver plumper grampositiver Stäbchenbakterien im Wundsekret deuten auf eine Infektion durch *C. perfringens* (Gasbrand) oder Nachweis von Kettenkokken deutet auf eine nekrotisierende Fasziitis Typ 2 durch hämolysierende Streptokokken der Gruppe A (*S. pyogenes*) hin.

Proben zum Nachweis von Mykobakterien

Verwendung von Biopsien, Punktaten, Aspiraten, Gewebeproben; **Tupferproben sind ungeeignet;** bei der Probengewinnung müssen je nach Dringlichkeit des Verdachts auf das Vorliegen einer Tuberkulose ggf. Sicherheitsaspekte für Mikroorganismen der Risikogruppe 3 nach Biostoffverordnung beachtet werden; der Probentransport kann allerdings auch in diesen Fällen unter den gleichen Kautelen wie für eine ungezielte Diagnostik durchgeführt werden.

Lagerung und Transport: bei RT $\leq$ 2 h, > 2 h bei 4–8 °C, maximal 24 h.

Proben zum Nachweis von anaeroben Bakterien

Obligat anaerobe Bakterien sind sehr empfindlich gegenüber Umwelteinflüssen und müssen daher schnell in ein anaerobes Transportmedium überführt werden. Bei Raumtemperatur sind viele schon nach 6 h nicht mehr nachweisbar (MiQ 32).

Lagerung und Transport: $\leq$ 1 h bei RT, > 1 h im für Anaerobier geeigneten Transportmedium max. 24 h oder in Blutkulturen max. 24 h bei Raumtemperatur.

Proben zum Nachweis von Clostridioides difficile

Nur Einsendung von flüssigem (> 5 ml) oder ungeformten Stuhl in einem sterilen Gefäß (fester

Stuhl spricht gegen eine Infektion mit *C. difficile*), keine Rektalabstriche.

Lagerung und Transport: ≤ 2 h bei RT, > 2–48 h bei 4 °C, Einfrieren auf minus 20 °C führt zum Toxinverlust und sollte vermieden werden.

Proben bei V. a. virale Infektionen
Abstriche mit Tupfern speziell für die Virusdiagnostik: synthetisches Tupfermaterial oder beflockte Kunststofftupfer mit entsprechendem Transportmedium; falls nicht möglich, Verwendung trockener synthetischer Tupfer und Befeuchtung des Materials mit steriler physiologischer NaCl-Lösung, **auf keinen Fall** Verwendung von Baumwolltupfern (inhibitorische Wirkung) und von bakteriologischen Gelabstrichsystemen.

Aspirate aus dem Blasengrund oder aus der Vesikelflüssigkeit: Probe mit einer kleinen Insulinspritze mit kurzer Kanüle entnehmen und ggf. Kanüle nachträglich mit ca. 0,5 ml steriler Kochsalzlösung spülen, um ein Austrocknen zu vermeiden.

Lagerung und Transport: Virusdirektnachweise aus Abstrichmaterial können mittels Immunfluoreszenz, Virusanzucht oder NAT erfolgen. Rascher Transport ist für die Anzüchtung wichtig (nur in Speziallaboratorien). Der Einfluss von Transportzeit und -temperatur auf andere Untersuchungsverfahren ist weniger kritisch. Lagerung der Proben bei 4–8 °C, max. 24 h.

Untersuchungsmaterialien bei chirurgischen Fragestellungen

Aszitespunktate, Peritonealflüssigkeit
Möglichst ultraschallgesteuerte Aspiration der Flüssigkeit mit einer Kanüle und Spritze (mind. 10–50 ml Aszites, 10 ml Peritonealflüssigkeit, mind. 1 ml Punktat für aerobe Kultur, Mikroskopie, Gramfärbung, ggf. PCR), darüber hinaus Beimpfen eines Blutkultursets (verbessert die Sensitivität); bei negativem Ergebnis weitere Untersuchung auf Mykobakterien, Gonokokken, *Chlamydia trachomatis* und Pilze.

Lagerung und Transport: Transport in sterilen Gefäßen innerhalb von 2 h. Ist dies nicht möglich, zusätzliche Überführung in Blutkulturflaschen und Einsendung ins Labor zusammen mit Nativmaterial für die Mikroskopie. Blutkulturflaschen können bis zu 24 h bei Raumtemperatur gelagert werden.

Gallenflüssigkeit
Gewinnung i. d. R. durch Punktion aus Hohlräumen, Drainagen oder durch intraoperative Aspiration.

Drainagen: Entfernung des Drainagebeutels vom Drainagesystem, nach Desinfektion des Ansatzstückes Aufsetzen einer sterilen Spritze (ggf. mit entsprechendem sterilem Adapter) und aseptische Gewinnung von Gallenflüssigkeit durch vorsichtige Aspiration, Verschluss der Spritze mit Verschlusskappe bzw. Überführen der Gallenflüssigkeit in ein steriles Probenröhrchen.

Im Rahmen einer *ERCP* (endoskopische retrograde Cholangiographie) erfolgt die Probengewinnung mithilfe eines Katheters, welcher über den Arbeitskanal des Duodenoskops in das (prästenotische) Gallenwegsystem vorgeführt wird durch vorsichtige Aspiration mittels steriler Spritze. Dieser Eingriff findet im Eingriffsraum unter Beachtung der indizierten hygienischen Kautelen statt.

Die Probengewinnung mittels *perkutaner transhepatischer Cholangiodrainage (PTCD)* erfolgt analog über die Punktionsnadel bzw. nach Drainageanlage über das Drainagesystem. Diese Probengewinnung findet unter sterilen OP-Bedingungen statt (nach Möglichkeit > 2 ml).

Lagerung und Transport: Möglichst umgehender Transport (≤ 1–2 h) des Probenröhrchens/der Spritze mit Verschlusskappe ins Labor; bei Außerhaustransport ggf. gegen Abkühlung geschützt, bei Kälte oder großer Hitze Verwendung von Thermobehältern. Falls ein sofortiger Transport nicht möglich ist, zusätzliche Überimpfung in anaerobes Transportmedium oder in Blutkulturflaschen, Lagerung und Transport dann maximal 24 h bei Raumtemperatur.

2 Diagnostische Grundlagen

Haut und Weichgewebe
Eiter (aufgrund der Bakterizidie großes Probenvolumen > 2 ml): perkutane Punktion und Aspiration mit einer sterilen Spritze unter aseptischen Bedingungen (Transportmodus 1, 2; bei längerer Transportdauer Transportmodus 3; s. unten).

Sekrete, Empyeme, Pusteln, Punktate (so viel wie möglich, optimal > 2 ml, mind. 1 ml): perkutane Punktion und Sekretaspiration mit einer sterilen Spritze unter aseptischen Bedingungen (Transportmodus 1, 2; bei längerer Transportdauer Transportmodus 3; s. unten).

Exsudatreiche Abszesse: vor Abszessspaltung nach gründlicher Hautantiseptik Material durch Punktion gewinnen, nach Abszessspaltung sofortige Entnahme von Abszessinhalt mit chirurgischem Löffel oder durch Punktion; wenn möglich auch ein Gewebestückchen oder Material von der Abszesswand entnehmen und einschicken (Transportmodus 1, 3; s. unten).

Exsudatarme Abszesse: Aspiration vom Grund der Läsion mit z. B. Tuberkulin-/Insulinspritze ggf. nach Mobilisationsspülung mit steriler 0,9 %iger NaCl in einem Volumen kleiner als der Rauminhalt der Abszesshöhle (Transportmodus 1, 2, ggf. 3); falls möglich zusätzlich Gewebestückchen aus dem Granulationsgewebe der Abszesswand in ein eigenes Transportgefäß entnehmen; ist dies nicht möglich, zumindest Abszessränder zur Probengewinnung abstreichen (Transportmodus 1, 3; s. unten).

Fisteln: Öffnung desinfizieren, Desinfektionsmittel trocknen lassen, Katheter zur Aspiration oder Gewebeküretage in Fistelgang einführen, Proben entnehmen; Tupferabstriche sind ungeeignet (Transportmodus 1, 2, 3; s. unten).

Exsudate aus offenen Prozessen, Ulzeration, Gangrän, Wunden, Biss- und Verbrennungswunden: Wundränder desinfizieren, Desinfektionsmittel trocknen lassen, oberflächlichen Schorf abtragen, ggf. Wundgrund kürettieren und evtl. vorhandenes Exsudat mit steriler Spritze möglichst von verschiedenen Lokalisationen aspirieren bzw. entnehmen (Transportmodus 1, 3; s. unten), **Abstriche sind ungeeignet.**

Übersicht
- **Transportmodus 1**
  Drainspitzen, Gewebeproben, Biopsien: Der Transport erfolgt in sterilen Gefäßen, gegebenenfalls mit Zusatz von wenig physiologischer Kochsalzlösung, um ein Austrocknen der Proben zu vermeiden. Diese Aufbewahrungsart erfordert einen sofortigen Transport (max. 2 h), eine längere Lagerung ist nicht erlaubt.

- **Transportmodus 2**
  Flüssige Proben: Versand in Spritzen mit durch passenden Stopfen verschlossenem Konus ohne Kanüle oder in sterilen Röhrchen. Diese Aufbewahrungsart erfordert sofortigen Transport (max. 2 h), eine längere Lagerung ist nicht erlaubt.

- **Transportmodus 3**
  Flüssigkeiten, Sekrete, Gewebe, Biopsien: Der Transport erfolgt je nach Material und nachzuweisendem Erreger in sterilen, dicht verschließbaren Behältern mit flüssigem Transport- oder Nährmedium (vom Labor anfordern) für anspruchsvoll wachsende Keime und/oder für Anaerobier bzw. nach Überführung in Blutkulturen. Dies erlaubt eine Lagerung/einen Transport über max. 24 h bei 4–8 °C, Proben bei V. a. Anaerobier und Blutkulturflaschen müssen bei Raumtemperatur (RT) aufbewahrt werden (max. 24 h) (Tab. 2.2).

Zeitpunkt
Die Probenentnahme sollte frühzeitig und, wenn möglich, vor Beginn der Antibiotikatherapie erfolgen. Bereits die einmalige Gabe einer antimikrobiellen Substanz kann zu einer Wachstumshemmung der Mikroorganismen führen und damit zu falsch negativen Ergebnissen. Bei einer klinischen Verschlechterung unter initial adäquater antibiotischer Therapie kann es zum

Tab. 2.2 Probenentnahme und Transport bei chirurgischen Infektionen (modifiziert nach Miller et al. 2018)

Art der Infektion	Diagnostik	Untersuchungsmaterial*	Lagerung, Transport
SBP, Aszites, primäre Peritonitis i. d. R. Monoinfektion, v. a. *E. coli*	Aerobe/anaerobe Kultur, Gramfärbung	Aszites (10–50 ml), Peritonealflüssigkeit (≥ 10 ml)	≤ 2 h RT, > 2 h TM 4–8 °C ≤ 24 h, in BK ≤ 24 h bei RT
Sekundäre Peritonitis Polymikrobielles Keimspektrum aerober, anaerober Bakterien, selten Pilze, sehr selten Mykobakterien, Parasiten	Aerobe/anaerobe BK	2–3 Pärchen	12–18 h bei RT
	Mykobakterien	Peritonealflüssigkeit, Aszites, Aspirat (30–50 ml)	≤ 2 h RT, > 2 h 4–8 °C ≤ 24 h
Tertiäre Peritonitis i.d.R. steril aufgrund Antibiotikatherapie, ggf. multiresistente Bakterien (VRE, MRGN)	Pilze	Peritonealflüssigkeit, Aszites, Aspirat (10 ml)	≤ 2 h RT, > 2 h 4–8 °C ≤ 24 h
CAPD-assoziierte Peritonitis Grampositive Hautflora, *Candida* spp., gelegentlich Enterobacterales	Parasiten	Gallensekret, Duodenalaspirat (optimal ≥ 2 ml), Peritonealflüssigkeit, Aszites, Aspirat (≥ 10 ml)	≤ 1 h RT, > 1 h TM für Parasiten innerhalb von 24 h RT
Raumfordernde Leberprozesse Parasiten wie *Entamoeba histolytica*, *Echinococcus* spp., aerobe, anaerobe Bakterien (pyogener Leberabszess), selten Gonokokken und/oder *Chlamydia trachomatis* (Fritz-Hugh-Curtis-Syndrom)	Aerobe/anaerobe Kultur, Gramfärbung	Aspirate (optimal ≥ 2 ml, mind. 1 ml)	≤ 2 h RT, > 2 h TM 4–8 °C ≤ 24 h, in BK ≤ 24 h bei RT
	Aerobe/anaerobe BK	2–3 Pärchen	12–18 h bei RT
	Gonokokken (Kultur, PCR), *C. trachomatis* (PCR)	Aspirate (mind. 1 ml)	Gonokokken-TM 4–8 °C ≤ 6 h; Chlamydien-TM 4–8 °C ≤ 24 h (PCR)
	Pilze	Aspirat (≥ 10 ml)	≤ 2 h RT, > 2 h 4–8 °C ≤ 24 h
	Entamoeba histolytica	Serum zur AK-Bestimmung 5 ml Blut oder Serum	≤ 2 h RT, > 2 h 4–8 °C ≤ 24 h
Infektionen der Galle, Gallengänge wie Leberabszess, selten *Ascaris*	Aerobe/anaerobe Kultur, Gramfärbung	Aspirate (mind.1 ml)	≤ 2 h RT, > 2 h TM 4–8 °C ≤ 24 h, in BK ≤ 24 h bei RT
	Aerobe/anaerobe BK	2–3 Pärchen	12–18 h bei RT
	Mykobakterien	Gewebe, Sekrete (≥ 2 ml), Flüssigkeiten (30–50 ml)	≤ 2 h RT, > 2 h 4–8 °C ≤ 24 h
	Wurmeier	Stuhl, Peritonealfl., Galle, Duodenalaspirat (≥ 2 ml)	bis 24 h bei RT
	CMV	Aspirat (≥ 2 ml), Biopsat	≤ 1 h RT, > 1 h bei minus 70 °C
	Entamoeba histolytica	Serum zur AK-Bestimmung 5 ml Blut oder Serum	≤ 2 h RT, > 2 h 4–8 °C ≤ 24 h

(Fortsetzung)

Tab. 2.2 (Fortsetzung)

Art der Infektion	Diagnostik	Untersuchungsmaterial*	Lagerung, Transport
Milzabszess Häufig Streptokokken, S. aureus, Enterokokken, Salmonellen, E. coli, Anaerobier (3–17 %)	Aerobe/anaerobe Kultur, Gramfärbung	Aspirat (≥ 2 ml)	≤ 2 h RT, > 2 h TM 4–8 °C ≤ 24 h, in BK ≤ 24 h bei RT
	Aerobe/anaerobe BK	2–3 Pärchen	12–18 h bei RT
	Mykobakterien	Aspirat (≥ 10 ml), Gewebe	≤ 2 h RT, > 2 h 4–8 °C ≤ 24 h
	Pilze	Aspirat (≥ 10 ml), Gewebe	RT ≤ 2 h, > 2 h 4–8 °C ≤ 24 h
	Entamoeba histolytica, Echinokokken	Serum zur AK-Bestimmung 5 ml Blut oder Serum	≤ 2 h RT, > 2 h 4–8 °C ≤ 24 h
Pankreasinfektionen Aerobe gastrointestinale Flora, z. B. E. coli, Enterokokken, S. aureus, Streptokokken, Candida spp., seltener Anaerobier	Aerobe/anaerobe Kultur, Gramfärbung	Aspirate (≥ 2 ml), Gewebe	≤ 2 h RT, > 2 h TM 4–8 °C ≤ 24 h
	Aerobe/anaerobe BK	2–3 Pärchen	12–18 h bei RT
	Pilze	Aspirat (≥ 10 ml), Gewebe	RT ≤ 2 h, > 2 h 4–8 °C ≤ 24 h
Postoperative Wundinfektionen, Sekrete, Aspirate, Gewebe, in Ausnahmefällen Abstriche	Aerobe/anaerobe Kultur, Gramfärbung	Gewebe, Sekrete, Aspirate, Flüssigkeiten (≥ 2 ml)	≤ 2 h RT, > 2 h TM 4–8 °C ≤ 24 h in BK ≤ 24 h bei RT
Aerobe, anaerobe Bakterien, Pilze	Pilze	Gewebe, Sekret, Aspirate, Flüssigkeiten (≥ 10 ml)	≤ 2 h RT, > 2 h 4–8 °C ≤ 24 h
Traumaassoziierte Hautinfektionen Polymikrobielles Keimspektrum: z. B. S. aureus, A-Streptokokken, Aeromonas spp., Vibrio vulnificus, B. anthracis, C. tetani, Corynebacterium spp. Mykobakterien, Nokardien	Aerobe/anaerobe Kultur	Biopsate, Gewebe, Sekrete	≤ 2 h RT, > 2 h TM 4–8 °C ≤ 24 h in BK ≤ 24 h bei RT
	PCR	Biopsate, Gewebe	≤ 2 h RT, > 2 h 4–8 °C ≤ 24 h
	Aerobe/anaerobe BK	2–3 Pärchen	12–18 h bei RT

(Fortsetzung)

Tab. 2.2 (Fortsetzung)

Art der Infektion	Diagnostik	Untersuchungsmaterial*	Lagerung, Transport
Tierbisse Polymikrobielles Keimspektrum: z. B. *Capnocytophaga* spp., *Erysipelothrix*, *Pasteurella* spp., *Streptobacillus* spp., *Mycobacterium fortuitum*, *M. kansasii*	Aerobe/anaerobe Kultur	Gewebe, Sekrete, Flüssigkeiten, Aspirate (≥ 1 ml)	≤ 2 h RT, > 2 h 4–8 °C ≤ 24 h in BK ≤ 24 h bei RT
	Aerobe/anaerobe BK	2–3 Pärchen	12–18 h bei
Menschenbisse Polymikrobielles Keimspektrum: aerobe, anaerobe Bakterien, u. a. *Eikenella* spp., sonst wie Tierbisse	Mykobakterien	Gewebe, Biopsat, Sekrete	≤ 2 h RT, > 2 h 4–8 °C ≤ 24 h
nur Untersuchung, wenn Bissverletzung ≤ 12 h alt ist und Zeichen der Infektion sichtbar sind			
Verbrennungswunden ≤ 48 h Kolonisation, gefolgt von Infektion i. d. R. mit endogener Flora	Aerobe Kultur	Wundsekrete (optimal ≥ 2 ml), Abstriche	≤ 2 h RT; > 2 h 4–8 °C ≤ 24 h in BK ≤ 24 h bei RT
P. aeruginosa, *E. coli*, Enterobacterales, *Acinetobacter* spp., Enterokokken, *S. aureus*, hämolysierende Streptokokken der Gruppen A, B, C, G, Pilze	Pilze	Gewebeproben, Sekrete (optimal ≥ 2 ml), Abstriche für Kultur	≤ 2 h RT, > 2 h TM 4–8 °C ≤ 24 h
	Viren (z. B. HSV, CMV)	Gewebe, Aspirate für PCR (≥ 2 ml)	≤ 2 h RT, TM Viren 4–8 °C ≤ 24 h

* Einsendung von so viel Material wie möglich; Probenmengenangaben = Optimalmengen

BK: Blutkulturen; CAPD: Continuous Ambulatory Peritoneal Dialysis; SBP: spontan bakterielle Peritonitis; RT: Raumtemperatur; TM: je für Erreger geeignetes Transportmedium; CMV: Cytomegalovirus; HSV: Herpes-simplex-Virus

Erregerwechsel mit Keimnachweis gekommen sein, sodass eine erneute Probe auch unter antibiotischer Therapie sinnvoll sein kann. Allerdings ist dann eine negative Probe nur unter Vorbehalt zu bewerten.

Anzahl der Proben und Untersuchungsmenge
Ist die Sensitivität einer Untersuchungsmethode niedrig, kann sie durch mehrfache Probeneinsendung und Untersuchung gesteigert werden. Zum Beispiel liegt die Sensitivität bei V.a. eine Sepsis mit intraabdominellem Fokus bei der Entnahme von drei Sets aerober und anaerober Blutkulturen deutlich höher als bei der Entnahme einer Blutkultur. Weiterhin ist durch die Einsendung mehrerer Proben auch die Unterscheidung zwischen Kontaminanten und Infektionserregern möglich. Wird in mehrfach abgenommen Proben der gleiche Erreger gefunden, so spricht dies für das Vorliegen einer Infektion, während ein einfacher Erregernachweis in einer von mehreren Proben für eine Kontamination spricht. Generell gilt: Abnahme von so viel Material wie möglich.

Probenversand

Auswahl und Beschriftung der Probenbehälter
Die Auswahl der Probenbehälter richtet sich nach der Art der zu transportierenden Proben (s. oben).
Die Beschriftung von Proben erfolgt vorrangig mit gedruckten Etiketten, schriftliche Angaben sind in Druckschrift anzufertigen. Probenbehälter sind vor Abnahme mit einem gedruckten Barcode-Aufkleber zu versehen oder leserlich zu beschriften; es müssen zumindest der Vor- und Nachname sowie das Geburtsdatum des Patienten enthalten sein.

Ausfüllen der Begleitscheine
Begleitscheine müssen, sofern kein Order-Entry-System mit klaren Eingabebefehlen verwendet wird, möglichst den gesamten Patientendatensatz (z. B. Adressaufkleber), zumindest aber den Patientennamen (Vor- und Nachnamen), Geburtsdatum und Aufnahmenummer (Barcode) enthalten. Datum und Uhrzeit sowie die genaue Lokalisation der Entnahmestelle (besonders wichtig bei Einsendung mehrerer Proben aus verschiedenen Bereichen) sind zu vermerken. Auch eine Verdachtsdiagnose und Angaben über antibiotische Therapieregime dürfen nicht fehlen.

Lagerung und Transportdauer
Die Lagerungstemperatur beeinflusst das Wachstum und den Nachweis des Erregers beträchtlich. Zu lange Lagerung in inadäquater Temperatur führt zum Absterben empfindlicher pathogener Erreger, z. B. Pneumokokken, und zur Vermehrung von Kontaminanten oder Begleitflora.
Transport so schnell wie möglich; optimal ist innerhalb von 1–2 (–4) h nach Abnahme. Ein langer Transport reduziert die Sensitivität der Untersuchung und verzögert das Ergebnis der Untersuchung; das ist bei schweren Infektionen nicht akzeptabel. Proben mit besonderer Dringlichkeit erfordern Sondertransporte Tab. 2.3.

Versand
Bei den Patientenproben verschiedener Art, die unter dem Verdacht auf eine Infektion untersucht werden, handelt es sich um infektiöse oder potenziell infektiöse Proben. Es ist davon auszugehen, dass sie nachweislich oder vermutlich Krankheitserreger enthalten und daher ein Gefährdungspotenzial aufweisen. Bei Freiwerden der Erreger können Krankheiten auf Menschen und Tiere übertragen werden (Übertragungsgefahr). Solche Proben unterliegen beim Transport über öffentliche Verkehrswege dem Gefahrgutrecht.

2.1.2.2 Postanalytik
Aufgrund der Möglichkeit unsachgemäßer Präanalytik sind falsch negative Ergebnisse nicht zu vermeiden. Negative Befunde schließen daher nicht immer das Vorhandensein von Erregern aus. Um dies zu vermeiden, soll das mikrobiologische Labor eindeutige Vorgaben zur Präanalytik zur Verfügung stellen. Abweichungen davon sollen eine entsprechende Befundkommentierung und Rückweisung von ungeeignetem

Tab. 2.3. Lagerung und Transport in Abhängigkeit von potenziellem Mikroorganismennachweis

Mikroorganismen	Material	Lagerung und Transport
Aerobe Bakterien	Gewebe, Biopsien	≤ 2 h bei RT, > 2 h in TM¹ bei 4–8 °C ≤ 24 h
	Sekrete, Aspirate, Punktate	≤ 2 h bei RT, > 2 h in BK bei RT ≤ 24 h
	Abstriche	≤ 2 h bei RT, > 2 h in TM¹ bei 4–8 °C ≤ 24 h
	Urine, Sputum	≤ 2 h bei RT, > 2 h bei 4–8 °C ≤ 24 h
Anaerobe Bakterien **Sterile** Kompartimente	Gewebe, Biopsien	≤ 2 h bei RT, > 2 h in TM² bei RT ≤ 24 h
	Sekrete, Aspirate, Punktate	≤ 2 h bei RT, > 2 h in BK bei RT ≤ 24 h
	Abstriche	≤ 2 h bei RT, > 2 h in TM² bei RT ≤ 24 h
Anaerobe Bakterien **Nicht sterile** Kompartimente	Gewebe, Biopsien	≤ 2 h bei RT, > 2 h in TM² bei 4–8 °C ≤ 24 h
	Sekrete, Aspirate, Punktate	≤ 2 h bei RT, > 2 h in BK bei RT ≤ 24 h
	Abstriche	≤ 2 h bei RT, > 2 h in TM² bei 4–8 °C ≤ 24 h
Aerobe und anaerobe Bakterien	Blutkulturen	12–18 h bei RT
Pilze	Alle Proben	≤ 2 h RT, > 2 h bei 4–8 °C ≤ 24 h
Parasiten	Gewebe, Biopsien	Je nach Parasit Rücksprache mit Labor
	Sekrete, Aspirate, Punktate	Je nach Parasit Rücksprache mit Labor
	Wurmeier	Bis 24 h RT
Antigen *Entamoeba histolytica* Antikörpernachweis	Leberaspirat Serum	≤ 30 min bei RT, > 30 min bei 4–8 °C ≤ 24 h ≤ 2 h bei RT, > 2 h bei 4–8 °C ≤ 24 h
Nachweis von Mykobakterien	Gewebe, Biopsien, Sekrete, Aspirate, Punktate	≤ 2 h bei RT, > 2 h bei 4–8 °C ≤ 24 h
Viren	Gewebe, Sekrete, Abstriche	≤ 2 h bei RT, > 2 h in TM³ bei 4–8 °C ≤ 24 h
	PCR	≤ 2 h bei RT, > 2 h bei 4–8 °C

Quelle: modifiziert nach Miller et al. 2018
RT: Raumtemperatur; TM: Transportmedium, [1] TM für aerobe, anspruchsvoll wachsende, fakultativ anaerobe Bakterien, z. B. Amies-Medium als Gelsystem, in geflockten Tupfern, als Flüssigmedium, [2] TM für Anaerobier, z. B. Port-A-Cul-Medium (flüssiges Medium oder Gelsystem), [3] TM für Viren: Sets zur Diagnostik von Viren

Probenmaterial nach sich ziehen. Im Zweifelsfall sind Rücksprachen mit dem Labor und Kontrolluntersuchungen empfehlenswert.

Relevante mikrobiologische Befunde, einschließlich Mikroskopieergebnisse aus Blutkulturen, sollen dem behandelnden Arzt rasch mitgeteilt und mit ihm besprochen werden. Auffällige Resistenzen sollen umgehend zusätzlich an die für die Krankenhaushygiene zuständigen Ärzte übermittelt werden.

Eine zusätzliche Befundkommentierung zu wichtigen Resistenzmechanismen, zu Kontaminationen bzw. in Abhängigkeit des Erregers zu Kolonisation, Erregermenge oder mit Hinweisen auf diagnostische und therapeutische Leitlinien kann die optimale antiinfektive Therapie unterstützen.

Wird bei einmaliger Untersuchung neben positiven Entzündungsparametern ein pathogener Erreger in größerer Menge in Monokultur oder auch in kleinerer Menge aus sterilen Kompartimenten nachgewiesen, ist dieser mit höherer Wahrscheinlichkeit als Infektionserreger zu interpretieren als ein pathogener Erreger in geringer Keimzahl und bei fehlenden Entzündungszeichen. Wird bei mehrfacher Untersuchung derselbe fakultativ pathogene Erreger nachgewiesen, so handelt es sich ebenfalls mit hoher Wahrscheinlichkeit um den Krankheitserreger (z. B. *Cutibacterium acnes* in mehreren Proben nach Schultergelenkersatz).

Antibiogramme sollten bezüglich Substanzauswahl an den lokalen Leitlinien des Krankenhauses orientiert sein und in Abstimmung mit den Abteilungen, wenn möglich, selektiv mitgeteilt und mit Kommentaren versehen werden. Antibiotika, die für die vorliegende Infektion als Mittel der ersten Wahl gelten, sollen als solche markiert, wenig geeignete Substanzen nicht reportiert werden.

Bei der Wirksamkeit von Schmalspektrumantibiotika sollte auf die Angabe von Antibiotika mit breitem Spektrum verzichtet werden (nach Bewertung der gesamten Untersuchungsbefunde).

Zunehmend bedeutend wird auch die kritische Bewertung neuer Verfahren (z. B. PCR, Multiplex-PCR) im Hinblick auf die Ätiologie einer Infektion oder Infektionskrankheit. Hier ist zu beachten, dass einige Verfahren keinen Ausschluss von Infektionen oder Angaben über die Ätiologie von Infektionen ermöglichen. Wenn z. B. der Toxinnachweis von *C. difficile* mittels PCR positiv ist, heißt dies, dass das für die Toxinbildung verantwortliche Gen vorhanden ist, es heißt aber nicht, dass die Toxine auch exprimiert werden und damit *C. difficile* der Infektionserreger für die Diarrhoe ist. Darüber hinaus können in der Multiplex-PCR zum Nachweis respiratorischer Infektionserreger mehrere Viren positiv sein, sodass ohne Rücksprache mit den behandelten Ärzten nicht beurteilt werden kann, welches Agens das ätiologisch bedeutsame ist.

Labor rasch und zuverlässig analysiert worden sind.

Wichtige mikrobiologische Befunde müssen rasch an die klinischen Kollegen übermittelt und besprochen werden. Dafür ist die stetige Kommunikation zwischen dem klinisch tätigen Arzt und den Kollegen im mikrobiologischen Labor äußerst wichtig und sollte, wenn nicht vorhanden, optimiert werden. ◄

2.2 Stellenwert von Biomarkern – klassische Marker und neuere Entwicklungen

Markus Kaufmann und Benno Stinner

2.2.1 Das „Biomarker"-Konzept

Biomarker sind grundsätzlich definiert als „Indikatoren von biologischen oder pathogenetischen Prozessen oder pharmakologischen Antworten auf eine therapeutische Intervention, die erkennen lassen, was normal ist, aber auch vorhersagen und anzeigen, was nicht normal ist" (Lachmann und Reinhart 2020). Biomarker gibt es für die unterschiedlichsten Indikationen und nicht nur als Indikatoren eines inflammatorischen Krankheitsgeschehens. Gemeinsam ist ein Anforderungsbündel, das sie für den klinischen Alltag und die Entscheidungsfindung tauglich macht.

Idealerweise sollen sie im Infektionsgeschehen und der damit verbundenen Immunantwort

- Diagnose, Verlauf, Therapiesteuerung und Prognose abbilden („Validität" für die Krankheitsaktivität),
- leicht verfügbar, einfach bestimmbar und stabil sein („Reliabilität" für die Anwendbarkeit),
- statistisch robust sein (hohe Sensitivität, hohe Spezifität in der Diagnosesicherheit) und
- kosteneffektiv sein (Siegler et al. 2014).

„Biomarker" können je nach dem von ihnen geforderten Informationsspektrum ganz

Zusammenfassung

Die fachgerechte mikrobiologische Infektionsdiagnostik ist die Grundlage für die Diagnose von Infektionskrankheiten und Infekten und für eine zielgerichtete individuelle antimikrobielle Therapie. Ärzte und Einsender brauchen die Gewissheit, dass die mikrobiologischen Befunde richtig, signifikant und klinisch relevant sind.

Um die Qualität der mikrobiologischen Untersuchungen zu erhöhen und die Laboranalysen und Interpretation zu optimieren, muss gewährleistet sein, dass alle Proben für die mikrobiologische Diagnostik ordnungsgemäß abgenommen, gelagert und transportiert wurden und im unterschiedliche Substanzen sein, die einen sehr heterogenen Ursprung haben. Im Rahmen der Infektions- und Sepsisbewertung können dies in der Leber und anderen Geweben produzierte Proteine, Zytokine als Substanzen der Zellinteraktion, lösliche Produkte von Zelloberflächenrezeptoren, Teile oder Produkte der infektiösen Organismen, Complement-Proteine und vieles mehr sein (Kojic et al. 2015; Raveendran et al. 2019). „Biomarker" im weiteren Sinne sind auch Substanzen und Tests, die das Vorhandensein bakterieller Kontamination anzeigen können, bevor der kulturelle Nachweis von Mikroorganismen geführt werden kann (Raveendram et al. 2019; Singhal et al. 2015; Warhurst et al. 2015).

▶ Biomarker in Infektion und Sepsis sind eine heterogene Gruppe unterschiedlicher Substanzen, die an unterschiedlichen Orten gebildet werden (Abb. 2.1).

Neben Substanzen, die biochemisch mit dem Prozess interagieren, kommen im klinischen Alltag Indikatoren einer Organdysfunktion, aber auch Messparameter der „physiologischen Performance" wie Blutdruckverhalten, elektrische Herzaktivität und Ausscheidungsverhalten zur Bewertung der Krankheitsschwere zum Tragen. Auch das Maß der intensivmedizinischen Intervention (Beatmungsintensität, Katecholaminbedarf etc.) ist ein Indikator für die individuelle Krankheitsentwicklung und damit Indikator für klinische Entscheidungsfindung und Therapiesteuerung, auch wenn hierfür die Begrifflichkeit eines „Biomarkers" im Alltag kaum Anwendung findet.

▶ Auch Parameter von Organfunktion und Therapieintervention sind erweiterte „Biomarker" zur Bewertung von Krankheitsschwere und Interventionsbedarf.

Der klinisch wichtigste Gesichtspunkt bleibt aber, dass der Marker der Krankheitsaktivität schon vor der klinischen Verschlechterung messbar sein soll und dass ein Wiederaufflammen der Infektion oder eine behandelbare Veränderung im Verlauf erkannt werden muss. Klinisch ist von wesentlicher Bedeutung, dass nicht nur die Gesamtprognose eingeschätzt werden kann.

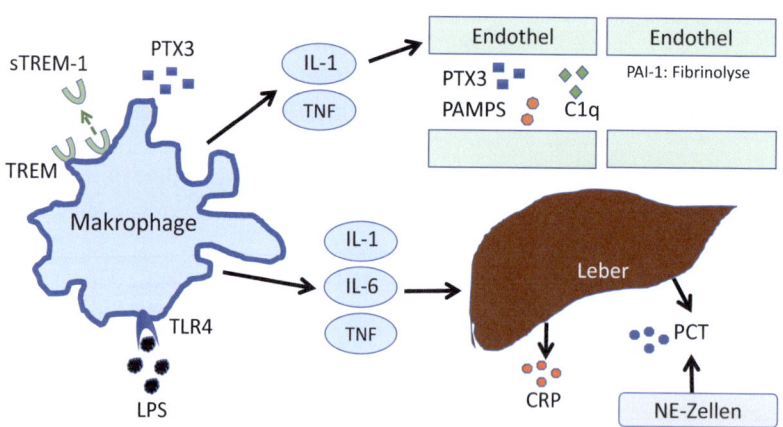

Abb. 2.1 Auswahl von Botenstoffen und Produkten überwiegend in der pro-inflammatorischen Phase von Infektion und Sepsis als Beispiel der Substanzklassen (vereinfacht modifiziert nach Lichtenstern et al. 2012). C1q: Complement 1q; CRP: C-reaktives Protein; IL-1: Interleukin 1; IL-6: Interleukin 6; LPS: Lipopolysaccharid; NE-Zellen: neuroendokrine Zellen; PAI-1: Plasminogen-Aktivator-Inhibitor 1; PAMPs: pathogenassoziierte „Patterns", PCT: Procalcitonin; PTX3: pentraxinassoziertes Protein 3; TLR4: Toll-like-Rezeptor 4; TNF: Tumornekrosefaktor; TREM: Triggerrezeptor auf Myeloidzellen; sTREM: löslicher TREM

2.2.2 Grundkonzept von Infektion, Sepsis und Inflammation

Das Verständnis von Infektion, Sepsis und Inflammation hat sich in den letzten Jahren mehrfach verändert und erweitert. Historisch hat schon Hippokrates (460–370 v. Chr.) die systemische Reaktion einer Infektion beschrieben, deren exaktes Verständnis uns bis auf den heutigen Tag beschäftigt: „Wenn dauerhaftes Fieber vorliegt, ist es gefährlich, wenn die äußeren Teile kalt sind, die inneren aber heiß brennen." Die grundsätzliche Erkenntnis, dass darüber hinaus Sepsis die Wirtsreaktion in auch von der Infektion entfernten Organen bedeutet, stammt schon aus dem frühen 20. Jahrhundert (Lachmann und Reinhart 2020). Die Tatsache, dass das „Sepsissyndrom" als immunologische Reaktion in sich selbst nach Sanierung der Infektion fortbestehen kann, ist eine verhältnismäßig junge Erkenntnis und war folgerichtig daran gebunden, dass moderne Intensivmedizin das Überleben der Patienten auch bei einzelnem Organversagen erreichen kann. Diese Phase der Erkrankung hatten die Patienten vorher in der Regel nicht erreichen können (Baue 1975). Für die Bewertung der Biomarker ist es von grundsätzlicher Bedeutung, dass diese nun in unterschiedlichen Phasen dieses Prozesses in einer sehr komplexen Interaktion freigesetzt werden. Insofern ist ein Grundverständnis des Konzeptes notwendig, um auch zu verstehen, was der einzelne Marker ggf. zu leisten vermag. Indikatoren der frühen Bakteriendissemination können nicht Ausmaß einer antiinflammatorischen Wirtsreaktion abbilden und umgekehrt.

▶ Infektion löst eine komplexe immunologische Kaskade aus. Einzelne Biomarker gehören zu unterschiedlichen Phasen der Kaskade und können als einzelne Parameter nicht den gesamten Prozess abbilden.

2.2.3 Sepsis und Modelle der Immunantwort

Die ersten Sepsismodelle entstanden auf der Basis der Immunantwort auf Endotoxin, ein Lipopolysaccharid (LPS) aus der Zellwand von gramnegativen Bakterien, das über Rezeptoren an „inaktiven" Makrophagen eine Freisetzung sogenannter proinflammatorischer Mediatoren (TNF, Interleukin-1ß, Interleukin 6) auslöst, die wiederum den Fortgang des Prozesses triggern (Ulevitch und Tobias 1999; Faix 2013).

Die Verselbstständigung dieses Prozesses weg von der alleinigen Infektion wurde in einer ersten Sepsis-Konsensuskonferenz „Sepsis 1" gewürdigt. Hier wurden vier Indikatoren (Temperatur > 38 oder < 36 °C, Puls > 90 S/min, Atemfrequenz > 20/min, Leukozytenzahl > 12.000 oder < 4000/μL) der frühen Immunantwort definiert. Lassen sich mehr als zwei dieser Faktoren (im erweiterten Sinne auch „Biomarker") nachweisen, liegt nach dieser Definition ein SIRS (Septic Inflammatory Response Syndrome) vor. „Sepsis" wird als Infektion (wahrscheinlich oder nachgewiesen) + SIRS festgelegt. „Schwere Sepsis" liegt dann vor, wenn zusätzlich Zeichen der mangelhaften Gewebeperfusion (Hypotension und Laktaterhöhung) oder Organversagen hinzukommen. Als „septischer Schock" wird der hypotensive Zustand trotz Flüssigkeits- und Katecholamingabe zusammen mit Laktazidose und Alteration des mentalen Status definiert (Bone et al. 1992). Die Definition wurde später um weitere Befunde und Symptome erweitert („Sepsis-2", Levy et al. 2003).

▶ Infektion ist nicht gleich Sepsis.

Dieses Konzept erkennt die Existenz einer eigenständigen inflammatorischen Reaktion an, die eine Eigenschaft des Organismus und nicht des auslösenden Agens ist. Es wurde jetzt auch das Dilemma deutlich, dass sowohl die klinischen Zeichen des Patienten als auch Biomarker eben nicht nur ein Hinweis auf einen infektiösen Fokus sein können, sondern vielmehr Indikatoren der „Host Response" repräsentieren, wodurch die Diskrimination eines „chirurgischen Sanierungsbedarfs" schwierig bleibt.

Neben der überschießenden präinflammatorischen Immunantwort wurde klar, dass früh eine Gegenreaktion einsetzt, das Compensatory Anti-inflammatory Response Syndrome (CARS), das ebenfalls mediatorgetriggert versucht, der inflammatorischen Überreaktion entgegenzuwirken und letztendlich zu einer Immunsuppression des Patienten führt (Bone et al. 1997). In dieser theoretischen Konstruktion reagiert stark vereinfacht der Körper mit seinem „naiven" Immunsystem uniform auf Bakterienprodukte (PAMP = pathogen-associated molecular patterns) oder Fragmente von Zellzerstörung (DAMP = damage-associated molecular patterns) mit einer proinflammatorischen Antwort, die sich bei vielen Patienten selbst limitiert und zur Erholung führt (in der Regel bei bakteriellen Infektionen, wenn der Fokus saniert wird). Bei einigen Patienten ist diese Reaktion „überschießend" und führt zu einer Aktivierung einer kompensatorischen Herunterregulation des Immunsystems. Die Imbalance dieser Prozesse kann dann zu Multiorganversagen und Tod führen oder aber auch in den verschiedenen Phasen nach Überbrücken der Organfunktionen zur Erholung. Eine Reihe von Daten unterstützt die Hypothese, dass diese Vorgänge nicht streng sequenziell ablaufen, sondern in weiten Teilen des Krankheitsverlaufes nebeneinander (van der Poll und van Deventer 1999; Faix 2013). Nach wie vor ist nicht klar, warum die Reaktionen von manchen Patienten überlebt werden und von manchen nicht. Allerdings scheinen eine vorbestehende Beeinträchtigung des Immunsystems wie bei alten Menschen oder bei Immunsuppression unterschiedlicher Genese wie auch eine genetische Prädisposition eine Sepsisentwicklung zu begünstigen (Chung und Waterer 2011) (Abb. 2.2).

Im Jahr 2016 erfolgte eine erneute Bewertung, "Sepsis 3" (Singer et al. 2016), die diesen Entwicklungen Rechnung trägt und die Dysregulation der Immunantwort in den Vordergrund stellt: „Sepsis ist eine lebensbedrohliche Organdysfunktion, hervorgerufen durch eine Fehlregulation des Organismus auf eine Infektion."

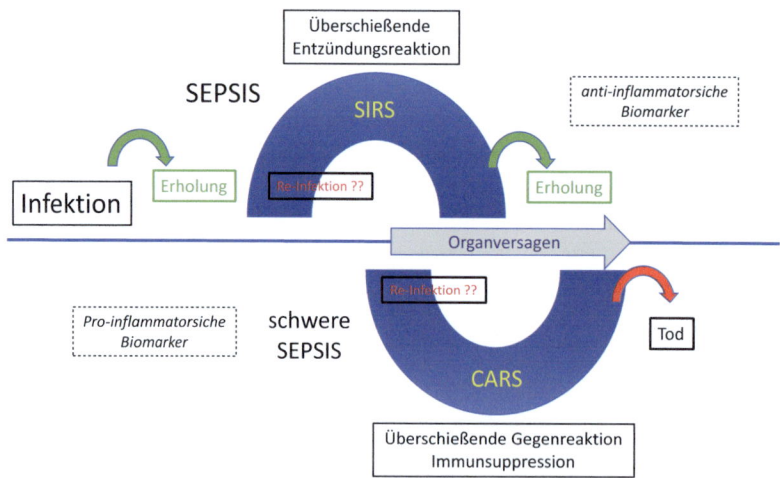

Abb. 2.2 Vereinfachtes Modell der Phasen von Infektion und Sepsis (modifiziert nach Faix 2013). Infektion führt entweder bei adäquater Immunantwort zur Überwindung durch den Organismus oder zum Auslösen einer überschießenden Immunreaktion (SIRS) und Sepsis. Die Gegenregulation des Organismus (CARS) versucht, diese Reaktion zu begrenzen, führt aber zur Immunsuppression. SIRS und CARS verlaufen nicht sequenziell, sondern greifen ineinander über. Proinflammatorische und antiinflammatorische Reaktion lösen Organversagen aus. Erholung oder Tod hängen von der Kompensationsfähigkeit des Gesamtorganismus ab. Biomarker sind grob den Phasen der Sepsis zuordenbar (CRP, PCT, IL-6 sind proinflammatorisch). Reinfektion ist während des gesamten Prozesses möglich

Definitorisch werden für den septischen Schock jetzt die unzureichende Patientenreaktion auf Vasopressoren und ein erhöhter Serumlaktatspiegel > 2 mmol/L trotz Volumensubstitution ergänzt, und die Bedeutung des **SOFA** (Sepsis-related Organ Failure Assessment)-Score zur Beurteilung der Krankheitsschwere wird hervorgehoben. In seiner angepassten Form **q** (quick) **SOFA** eignet er sich im klinischen Alltag zur einfachen Prognosebewertung von Patienten in der Sepsis.

▶ Risikopatienten für Tod und langen Intensivaufenthalt bei vermuteter Infektion können durch den qSOFA (beeinträchtigter Bewusstseinszustand, systolischer Blutdruck < 100 mmHg, Atemfrequenz > 22/min) identifiziert werden.

Angesichts dieser komplexen Pathophysiologie mit teilweise parallelen und gegensätzlich verlaufenden Mediatorkaskaden wird klar, dass es kaum einen einzelnen Biomarker geben kann, der im Einzelfall die individuelle Krankheitssituation vollständig erfasst. Mehr als 180 Marker wurden identifiziert, aber nur ca. 20 % konnten in klinischen Studien geprüft werden (Lachmann und Reinhart 2020). Sie können eine beitragende hilfreiche Information liefern, Eindeutigkeit wird aber auch in Zukunft kaum erreichbar sein (Marshall 2014). Umso wichtiger bleibt die frühe Diagnose des bakteriell induzierten Krankheitsgeschehens.

▶ Frühe Diagnostik: präkultureller Nachweis der bakteriellen Infektion durch PCR-basierte Diagnostiksysteme.

Mit dem Schnelltest LightCycler SeptiFast steht seit 2006 ein Echtzeit-Polymerase-Kettenreaktion (Realtime-PCR)-basiertes Diagnostiksystem zur Verfügung, welches die ribosomale DNA der Bakterien und Pilze untersucht. LightCycler sind Geräte, die die kontinuierliche Messung der Fluoreszenz in einer Probe während einer PCR zulassen.

Aus nur 1,5–3 ml Vollblut lassen sich rund 90 % der wichtigsten Sepsiserreger aus 25 Bakterien- und Pilzarten inklusive nosokomialer Infektionen parallel innerhalb weniger Stunden identifizieren. Verglichen mit der Blutkultur, die deutlich länger braucht, aber die theoretisch einen einzigen kultivierbaren Keim pro Milliliter Blut nachweisen kann, ist das Detektionslimit bei der PCR etwas höher. Dafür gelingt in der PCR-Testung auch der Nachweis schon abgetöteter Keime beispielsweise unter antimikrobieller Therapie, die die Blutkultur nicht mehr erfassen kann (Mancini et al. 2010). Der SeptiFast-PCR-Test hat für die Diagnose der Blutstrominfektionen verglichen mit den klassischen Blutkulturen zwar eine höhere Spezifität (0,86), jedoch eine deutlich niedrigere Sensitivität (0,50) (Warhurst et al. 2015).

▶ SeptiFast-PCR-Test ermöglicht schnellere Erregernachweise bei kritisch kranken Patienten mit septischen Infektionen („golden hour of shock"). Das Verfahren ermöglicht jedoch grundsätzlich keine Resistenzbestimmung und ist kein Ersatz für Blutkulturen.

2.2.4 Klinisch etablierte Biomarker in Infektion und Sepsis

2.2.4.1 Leukozyten

Die Bestimmung der Leukozytenzahl ist nach wie vor ein weit verbreiteter Parameter zur Erfassung einer entzündlichen Reaktion des Organismus. Erste Anwendungen gehen auf Anfang des 20. Jahrhunderts zurück, die Leukozytenzahl gehörte schon zur ersten Sepsis-Konsensusdefinition (Bone et al. 1992). Als Marker hat die Leukozytenzahl eine geringe Sensitivität und Spezifität, wobei neuere Untersuchungen zur Erweiterung als Neutrophilen/Lymphozyten-Verhältnis zusammen mit dem Laktatspiegel Hinweise auf eine schlechte Prognose in der Sepsis geben sollen (Liu et al. 2019). Ähnlich Hinweise gibt es für das mittlere Zellvolumen von Neutrophilen und Monozyten (Mardi et al. 2010).

2.2.4.2 CRP (C-reaktives Protein)

CRP gehört zu den sogenannten Akute-Phase-Proteinen. Seine Synthese erfolgt in der Leber und die Hochregulation der Synthese wird vornehmlich durch freigesetztes IL-6 getriggert. Die physiologische Bedeutung von CRP ist nicht klar, möglicherweise bindet es an die Phospholipidkomponenten von Bakterien (oder zerstörten Zellen) und erleichtert so die Beseitigung durch Makrophagen (Faix 2013). CRP reagiert schnell auf Inflammationstrigger (innerhalb 4–6 h), die Spiegel verdoppeln sich ca. alle 8 h und erreichen 36–50 h nach Beginn des Inflammationsstimulus ein Maximum als Vielfaches des Ausgangswertes. Als Prädiktor von Infektion und Sepsis hat CRP eine hohe Sensitivität (84 %), aber nur eine geringe Spezifität (42 %), da auch unspezifische Stimuli einen Anstieg auslösen können (Pradhan et al. 2016).

▶ CRP reagiert sensitiv und schnell auf Infektion. Wiederholte Bestimmungen sind sinnvoll.

Normale CRP-Werte schließen mit hoher Wahrscheinlichkeit eine Sepsis aus, die Bestimmung ist aber nicht zur Prognoseabschätzung insgesamt geeignet. CRP kann zur Beurteilung des Verlaufes nach großen Operationen herangezogen werden. Typischerweise reagiert der Organismus auf das operative Trauma mit einem Anstieg bis Tag 3, um dann langsam wieder abzufallen bzw. alternativ eine Komplikation anzuzeigen (Lichtenstern et al. 2012). Für chirurgische Infektionen wie Appendizitis, Cholezystitis und ähnliche ist das CRP ein geeigneter Parameter der Infektionsschwere. Grundsätzlich ist es so, dass die Erhöhung der klinischen Symptomatik auch nachhängen kann, genauso können erhöhte CRP-Werte aber auch auf ein Infektgeschehen hinweisen, das klinisch noch nicht offensichtlich ist. Wie in der Sepsis sollte der Wert im Verlauf kontrolliert werden, um die individuelle Dynamik des Patienten zu erfassen. Da CRP in der proinflammatorischen Phase des Entzündungsverlaufes aktiviert wird, kann es (unspezifisch!) auch eine Reaktivierung der Inflammationsreaktion und damit gegebenenfalls im Verlauf eine Reaktivierung der Infektion anzeigen (erneute Fokussuche!).

▶ Ein erneuter Anstieg des CRP kann im Einzelfall diagnostischen oder therapeutischen Interventionsbedarf anzeigen.

2.2.4.3 Procalcitonin (PCT)

Procalcitonin ist ein Prohormon von Calcitonin, Letzteres wird bei Gesunden in den parafollikulären Zellen der Schilddrüse gebildet. Die Produktion des Prohormons wird durch proinflammatorische Zytokine und Bakterientoxine induziert, und es wird dann aus unterschiedlichen Zellen (Leber, Niere, neuroendokrinen Zellen etc.) freigesetzt. Es hat keine bekannte physiologische Bedeutung (Faix 2013).

▶ PCT reagiert schneller und etwas spezifischer als CRP.

PCT gehört zu den am intensivsten untersuchten Biomarkern in Infektion und Sepsis und reagiert zusammenfassend schneller und etwas spezifischer als CRP (Lachmann und Reinhart 2020). Es gilt als spezifischer Marker bakterieller Infektionen (Simon et al. 2004), kann aber auch durch andere unspezifische Reize erhöht sein.

▶ PCT gilt als Biomarker bakterieller Infektion.

Obwohl hohe Anfangsspiegel mit dem Ausgang einer septischen Erkrankung korrelieren, ist die Bewertung des Markers nach wie vor kontrovers (Kojic et al. 2015; Siegler et al. 2014). Die sequenzielle Bestimmung zur Steuerung der Antibiotikatherapie bei Pneumonie hat nach anfangs widersprüchlichen Ergebnissen in einer jüngeren Metaanalyse zu einer Anwendungsempfehlung geführt (Schuetz et al. 2018). Auch PCT kann Sepsis und Infektion nicht diskriminieren, ist aber als einziger Parameter zur Verlaufskontrolle der Sepsis in einer internationalen Leitlinie empfohlen (Rhodes et al. 2017).

2.2.4.4 Neuere diagnostische Biomarker in Infektion und Sepsis

Es gibt eine Unzahl neuerer Biomarker in Inflammation und Sepsis, die in der Regel gemessene Produkte der Informationskaskade (Zytokine), Zelloberflächenprodukte oder andere „Produkte der Immunantwort" sind. Entsprechend erscheinen sie unterschiedlich stark, teilweise zeitlich überlappend und zu unterschiedlichen Zeitpunkten des Inflammationsablaufes.

Zytokine

Zytokine sind immunmodulierende Substanzen, die das Wachstum und die Differenzierung von Zellen regulieren. Sie spielen als interzelluläre Botenstoffe und Mediatoren bei immunologischen Reaktionen und inflammatorischen Prozessen eine Rolle, die Zahl der nachgewiesenen Substanzen ist in den letzten Jahrzehnten enorm gestiegen.

Bei Patienten mit septischem Schock zeigen sich sowohl Veränderungen proinflammatorischer als auch antiinflammatorischer Zytokine. Bestimmte proinflammatorische Zytokine (IL-6, IL-8, TNF-alpha) zeigen Korrelationen mit dem Schweregrad einer Sepsis und dem Outcome. IL-10, ein Vertreter der antiinflammatorischen Reaktion (CARS), ist ein geeigneter Prädiktor der 28-Tages-Mortalität, aber natürlich kein brauchbarer Monitorparameter (Wang et al. 2006).

Interleukin 6 (IL-6)

Interleukin 6 ist ein proinflammatorisches Zytokin, wird von Makrophagen und T-Zellen freigesetzt und durch infektiöse und nichtinfektiöse Stimuli getriggert (Kojic 2015; Siegler 2014). Es reagiert sehr schnell, Spitzenwerte werden schon nach 2 h erreicht, sodass es als sehr früher Biomarker eingesetzt wurde. Es korreliert mit der Mortalität in der Sepsis, wobei die Fähigkeit, Sepsis von SIRS zu unterscheiden, sehr kontrovers diskutiert wird (Kojic 2015). Eine Überlegenheit zu PCT konnte nicht gezeigt werden, sodass es zurzeit keine weite Verbreitung gefunden hat, obwohl es das etablierteste Zytokin in der Sepsisdiagnostik ist (Lachmann 2020).

▶ IL-6 reagiert schneller als CRP und PCT, ist als Biomarker aber generell nicht überlegen.

Interleukin 27 (IL-27)

IL-27 gehört zur IL-12-Zytokin-Familie und wird durch „antigen-presenting cells" als Antwort auf einen bakteriellen und inflammatorischen Prozess freigesetzt. Der Nachweis von erhöhter IL-27-Konzentration hat einen hohen Stellenwert für den Nachweis von bakteriellen Infektionen im Bereich der pädiatrischen Intensivmedizin (Hanna et al. 2015). Die Aussagekraft steigt, wenn parallel das PCT bestimmt wird.

Macrophage Migration Inhibitory Factor (MIF)

Der MIF ist ein immunregulatorisches Zytokin, dessen Wirkung auf das Stoppen der zufälligen Bewegung von Immunzellen bereits vor einigen Jahrzehnten erkannt wurde. MIF ist ein Regulator der angeborenen Immunität. Bei schweren inflammatorischen Prozessen steigt die MIF-Konzentration deutlich an und kann als prognostischer Marker für letale Verläufe gewertet werden. Die Aussagekraft erhöht sich in der Kombination mit anderen Biomarkern (Bozza et al. 2004).

▶ Zytokinkonzentrationen korrelieren gut mit dem Schweregrad der Sepsis und haben einen prognostischen Stellenwert hinsichtlich Letalität. In der klinischen Praxis spielen Zytokine, abgesehen von der pädiatrischen Infektiologie, nach wie vor aber eine untergeordnete Rolle.

2.2.4.5 Biomarker der aktivierten zellulären Immunantwort

Durch Aktivierung der zellulären Immunantwort kann es zur Expression unterschiedlicher Substanzen und Oberflächenrezeptoren auf Immunzellen kommen. Deren lösliche Formen können mit geeigneten Methoden im Serum nachgewiesen werden.

Soluble Cluster of Differentiation 14 Subtype (sCD14-ST) – Presepsin

sCD14-ST, genannt Presepsin, entsteht bei inflammatorischen Reaktionen als Spaltprodukt der abgelösten Form des Oberflächenrezeptors Cluster of Differentiation 14 (CD14), der auf der Zellmembran von Monozyten und Monophagen Komplexe aus Lipopolysacchariden (LPS) und dem LPS-binding-Protein (LPB) bildet und über den Toll-like-Rezeptor 4 (TLR4) zu einer Aktivierung der Zellen führt. Bereits 6 h nach Beginn der Inflammation ist ein Anstieg der Presepsin-Konzentration nachweisbar (Yaegashi et al. 2005). Der Anstieg der Presepsin-Konzentration zeigt eine hohe Spezifität für eine bakterielle Phagozytose und gilt als Marker für eine bakterielle Infektion (Limongi et al. 2016).

▶ Der Nachweis von Presepsin gilt als Hinweis auf eine bakterielle Infektion in der frühen Diagnostik bakterieller Infektionen.

Triggering Receptor Expressed on Myeloid Cells-1 (TREM-1) und Soluble Triggering Receptor Expressed on Myeloid Cells-1 (sTREM-1)

TREM-1 wird im Rahmen von bakterieller oder fungaler Infektion verstärkt auf Neutrophilen und CD14-Monozyten/Makrophagen exprimiert (Li et al. 2013). Zudem wird TREM-1 in normalen Geweben selektiv in Lungenalveolarmakrophagen exprimiert mit dem Ziel der Elimination von pathogenem und apoptotischem Material. sTREM-1 hingegen wird von aktivierten Phagozyten freigesetzt und kann in verschiedenen Körperflüssigkeiten nachgewiesen werden.

Der diagnostische Stellenwert insbesondere von sTREM-1 ist nicht abschließend geklärt, da es bei schweren septischen Verläufen nicht zwingend zu einem Anstieg des Serumspiegels kommen muss.

Cluster of Differentiation 64 Antigen (CD64-Antigen)

Das CD64-Antigen wird auf Neutrophilen exprimiert und ist ein Rezeptor mit hoher Affinität für Antikörper vom Typ IgG. Im Rahmen einer Infektion oder Sepsis kommt es zu einem deutlichen Anstieg der CD64-Expression, woraus die zytokinvermittelten Aktivierung von Neutrophilen resultiert. Geprüft wird die Bedeutung in der Steuerung der Therapie (Hoffmann 2011).

Pentraxin 3 (PTX3)

PTX3 ist ein Mitglied der Familie der Pentraxine und gehört zur Gruppe der Pattern Recognition Receptors (PRRs). Sie gehören zum angeborenen Immunsystem und sind in die akute immunologische Reaktion eingebunden. Der PTX3-Rezeptor wird von verschiedenen Zellen (Leukozyten, Endothelzellen etc.) freigesetzt und zirkuliert frei im Blut. Durch die Bindung mit einem Antigen mit passendem pathogenem Muster von Pilzen, Bakterien oder Viren wird Phagozytose aktiviert. Im Verlauf der frühen Infektion reagiert PTX3 schneller als CRP. Es besteht eine gute Korrelation mit dem Schweregrad der Sepsis und sepsisassoziierten Koagulopathien (Mauri et al. 2010).

▶ Produkte der zellulären Immunantwort haben auch komplexe Ansätze als Biomarker, sind aber in der Praxis noch nicht flächendeckend angekommen.

2.2.4.6 Kombination von verschiedenen Biomarkern

Biomarker können hilfreiche Informationen im Hinblick auf eine aktuelle Infektsituation liefern, wobei auch keiner der neueren Biomarker alleine eine ausreichende Sensitivität und

Spezifität aufweist. Folgerichtig wurde versucht, etablierte und neuere Biomarker zu kombinieren. So zeigte sich, dass die Kombination aus CRP, PCT, sTREM-1, MIF, Soluble Urokinase-Type Plasminogen Activator Receptor (suPAR) und Neutrophilen eine valide Diskrimination von bakterieller vs. nichtbakterieller Infektion aufzeigt (Kofoed et al. 2007). Auch die Kombination der etablierten und neueren Biomarker PCT, CD64 und sTREM-1 in einem sogenannten Bioscore zeigt eine gute statistische Nachweisbarkeit einer Sepsis (Gibot et al. 2012). Zudem gibt es eine Reihe weiterer Modelle zur Risikoevaluation, in denen neben den Biomarkern auch das Alter, Komorbiditäten sowie etablierte Laborparameter über den Nachweis von Organdysfunktionen einbezogen werden. Ein wirklich überragendes Kombinationssystem steht bisher aus.

▶ Die Kombination unterschiedlicher Biomarker erhöht zwar die diagnostische Sicherheit, sie erhöht aber auch den technischen Aufwand und vermindert damit die Alltagstauglichkeit.

2.2.5 Genetische und biochemische Personalisierung

In Zukunft wird es vielleicht möglich sein, durch erweiterte genetische Charakterisierung des Patienten seine individuelle Inflammationslage durch Expression von „Transcriptomics", „Preoteomics" und „Metabolomics" zu charakterisieren. Diese „molekularen Fingerabdrücke" könnten die Eingangstür für spezifische Therapiestrategien werden und unser Grundverständnis von Sepsis und Inflammation –wieder einmal – revolutionieren. Mittlerweile gibt es erste kommerziell zugelassene Assays (Lachmann und Reinhart 2020).

Zusammenfassung

Biomarker sind wichtige Entscheidungshilfen in der Beurteilung von Krankheitsschwere und Verlauf in Infektion und Sepsis. Jede Erweiterung der Diagnostik führt aber auch zu einer Erweiterung von Komplexität und zu einer relevanten Erhöhung der Kosten.

Therapeutische Intervention basierend auf Interventionen in den Substanzarkaden (z. B. Gabe von TNF-alpha-AK) waren bisher nicht erfolgreich (Lachmann und Reinhart 2020).

Molekulare Fingerabdrücke („-omics") des Einzelpatienten eröffnen in Zukunft möglicherweise ein neues Grundverständnis und einen konzeptionell neuen Therapieansatz.

Heute muss sich die Therapieentscheidung nach wie vor auf die umfassende Beurteilung der gesamten klinischen Situation des Patienten, weiteren Untersuchungsbefunden und seinen Komorbiditäten begründen! Biomarker ersetzen nicht ganzheitlich ärztliche Beurteilung und gesunden Menschenverstand. ◀

Literatur

Baue AE (1975) Multiple, progressive, or sequential systems failure. A syndrome of the 1970s. Arch Surg 110(7):779–81

Becker K, Podbielski A, Sundferkötter S, et al (2013) MiQ 6a, 6b. Infektionen der Haut und der subkutanen Weichteile

Bone RC, Balk RA, Cerra FB, et al (1992) Definitions for sepsis and organ failure and guidelines for the use of innovative therapies in sepsis. The ACCP/SCCM Consensus Conference Committee. American College of Chest Physicians/Society of Critical Care Medicine. Chest 101(6):1644–55

Bone RC, Grodzin CJ, Balk RA (1997) Sepsis: a new hypothesis for pathogenesis of the disease process. Chest 112(1):235–243

Bozza F, Gomes RN, Japiassu AM et al (2004) Macrophage migration inhibitory factor levels correlate with fatal outcome in sepsis. Shock 22(4):309–313

Chung LP, Waterer GW (2011) Genetic predisposition to respiratory infection and sepsis. Crit Rev Clin Lab Sci 48(5–6):250–68

Faix JD (2013) Biomarkers of sepsis. Crit Rev Clin Lab Sci 50(1):23–36

Haase G, Borg-von-Zeppelin M, Bernhardt H et al (2001) Mikrobiologisch-infektiologische Qualitätsstandards (MiQ) 14. Pilzinfektionen Teil I, Präanalytik, Analytik

Hanna W, Berrens Z, Langner T et al (2015) Interleukin-27. A novel biomarker in predicting bacterial infection among the critically ill. Crit Care 19: 378

Hoffmann JJ (2011) Neutrophil CD64 as a sepsis biomarker. Biochem Med 21:282–290

Kist M, Ackermann A, Autenrieth I, et al (2013) MiQ 9. Gastrointestinale Infektionen

Kojic D, Siegler BH, Uhle F et al (2015) Are there new approaches for diagnosis, therapy guidance and outcome prediction of sepsis? World J Exp Med 5(2):50–63

Lachmann G, Reinhart K (2020) The history of biomarkers: how far have we come? Crit Care Clin 36(1):1–10

Levy MM, Fink MP, Marshall JC et al (2003) 2001 SCCM/ESICM/ACCP/ATS/SIS International Sepsis Definitions Conference. Crit Care Med 31(4):1250–1256

Li L, Zhu Z, Chen J et al (2013) Diagnostic value of soluble triggering receptor expressed on myeloid cells-1 in critically ill, postoperative patients with suspected sepsis. Am J Med Sci 345(3):178–184

Lichtenstern C, Brenner T, Bardenheuer HJ et al (2012) Predictors of survival in sepsis: what is the best inflammatory marker to measure? Curr Opin Infect Dis 25(3):328–336

Liu Y, Zheng J, Zhang D, Jing L (2019) Neutrophil–lymphocyte ratio and plasma lactate predict 28-day mortality in patients with sepsis. J Clin Lab Anal 33(7):1–6

Mancini N, Carletti S, Ghidoli N et al (2010) The era of molecular and other non-culture-based methods in diagnosis of sepsis. Clin Microbiol Rev 23(1):235–251

Mardi D, Fwity B, Lobmann R, Ambrosch A (2010) Mean cell volume of neutrophils and monocytes compared with C-reactive protein, interleukin-6 and white blood cell count for prediction of sepsis and nonsystemic bacterial infections. Int J Lab Hematol 32(4):410–418

Marshall JC (2014) Why have clinical trials in sepsis failed? Trends Mol Med. 20(4):195–203

Mauri T, Bellani G, Patroniti N et al (2010) Persisting high levels of plasma pentraxin 3 over the first days after severe sepsis and septic shock onset are associated with mortality. Intensive Care Med 36:621–629

Miller JM, Binnicker MJ, Campbell S et al (2018) A guide to utilization of the microbiology laboratory for diagnosis of infectious diseases: 2018 update by the infectious disease society of America and the American society for microbiology. Clin Infect Dis 67:e1–e94

Pradhan S, Ghimire A, Bhattarai B et al (2016) The role of C-reactive protein as a diagnostic predictor of sepsis in a multidisciplinary Intensive Care Unit of a tertiary care center in Nepal. Indian J Crit Care Med 20(7):417–420

Raveendran AV, Kumar A, Gangadharan S (2019) Biomarkers and newer laboratory investigations in the diagnosis of sepsis. J R Coll Physicians Edinb 49(3):207–216

Rhodes A, Evans L, Alhazzani W et al (2017) Surviving sepsis campaign: International guidelines for management of sepsis and septic shock 2016. Crit Care Med 45(3):486–552

Schaumann R, Schäfer V, Mauch H, et al (2012) MiQ 32. Intraabdominelle Infektionen unter besonderer Berücksichtigung der Peritonitis

Schuetz P, Wirz Y, Sager R et al (2018) Effect of procalcitonin-guided antibiotic treatment on mortality in acute respiratory infections: a patient level meta-analysis. Lancet Infect Dis 18(1):95–107

Seifert H, Abele-Horn M, Fätkenheuer G, et al (2007) MiQ 3a, 3b. Blutkulturdiagnostik

Siegler BH, Weiterer S, Lichtenstern C et al (2014) Einsatz von Biomarkern in der Sepsis: Update und Ausblick. Anaesthesist 63(8–9):678–690

Simon L, Gauvin F, Amre DK, Saint-Louis P et al (2004) Serum procalcitonin and C-reactive protein levels as markers of bacterial infection: a systematic review and meta-analysis. Clin Infect Dis. 39(2):206–217

Singer M, Deutschman CS, Seymour CW et al (2016) The third international consensus definitions for sepsis and septic shock (Sepsis-3). JAMA 315(8):801–810

Singhal N, Kumar M, Kanaujia PK, Virdi JS (2015) MALDI-TOF mass spectrometry: an emerging technology for microbial identification and diagnosis. Front Microbiol 6:791–96

Suerbaum H, Burchard Kaufmann S (2012) Medizinische Mikrobiologie und Infektiologie, 7. Aufl. Springer

The European Committee on Antimicrobial Susceptibility Testing (EUCAST) (2020) Breakpoint tables for interpretation of MICs and zone diameters. Version 10.0Medizinische Mikrobiologie und Infektiologi

Ulevitch RJ, Tobias PS (1999) Recognition of gram-negative bacteria and endotoxin by the innate immune system. Curr Opin Immunol 11(1):19–22

van der Poll T, van Deventer SJ (1999) Cytokines and anticytokines in the pathogenesis of sepsis. Infect Dis Clin North Am 13(2):413–426

Wang CH, Gee MJ, Yang C, Su CY (2006) New model for outcome prediction in intra-abdominal sepsis by the linear discriminant function analysis of IL-6 and IL-10 at different heart rates. J Surg Res 132:46–51

Warhurst G, Maddi S, Dunn G et al (2015) Diagnostic accuracy of SeptiFast multi-pathogen real-time PCR in the setting of suspected healthcare-associated bloodstream infection. Intensive Care Med 41(1):86–93

Yaegashi Y, Shirakawa K, Sato N et al (2005) Evaluation of newly identified soluble CD14 subtype as marker for sepsis. J Infect Chemother 11(5):234–238

Hygienemaßnahmen in der Allgemein- und Viszeralchirurgie

Axel Kramer und Julius Pochhammer

Inhaltsverzeichnis

3.1	**Einführung**	37
3.2	**Bauliche Voraussetzungen**	38
3.2.1	OP-Bereich	38
3.2.2	Chirurgische Intensivstation	40
3.2.3	Patientenzimmer	41
3.3	**Hygienisches Verhalten im OP (KRINKO 2018a)**	41
3.4	**Übersicht über die Präventionsmaßnahmen**	42
3.4.1	Präoperative Infektionsprävention	42
3.4.2	Perioperative Infektionsprävention	45
3.4.3	Intraoperative Infektionsprävention	47
3.4.4	Postoperative Infektionsprävention	48
3.4.5	Surveillance von SSI	49
3.5	**Schutzmaßnahmen bei Auftreten übertragbarer Krankheiten**	50
	Literatur	51

3.1 Einführung

▶ Der Schutz des Patienten vor Surgical-Site-Infektionen (SSI) ist ein essenzielles Qualitätsmerkmal für das operative Behandlungsergebnis.

A. Kramer (✉)
Institut für Hygiene und Umweltmedizin,
Universitätsmedizin Greifswald, Greifswald,
Deutschland
E-Mail: kramer@uni-greifswald.de

J. Pochhammer
Klinik für Allgemeine, Transplantations- und Kinderchirurgie, UKSH Campus Kiel, Viszeral-, Thorax, Kiel, Deutschland
E-Mail: Julius.Pochhammer@uksh.de

Folgende Rahmenbedingungen sind im Gesetz zur Verhütung und Bekämpfung von Infektionskrankheiten beim Menschen (Infektionsschutzgesetz 2020) für die Prävention von SSI festgelegt:

- **Innerbetriebliche Verfahrensanweisungen:** Sie müssen in Krankenhäusern und in Einrichtungen für ambulantes Operieren in Hygieneplänen festgelegt werden (Letzteres ist nicht in allen Bundesländern gesetzlich gefordert).
- **Hygienefachpersonal:** Die erforderliche Bestellung oder Beratung (hier sind die Regelungen der Bundesländer zu beachten) ist abhängig vom Risikoprofil entsprechend den Empfehlungen der Kommission für Krankenhaushygiene und Infektionsprävention beim Robert Koch-Institut (KRINKO).

- **Hygienebeauftragte Ärztinnen und Ärzte (HBÄ):** Sie sind in Krankenhäusern und Einrichtungen für ambulantes Operieren (Letzteres nicht in allen Bundesländern) gesetzlich gefordert, in Krankenhäusern zusätzlich Hygienebeauftragte in der Pflege (HBP). In Einrichtungen mit mehreren Fachabteilungen mit besonderem Risikoprofil für nosokomiale Infektionen (NI) sind für jede Fachabteilung HBÄ zu bestellen; zeitliche Verfügbarkeit, Aufgaben, Zuständigkeit und Verantwortung sind als schriftliche Ergänzung zum Arbeitsvertrag festzulegen
- **Hygienekommissionen:** Sie sind in Krankenhäusern erforderlich und beraten und unterstützen die Einrichtungsleitung in allen krankenhaushygienischen Angelegenheiten auf Grundlage der Geschäftsordnung. Sie beschließen innerbetriebliche Verfahrensweisen zur Infektionshygiene einschließlich der Surveillance von SSI und weiteren NI, zur Erfassung von Krankheitserregern mit speziellen Resistenzen, zu Antibiotic Stewardship, zum Ausbruchmanagement sowie zu baulichen und materiellen Voraussetzungen und unterstützen die Einhaltung der Festlegungen.
- **Hygienepflichtfortbildungen:** Sie sind berufsgruppenspezifisch mindestens jährlich für das medizinische Personal abzuhalten.
- **Überwachung:** Mikrobiologische, hygienisch-mikrobiologische Untersuchungen sowie hygienisch-technische Überprüfungen medizintechnischer Geräte und hygienerelevanter technischer Anlagen sowie sonstige Prüfungen mit Festlegung der Probenahme, Häufigkeit und Untersuchungsmethode sind entsprechend der Empfehlung der KRINKO und dem anerkannten Stand von Wissenschaft und Technik durchzuführen.

Verändert sich der Aufgabenbereich oder werden neue Arbeitsmittel oder -verfahren eingeführt, ist der Hygieneplan anzupassen.

▶ Die Prävention nosokomialer Infektionen kann nur als interdisziplinäre Gemeinschaftsaufgabe erfolgreich realisiert werden.

Dabei müssen in Krankenhäusern folgende Handlungsebenen miteinander verzahnt werden: Qualitätsmanagement (QM) der Hygiene einschließlich Anleitung, Schulung und krankenhaushygienische Überwachung durch das Hygienefachpersonal im Zusammenwirken mit HBÄ, HBP, ärztlichem Team, Pflegeteam und Spezialbereichen (mikrobiologische Diagnostik, Zentrale Sterilgutversorgungsabteilung, Hausreinigung, betriebsärztlicher Dienst, Krankenhausapotheke). In Einrichtungen für ambulantes Operieren ist die Multibarrierenstrategie strukturabhängig umzusetzen.

▶ Es gibt kein Nullrisiko für nosokomiale Infektionen, denn es gibt weder das sterile Krankenhaus noch den nicht mikrobiell besiedelten Patienten und Besucher. Pflicht ist aber eine Nulltoleranz gegenüber Hygienemängeln.

Fehlende Hygienepläne, Verstöße gegen Regelungen in Hygieneplänen und nicht erfolgte Personalschulung zur Hygiene wurden juristisch als Organisationsverschulden bewertet.

3.2 Bauliche Voraussetzungen

3.2.1 OP-Bereich

▶ Unterschiedliche Infektionsrisiken erfordern unterschiedliche bauliche Voraussetzungen (KRINKO 2018a).

Operationen mit geringem und minimalem SSI-Risiko können unter modifizierten räumlichen Bedingungen durchgeführt werden (Kat. II; Definition der Kategorien in KRINKO 2010). Es wird empfohlen, die Risikoeinschätzung zur Einteilung zwischen OP-Einheit und Eingriffsraum anhand des geplanten OP-Spektrums gemeinsam von chirurgischem Fachvertreter und beratendem Hygieniker durchzuführen. Um das zu fördern, wird nicht mehr zwischen Eingriffen und Operationen unterschieden; die sich aus der Risikobewertung ergebende Versorgung leitet sich allein aus dem Risiko für die Entstehung einer SSI unter Berücksichtigung von Surveillancedaten und den potenziellen Folgen einer SSI ab. Bei der Risikoeinschätzung ist zu berücksichtigen, dass bei höheren Infektionsrisiken aufgrund der Invasivität und komplexen Übertragungsmöglichkeiten in stationären Einrichtungen im Allgemeinen eine etablierte Hygienestruktur zur Verfügung steht. Das ist in Einrichtungen für ambulantes Operieren in der Regel nicht im gleichen Umfang gegeben.

Beispielhaft können folgende Risikoklassen unterschieden werden (KRINKO 2018a):

- Hohes Risiko: alle Operationen am offenen Herzen; Aortenprothese, Brustimplantat, orthopädisch dauerhaftes Implantat, Organtransplantation, besonders lang dauernde Operationen, vorliegende risikoerhöhende Faktoren
- Mittleres bis geringes Risiko und/oder schwere Folgen: Viszeralchirurgische, orthopädische oder gefäßchirurgische Operationen ohne dauerhaftes Implantat, umfangreiche Operationen an Augen, in der Mund-, Kiefer-, Stirnhöhle, interventionelle Operationen mit extravasal eingebrachten Implantaten (z. B. Schrittmacher)
- Geringes Risiko: kleinere Operationen an der Haut/Subkutis, am Auge, in der Mund-, Kiefer-, Stirnhöhle, interventionelle radiologische und kardiologische Operationen außer bei regelhaft erwartetem Verfahrenswechsel
- Minimales Risiko: kleine Eingriffen an Haut/Subkutis und in der Mundhöhle

▶ Bei hohem und mittlerem Infektionsrisiko wird ein OP-Raum innerhalb einer OP-Abteilung benötigt (KRINKO 2018a).

Die OP-Abteilung muss gegenüber dem übrigen Krankenhaus abgetrennt sein. Innerhalb der OP-Abteilung ist allerdings keine Trennung der Flurwege erforderlich. Zur OP-Abteilung gehören eine oder mehrere OP-Einheiten, ggf. eine Holding-Area, eine getrennte Aufwacheinheit, eine Personalschleuse mit reiner und unreiner Seite, Patientenzuführung, getrennte Ver- und Entsorgungsschleuse (Übergaberaum), Lagerräume, Aufbewahrungsraum für Putzutensilien, Aufenthaltsraum und Administrationsräume.

Weitere Funktionen können auf Flächen statt in separaten Räumen realisiert werden. Einleit- und Ausleiträume sind wegen der geringen Auslastung entbehrlich. Durch moderne Anästhesieverfahren und mobile Anästhesiearbeitsplätze ist es möglich, die Einleitung in der OP-Einheit selbst oder in einem gemeinsamen Einleitungsraum für mehrere OP-Einheiten (Holding-Area oder Einleitungscluster) vorzunehmen. Auch für die chirurgische Händedesinfektion wird kein separater Raum benötigt. Es genügt ein Handwaschbecken in der Schleuse, da eine Händewaschung innerhalb 10 min vor der chirurgischen Händedesinfektion deren Wirksamkeit herabsetzt. Von jeder OP-Einheit sollte jedoch ohne Ausschleusung ein Handwaschbecken leicht erreichbar sein, um ggf. die Hände abspülen zu können (Kramer et al.). Der Aufwachraum sollte bevorzugt am Übergang von der OP-Abteilung zum Krankenhaus liegen und durch funktionelle und organisatorische Maßnahmen einer Durchbrechung des Prinzips der Personalschleuse entgegenwirken (KRINKO 2018a).

Da sich die Erregerbelastung nicht zwischen septischen und aseptischen OP-Räumen unterscheidet und kein Hinweis für reduzierte SSI-Raten bei Trennung der OP-Räume existiert, kann aus infektiologischen Gründen auf die räumliche Trennung septischer/aseptischer OP verzichtet werden (KRINKO 2018a).

Räumlich separierte Umbettschleusen im OP sind hygienisch entbehrlich und behindern den Arbeitsablauf der Patienteneinschleusung. Die Idee dafür war, Patienten so „keimfrei" wie möglich in den OP zu bringen. Es handelte sich jedoch nicht um Luftschleusen, also Zwischenräume, wie sie bei der Unterbringung hoch infektiöser Patienten zur Aufrechterhaltung von Druckdifferenzen auf Sonderisolierstationen erforderlich sind. Vielmehr findet in diesen Schleusen nur die Umlagerung des Patienten statt, und der Patient behält seine Flora auf der Körperoberfläche. Die Fachkommission Bau- und Kostenplanung der Bauministerkonferenz (ARGEBAU 2013) hat dazu folgende Aussage getroffen: Aufwachen, prä- und postoperatives Holding finden einschließlich des Einleitens in einem Raum-in-Raum-Gefüge statt und sind Teil der Schleusenzone. Dieser Raumbereich ersetzt die Umbettschleuse und nimmt statt des Umbettens die vorgenannten Funktionen auf. Die Umbettung auf den OP-Tisch kann so erfolgen, dass der Patient von der Station im Bett bis zum OP-Tisch gebracht wird.

Eine ergonomisch günstigere Variante ist die Umlagerung bereits im Patientenzimmer auf einen Stretcher. Letzteres hat folgende Vorteile (Kramer et al. 2016b):

- Das Manövrieren des Betts im Patientenzimmer entfällt (Patientenkomfort).
- Der Transport ist durch eine Person möglich.
- Kontaminierte Betten gelangen nicht in den OP-Bereich.
- Die körperliche Belastung ist für das Transportpersonal geringer, zumal Betten mit zunehmend mehr Elektronik und Pneumatik ausgestattet sind.
- Der Aufbereitungsbedarf reduziert sich durch Abdeckung mit einem erregerdichten Tuch auf die Kontaktflächen.
- Die OP-Wechselzeiten werden verkürzt.
- Der Patient kann ohne Einschleusung in die Holding-Area gebracht, dort eingeleitet und anschließend mit dem Stretcher in den OP-Raum zur Umlagerung auf die OP-Platte gefahren werden. Der Patient bleibt in der Holding-Area mit seiner Bettdecke abgedeckt, die erst vor dem Hineinfahren in die OP-Einheit entfernt wird; dadurch werden Behaglichkeit gewonnen und Wärmeverluste vermieden. Danach wird der Stretcher vor dem OP-Saal geparkt. Für übergewichtige Patienten muss eine Umbettungshilfe zur Verfügung stehen.
- Nach der Operation wird der Patient mit seinem Stretcher in den Aufwachraum und von dort auf die Station in sein Bett gebracht.

Aufgrund der direkten Verbindung zwischen OP und Holding/Aufwachen/Einleiten sowie ggf. des Einsatzes von Stretchern sind im Hygieneplan Maßnahmen zur Einhaltung und Kontrolle der Hygiene zu treffen.

Die Notwendigkeit für eine Raumlufttechnische Anlage (RLTA) wird von der Infektionsgefährdung bestimmt. Bei allgemein- und viszeralchirurgischen Operationen mit Eröffnung des Abdomens wird die Reinraumklasse Ib mit turbulenter Mischlüftung gefordert. Sofern der Eingriff endoskopisch mit Zugang über den Gastrointestinaltrakt erfolgt, ist keine RLTA erforderlich. Werden Elektrocauter eingesetzt, soll der Verbrennungsrauch aufgrund der karzinogenen Potenz OP-Feld-nah abgesaugt werden (Kramer et al. 2016b).

Im OP-Raum werden wegen des potenziellen Erregerreservoirs keine Wasserhähne und keine offenen Bodenentwässerungen akzeptiert.

▶ Operationen mit geringem oder minimalem Infektionsrisiko können im Eingriffsraum ohne Integration in einer OP-Abteilung im Allgemeinen ohne RLTA durchgeführt werden (KRINKO 2018a).

Die Wände müssen im Unterschied zum OP-Raum nicht abwaschbar sein; es genügt, wenn alle Oberflächen leicht zu reinigen und zu desinfizieren sind. Auch Handwaschbecken sind bei Spritzschutz zulässig.

Die räumliche Zusammenfassung außerhalb der OP-Einheit liegender Nebenräume bzw. von deren Funktionen ist möglich. Der Eingriffsraum übernimmt dann folgende Funktionen: Patientenvor- und -nachbereitung, Händedesinfektion, Einkleidung, Operation. Bei mobilen Patienten kann auch die Umlagerung vereinfacht werden. Die Instrumentenlagerung muss allerdings in staubgeschützten Schränken erfolgen, eine offene Lagerung ist nicht zulässig.

In jeder Operationsabteilung sind bedarfsgerecht Händedesinfektionsmittelspender vorzuhalten.

3.2.2 Chirurgische Intensivstation

Aufgrund der Zunahme isolierungspflichtiger Patienten wegen multiresistenter Erreger (MRE) sollten bei der Planung von Neubau und Rekonstruktion nur Einzelzimmer vorgesehen werden. Auf Waschbecken im Patientenzimmer ist wegen Biofilmbildung im Siphon zu verzichten, da diese als Quelle von MRE mit erhöhtem

Ausbruchrisiko verbunden ist. In diesem Fall müssen dem medizinischen Personal in der näheren Umgebung Handwaschplätze z. B. bei Betreuung von Patienten mit *C. difficile* zur Verfügung stehen. Eine kontrollierte zweiarmige Studie konnte zeigen, dass durch Nachrüstung mit selbstdesinfizierbaren Siphons sowohl die Kontaminationsrate von Waschbecken als auch die Kolonisationsrate von Patienten mit *P. aeruginosa* gesenkt wurde (de Jonge et al. 2019).

3.2.3 Patientenzimmer

Im Griffbereich jedes Betts, in der Sanitärzelle sowie am Zugang zum Zimmer flur- und zimmerseitig ist je ein Desinfektionsmittelspender vorzusehen, um eine hohe Compliance für die Händedesinfektion zu erreichen.

Alle Oberflächen müssen ohne Materialschäden zu reinigen und zu desinfizieren sein. Für den Einsatz antimikrobiell imprägnierter Oberflächen konnte der infektionspräventive Nutzen bisher nicht eindeutig nachgewiesen werden. Zugleich sind Risiken in Bezug auf toxische Gefährdung und mikrobielle Resistenzentwicklung nicht auszuschließen.

Zur Ausschaltung des abwasserführenden Systems als Reservoir für NI sind folgende Maßnahmen geeignet: Patientenaufklärung über die hygienegerechte Benutzung des Sanitärbereichs, Einbau von Waschbecken mit rückwärts in der Wandung gelegener Abflussöffnung, ausreichender Abstand (≥ 1 m) zwischen Waschbecken und Patientenbett bzw. besser Verzicht, Nachrüstung sog. Abwasserkappen am Duschauslauf, spülrandfreie Toilettenschüsseln sowie Verzicht auf Duschvorhänge (KRINKO 2020).

3.3 Hygienisches Verhalten im OP (KRINKO 2018a)

Der OP-Bereich ist mit sauberen, trockenen Händen zu betreten. Schuhe und Oberbekleidung sind vor dem Betreten der OP-Abteilung in der Personalumkleide abzulegen und nach hygienischer Händedesinfektion sind im reinen Bereich im Desinfektionswaschverfahren aufbereitete Bereichskleidung (z. B. Hose, Hemd/Kittel, OP-Schuhe) anzulegen. Bei zu erwartender Durchfeuchtung sind flüssigkeitsdichte Schuhe zu tragen.

Vor Betreten des OP-Raums sind Haar- und Mund-Nasen-Schutz (MNS) anzulegen. Der MNS ist vor jeder Operation und bei sichtbarer Verschmutzung oder Durchfeuchtung zu erneuern. Wurde der MNS entfernt, wird er durch einen neuen ersetzt. Anschließend ist die Händedesinfektion durchzuführen.

Nach der chirurgischen Händedesinfektion legt das OP-Team im OP-Raum einen sterilen CE-zertifizierten erregerdichten OP-Kittel (Einweg- oder Mehrwegmaterial) an. Bei Operationen mit geringem Flüssigkeitsanfall sind flüssigkeitsabweisende Kittel („low performance") ausreichend. Wird ein hoher Flüssigkeitsanfall erwartet oder besteht eine Infektion des Patienten mit hoher Personalgefährdung (z. B. HIV, HCV), sind flüssigkeitsdichte Kittel („high performance") zu verwenden. Anschließend sind sterile OP-Handschuhe anzulegen. Bei Operationen, bei denen mit dem Auftreten von Aerosolen/Sekretspritzern zu rechnen ist, sind Schutzbrillen oder Schutzschilde zu tragen. Falls es während der Operation zur Kontamination des OP-Kittels, des Sterilfelds oder der OP-Handschuhe kommt, sind Kittel bzw. Handschuhe zu wechseln bzw. das OP-Feld neu abzudecken. Unsteril gewordene Instrumente sind zu wechseln. Der Wechsel von OP-Kittel oder OP-Handschuhen ist abseits vom OP-Feld vorzunehmen.

Bei Operationen mit geringem oder minimalem Infektionsrisiko sind sterile Schutzkittel, Haarschutz und MNS nicht regelhaft erforderlich. Ausmaß der Sterilabdeckung und Art der Personalbekleidung richten sich nach Art der Operation und Größe des OP-Felds.

Das übrige OP-Personal (z. B. Springer) trägt zur Vermeidung einer Kontamination der Hände pathogenfreie medizinische Einmalhandschuhe. Nach Berühren kontaminierter Gegenstände (z. B. Manipulation am MNS) ebenso wie vor allen Maßnahmen am Patienten ist eine hygienische Händedesinfektion durchzuführen.

Während der Operation ist die Anzahl der im OP-Raum Anwesenden, deren Fluktuation und

Sprechen auf ein Mindestmaß zu begrenzen. Die Türen des OP-Raums sind, soweit möglich, geschlossen zu halten.

Nach Toilettenbesuch ist eine Händewaschung ausreichend. Ob neue Bereichskleidung angelegt werden muss, ist eine ungelöste Frage.

Beim Verlassen der OP-Abteilung wird die gesamte Bereichskleidung im unreinen Teil der Personalumkleide abgelegt.

Wird der Instrumentiertisch in einem separaten Rüstraum bestückt, muss das unter Laminar-Air-Flow erfolgen. Danach wird der bestückte Tisch steril abgedeckt in den OP-Raum gebracht. In jedem Fall ist die Abdeckung erst zu entfernen, nachdem die vorbereitenden Aktivitäten (z. B. Lagerung, Narkoseeinleitung) im OP-Raum beendet sind.

3.4 Übersicht über die Präventionsmaßnahmen

Die Einhaltung des Standes der medizinischen Wissenschaft wird vermutet, wenn jeweils die veröffentlichten Empfehlungen der KRINKO beachtet worden sind. Das entbindet nicht davon, neue Erkenntnisse umzusetzen und internationale Empfehlungen zu berücksichtigen. Deshalb werden in den nachfolgenden Tabellen auch die Empfehlungen der CDC (Berrios-Torres et al. 2017) und der WHO (2018) aufgeführt. Die Stärke einer Empfehlung wird in den Richtlinien der KRINKO und der CDC mit IA, IB, II und III kategorisiert. Zusätzlich zur Empfehlungsstärke wird in der CDC-Richtlinie die Evidenz als „high", „moderate", „low", „very low" oder „accepted practice" angegeben. Sofern in der KRINKO-Empfehlung (2018a) Maßnahmen im Erläuterungsteil unter Bezug auf die Literatur als sinnvoll ohne Evidenzbewertung aufgeführt werden, wird das in den nachfolgenden Tabellen mit S = sinnvoll ausgewiesen. Wie in der CDC-Richtlinie wird auch in der WHO-Richtlinie zwischen der Stärke der Empfehlung (strong, conditional, keine Empfehlung wegen fehlender Evidenz) und der zugrunde liegenden Evidenz (high, moderate, low, very low, fehlend) unterschieden.

Nachfolgend werden die für allgemein- und viszeralchirurgische Operationen relevanten Maßnahmen aufgeführt. Basishygienemaßnahmen werden erläutert, sofern sich ein Handlungsablauf ergibt. Fachspezifische Maßnahmen werden erläutert, sofern sie nicht in anderen Kapiteln behandelt sind.

3.4.1 Präoperative Infektionsprävention

Maßnahme	KRINKO Stärke	CDC Stärke/ Evidenz	WHO Stärke/ Evidenz
Basishygiene			
Qualitätsgerechte Aufbereitung/nach Benutzung ggf. manuelle Vorreinigung	IA/IV	Nicht behandelt	
Verbot künstlicher Fingernägel und Nagellack	IB		
Fingernägel rundgeschnitten mit Fingerkuppen abschließend	S		
Kein Schmuck, Ringe, Uhren an Unterarmen und Händen	II		
Hautschutz und Hautpflege	II/IV		
Präoperatives Bad oder Duschen	S	IB/accepted practice	Conditional/ moderate
Fachspezifische Maßnahmen			
Sanierung bestehender Infektionen vor elektiven Eingriffen	IB	Nicht behandelt	
Einstellung des Rauchens	S	IB	Nicht behandelt
Kurze präoperative Verweildauer	S	IB	
Kontrolle des Glukosespiegels prä- und perioperativ (<200 mg/dl)	S	IA/high bis moderate	Conditional[1]/low

Maßnahme	KRINKO Stärke	CDC Stärke/ Evidenz	WHO Stärke/ Evidenz	
Ausgleich Mangelernährung vor großen Operationen	S	Nicht behandelt	Conditional	Very low
Kein Absetzen immunsuppressiver Therapie zur Vermeidung einer SSI	S		Conditional	Very low
Gewichtsreduktion bei elektiven Eingriffen	S	II	Nicht behandelt	
Vorgehen für MRE-Screening und ggf. Dekolonisation festlegen	II	Nicht behandelt[2]		
MSSA-Dekolonisation (Mupirocin + CHG Körperwaschung) bei nasalem Träger	S[3]	Nicht behandelt	Conditional	Moderate

[1]Keine Entscheidung für Schwellenwert [2]Keine Empfehlung für präoperatives Screening auf ESBL
[3]Orthopädische/traumatologische, kardiologische und ggf. andere Kliniken mit hohem Anteil von SSI S. aureus

3.4.1.1 Aufbereitung der Medizinprodukte

Es dürfen nur sachgerecht aufbereitete Medizinprodukte (MP) zum Einsatz kommen.

Benutzte MP müssen in verschließbaren Transportbehältnissen zur Aufbereitung gebracht werden. Die ordnungsgemäße Aufbereitung wird vermutet, wenn die gemeinsame Empfehlung von KRINKO und BfArM (2012) beachtet wird. Dabei trägt der Leiter der Einrichtung die Gesamtverantwortung für das QM der Hygiene und damit auch für die Aufbereitung und deren Dokumentation. Es ist notwendig, sich bereits vor der Anschaffung von MP über die Aufbereitbarkeit zu informieren (Checkliste in Kramer et al. 2018b). Sofern von Herstellerangaben zur Aufbereitung abgewichen wird, muss das begründet und dokumentiert werden (MPG 2019).

▶ Zur Aufbereitung von erregerarm oder steril zur Anwendung kommenden MP sind validierte Verfahren anzuwenden.

Die manuelle Aufbereitung ist für MP der Kategorien „unkritisch" und „semikritisch A" zulässig, sofern der Gesamtablauf validiert ist. Die Aufbereitung der Kategorien „semikritisch B" und „kritisch" soll grundsätzlich maschinell erfolgen; die Anwendung manueller Verfahren setzt bei Verfügbarkeit maschineller Verfahren voraus, dass der Beleg über die Äquivalenz der Leistungsfähigkeit manueller und maschineller Verfahren erbracht wurde.

Bei der Fremdvergabe der Aufbereitung sind die Rechte und Pflichten des Betreibers und des Auftragnehmers sowie die Modalitäten der Übergabe, Rückgabe und Aufbereitung der MP vertraglich zu regeln. Der Auftragnehmer muss ein QM-System, das die Erfüllung der Anforderungen sicherstellt, nachweisen, das gemäß § 10 und § 25 Medizinproduktegesetz (2019) zugelassen sein muss.

3.4.1.2 Präoperatives Bad

Aus allgemeinhygienischen Gründen wird am Abend vor der OP oder am Tag der OP eine Ganzkörperwäsche oder Dusche empfohlen. Wichtig ist die sorgfältige Reinigung des Nabels, wenn dieser als Zugang benutzt wird. Die Verwendung antiseptischer oder nichtantiseptischer Seife mit fertig getränktem Waschlappen oder in herkömmlicher Form hat keinen Einfluss auf die SSI-Rate (WHO 2018).

3.4.1.3 MRE-Screening

Das risikoadaptierte MRSA-Screening ermöglicht bei planbaren Operationen die präoperative Dekolonisierung bzw. bei nicht aufschiebbarer Operation die Auswahl eines MRSA-sensiblen Antibiotikums zur perioperativen Antibiotikaprophylaxe, sofern diese indiziert ist. Wird aufgrund anamnestischer Hinweise auf das Vorkommen von VRE oder MRGN getestet, ist bei Nachweis die Auswahl des Antibiotikums für die PAP anhand des Resistogramms zu überprüfen. In der Universitätsmedizin Greifswald hat sich eine fragebogenbasierte Anamneseerhebung bewährt (Tab. 3.1).

Tab. 3.1 Patientenfragebogen zur Erhebung von Risikofaktoren für das Vorkommen von MRE. Bei Vorliegen eines Risikofaktors für einen MRE wird ein entsprechendes Screening mittels Abstrich durchgeführt

Vom Patienten auszufüllen					Vom Personal auszufüllen
Ist Ihnen bekannt, ob Sie Träger eines multiresistenten Erregers sind oder waren? Wenn ja, mit welchem?	☐	ja ☐ unbekannt		nein	Erreger eintragen ☐
Hatten Sie in den letzten Monaten einen längeren (> 1 Woche) Aufenthalt auf einer Intensivstation?	☐	ja	☐	nein	4MRGN ☐ VRE ☐
Hatten Sie in den letzten Monaten einen Aufenthalt in einer neurologischen Rehabilitationseinrichtung?	☐	ja	☐	nein	MRSA ☐ 4MRGN ☐ VRE ☐
Haben Sie eine chronische Wunde oder eine chronisch entzündliche Hauterkrankung?	☐	ja	☐	nein	MRSA ☐
Leben Sie in einem Pflegeheim?	☐	ja	☐	nein	MRSA ☐
Haben Sie dauerhaft liegende Katheter (z. B. Harnblasenkatheter, PEG-Sonde)	☐	ja	☐	nein	MRSA ☐
Sind Sie dialysepflichtig?	☐	ja	☐	nein	MRSA ☐
Leben Sie dauerhaft im Ausland*? * *außer Niederlande, Dänemark und Skandinavien, Island*	☐	ja	☐	nein	MRSA ☐ 4MRGN ☐ VRE ☐
Hatten Sie innerhalb der letzten 6 Monate Kontakt mit dem Gesundheitssystem in anderen Ländern*? * *außer Niederlande, Dänemark und Skandinavien, Island*	☐	ja	☐	nein	MRSA ☐ 4MRGN ☐ VRE ☐
Waren Sie innerhalb der letzten 6 Monate dienstlich oder privat in Indien, Thailand oder Indonesien?	☐	ja	☐	nein	4MRGN ☐
Arbeiten Sie in industriemäßigen Tiermastanlagen?	☐	ja	☐	nein	MRSA ☐
Befinden Sie sich wegen einer schweren Erkrankung seit Monaten in wiederholter Behandlung (z. B. Chemotherapie, Strahlentherapie)?	☐	ja	☐	nein	VRE ☐
Haben Sie in diesem Zusammenhang in den letzten Monaten Antibiotika erhalten? Falls ja, wissen Sie noch den Namen?	☐	ja ☐ unbekannt	☐	nein	VRE ☐ *nur bei wiederholtem Einsatz von Glykopeptiden*
Hatten Sie kürzlich engeren Kontakt zu Patienten (z. B. im selben Patientenzimmer) mit multiresistenten Erregern? Wenn ja, mit welchem?	☐	ja		nein	Erreger eintragen ☐

3.4.1.4 MSSA-Dekolonisation bei nasalem Trägertum

Die Dekolonisation des V. nasi beginnt in der Regel 5 Tage präoperativ mittels Anwendung von Mupirocin (Kline et al. 2018) oder PVP-I (5 %) (Peng et al. 2017) in Verbindung mit 2-mal täglicher Ganzköperwaschung mit chlorhexidinbasierter Seife. Auch die einmalige Applikation von PVP-I führt zu signifikanter Reduktion (Anderson et al. 2015). Das optimale Anwendungsprotokoll ist noch nicht festgelegt.

3.4.2 Perioperative Infektionsprävention

Maßnahme	KRINKO Stärke	CDC Stärke/Evidenz	WHO Stärke/Evidenz
Basishygiene			
OP mit sauberen Händen betreten, nach Händewaschung Hände trocknen	II	Nicht behandelt	
Bereichskleidung/Wechsel nach WC/Händedesinfektion vor Wiederaufnahme der Tätigkeit	II/III/IA		
Bei erwarteter Durchfeuchtung flüssigkeitsdichte Schuhe	IV		
Mund-Nasen-+Haarschutz vor Betreten OP/Wechsel nach jeder OP, bei Durchfeuchtung oder Verschmutzung/nach Entfernung des MNS Händedesinfektion	IB/II/IB		
Schutzbrille, -schild bei Kontaminationsgefahr durch Aerosole/Sekretspritzer	II/IV		
Schutzhandschuhe für übriges OP-Team (Springer), bei Verschmutzung hyg. Händedesinfektion	II/IA		
Steriler Schutzkittel Einweg- oder Mehrweg	S	Nicht behandelt	Conditional/moderate bis very low
Fachspezifische Maßnahmen			
Haut des OP-Gebiets außerhalb der OP-Abteilung gründlich reinigen	II	Nicht behandelt	
Hautantiseptik/Einsatz remanent wirksamer Präparate (z. B. Chlorhexidinzusatz)	IA/IB	IA/high	Strong/low bis moderate
Verzicht auf Rasur, falls Haarentfernung Clipping	IA	Nicht behandelt	Strong/moderate
Erregerdichte sterile OP-Abdeckung	IB	Nicht behandelt	
Kein Einsatz von Inzisionsfolie	IB	Inzisionsfolie nicht erforderlich[5]	Conditional/moderate bis very low
Keine Hautversiegelung	III	II/weak	Conditional/very low
Wundprotektor	S	Nicht behandelt	Conditional/very low[6]
Zeitgerechte eingriffsspezifische perioperative Antibiotikaprophylaxe (PAP)	IA	IB[3]/accepted practice	Strong/moderat
Keine PAP bei Operation in nicht bzw. in sauber-kontaminierter Region	S	IA/high	Nicht behandelt
Mechanische Darmentleerung+orale Antibiose	S	Nicht behandelt	Conditional/moderate

Maßnahme	KRINKO Stärke	CDC Stärke/Evidenz	WHO Stärke/Evidenz
Chirurgische Händedesinfektion	IB		Strong/moderate[1]
Sterile Handschuhe/Wechsel vor Einbringen von Implantaten	IB/II		Nicht behandelt
Bei erhöhter Perforationsgefahr Double Gloving	II		Keine Empfehlung[2]
Begrenzung von Personenanzahl, -bewegung und Sprechen im OP	II		Nicht behandelt
Oxygenierung bei endotrachealer Intubation intraoperativ mit 80 % inspiratorischer Sauerstofffraktion und ggf. 2–6 h postoperativ	S	IA/moderate[4]	Strong/moderate
Normovolämie	Nicht behandelt		Conditional/low
Autologes konditioniertes Plasma	Nicht behandelt	II/moderate	Nicht behandelt
Kein Verzicht auf erforderliche Bluttransfusion unter der Annahme der SSI-Prävention	S	IB/accepted practice	Nicht behandelt

[1]Alkoholbasiert oder antiseptische Waschung
[2]für Entscheidung zu Double Gloving, intraoperativem Handschuhwechsel oder Verwendung spezieller Handschuhe, da unklar ist, was effektiver ist
[3]nur wenn Indikation gemäß klinischer Richtlinien
[4]ohne Angabe des optimalen Levels
[5]CDC: Inzisionsfolie ohne oder mit antimikrobiellen Eigenschaften ist nicht erforderlich (II/weak)
[6]vor allem bei Operationen in sauber-kontaminierter, kontaminierter und manifest infizierter Region

3.4.2.1 Hautantiseptik

Die Haut des OP-Gebiets wird im Allgemeinen außerhalb der OP-Abteilung gründlich gereinigt, nur bei Notwendigkeit sollte die Entfernung von Haaren erfolgen. Dagegen wird die präoperative Hautantiseptik im OP-Raum durchgeführt. Wegen des Risikos von Hautnekrosen und Verpuffung soll der Patient nicht in einer Flüssigkeitsansammlung des Hautantiseptikums liegen.

Begonnen wird mit mechanisch intensivierter Applikation für 30 s, dabei wird mit Kornzange und Tupfer dieselbe Wirksamkeit wie mit einem Applikator erreicht. Danach muss die Benetzung für die Dauer der deklarierten Einwirkungszeit aufrechterhalten werden (KRINKO 2018a). Die tiefreichende Antiseptik der Haut ist von großer Bedeutung, weil die residente Hautflora eine maßgebliche Quelle für SSI ist. Vor der Implantation alloplastischer Materialien wird sie als Hauptquelle eingeordnet, weil es durch den Kontakt mit der aus der umgebenden Haut in das OP-Feld gelangten residenten Flora zur Biofilmbildung auf dem Implantat kommt. Alkoholbasierte Hautantiseptika mit Zusatz von Chlorhexidin, Octenidin oder PVP-Iod reduzieren die SSI-Rate signifikant gegenüber alkoholischen Desinfektionsmitteln ohne remanent wirkende Zusätze und sind deshalb Mittel der Wahl (Harnoss et al. 2018). Alkoholfreie PVP-Iod-basierte Antiseptika sind alkoholbasierten Hautantiseptika bezüglich der Prävention von SSI signifikant unterlegen und nicht mehr einzusetzen (KRINKO 2018a). Beim Vergleich zwischen 70 % Isopropanol/2 % Chlorhexidin und Alkohol/10 % PVP-Iod war bei 2,5 min Einwirkungszeit Letzteres signifikant wirksamer gegenüber aerober Hautflora und bei 30 min Einwirkungszeit auch signifikant wirksamer gegenüber anaerober Hautflora. Daher kann z. B. vor Implantation alloplastischen Materials im Bereich von Hautarealen mit hoher Besiedlungsdichte die Einwirkungszeit von 30 min z. B. durch Verwendung mit dem Antiseptikum getränkter Auflagen eine höhere Wirksamkeit erreicht werden (Dörfel et al. 2021). Die Überprüfung des Einflusses auf die SSI-Rate steht noch aus.

3.4.2.2 Inzisionsfolie

Durch Anwendung nichtimprägnierter Inzisionsfolie wird die Rate an SSI signifikant erhöht. Durch Verwendung iodimprägnierter und damit antiseptisch wirksamer Folie wird diese Erhöhung aufgehoben (KRINKO 2018a).

3.4.2.3 Chirurgische Händedesinfektion

Zur Gewährleistung der standardisierten Durchführung empfiehlt es sich, den Ablauf in einer SOP festzulegen. Für die Einwirkzeit von 1,5 min ist folgendes Vorgehen experimentell begründet: vollständiges Benetzen beider Hände (10 s), Benetzen (Einreibetechnik) beider Unterarme (10 s) und wiederholtes Benetzen der Hände (70 s). Entscheidend ist, dass Hände und Unterarme für die Dauer der Einwirkzeit vollständig benetzt und feucht zu halten sind, wobei das Hauptaugenmerk auf Fingerkuppen, Nagelfalzen und Fingerzwischenräumen zu richten ist. Der Abstand zur letzten Händewaschung soll möglichst **mehr als 10 min** (Durchführung spätestens vor Anlegen der Bereichskleidung in der Schleuse) betragen, weil andernfalls die Wirksamkeit der Desinfektion herabgesetzt wird (KRINKO 2018a).

3.4.2.4 Hautschutz

Zur Erhaltung des physiologischen Hautzustands sind Hautschutz und Hautpflege unerlässlich. Hierbei ist v. a. der präexpositionelle Hautschutz zu Dienstbeginn, ggf. mit Wiederholung nach der Mittagspause, nicht durch alleinige postexpositionelle Hautpflege kompensierbar.

3.4.3 Intraoperative Infektionsprävention

Maßnahmen	KRINKO Stärke	CDC Stärke/Evidenz	WHO Stärke/Evidenz
Basishygiene			
Aseptische Disziplin im OP	IB	Nicht behandelt	
Keine ungeschützte Lagerung von Sterilgut außerhalb Sterilverpackung	IB		
Fachspezifische Maßnahmen			
Normothermie[1]	S	IA/high bis moderate	Conditional/moderate
Interventionelle bzw. minimalinvasive OP-Verfahren	S[2]	Nicht behandelt	
Strenge Indikationsstellung für Drainagen	II	IB	Nicht behandelt
Antiseptisches Nahtmaterial	II	II/moderate	Conditional/moderate
Antiseptische Spülung vor Wundverschluss (wässrige verdünnte PVP-Iod-Lösung)	S	II/weak[1]	Conditional/low
Nichtantiseptische Spülung (NaCl) vor Wundverschluss		Nicht behandelt	Unzureichende Evidenz
Keine antibiotische Spülung vor Wundverschluss	S	Nicht berücksichtigt	Conditional/low
Intraperitoneale Lavage[1] bei kontaminierten oder septischen Abdominaleingriffen nicht erforderlich	Nicht behandelt	II/weak	Nicht behandelt
Antiseptische Wundauflage auf chirurgische Naht	S	III	Nicht behandelt
Keine Applikation von Antiseptika auf chirurgische Naht	Nicht berücksichtigt	IB/low	Nicht behandelt
Unterdruckwundtherapie bei primär verschlossener Inzision für Hochrisikowunden	Nicht behandelt		Conditional Low
Kein Instrumentenwechsel für fasziale, subkutane und Hautnaht	S	Nicht behandelt	Keine Empfehlung

[1] bei Anästhesie >30 min, <30 min bei hohem Risiko für Hypothermie [NICE 2016]
[2] im Vergleich zum offenen Operationsverfahren nicht durchgehend infektionspräventiver Vorteil nachgewiesen

3.4.3.1 Spülung vor Wundverschluss

Vor dem Hautverschluss findet eine Kontamination des OP-Gebiets durch Freisetzung der tiefen Hautflora aus der Wundumgebung und bei Eingriffen am Darmtrakt auch der Darmflora statt. Allerdings ist dabei die Hautflora für viszeralchirurgische Eingriffe vergleichsweise unkritisch. Durch Spülung der Hautwunde vor dem Verschluss wird versucht, die SSI-Rate zu senken. Während die Spülung mit physiologischer Kochsalz- oder Ringerlösung keinen Einfluss hat, wird die SSI-Rate durch antiseptische Spülung herabgesetzt (Norman et al. 2017). Weitere Vorteile der Lavage vor der Naht sind die Hydratation des Wundbetts und die abschließende Sichtbeurteilung. Wichtig ist, dass die antiseptische Spüllösung in der Verträglichkeit Ringerlösung gleichkommen muss; idealerweise wird die Wundheilung gefördert. Das ist für Polihexanid 0,04 % und die Kombination von NaOCl/HOCl (je 40 ppm) gegeben (Kramer et al. 2018a); allerdings wird für Polihexanid dezeit erst eine randomisierte, multizentrische Studie zur Anwendung bei konventioneller Viszeralchirurgie rekrutiert. Für NaOCl/HOCl ist die Studienlage spärlich. Bei chronischen Wunden wird die Wundheilung gefördert, und persistierende Infektionen sowie die Erkrankungsdauer werden reduziert (Kramer et al. 2018a). Durch Anwendung von NaOCl/HOCl zur Peritonealspülung bei septischer Peritonitis wurde die SSI-Rate signifikant herabgesetzt (Garg et al. 2013). Es sind weitere Studien erforderlich, um eine Aussage treffen zu können. Für die Anwendung verdünnter PVP-Iod-Lösung ist die Studienlage besser. Bei Auswertung unterschiedlicher einschließlich viszeralchirurgischer Eingriffe wurde die SSI-Rate bei sauberen Eingriffen signifikant, ansonsten tendenziell reduziert (López-Cano et al. 2019a). Bei orthopädischer Gelenkimplantation wurde durch Spülung mit verdünnter PVP-Iod-Lösung die SSI-Rate signifikant gesenkt (Goswami und Austin 2019). Antibiotische Spüllösungen sind wegen des Risikos der Resistenzentwicklung und wegen fehlender Wirksamkeit nicht zur Spülung einzusetzen (López-Cano et al. 2019b).

3.4.3.2 Sterile Handschuhe

Für das operativ tätige Team wird bei Eingriffen mit erhöhtem Perforationsrisiko das Tragen von zwei Paar übereinander gezogenen OP-Handschuhen (Double Gloving) empfohlen, da Indikatorhandschuhe die Perforation nicht mit ausreichender Sicherheit anzeigen. Aufgrund des Anstiegs der Perforationsrate und des nach 90 min nachweisbaren Bakterientransfers durch Mikroläsionen wird ein Wechsel der OP-Handschuhe für Operateur und ersten Assistenten nach spätestens 90 min, für weitere Assistenten und das OP-Pflegepersonal nach 150 min empfohlen. Bei Anwendung doppelter Handschuhe kann dieser Zeitraum ausgedehnt werden (KRINKO 2018a). Bei Hüftendoprothesen-OPs wurden zu OP-Beginn primär steril angelegte OP-Handschuhe zu 48 % kontaminiert, weshalb ein Handschuhwechsel vor dem Einsetzen des Implantats erforderlich ist (Beldame et al. 2012). Vor der Implantation alloplastischer Gefäßendoprothesen ist die Situation vergleichbar (Kramer et al. in Vorb.).

3.4.4 Postoperative Infektionsprävention

Maßnahmen	KRINKO Stärke	CDC Stärke/Evidenz	WHO Stärke/Evidenz
Basishygiene			
Desinfektion im OP-Raum nach jeder OP	II		Nicht berücksichtigt
Waschzonen regelmäßig desinfizierend reinigen; Nebenräume bei Verschmutzung	II		
Fachspezifische Maßnahmen			
OP-Wunde sterile Wundauflage, 1. Wechsel oder Beendigung nach 48 h	IB		Nicht berücksichtigt
Aseptisches Wundmanagement	II		

Maßnahmen	KRINKO Stärke	CDC Stärke/Evidenz	WHO Stärke/Evidenz	
Frühzeitige Entfernung von Drainagen	II	Nicht berücksichtigt	Conditional	Very low
Patienteninformation zu präventivem Verhalten	II	Nicht berücksichtigt		
Verdacht auf SSI verifizieren, um ggf. zu behandeln	IB			
Keine verlängerte PAP oder wiederholte Gabe	S	III	Strong	Moderate
Keine Fortsetzung PAP aufgrund postoperativ verbleibender Drainage			Conditional	Low
Standardwundauflage, spezielle Wundauflagen nach primärem Wundverschluss sind entbehrlich		Nicht berücksichtigt	Conditional	Low
Unterdruckwundtherapie bei primär verschlossener Inzision für Hochrisikowunden (z. B. schlechte Gewebeperfusion, verringerte Durchblutung, Blutung/Hämatom)		Nicht berücksichtigt	Conditional	Low

3.4.4.1 Desinfektion im OP

Nach jeder Operation sind die patientennahen und sichtbar kontaminierten Flächen sowie der begangene Fußbodenbereich im OP der desinfizierenden Reinigung zu unterziehen. Nach Betriebsende werden alle Fußbodenflächen und potenziell kontaminierte Flächen in allen Räumen der OP-Abteilung der Wischdesinfektion unterzogen (KRINKO 2018a). Die Fläche kann nach Abtrocknung begangen werden; allerdings sollte die nächste Operation erst nach Ablauf der deklarierten Einwirkungszeit begonnen werden. Bei kolorektaler Operation mit Verdacht auf oder gesicherter *C.-difficile*-Infektion muss die Flächendesinfektion mit sporozid wirksamen Präparaten (Peroxiden oder Peressigsäure) durchgeführt werden. Sollte eine Infektion mit unbehüllten Viren vorliegen (z. B. Hepatitis A-, Coxsackievirusinfektion), sind viruzid wirksame Flächendesinfektionsmittel einzusetzen.

3.4.4.2 Patienteninformationen zu präventivem Verhalten

In Anlehnung an die von der WHO empfohlenen „Fünf Momente" für das Team empfiehlt es sich, auch Patienten zur Händedesinfektion durch Aufklärung und Poster zu motivieren. Für Patienten sind folgende fünf Momente relevant: Händedesinfektion bei Betreten und Verlassen des Patientenzimmers, vor Essenseinnahme, nach Benutzung der Sanitäreinheit sowie vor und nach Kontakt mit der eigenen Wunde, mit Schleimhäuten oder Medizinprodukten (KRINKO 2016). Es sollte darauf hingewiesen werden, dass offene Wunden nicht mit Leitungswasser zu duschen sind und der Wundverband nicht eigenständig zu lockern ist, um die Wunde sehen zu wollen. Schließlich ist es wünschenswert, wenn der Patient das Pflegeteam zeitnah über Schmerzen im Bereich der Wundnaht oder im OP-Gebiet informiert. Gleiches gilt für das Auftreten von Durchfall, Anzeichen eines grippalen Infekts (Muskel-, Gelenk- und/oder Kopfschmerzen), erschwertes, schnelleres Atmen, atemabhängige Schmerzen sowie Fieber und Schüttelfrost als Hinweis auf eine Sepsis. Durch ein Informationsblatt kann der Patient zur Mitarbeit gewonnen werden (Kramer et al. 2016a).

3.4.5 Surveillance von SSI

Die Identifikation von SSI ist in Hinblick auf therapeutische Konsequenzen eine ärztliche Aufgabe. Die gesetzlich verpflichtende Surveillance kann dagegen auf der Basis der KISS-Definitionen geschultem nichtärztlichem Personal übertragen werden. Für die Surveillance von SSI sollten die KISS-Module OP-KISS und AMBU-KISS genutzt werden (KRINKO 2001; Gastmeier 2016). Auch Einrichtungen für das ambulante Operieren sind gesetzlich zur Surveillance verpflichtet (Einzelheiten zur Umsetzung in KRINKO 2003). Zusätzlich erlaubt die Erfassung von Erregern mit speziellen Resistenzen und Multiresistenzen (Robert Koch-Institut 2013) die rasche Erkennung einer epidemiologisch bedingten Häufung von Isolaten.

3.5 Schutzmaßnahmen bei Auftreten übertragbarer Krankheiten

In bettenführenden Abteilungen sind die zusätzlich zur Basishygiene erforderlichen Barrieremaßnahmen zur Verhinderung der Übertragung von Patient zu Patient sowie der Übertragung durch Personal festzulegen. Abhängig von der Art der Übertragung (Kontakt, Tröpfchen, aerogen, parenteral, vektorassoziiert, gemischt) sind folgende Maßnahmen erforderlich: Einmalhandschuhe, Schürzen bzw. Schutzkittel, Mund-Nasen-, Augen-, Haarschutz, intensivierte und/oder erregerbezogene Flächendesinfektion in der patientennahen Umgebung, Einzel-, Kohorten- (bei gleichem Erreger, gleicher Resistenz, gleicher Mutante) oder Kontaktisolierung (bettseitige Isolierung). Bei Kontaktisolierung bleibt das Bett im Mehrbettzimmer und gehört einschließlich der unmittelbaren Umgebung (Nachtschrank, am Patienten eingesetzte Geräte) zum Isolationsbereich. Voraussetzung ist ausreichende Bewegungsfreiheit zum Nachbarbett. Sofern der Patient bettlägerig ist, ist die Kontaktisolierung problemlos realisierbar, wenn die Mitpatienten über das erforderliche Verhalten aufgeklärt sind und Compliance zu erwarten ist. Der Patient und die Mitpatienten sollten über die besonderen Schutzmaßnahmen und über den Grund des Verzichts auf Einzelisolierung beispielsweise mit folgenden Merkblättern informiert werden.

> **„Verhalten bei Nachweis isolierungspflichtiger Erreger" oder „Verhalten der Mitpatienten, die zusammen mit dem isolierten Patienten in Zimmer betreut werden"**
> - Bleiben Sie bitte in der Nähe Ihres eigenen Betts und vermeiden Sie Kontakte zu anderen Bereichen des Zimmers.
> - Müssen Sie die gemeinsame Sanitärzelle benutzen, desinfizieren Sie sich vorher die Hände und nutzen die bereitgestellten Desinfektionstücher, um die von Ihnen benutzten Gegenstände und Flächen im Bad zu desinfizieren.
> - Das Zimmer sollen Sie nur nach Rücksprache mit dem Personal verlassen, da es erforderlich sein kann, Schutzkittel und Mund-Nasen-Schutz anzulegen.
> - Die Hände müssen bei Verlassen desinfiziert werden.
> - Bei Wunsch nach einem Spaziergang begeben Sie sich bitte auf dem kürzesten Weg ins Freie.
> - Bei erforderlicher Untersuchung in diagnostischen Funktionseinheiten werden Sie durch unser Personal begleitet.
> - Die Nutzung von Gemeinschaftsräumen (Cafeteria, Aufenthaltsraum Station) ist für die Dauer der Besiedlung mit dem Erreger leider nicht möglich.
> - Von Ihren Angehörigen dürfen Sie besucht werden.
> - Wir händigen Ihren Angehörigen ein Hygienemerkblatt aus, um sie über die erforderlichen Maßnahmen zu informieren, ohne einen Hinweis auf Ihre Erkrankung zu geben.

Schmutzwäsche isolierter Patienten ist ohne Zwischenlagerung in Wäschesäcke zu geben (mit Infektion gekennzeichnete Wäschesäcke sind nur bei leicht übertragbaren Infektionskrankheiten erforderlich). Abfallsäcke sind ohne Zwischenlagerung in den Abholcontainer zu geben (Plastiksack bei

Abfallschlüssel 180104, verschließbare Tonne bei AS 180103). Nach der Entlassung ist eine Schlussdesinfektion durchzuführen. Bei Verlegung ist der Überleitungsbogen zusammen mit den Entlassungspapieren der Zieleinrichtung bzw. dem weiterbehandelnden Arzt mitzugeben.

In Einrichtungen für ambulantes Operieren sind Patienten mit bekannter Kolonisation oder Infektion mit MRE, ggf. auch mit anderen Erregern (z. B. *C. difficile, M. tuberculosis*, Virusgrippe) möglichst zuletzt einzubestellen und möglichst von anderen Patienten zu separieren (extra Raum oder getrennt platzieren). Das betreuende Personal muss bei Tätigkeiten am Patienten Schutzkleidung anlegen. Der Patient ist über das eigene Verhalten aufzuklären, d. h. Verlassen des Wartebereichs nur nach Aufforderung, Unterlassen direkter Kontakte mit anderen Patienten und deren Kontaktflächen, Einweisung in die Händedesinfektion, bei zu erwartender massiver Kontamination Schutzkittel, ggf. MNS und Schutzhandschuhe.

Die Schutzmaßnahmen sind erregerbezogen in der KRINKO-Empfehlung (2015) tabellarisch als Grundlage für Festlegungen im Hygieneplan zusammengefasst. Für MRSA, MRGN, multiresistente Enterokokken und *C. difficile* wurden wegen der Differenziertheit der Maßnahmen separate Empfehlungen erarbeitet (KRINKO 2012, 2014a, 2014b, 2018b, 2019a, 2019b Zur Prävention von COVID-19 wird auf sowie die Empfehlungen von Moletta et al. (2020) und Krüger et al. (2020) verwiesen.).

Literatur

KRINKO und BfArM (2012) Anforderungen an die Hygiene bei der Aufbereitung von Medizinprodukten. Empfehlung der Kommission für Krankenhaushygiene und Infektionsprävention (KRINKO) beim Robert Koch-Institut (RKI) und des Bundesinstitutes für Arzneimittel und Medizinprodukte (BfArM). Bgbl·55:1244–1310

Anderson MJ, David ML, Scholz M, Bull SJ, Morse D, Hulse-Stevens M, Peterson ML (2015) Efficacy of skin and nasal povidone-iodine preparation against mupirocin-resistant methicillin-resistant Staphylococcus aureus and S. aureus within the anterior nares. Antimicrob Agents Chemother 59(5):2765–2773

ARGEBAU (2013). https://www.is-argebau.de/Dokumente/42317213.pdf

Beldame J, Lagrave B, Lievain L, Lefebvre B, Frebourg N, Dujardin F (2012) Surgical glove bacterial contamination and perforation during total hip arthroplasty implantation: when gloves should be changed. Orthop Traumatol Surg Res 98(4):432–440

Berríos-Torres SI, Umscheid CA, Bratzler DW (2017) Centers for disease control and prevention. Guideline for prevention of surgical site infection. JAMA Surg 152(8):784–791

de Jonge E, de Boer MGJ, van Essen EHR, Dogterom-Ballering HCM, Veldkamp KE (2019) Effects of a disinfection device on colonization of sink drains and patients during a prolonged outbreak of multidrug-resistant Pseudomonas aeruginosa in an intensive care unit. J Hosp Infect 102(1):70–74

Dörfel D, Maiwald M, Daeschlein G, Müller G, Hudek R, Assadian O, Kampf G, Kohlmann T, Harnoss JC, Kramer A (2021). Comparison of the antimicrobial efficacy of povidone-iodine-alcohol versus chlorhexidine-alcohol for surgical skin preparation on the aerobic and anaerobic skin flora of the shoulder region. Antimicrob Resist Infect Control 10, 17

Garg PK, Kumar A, Sharda VK, Saini A, Garg A, Sandhu A (2013) Evaluation of intraoperative peritoneal lavage with super-oxidized solution and normal saline in acute peritonitis. Arch Int Surg 3:43–48

Gastmeier P (2016) Erregerbezogene Epidemiologie und Prävention nosokomialer Infektionen. In: Kramer A, Assadian O, Exner M, Hübner NO, Simon A (Hrsg) Krankenhaus- und Praxishygiene, 3. Aufl. Urban Fischer, München, S 164–182

Gesetz zur Verhütung und Bekämpfung von Infektionskrankheiten beim Menschen. Bgbl 2020; I, 3136

Goswami K, Austin MS (2019) Intraoperative povidone-iodine irrigation for infection prevention. Arthroplasty Today 5(3):306–308

Harnoss JC, Assadian O, Kramer A, Probst P, Müller-Lantzsch C, Scheerer L, Bruckner T, Diener MK, Büchler MW, Ulrich AB (2018) Comparison of chlorhexidine-isopropanol with isopropanol skin antisepsis for prevention of surgical-site infection after abdominal surgery. Br J Surg 105(7):893–899

Kline SE, Neaton JD, Lynfield R, Ferrieri P, Kulasingam S, Dittes K, Glennen A, Jawahir S, Kaizer A, Menk J, Johnson JR (2018) Randomized controlled trial of a self-administered five-day antiseptic bundle versus usual disinfectant soap showers for preoperative eradication of Staphylococcus aureus colonization. Infect Control Hosp Epidemiol 39(9):1049–1057

Kramer A, Assadian O, Simon A, Ryll S, Wendt M, Heidecke CD (2016a) Einbeziehen des Patienten und seiner Angehörigen in die Infektionsprävention. In: Kramer A, Assadian O, Exner M, Hübner NO, Simon A (Hrsg) Krankenhaus- und Praxishygiene, 3. Aufl. Urban Fischer, München, S 752–760

Kramer A, Wendt M, Assadian O, Zach M, Lippert H (2016b) Klinische Operationszentren. In: Kramer A,

Assadian O, Exner M, Hübner NO, Simon A (Hrsg) Krankenhaus- und Praxishygiene, 3. Aufl. Urban Fischer, München, S 782–789

Kramer A, Dissemond J, Kim S, Willy C, Mayer D, Papke R, Tuchmann F, Assadian O (2018a) Consensus on wound antisepsis: update 2018. Skin Pharmacol Physiol 31(1):28–58

Kramer A, Jäkel C, Zacharowski K, Kramer S, Heidecke CD (201b8) enischen Gesichtspunkten. In: Schmid R, Schmidt AJ (Hrsg) Modernes Beschaffungsmanagement im Gesundheitswesen. Medhochzwei, Heidelberg, S 117–133

KRINKO (2001) Surveillance (Erfassung und Bewertung) von nosokomialen Infektionen (Umsetzung von § 23 IfSG). Bgbl Gesundheitsforsch Gesundheitsschutz 44:523–536

KRINKO (2010) Die Kategorien in der Richtlinie für Krankenhaushygiene und Infektionsprävention – Aktualisierung der Definitionen. Bgbl 53:754–756

KRINKO (2012) Hygienemaßnahmen bei Infektion oder Besiedlung mit multiresistenten gramnegativen Stäbchen (MRGN). Bgbl 55:1311–1354

KRINKO (2013) Surveillance von postoperativen Wundinfektionen in Einrichtungen für das ambulante Operieren gemäß § 23 Abs. 1 IfSG. Bgbl Gesundheitsforsch Gesundheitsschutz 2003; 46:791–5

KRINKO (2014a) Ergänzung zu den „Hygienemaßnahmen bei Infektionen oder Besiedlung mit multiresistenten gramnegativen Stäbchen" (2012) im Rahmen der Anpassung an die epidemiologische Situation. Epid Bull 21:183–184

KRINKO (2015) Infektionsprävention im Rahmen der Pflege und Behandlung von Patienten mit übertragbaren Krankheiten. Bgbl 58:1151–1170

KRINKO (2016) Händehygiene in Einrichtungen des Gesundheitswesens. Bgbl 59:1189–1220

KRINKO (2018a) Prävention postoperativer Wundinfektionen. Bgbl 61:448–473

KRINKO (2018b) Hygienemaßnahmen zur Prävention der Infektion durch Enterokokken mit speziellen Antibiotikaresistenzen. Bgbl 61:1310–1361

KRINKO (2019a) Ergänzung zu den „Empfehlungen zur Prävention und Kontrolle von Methicillin-resistenten Staphylococcus-aureus-Stämmen (MRSA) in medizinischen und pflegerischen Einrichtungen" der KRINKO zu Fragen bezüglich des Transports von mit MRSA besiedelten Personen. Epid Bull 8:75–76

KRINKO (2019b) Hygienemaßnahmen bei Clostridioides difficile-Infektion (CDI). Bgbl 62:906–923

KRINKO. Anforderungen der Hygiene an abwasserführende Systeme in medizinischen Einrichtungen. Empfehlung der Kommission für Krankenhaushygiene und Infektionsprävention (KRINKO) beim Robert Koch-Institut. BgBl 2020; 63: 484–501

Krüger CM, Kramer A, Türler A, Riediger H (2020) Can surgery follow the dictates of the pandemic "keep your distance"? Requirements with COVID-19 for hygiene, resources and the team. GMS Hyg Infect Control 2020;15: Doc19

López-Cano M, Kraft M, Curell A, Puig-Asensio M, Balibrea J, Armengol-Carrasco M, García-Alamino JM (2019a) A meta-analysis of prophylaxis of surgical site infections with topical application of povidone iodine before primary closure. World J surg 43(2):374–384

López-Cano M, Kraft M, Curell A, Puig-Asensio M, Balibrea J, Armengol-Carrasco M, García-Alamino JM (2019b) Use of topical antibiotics before primary incision closure to prevent surgical site infection: a meta-analysis. Surg Infect (Larchmt) 20(4):261–270

Moletta L, Pierobon ES, Capovilla G, Costantini M, Salvador R, Merigliano S, et al. (2020) International guidelines and recommendations for surgery during COVID-19 pandemic: A Systematic Review. Int J Surg 79: 180-8

MPG (2019) Gesetz über Medizinprodukte (Medizinproduktegesetz – MPG). Bgbl I:1202

NICE (2016) Hypothermia: prevention and management in adults having surgery. Clinical Guideline [CG65].

Norman G, Atkinson RA, Smith TA, Rowlands C, Rithalia AD, Crosbie EJ, Dumville JC (2017) Intracavity lavage and wound irrigation for prevention of surgical site infection. Cochrane Database Syst Rev 10:CD012234

Peng HM, Wang LC, Zhai JL, Weng XS, Feng B, Wang W (2017) Effectiveness of preoperative decolonization with nasal povidone iodine in Chinese patients undergoing elective orthopedic surgery: a prospective cross-sectional study. Braz J Med Biol Res 51(2):e6736

Koch-Institut R (2013) Surveillance nosokomialer Infektionen sowie die Erfassung von Krankheitserregern mit speziellen Resistenzen und Multiresistenzen. Bgbl 56:580–583

WHO (2018) Global guidelines for the prevention of surgical site infection.

Antibiotika und Antibiotikatherapie

4

Christian Eckmann und Hans-Jürgen Hain

Inhaltsverzeichnis

4.1 **Antibiotikaklassen**	53
4.1.1 Beta-Laktame	53
4.1.2 Penicilline	54
4.1.3 Cephalosporine	55
4.1.4 Carbapeneme	57
4.1.5 Monobactame: Aztreonam	57
4.1.6 Fluorchinolone	58
4.1.7 Glykopeptide: Vancomycin, Teicoplanin	58
4.1.8 Lipoglykopeptide: Dalbavancin, Oritavancin, Telavancin	59
4.1.9 Aminoglykoside: Amikacin, Gentamicin, Tobramycin	59
4.1.10 Oxazolidinone: Linezolid	60
4.1.11 Lincosamide: Clindamycin	60
4.1.12 Glycylcycline: Tigecyclin	60
4.1.13 Nitroimidazole: Metronidazol	60
4.1.14 Phosphonsäuren: Fosfomycin	61
4.1.15 Folsäuresyntheseinhibitoren: Cotrimoxazol	61
4.1.16 Weitere, selten im viszeralchirurgischen Bereich eingesetzte Antibiotika	61

4.1 Antibiotikaklassen

Christian Eckmann

Allermeistens erfolgt die Antibiotikatherapie chirurgischer Infektionen kalkuliert, d. h. ohne Kenntnis des verursachenden Erregers. Mittlerweile steht ein Armamentarium verschiedener Antibiotikaklassen zur Verfügung, die sich z. T. substanziell bezüglich ihres Wirkmechanismus, der Gewebepenetration, pharmakokinetischer Parameter, Interaktionen und unerwünschter Wirkungen unterscheidet. Im Folgenden werden die häufig in der Chirurgie eingesetzten Antibiotika vorgestellt.

4.1.1 Beta-Laktame

Beta-Laktame üben einen bakteriziden Effekt aus und zeigen eine zeitabhängige Tötungskinetik. Aus diesem Grund gilt die Zeitdauer des Wirkstoffspiegels oberhalb der minimalen Hemmkonzentration

C. Eckmann (✉)
Klinik für Allgemein-, Viszeral- und Thoraxchirurgie, Klinikum Hannoversch-Münden, Akademisches Lehrkrankenhaus der Universität Göttingen, Hannoversch-Münden, Deutschland
E-Mail: c.eckmann@khmue.de

4.2 **Antibiotikatherapie bei Infektionen mit multiresistenten Erregern** 61
4.2.1 Perioperative Antibiotikaprophylaxe 62
4.2.2 Therapie bakterieller (multiresistenter) Infektionen
in der Viszeralchirurgie 63
4.2.3 Ausblick 64
Literatur 64

(T>MHK) als wichtigste Kenngröße für die Wirksamkeit von Beta-Laktam-Antibiotika.

4.1.2 Penicilline

Die Einteilung der parenteralen Penicilline in Gruppen erfolgt nach ihrer Struktur in Benzylpenicillin, Aminopenicilline, Acylaminopenicilline und Isoxazolylpenicilline. Verbunden mit diesen Struktureigenschaften zeigen Penicilline ein sehr unterschiedliches Verhalten gegenüber Erregern und Beta-Laktamasen. Die pharmakokinetischen Eigenschaften der Penicilline zeigen untereinander keine große Variabilität. Die Verteilung erfolgt vornehmlich extrazellulär, das relative Verteilungsvolumen liegt bei 0,2–0,4 l/kg Körpergewicht. Die Plasmahalbwertszeiten betragen bei nierengesunden Patienten 1–2 h, die Elimination erfolgt meist unverändert renal. Die Plasmaproteinbindung ist sehr unterschiedlich und kann Werte von >90 % bei den Isoxazolylpenicillinen erreichen. Das antibakterielle Wirkungsspektrum der Penicilline ist je nach Gruppe schmal bis sehr breit und das wichtigste Auswahlkriterium für den klinischen Einsatz.

4.1.2.1 Benzylpenicillin (Penicillin G)

Das Wirkungsspektrum von Penicillin G umfasst die meisten Streptokokken, Pneumokokken, Meningokokken, Spirochäten und einige anaerobe Erreger wie Clostridien und *Actinomyces*-Arten. Benzylpenicillin ist gegen Staphylokokken wegen der Produktion von Beta-Laktamasen oder veränderter Bindeproteine nur in wenigen Fällen wirksam. Die Zulassung von Penicillin G erlaubt einen Einsatz bei nahezu allen systemischen und lokalen Infektionen, unabhängig von der Infektlokalisation, wenn die Infektion durch penicillinempfindliche Erreger verursacht wird. Da das Wirkungsspektrum sehr schmal ist, sollten schwere Infektionen (z. B. nekrotisierende Fasziitis) vor Erregernachweis initial nicht in Monotherapie behandelt werden. Beim Erysipel und bei Monoinfektion durch Streptokokken gilt Penicillin G jedoch wegen der günstigen Gewebepenetration, der sehr guten Verträglichkeit und der in Deutschland niedrigen Resistenzraten als das Mittel der ersten Wahl.

In der Depotform liegt Benzylpenicillin mit organischen Basen als schwerlösliches Salz für die intramuskuläre Injektion vor. Die Plasmakonzentrationen sind niedrig und die Spitzenkonzentrationen werden mit erheblicher Verzögerung erreicht. Chirurgische Indikationen des Depotpenicillins sind u. a. die Rezidivprophylaxe des rheumatischen Fiebers und des Erysipels.

4.1.2.2 Isoxazolylpenicilline: Flucloxacillin, Oxacillin

Sie besitzen ein schmales Wirkungsspektrum im grampositiven Bereich und haben eine gute Wirkung auf Staphylokokken, einschließlich penicillinaseproduzierender Stämme. Gegen methicillinresistente Staphylokokken sind auch diese Penicillinderivate unwirksam. Gegenüber anderen grampositiven Erregern wirken sie schwächer als Benzylpenicillin. Sie sollten daher nur zur gezielten Therapie von Infektionen durch methicillinsensible Staphylokokken eingesetzt werden (z. B. Abszess durch Staphylokokken mit systemischer Reaktion wie Fieber, CRP-Erhöhung, Immunsuppression).

4.1.2.3 Aminopenicilline: Ampicillin, Ampicillin/Sulbactam, Amoxicillin/Clavulansäure

Das antibakterielle Spektrum der Aminopenicilline umfasst grampositive sowie einige gramne-

---

H.-J. Hain
Klinik für Allgemein- und Viszeralchirurgie,
Groß-Umstadt, Deutschland
E-Mail: h.hain@kreiskliniken-dadi.de

gative Erreger. Die Wirkung gegen Streptokokken ist gut und gegen *Enterococcus faecalis* im Vergleich zu Penicillin G sogar stärker. Die Wirkung gegen Staphylokokken und gramnegative Erreger, vor allem Vertreter der Enterobacterales, *Moraxella catarrhalis* und *Bacteroides fragilis*, ist wegen zunehmender Resistenz der Erreger durch die Bildung von Beta-Laktamasen sehr eingeschränkt. Bis zu 80 % der Stämme zeigen eine verminderte Empfindlichkeit. Die Kombination mit einem Beta-Laktamase-Inhibitor (BLI) kann das Spektrum der Aminopenicilline auf zahlreiche Beta-Laktamase-produzierende grampositive und gramnegative Erreger sowie Anaerobier erweitern, sodass eine kalkulierte Therapie möglich ist.

Ampicillin besitzt eine Zulassung für die Behandlung akuter und chronischer bakterieller Infektionen mit nachgewiesen empfindlichen Erregern, unabhängig von der Infektlokalisation. Zugelassen ist es u. a. zur Therapie von Infektionen des Bauchraumes, der Haut- und Weichgewebe und für die perioperative Antibiotikaprophylaxe. In fixer Kombination sind Amoxicillin/Clavulansäure und Ampicillin/Sulbactam auf dem Markt erhältlich. Sulbactam steht auch zur freien Kombination zu Verfügung.

Häufigste unerwünschte Wirkungen der Aminopenicilline sind pseudoallergische Hautreaktionen. Ein morbilliformes Exanthem tritt meist 5–10 Tage nach Behandlungsbeginn auf. Betroffen sind vor allem Patienten mit gleichzeitiger Virusinfektion (z. B. infektiöser Mononukleose).

4.1.2.4 Acylaminopenicilline: Mezlocillin, Piperacillin, Piperacillin/Tazobactam, Kombinationen mit Sulbactam

Das Wirkungsspektrum der Acylaminopenicilline umfasst grampositive und gramnegative Erreger. Piperacillin erfasst auch *Pseudomonas aeruginosa*. Aufgrund der hohen Rate Beta-Laktamase-bildender Staphylokokken, aber auch von Enterobacterales und wichtigen Anaerobiern, ist die Wirkung der Acylaminopenicilline alleine allerdings häufig eingeschränkt. Auch hier lässt sich durch Kombination mit einem Beta-Laktamase-Inhibitor das Wirkungsspektrum auf Beta-Laktamase-produzierende Erreger erweitern, sodass sich die Acylaminopenicillin/BLI-Kombinationen zur kalkulierten Initialtherapie auch schwerer nosokomialer Infektionen eignen. Zur Wahl stehen die fixe Kombination von Piperacillin mit Tazobactam und die freie Kombination von Mezlocillin oder Piperacillin mit Sulbactam. Tazobactam ist in vitro der effektivere Inhibitor. Für die fixe Kombination (Piperacillin/Tazobactam) sprechen unter dem Aspekt einer evidenzbasierten Antibiotikatherapie gut dokumentierte Studien, praktische Vorteile in der Zubereitung und pharmakokinetische Aspekte, da insbesondere bei niereninsuffizienten Patienten Piperacillin und Tazobactam weitgehend parallel aufgenommen, verteilt und ausgeschieden werden.

Das zugelassene Einsatzgebiet der Acylaminopenicilline ist umfassend und beinhaltet systemische und lokale Infektionen durch empfindliche Erreger (grampositiv, gramnegativ, aerob, anaerob, Mischinfektionen), zu denen intraabdominelle Infektionen, Haut- und Weichgewebeinfektionen (einschließlich Verbrennungen) sowie die perioperative Prophylaxe gehören.

4.1.3 Cephalosporine

Die parenteralen Cephalosporine werden in Deutschland nach den Empfehlungen der PEG z. Zt. in fünf Gruppen eingeteilt (Barbour et al. 2009). Die pharmakodynamischen Eigenschaften der Cephalosporine entsprechen denen der Penicilline. Bei den pharmakokinetischen Parametern zeigen sich bei einzelnen Substanzen erhebliche Unterschiede in der Elimination. Die meisten Cephalosporine werden überwiegend unverändert renal ausgeschieden. Cephalosporine werden im Allgemeinen sehr gut vertragen. Allergische Reaktionen sind weniger häufig als bei den Penicillinen. Kreuzallergien zu den Penicillinen sind eher selten (< 10 %).

4.1.3.1 Cephalosporine der Gruppe 1: Cefazolin

Cefazolin wirkt vorwiegend gegen Staphylokokken und Streptokokken. Bei methicillinresistenten

Staphylokokken ist Cefazolin wie alle anderen Cephalosporine jedoch mit der Ausnahme von Ceftobiprol und Ceftarolin (siehe Cephalosporine Gruppe 5), unwirksam. Der Anteil empfindlicher Enterobacterales (wie *Escherichia coli, Klebsiella* spp. etc.) hat in den letzten Jahren abgenommen. Cefazolin ist vor allem zur Therapie von Infektionen durch methicillinempfindliche Staphylokokken (z. B. Weichgewebeinfektionen) sowie für die perioperative Prophylaxe geeignet.

4.1.3.2 Cephalosporine der Gruppe 2: Cefuroxim

Cefuroxim besitzt gegenüber Cefazolin ein erweitertes Spektrum im gramnegativen Bereich, das auch *Haemophilus influenzae* einschließt. Zudem zeigt es eine gute Aktivität gegen methicillinsensible Staphylokokken. Die Zulassung umfasst im chirurgischen Bereich Haut- und Weichgewebeinfektionen sowie in Kombination mit Metronidazol intraabdominelle Infektionen und die perioperative Antibiotikaprophylaxe abdominalchirurgischer Eingriffe. Die Sequenztherapie mit der oralen Darreichungsform (Cefurominaxetil) wird bei schweren Infektionen aufgrund der geringen Bioverfügbarkeit und der im Vergleich zur parenteralen Gabe reduzierten Dosis nicht empfohlen.

4.1.3.3 Cephalosporine der Gruppe 3: 3a Cefotaxim, Ceftriaxon, 3b Ceftazidim/Avibactam, 3c Ceftolozan/Tazobactam

Cephalosporine der Gruppe 3 haben ein breites Wirkungsspektrum mit einer ausgeprägten antibakteriellen Aktivität gegenüber gramnegativen Bakterien. Eingeschränkt wird ihr Wirkungsspektrum allerdings durch die Ausbreitung von Enterobacterales mit Extended-Spectrum-Beta-Laktamasen (ESBL, auch 3MRGN genannt), die auch die Cephalosporine der Gruppe 3 inaktivieren. In Kombination mit einem Beta-Laktamase-Inhibitor werden jedoch auch ESBL-Bildner erfasst (siehe unten). Ceftriaxon wird zu 40–50 % hepatobiliär ausgeschieden und übt einen vergleichsweise hohen Resistenzselektionsdruck auf das gastrointestinale Mikrobiom aus.

Die In-vitro-Aktivität von Cefotaxim und Ceftriaxon gegenüber Staphylokokken ist im Vergleich zu den Cephalosporinen der Gruppen 1 und 2 schwächer, die von Ceftazidim und Ceftolozan unzureichend. Für die Behandlung von Infektionen, bei denen Staphylokokken vermutet oder nachgewiesen werden, sind diese beiden Cephalosporine nicht geeignet. Ceftazidim und Ceftolozan sind im Gegensatz zu Cefotaxim und Ceftriaxon auch gegenüber Streptokokken und Pneumokokken klinisch unwirksam. Cefotaxim und Ceftriaxon (Gruppe 3a) zeigen dafür keine, Ceftazidim (Gruppe 3b) und Ceftolozan (Gruppe 3c) hingegen eine sehr gute *Pseudomonas*-Wirksamkeit.

Die zugelassenen Indikationen der Cephalosporine der Gruppen 3a und 3b umfassen Erkrankungen aller Organsysteme, soweit sie durch empfindliche Erreger verursacht werden.

Die neue Gruppe 3c umfasst das neue Cephalosporin Ceftolozan, welches in fixer Kombination mit dem Beta-Laktamase-Inhibitor Tazobactam erhältlich ist, sowie Ceftazidim in Kombination mit Avibactam. Ceftolozan/Tazobactam hat eine gute antibakterielle Aktivität gegen *Pseudomonas aeruginosa*, ebenso gegenüber *Escherichia coli* und *Klebsiella pneumoniae*, inklusive der meisten ESBL-produzierenden Stämme. Ceftolozan/Tazobactam ist unwirksam gegenüber Staphylokokken und Anaerobiern (außer *Bacteroides fragilis*), und es besitzt keine Aktivität gegen carbapenemresistente Bakterien. Avibactam, ein neuer Beta-Laktamase-Inhibitor, hemmt Beta-Laktamasen der Ambler-Klassen A und C sowie einige Enzyme der Klasse D, jedoch nicht Enzyme der Klasse B (d. h. Metallo-Beta-Laktamasen). In der fixen Kombination mit dem Cephalosporin der Gruppe 3b Ceftazidim verbessert Avibactam die Wirksamkeit gegenüber Stämmen von *Pseudomonas aeruginosa, Escherichia coli* und *Klebsiella pneumoniae*, die ESBL-Enzyme, AmpC-Beta-Laktamasen und bestimmte Carbapenemasen wie KPC oder OXA-48 produzieren. Die zugelassene Dosis beträgt $3 \times 2,5$ g Ceftazidim/Avibactam i. v. mit einer Infusionsdauer von 2 h. Beide Kombinationspräparate sind aus chirurgischer Sicht bei Bauchrauminfektionen zugelassen.

4.1.3.4 Cephalosporine der Gruppe 4: Cefepim

Cefepim hat eine den Cephalosporinen der Gruppe 3a vergleichbar schwache Staphylokokkenaktivität und eine dem Ceftazidim vergleichbare *Pseudomonas*-Wirksamkeit. Cefepim ist zudem in vitro wirksam gegenüber Erregern, die AmpC-Beta-Laktamasen überexprimieren (vor allem *Enterobacter* spp., *Citrobacter freundii*), was es von den Cephalosporinen der Gruppe 3 unterscheidet. ESBL-bildende Erreger sind jedoch resistent.

4.1.3.5 Cephalosporine der Gruppe 5: Ceftarolin, Ceftobiprol

Das Wirkspektrum von Ceftarolin entspricht dem der Cephalosporine der Gruppe 3a. Darüber hinaus besitzt Ceftarolin eine Wirksamkeit gegenüber methicillinresistenten Staphylokokken. Die zugelassene chirurgische Indikation umfasst komplizierte Haut- und Weichgewebeinfektionen.

Ceftobiprol zeigt eine den Cephalosporinen der Gruppe 4 vergleichbare Aktivität gegen gramnegative Erreger und ist zusätzlich gegen methicillinresistente Staphylokokken aktiv. Zudem ist Ceftobiprol in vitro gegen einen Teil der Stämme von *Enterococcus faecalis* aktiv. Die derzeitige Zulassung umfasst schwere Haut- und Weichgewebeinfektionen sowie nosokomiale Pneumonien außer beatmungsassoziierten Pneumonien (VAP). Die Einhaltung der vorgegebenen Infusionsdauer von 2 h ist zur Vermeidung unerwünschter Wirkungen notwendig (Barbour et al. 2009).

4.1.4 Carbapeneme

Carbapeneme sind gut verträgliche Beta-Laktam-Antibiotika, die aufgrund ihres Wirkungsspektrums in zwei Gruppen eingeteilt werden. Sie zeigen ein sehr breites Wirkungsspektrum im grampositiven und gramnegativen Bereich, einschließlich Anaerobier und ESBL-bildender Erreger. Carbapeneme zeigen bei carbapenemasebildenden Stämmen keine bzw. nur eine verminderte Aktivität. Ebenso besitzen die Carbapeneme keine Aktivität gegen methicillinresistente Staphylokokken sowie gegen *Enterococcus faecium*.

Zur Gruppe 1 zählen Imipenem (in Kombination mit Cilastatin) und Meropenem. Cilastatin ist ein Inhibitor der renalen Dehydropeptidase-I, die Imipenem metabolisiert.

Die Gruppe 2 beinhaltet Ertapenem. Ertapenem weist im Gegensatz zur Gruppe 1 keine klinische Wirksamkeit gegenüber *Pseudomonas* spp. und *Acinetobacter* spp. auf.

Alle Carbapeneme werden teilweise metabolisiert und vorzugsweise renal eliminiert. Die Halbwertszeit bei nierengesunden Patienten liegt bei den Carbapenemen der Gruppe 1 bei etwa 1 h. Ertapenem hat eine längere Halbwertszeit (ca. 4 h) und wird 1 × täglich dosiert. Imipenem/Cilastatin und Meropenem sind dosisäquivalent. Bei weniger empfindlichen Erregern und schweren Infektionen wird eine längere Infusionsdauer für Meropenem empfohlen, die Stabilität von Imipenem/Cilastatin reicht für eine prolongierte Infusionsdauer oder eine kontinuierliche Gabe nicht aus.

Bei allen Carbapenemen (wie bei allen Penicillinen) ist eine dosisabhängige epileptogene unerwünschte Arzneimittelwirkung (UAW) bekannt (Imipenem > Ertapenem > Meropenem).

4.1.5 Monobactame: Aztreonam

Aztreonam zeigt ein den anderen Beta-Laktamen ähnliches pharmakokinetisches und pharmakodynamisches Verhalten. Es wirkt ausschließlich gegen gramnegative Erreger, einschließlich *Pseudomonas aeruginosa*. *Acinetobacter* spp., *Stenotrophomonas maltophilia* sowie ESBL-bildende Enterobacterales sind resistent. Demgegenüber sind Metallo-Beta-Laktamase (MBL)-bildende Stämme sensibel. Aufgrund der Strukturunterschiede zu den anderen Beta-Laktam-Antibiotika ist kaum mit einer Kreuzallergie zu rechnen. Es kann als Kombinationspartner mit Antibiotika eingesetzt werden, die nur im grampositiven Bereich wirken. In der Zukunft könnte Aztreonam aber an Bedeutung gewinnen, denn die Kombination mit Avibactam ist auch gegen Bakterienstämme wirksam, die bestimmte Carbapenemasen produzieren.

4.1.6 Fluorchinolone

Fluorchinolone weisen eine konzentrationsabhängige Bakterizidie auf. Das Wirkungsspektrum ist breit. Die hohen Resistenzraten von *Escherichia coli* und anderen Enterobacterales schränken den Einsatz der Fluorchinolone in Monotherapie als kalkulierte Initialtherapie vor allem bei nosokomialen Infektionen deutlich ein. In der Regel besteht eine Kreuzresistenz zwischen allen Fluorchinolonen.

Die Fluorchinolone verteilen sich extra- und intrazellulär. Sie haben ein hohes relatives Verteilungsvolumen von meist 2–4 l/kg KG und penetrieren gut in viele Gewebe. Die Proteinbindung liegt meist unter 40 %. Levofloxacin wird nahezu ausschließlich renal eliminiert, Ciprofloxacin auch biliär und transintestinal ausgeschieden. Moxifloxacin wird zum größten Teil durch Konjugationsreaktionen eliminiert. Die Halbwertszeit beträgt 3–4 h für Ciprofloxacin, 7–8 h für Levofloxacin und mehr als 10 h für Moxifloxacin, was die unterschiedliche Applikationshäufigkeit erklärt.

Unerwünschte Wirkungen treten bei etwa 4–10 % der behandelten Patienten auf, meist als Störung des Magen-Darm-Trakts, ZNS-Reaktion in Form von Schlaflosigkeit und Benommenheit oder Hautreaktion. Die EMA hat unlängst eine Warnung ausgesprochen und empfohlen, dass Fluorchinolone nicht mehr zur Reiseprophylaxe, für virale Infektionen und bei leichteren Infektionen (bakterielle Sinusitis, unkomplizierter Harnwegsinfekt) eingesetzt werden. Bei schweren Infektionen (Peritonitis, schwere Haut- und Weichgewebeinfektion) bleiben Fluorchinolone Teil des antibiotischen Armamentariums.

4.1.6.1 Fluorchinolone der Gruppe 2: Ciprofloxacin (Gruppe 1-Medikamente nicht mehr verfügbar)

Ciprofloxacin hat eine sehr gute Wirksamkeit gegen gramnegative Enterobacterales und *Haemophilus influenzae*, eine gute Wirksamkeit gegen *Pseudomonas aeruginosa*, eine schwächere Wirkung gegen Staphylokokken und eine klinisch nicht ausreichende Wirkung gegen Pneumokokken und Enterokokken. Zugelassene Indikationen sind komplizierte Infektionen des Bauchraums (in Kombination mit Metronidazol) und von Haut und Weichgewebe.

4.1.6.2 Fluorchinolone der Gruppe 3: Levofloxacin

Levofloxacin hat im Vergleich mit Ciprofloxacin eine höhere Aktivität gegen grampositive Erreger wie Staphylokokken, Streptokokken, Pneumokokken sowie gegenüber Legionellen, Chlamydien und Mykoplasmen. Die Aktivität gegen gramnegative Erreger ist vergleichbar mit der von Ciprofloxacin, allerdings etwas geringer gegen *Pseudomonas aeruginosa*. Levofloxacin ist zugelassen zur Therapie von Haut- und Weichgewebeinfektionen.

4.1.6.3 Fluorchinolone der Gruppe 4: Moxifloxacin

Moxifloxacin besitzt strukturbedingt eine im Vergleich zu den Fluorchinolonen der Gruppen 2 und 3 deutlich höhere Aktivität gegenüber grampositiven Erregern wie Staphylokokken und Streptokokken, einschließlich Pneumokokken. Moxifloxacin wirkt als einziger Vertreter der Fluorchinolone gegen grampositive und gramnegative Anaerobier. Gegen *Pseudomonas aeruginosa* hingegen besitzt es keine ausreichende Wirksamkeit. Moxifloxacin ist zugelassen zur Therapie von komplizierten Haut- und Weichgewebeinfektionen.

4.1.7 Glykopeptide: Vancomycin, Teicoplanin

Der Wirkungsmechanismus der Glykopeptide beruht auf der Inhibition der Zellwandsynthese, charakterisiert durch die Bindung an den D-Ala-D-Ala-Terminus der Peptidseitenkette. Vancomycin und Teicoplanin wirken ausschließlich im grampositiven Bereich. Ihr Wirkungsspektrum umfasst Staphylokokken, einschließlich methicillinresistenter Stämme, Streptokokken, Enterokokken einschließlich *Enterococcus faecium,* Corynebakterien und *Clostridium difficile.* Eine Glykopeptidresistenz bei *Staphylococcus aureus* wurde weltweit bislang nur in Einzelfällen berichtet, bei den koagulasenegativen Staphylokokken kommen teicoplaninresistente Stämme vor.

Die Glykopeptide sollten nur dann eingesetzt werden, wenn aufgrund der Resistenzsituation oder wegen einer Allergie besser verträgliche Substanzen nicht infrage kommen, da sie bei empfindlichen Erregern klinisch schlechter wirksam sind als Beta-Laktame.

Glykopeptide wirken zeitabhängig mit einem nur langsam einsetzenden therapeutischen Effekt. Das Verteilungsvolumen von Vancomycin liegt bei 0,4–0,9 l/kg KG, das von Teicoplanin bei 1 l/kg KG. Die pharmakokinetischen Parameter unterliegen sehr starken inter- und intraindividuellen Schwankungen. Die Elimination der Glykopeptide erfolgt überwiegend renal in unveränderter Form. Glykopeptide haben ein substanzabhängiges nephro- und ototoxisches Potenzial. Ein therapeutisches Drug Monitoring (TDM) ist daher bei Vancomycin erforderlich. Bei Patienten mit Niereninsuffizienz sollten alternative Substanzen eingesetzt werden. Bei der Infusion von Vancomycin ist auf die vorgeschriebene Verdünnung und Infusionszeit zu achten, um einem Red-Man-Syndrom vorzubeugen. Die zugelassenen Indikationen umfassen die Sepsis sowie Infektionen der Haut und Weichgewebe.

4.1.8 Lipoglykopeptide: Dalbavancin, Oritavancin, Telavancin

In der Gruppe der Glykopeptidantibiotika gibt es eine neue Subgruppe, die sogenannten komplex halbsynthetisch hergestellten Lipoglykopeptide Oritavancin, Telavancin und Dalbavancin. Es besteht für diese Präparate ein bakterizider Effekt gegenüber grampositiven Kokken wie Staphylokokken einschließlich methicillinresistenter Stämme und auch vancomycinresistenter Enterokokken. Die Wirkung der Lipoglykopeptide beruht nicht nur auf der Hemmung der Zellwandsynthese, sondern auch auf der Destabilisierung der bakteriellen Zytoplasmamembran.

Dalbavancin ist ein Teicoplanin-Analogon und ist zur Behandlung von komplizierten Haut- und Weichgewebeinfektionen und gefäßkatheterassoziierten Infektionen zugelassen. Die Halbwertzeit beträgt 187 h. Aus diesem Grund muss dieses Antibiotikum nur einmalig mit 1500 g verabreicht werden, um einen 7-tägigen Therapiezyklus zu umfassen (Dunne et al. 2016). Das Wirkspektrum von Dalbavancin umfasst Staphylokokken (MSSA und MRSA), koagulasenegative Staphylokokken (CoNS), VISA und hVISA, aber nicht VRSA. Dalbavancin ist aktiv gegenüber Enterokokken sowie vancomycinresistenten Enterokokken (VRE) der Typen VanB und VanC, aber nicht gegen VanA.

4.1.9 Aminoglykoside: Amikacin, Gentamicin, Tobramycin

Sie sind wirksam im gramnegativen Bereich, vor allem gegen Enterobacterales. Tobramycin und Amikacin besitzen gegen *Pseudomonas aeruginosa* eine bessere Wirksamkeit als Gentamicin. Die Wirkung gegen grampositive Erreger ist wenig ausgeprägt. Sie werden aber z. B. bei Infektionen mit Enterokokken in Kombination mit Beta-Laktam-Antibiotika eingesetzt, um deren Wirkung zu verstärken. Aminoglykoside zeigen eine ausgeprägte, schnell einsetzende, konzentrationsabhängige Bakterizidie. Die Wirkung der Aminoglykoside ist vom pH-Wert abhängig. Im sauren und anaeroben Milieu sind sie unwirksam.

Insbesondere bei Risikopatienten muss die Kreatinin-Clearance berücksichtigt werden; ein therapeutisches Drug Monitoring ist erforderlich. Vor allem in der Kombinationstherapie mit Beta-Laktam-Antibiotika sollte einer 1 × täglichen Gabe der Gesamttagesdosis der Vorzug gegeben werden, um eine möglichst hohe Spitzenkonzentration zu erreichen. Für die 1 × tägliche Dosierung gibt es Hinweise auf eine geringere Toxizitätsrate mit günstigeren klinischen Erfolgen. Innerhalb eines 24-h-Dosierungsintervalls werden als therapeutische Zielbereiche

Talkonzentrationen von < 1 mg/l und (extrapolierte) Spitzenkonzentrationen von 15–20 mg/l für Gentamicin und Tobramycin und ca. 60 mg/l für Amikacin bei Patienten mit normaler Nierenfunktionsleistung angestrebt.

Aminoglykoside sind Antibiotika mit einem ausgeprägten oto- und nephrotoxischen Potenzial, die nur nach strenger Indikationsstellung eingesetzt werden sollen. Zugelassene Indikationen sind u. a. schwere Infektionen durch gramnegative Stäbchen (z. B. Peritonitis). Aminoglykoside dürfen für diese Behandlungen niemals in Monotherapie gegeben werden.

4.1.10 Oxazolidinone: Linezolid

Die Oxazolidinone wirken nur gegenüber grampositiven Erregern. Sie zeigen eine gute Aktivität gegenüber grampositiven Kokken wie Staphylokokken einschließlich methicillinresistenter Stämme und Enterokokken einschließlich vancomycinresistenter Enterokokken (VRE). Es besteht ein bakterizider Effekt gegenüber Streptokokken und ein bakteriostatischer gegenüber Staphylokokken und Enterokokken. Die Elimination erfolgt hauptsächlich renal. Linezolid ist zugelassen für die Behandlung komplizierter Haut- und Weichgewebeinfektionen. Während der Therapie müssen Blutbildkontrollen wegen einer möglichen Thrombozytopenie durchgeführt werden. Die Therapiedauer sollte 28 Tage nicht überschreiten.

4.1.11 Lincosamide: Clindamycin

Clindamycin zeigt eine vorwiegend bakteriostatische, zeitabhängige Wirkung auf Staphylokokken, Streptokokken, *Bacteroides*-Arten, Corynebakterien und *Mycoplasma pneumoniae*. Aufgrund seines Wirkungsmechanismus hemmt Clindamycin die Toxinproduktion bei Staphylokokken und Streptokokken und ist damit ein wichtiger Kombinationspartner bei Infektionen, bei denen die Toxinwirkung klinisch im Vordergrund steht.

Zugelassene Indikationen sind die Behandlung von Infektionen durch clindamycinempfindliche Erreger bei Infektionen im Bauchraum, von Haut- und Weichgewebe.

4.1.12 Glycylcycline: Tigecyclin

Tigecyclin hat ein breites Wirkungsspektrum, das neben den empfindlichen Stämmen auch multiresistente grampositive Erreger wie MRSA und VRE sowie multiresistente gramnegative Erreger wie ESBL-bildende Enterobacterales und multiresistente *Acinetobacter baumannii* umfasst. Weiterhin gehören Anaerobier sowie Chlamydien, Mykoplasmen und Legionellen zum Wirkungsspektrum der Substanz. Tigecyclin ist nicht wirksam gegen *Pseudomonas aeruginosa*, *Proteus* spp. und *Morganella morganii*. Die Wirkungsweise ist primär bakteriostatisch (Wilcox 2006; Zhanel et al. 2006). Die Elimination erfolgt zu 59 % über Galle und Fäzes und zu 33 % über den Urin. Die zugelassenen Indikationen sind komplizierte Haut- und Weichgewebeinfektionen sowie komplizierte intraabdominelle Infektionen.

4.1.13 Nitroimidazole: Metronidazol

Das Wirkungsspektrum umfasst anaerobe grampositive und gramnegative Bakterien, mit der Ausnahme von Propionibakterien und Actinomyzeten. Metronidazol zeigt eine konzentrationsabhängige bakterizide Wirkung. Das relative Verteilungsvolumen beträgt ca. 0,5 l/kg KG, die Halbwertszeit 6–8 h. Metronidazol wird metabolisiert und hauptsächlich renal ausgeschieden. Metronidazol ist zugelassen für die Behandlung nachgewiesener oder vermuteter Infektionen durch Anaerobier in unterschiedlicher Lokalisation und zur perioperativen Prophylaxe. Metronidazol wird in der Regel in Kombination mit anderen Antibiotika zur Behandlung von aerob-anaeroben Mischinfektionen (z. B. sekundäre Peritonitis) eingesetzt. Unerwünschte Wirkungen sind selten und umfassen periphere und zentrale Neuropathien.

4.1.14 Phosphonsäuren: Fosfomycin

Das Wirkungsspektrum ist breit und umfasst grampositive und gramnegative Erreger, einschließlich MRSA, ESBL-bildender Enterobacteriaceae und *Pseudomonas aeruginosa*. Die Wirkungsweise ist bakterizid. Fosfomycin weist eine sehr gute Penetration in unterschiedliche Gewebe auf. Es ist für ein breites Spektrum von Infektionen zugelassen, einschließlich Haut- und Weichgewebeinfektionen. Fosfomycin ist nicht für die Monotherapie schwerer Infektionen geeignet. Es kann aber mit einer Vielzahl anderer Antibiotika kombiniert werden. Häufigste unerwünschte Wirkungen sind mit dem hohen Natriumgehalt und der verstärkten Kaliumexkretion assoziiert.

4.1.15 Folsäuresyntheseinhibitoren: Cotrimoxazol

Cotrimoxazol ist die Kombination von Sulfamethoxazol mit Trimethoprim. Das Wirkungsspektrum ist breit und umfasst grampositive und gramnegative Erreger. Die Verteilung erfolgt bei beiden Substanzen extra- und intrazellulär. Die Substanzen werden in der Leber metabolisiert. Die Halbwertszeit beträgt für aktives Sulfamethoxazol im Mittel 6,4 h, für nichtmetabolisiertes Trimethoprim 7,8 h. Die Ausscheidung erfolgt überwiegend über die Nieren und zum Teil durch die Galle. Cotrimoxazol ist, wie viele ältere Antibiotika, für eine Vielzahl von Indikationen zugelassen. Sinnvolle Indikationen sind u. a. MRSA-verursachte Haut- und Weichgewebeinfektionen. Insbesondere bei längerer Anwendung treten reversible Knochenmarksdepressionen oder allergische Reaktionen (bis zum Stevens-Johnson- oder Lyell-Syndrom) auf.

4.1.16 Weitere, selten im viszeralchirurgischen Bereich eingesetzte Antibiotika

Zu den selten in chirurgischen Indikationen eingesetzten Antibiotika gehören Makrolidantibiotika (Clarithromycin, Azithromycin, Erythromycin), Doxycyclin, Rifampicin (Roehr et al. 2015), Fusidinsäure, Daptomycin (Levine 2008; Livermore 2008; Seaton 2008) und Colistin (Nation und Li 2009), auf die wegen der seltenen Anwendung hier nicht im Detail eingegangen wird. Weiterführende Angaben finden sich bei Bodmann et al. (2019).

Danksagung: Der Autor dankt ausdrücklich Herrn Dr. Klaus-Friedrich Bodmann für die kritische Durchsicht des Manuskripts sowie die wertvollen, seit vielen Jahren geführten Diskussionen zum Thema

4.2 Antibiotikatherapie bei Infektionen mit multiresistenten Erregern

Hans-Jürgen Hain

Multiresistente Keime spielen seit vielen Jahren eine große Rolle in der Behandlung septischer Krankheitsbilder in der Viszeralchirurgie. Die zunehmende Resistenzentwicklung stellt eine große Herausforderung in der medikamentösen Therapie dar und erfordert einen verantwortungsvollen Umgang mit den einzusetzenden Antibiotika. So sind auch bei den Reserveantibiotika nicht unerhebliche Resistenzraten beschrieben. Für Linezolid sind Resistenzraten bei *Enterococcus faecium* von bis zu 11,2 %, und für Tigecyclin bis 1,7 % beschrieben. Für Daptomycin sind Resistenzen bei *Enterococcus faecium* eher selten (Klare et al. 2017).

In den 90er-Jahren und nach der Jahrtausendwende spielte der multiresistente *Staphylococcus aureus* (MRSA) die größte Rolle unter den multiresistenten Keimen. Seitdem kam es zu einem Rückgang der MRSA-Prävalenz. So konnte dokumentiert werden, dass es zwischen den Jahren 2007 und 2012 zu einem signifikanten Rückgang der nosokomialen MRSA-Infektionen gekommen ist (Meyer et al. 2014). Derzeit sind etwa 1,5 % der Menschen der Allgemeinbevölkerung nasal mit MRSA besiedelt (Mehraj et al. 2014). Bei Patienten, die bei Krankenhausaufnahme untersucht werden, liegt die Anzahl bei 1,5–2,5 % (Herrmann et al. 2013; Köck et al. 2011).

Die intestinale Kolonisation mit ESBL-E betrifft in Deutschland 3,5–6,8 % der Menschen in der Allgemeinbevölkerung. Bei Patienten aus Einrichtungen des Gesundheitssystems ist dieser Anteil deutlich höher. 36–48 % der ESBL-*E. coli*-Isolate aus der Allgemeinbevölkerung sowie 80 % der ESBL-E-Isolate aus Langzeitpflegeeinrichtungen waren zugleich ciprofloxacinresistent und erfüllen somit die in Deutschland übliche Multiresistenzdefinition „3MRGN" (Idelevich et al. 2016).

Zwischen 2012 und 2017 sind die Resistenzraten bei den vancomycinresistenten Enterokokken (VRE) von 15,2 % auf 26,1 % erheblich gestiegen (Klare et al. 2019).

Die Ursachen dieser gravierenden Steigerung der Resistenzraten sind multifaktoriell. Eine entscheidende Rolle spielt gewiss der weitreichende Einsatz von Antibiotika in der Nutztierhaltung, aber auch in der ambulanten und stationären Humanmedizin. Für das Jahr 2015 lag der Gesamtverbrauch von Antibiotikawirkstoffen in der Humanmedizin in Deutschland bei etwa 700–800 t (Bundesamt für Verbraucherschutz und Lebensmittelsicherheit 2016). Der Gesamtverbrauch war in den letzten Jahren relativ konstant, wobei der weitaus größte Anteil auf den ambulanten Bereich entfällt. In der Nutztierhaltung konnte der Verbrauch zwischen 2011 und 2016 in Deutschland von 1706 t auf 742 t mehr als halbiert werden (Bundesamt für Verbraucherschutz und Lebensmittelsicherheit (BVL) 2017).

Dennoch gibt es ausreichend Daten zum Vorkommen von MRSA- und ESBL-bildenden Enterobakterien in Nutztierhaltungsbetrieben mit hohen Kontaminationsraten in Proben von Fleisch sowie Geflügel und Putenfleisch (Bundesamt für Verbraucherschutz und Lebensmittelsicherheit (BVL) 2009, 2012, 2010, 2013, 2012;Kola et al. 2012; Sharp et al. 2014; Beneke et al. 2011; Feßler et al. 2011).

Ein Risikofaktor für eine Besiedelung mit ESBL-Enterokokken stellt das Reisen dar. Eine Steigerung der Kolonisationsrate von 6,8 % vor einer Urlaubsreise auf 30 % nach der Urlaubsreise konnte bei 191 Urlaubern nachgewiesen werden. Nach Urlaub in Indien (73 %) und Südostasien (47,8 %) waren die ESBL-Besiedelungsraten am höchsten (Lübbert et al. 2015). Reisen nach Griechenland und Afrika waren ebenfalls mit erhöhten ESBL-Enterokokken-Kolonisationsraten behaftet (Meyer et al. 2012; Leistner et al. 2013).

Dies erklärt sich wahrscheinlich über das bestehende Nord-Süd- und das West-Ost-Gefälle bezüglich des Antibiotikaverbrauches sowie die Entwicklung multiresistenter Keime, dokumentiert durch die Surveillance Reports 2018 des ECDC (European Centre for Disease Prevention and Control). Hier zeigt sich in südlichen und östlichen Ländern des europäischen Raumes ein deutlich höherer Verbrauch an Antibiotika bei gleichzeitig deutlich höherem Vorkommen multiresistenter Keime.

Bei steigendem Auftreten multiresistenter Keime in der Bevölkerung müssen wir uns also auf ein neues, multiresistentes Erregerspektrum für unsere allgemein- und viszeralchirurgischen Patienten einstellen. Dies betrifft sowohl die perioperative Antibiotikaprophylaxe als auch die Therapie bakterieller Infektionen. Es stellt sich somit die Frage nach einer effektiven, aber auch ressourcenschonenden antibiotischen Behandlung. Zunächst möchte ich das Augenmerk auf die perioperative Antibiotikaprophylaxe richten.

4.2.1 Perioperative Antibiotikaprophylaxe

In einer Punktprävalenzstudie des nationalen Referenzzentrums für Surveillance von nosokomialen Infektionen konnte gezeigt, werden, dass die perioperative Antibiotikaprophylaxe (PAP) zu einem hohen Prozentsatz (47,7 %) mehr als einen Tag postoperativ gegeben wurde, nur 17,3 % der Patienten erhielten die empfohlene Single-Shot-Prophylaxe (Behnke et al. 2013).

Es stellt sich zudem die Frage, ob die perioperative Antibiotikaprophylaxe an die Resistenzsituation anzupassen ist. Hierzu gibt es wenige Daten.

4 Antibiotika und Antibiotikatherapie

In der Allgemeinchirurgie ist die residente Mikroflora zweifellos die wichtigste Quelle für Surgical Site Infections (SSI). Insbesondere stehen grampositive Bakterien wie koagulasenegative Staphylokokken, *Staphylococcus aureus* und *Propionibacterium* spp. im Vordergrund.

MRSA-Träger haben ein höheres postoperatives Risiko für zum Teil auch schwerwiegende invasive MRSA-Infektionen (Cowie et al. 2005; Saleh et al. 2015). Eine präoperative Dekolonisation, wenn zeitlich möglich, ist wirksam (Rodriguez-Merchan 2014). Für herzchirurgische Eingriffe konnte gezeigt werden, dass eine zusätzlich angepasste perioperative Antibiotikaprophylaxe mit Teicoplanin die SSI-Rate von 3,3 auf 2,2 % signifikant senkt (Jog et al. 2008). Für viszeralchirurgische Operationen gibt es hierfür keine Daten. Bei der Peritonitis spielt MRSA allerdings auch eine untergeordnete Rolle.

In der Viszeralchirurgie sind aerobe Bakterien wie *Enterococcus* spp. und *Enterobacteriaceae* sowie anaerobe Bakterien wie *Bacteroides* und *Clostridium* spp. vor allem als Mischinfektionen für die meisten Surgical-Site-Infections verantwortlich. Das Erregerspektrum ist im Wesentlichen mit Ausnahme einer deutlichen Zunahme bei Enterokokken über einen längeren Zeitraum konstant geblieben (Reichmann und Greenberg 2009).

Bei einer Anpassung der perioperativen Antibiotikaprophylaxe vor Whipple'scher Operation konnte gezeigt werden, dass die SSI-Rate von 32,4 % auf 6,6 % gesunken ist (Donald et al. 2013). Allerdings handelt sich hierbei nicht um eine randomisierte Studie.

Der Wechsel der PAP vor gefäßchirurgischen und orthopädischen Operationen von Beta-Laktam-Antibiotika auf Vancomycin führte zwar zu einer signifikanten Reduktion von MRSA- und Enterokokken-Infektionen, jedoch stieg die Zahl der respiratorischen Infektionen deutlich (Saleh et al. 2015).

Eine Anpassung der perioperativen Antibiotikaprophylaxe kann daher ohne kontrollierte randomisierte Studien nicht empfohlen werden, zumal der Kliniker aufgrund der Resistenzlage dazu verleitet würde, vermehrt Carbapeneme einzusetzen.

4.2.2 Therapie bakterieller (multiresistenter) Infektionen in der Viszeralchirurgie

In der Viszeralchirurgie handelt es sich bei meisten bakteriellen Infektionen um Peritonitiden. Wir unterscheiden primäre, sekundäre und tertiäre Peritonitiden. Diese Unterscheidung ist wichtig, da es jeweils um unterschiedliche Erregerspektren handelt.

Die **primäre**, spontan bakterielle **Peritonitis** ist selten. Hierunter sind 70 % Patienten mit Aszites bei Leberzirrhose, 30 % der Patienten haben eine Abwehrschwäche aufgrund anderer Erkrankungen oder eines kathetergetriggerten Infekts bei Peritonealdialyse.

Die **sekundäre Peritonitis** ist mit 80–90 % am häufigsten. Sie entsteht aufgrund einer Hohlorganperforation, einer Infektion eines intraabdominellen Organs oder als Durchwanderungsperitonitis. Die Therapie der diffusen sekundären Peritonitis erfolgt nach dem 3-Säulen-Modell: vordringliche chirurgische Herdsanierung, intensivmedizinische Behandlung und adäquate Antibiotikatherapie (Eckmann 2011; Eckmann und Shekarriz 2012).

Man unterscheidet in eine ambulant erworbene Peritonitis und eine postoperative, posttraumatische oder postinterventionelle Peritonitis. Bei der **ambulant erworbenen sekundären Peritonitis** entstammt das Erregerspektrum der Flora des Magen-Darm-Traktes und ist abhängig von der Lokalisation des intraabdominellen Infektionsfokus.

Die wichtigsten Erreger sind *Escherichia coli*, *Bacteroides fragilis* und zunehmend Enterokokken. Bei der ambulant erworbenen sekundären Peritonitis müssen resistente Keime nur bei ambulant antibiotisch vorbehandeltem oder entsprechend erhöhtem Risikoprofil in der antibiotischen Initialtherapie berücksichtigt werden (Bodmann et al. 2010). Zur antibiotischen Therapie eignen sich Cephalosporine der 2. oder 3. Generation (Cefuroxim, Cefotaxim oder Ceftriaxon) oder Fluorchinolone (z. B. Ciprofloxacin), jeweils in Kombination mit Metronidazol. Alternativ eignen sich Aminopenicilline in Kombination mit einem Beta-Laktamase-Hemmer

(z. B. Amoxicillin/Clavulansäure) (Bodmann et al. 2010; Eckmann 2011; Solomkin et al. 2015).

Bei der **postoperativ erworbenen sekundären Peritonitis** handelt es sich um eine nosokomial erworbene, meist antibiotisch vorbehandelte Peritonitis beispielsweise auf dem Boden einer Anastomoseninsuffizienz. Sie bedarf einerseits einer chirurgischen Herdsanierung, andererseits einer adäquaten antibiotischen Therapie. Es findet sich ein selektioniertes Erregerspektrum mit beispielsweise vancomycinresistenten Enterokokken oder/und anderen gramnegativen Problemkeimen wie Beta-Laktamase (ESBL)-Bildnern. Die Problematik der Pilzinfektion soll an dieser Stelle nicht erörtert werden.

Bei der **tertiären Peritonitis** persistiert die intraabdominelle Infektion ohne chirurgisch sanierbaren Fokus nach sekundärer Peritonitis. Dementsprechend finden sich hier auch eine Vielzahl an resistenten Keimen oder auch Pilzinfektionen.

Die sekundäre und tertiäre Peritonitis erfordern aufgrund des zu erwartenden, wahrscheinlich auch multiresistenten Erregerspektrums eine ausreichend breite Antibiotikatherapie meist ohne Vorliegen eines Antibiogrammes zu Beginn der Behandlung. In erster Linie kommen bei Patienten mit einem Risikoprofil (z. B. Antibiotikavortherapie, Verlegung aus Region/Einrichtung mit hoher Prävalenz resistenter Erreger, Auslandsaufenthalt mit hoher MRE-Prävalenz) Piperacillin/Tazobactam, ggf. in Kombination mit Ciprofloxacin, oder Ertapenem infrage (Eckmann 2016).

Bei hämodynamisch instabilen Patienten im septischen Schock ist mit sehr hoher Wahrscheinlichkeit ein multiresistenter Erreger mitursächlich. Hier ist die initiale Gabe von Meropenem, Imipenem, Tigecyclin oder auch Ceftolozan/Tazobactam in der Regel für 7–10 Tage erforderlich (Eckmann 2016).

Gramnegative Erreger werden in Deutschland als 3- oder 4MRGN klassifiziert, je nachdem, gegen wie viele Antibiotikaklassen (Cephalosporine der 3. Generation, Fluorchinolone, Piperacilline und Carbapeneme) sie resistent sind. Bei den 4MRGN-Erregern sind die einzig wirksamen Antibiotika häufig Colistin, Aminoglykoside, Tigecyclin, Fosfomycin, Ceftazidim/Avibactam oder Ceftolozan/Tazobactam. Es gibt jedoch Hinweise, dass auch Kombinationstherapien mit Antibiotika, gegen die einzelne Resistenzen vorliegen, in Kombination Wirksamkeit zeigen. Hierzu zählt beispielsweise die Kombination von Colistin mit einem oder zwei Carbapenemen (Fritzenwanker et al. 2018).

4.2.3 Ausblick

Insgesamt stellt die Therapie multiresistenter Keime in der Viszeralchirurgie ein zunehmendes Problem dar. Unser Ziel muss es sein, die zunehmende Resistenzentwicklung zu stoppen, indem wir den zu weit verbreiteten Einsatz von Breitbandantibiotika (Behnke et al. 2013) soweit wie möglich reduzieren, die perioperative Antibiotikaprophylaxe auf das notwendige Maß (Single Shot) reduzieren und den breiten Einsatz von Antibiotika in der Tierhaltung weiter drastisch senken.

Darüber hinaus sind kontrollierte randomisierte Studien über die perioperative Antibiotikaprophylaxe bei vermehrter Prävalenz multiresistenter Keime dringend erforderlich. In diesem Zusammenhang sind auch die präoperative Darmspülung und die medikamentöse Darmsterilisation vor Kolon- und Rektumresektionen beim Vorliegen von multiresistenten Keimen zu bewerten.

Die Entwicklung und Erforschung neuer, wirksamer Reserveantibiotika ist eine weitere große Aufgabe der nahen Zukunft.

Literatur

Barbour A, Schmidt S, Rand KH, Derendorf H (2009) Ceftobiprole: a novel cephalosporin with activity against gram-positive and gram-negative pathogens, including methicillin-resistant staphylococcus aureus (MRSA). Int J Antimicrob Agents 34(1):1–7

Behnke M, Hansen S, Leistner R, Pena Diaz LA, Gropmann A, Sohr D, Gastmeier P, Plenning B (2013) Nosokomiale Infektionen und Antibiotika-Anwendung. Deutsche Nationale Punkt-Prävalenzstudie zu nosokomialen Infektionen und Antibiotikaanwendungen 2011. Deutsches Ärzteblatt 38:627–633

Beneke B, Lees S, Stuhrenberg B, Fetsch A, Kraushaar B, Tenhagen BA (2011) Prevalence of methicillin-resistant Staphylococcus aureus in a fresh meat pork production chain. J Food Prot 74:126–129

Bodmann KF, Grabein B, Eckmann C, Isenmann R, Kujath P et al (2010) Empfehlungen zur kalkulierten parenteralen Initialtherapie bakterieller Erkrankungen bei Erwachsenen. Chemother J 19:22–27

Bodmann KF, Grabein B, Kresken M et al (2019) S2k-Leitlinie der Paul-Ehrlich-Gesellschaft für Chemotherapie (PEG) Kalkulierte parenterale Initialtherapie bakterieller Erkrankungen bei Erwachsenen – Update 2018, aktualisierte Version Juli 2019, AWMF-Register-Nr. 082–006

Bundesamt für Verbraucherschutz und Lebensmittelsicherheit (BVL) (2009) Berichte zur Lebensmittelsicherheit 2009. Springer Verlag, Basel

Bundesamt für Verbraucherschutz und Lebensmittelsicherheit (BVL) (2010) Berichte zur Lebensmittelsicherheit 2012: Zoonosen Monitoring. Springer Verlag, Basel

Bundesamt für Verbraucherschutz und Lebensmittelsicherheit (BVL) (2012) Berichte zur Lebensmittelsicherheit 2010: Zooonosen Monitoring. Springer Verlag, Basel

Bundesamt für Verbraucherschutz und Lebensmittelsicherheit (BVL) (2013) Berichte zur Lebensmittelsicherheit 2012: Zoonosen Monitoring 2012. Springer Verlag, Basel

Bundesamt für Verbraucherschutz und Lebensmittelsicherheit (2016) GERMAP 2015 – Bericht über den Antibiotikaverbrauch und. Rheinbach : Antiinfectives Intelligence Gesellschaft für klinisch-mikrobiologische Forschung und Kommunikation mbH

Bundesamt für Verbraucherschutz und Lebensmittelsicherheit (BVL) (2017) Erneut weniger Antibiotika an Tierärzte abgegeben. Berlin: s.n.

Cowie SE, Ma I, Lee SK, Smith MR, Hsiang YN (2005) Nosocomial MRSA Infection in vascular surgery patients: impact on patient outcome, Ontario, Canada. Vasc Endovascular Surg 39(4):327–343

Donald GW, Sunjaya D, Lu XF, Clerkin B, Eibl G, Li G, Tomlinson JS, Donahue TR, Reber HA, Hines OJ (2013) Perioperative antibiotics for surgical site infection in pancreaticoduodenectomy: does the SCIP-approved regimen provide adequate coverage? Surgery 154:190–196

Dunne MW, Puttagunta S, Giordano P, Krievins D, Zelasky M, Baldassarre J (2016) A randomized clinical trial of single-dose versus weekly dalbavancin for treatment of acute bacterial skin and skin structure infections. Clin Infect Dis 62(5):545–551

Eckmann C (2011) Einsatz von Antibiotika und Antimykotika in Prophylaxe und Therapie bei großen viszeralchirurgischen Eingriffen. Viszeralmedizin 27:50–57

Eckmann C (2016) Antibiotikatherapie intraabdomineller Infektionen im Zeitalter der Multiresistenz. Der Chirurg 87:26–32

Eckmann C, Shekarriz H (2012) Antimicrobial management of complicated intra-abdominal infections caused by resistant bacteria. Eur Infect Dis 6:22–27

Feßler AT, Kadlec K, Hassel M et al (2011) Characterization of methicillin-resistant staphylococcus aureus isolates from food and food products of poultry origin in Germany. Apll Eviron Microbiol 77:7151–7157

Fritzenwanker M, Imirzaloglu C, Herold S, Wagenlehner FM, Zimmer KP, Chakraborty T (2018) Therapieoptionen bei Carbapenem-resistenten gramnegativen Erregern. Deutsches Ärzteblatt 20–21(115):345–352

Herrmann M, Petit C, Dawson A et al (2013) Methicillin-resistant Staphylococcus aureus in Saarland, Germany. PLoS ONE 8:e73876

Idelevich AE, Lanckohr Ch, Horn D, Wieler LH, Becker K, Köck R (2016) Antibiotikaresistente Erreger in Deutschland. Bundesgesundheitsblatt 59:113–123

Jog S, Cunningham R, Cooper S, Wallis M, Marchbank A, Vasco-Knight P, Jenks PJ (2008) Impact of preoperative screening for methicillin resistant Staphylococcus aureus by real time polymerase chain reaction in patients undergoing cardiac surgery. J Hosp Inf 69(2):124–130

Klare I, Bender JK, Koppe U, Abu Sin M, Eckmanns T, Werner G et al (2017) Eigenschaften, Häufigkeit und Verbreitung von Vancomycin-resistenten Enterokokken(VRE) in Deutschland – Update 2015/2016. Epid Bull 46:519–527

Klare I, Bender JK, Werner G, Marktwart R, Reuss A, Abu Sin M, Eckmanns T (2019) Eigenschaften, Häufigkeit und Verbreitung von vancomycinresistenten Enterokokken in Deutschland – Update 2017/2018. Epi Bull 35:365–372

Köck R, Mellmann A, Schaumburg F, Friedrich AW, Kipp F, Becker K (2011) The epidemiology of methicillin-resistant Staphylococcus aureus (MRAS) in Germany. Dtsch Ärzteblatt 108:7611–7767

Kola A, Kohler C, Pfeifer Y et al (2012) High prevalence of extended-spectrum beta-lactamase-producing Enterobacteriaceae in organic and conventional retail chicken meat, Germany. Antimicrob Chemother 67:2631–2634

Leistner R, Meyer E, Gastmeier P et al (2013) Risk factors associated with the community-acquired colonization of extended-spectrum beta-lactamase (ESBL) positive Escherichia Coli An exploratory case-control study. PLoS ONE 8:e74323

Levine DP (2008) Clinical experience with daptomycin: bacteraemia and endocarditis. J Antimicrob Chemother 62(Suppl 3):iii35–iii39

Livermore DM (2008) Future directions with daptomycin. J Antimicrob Chemother 62(Suppl 3):iii41–iii49

Lübbert C, Straube L, Stein C et al (2015) Colonization with extended-spectrum beta-lactamase-producing and carbapenemase-producing Enterobacteriaceae in international travelers returning to Germany. Int J Med Microbiol 305:148–156

Mehraj J, Akmatov MK, Stroml J et al (2014) Methicillin-sensitive and methicillin-resistant Staphylococcus aureus nasal carriage in a random sample of non-hospitalized adult population in northern Germany. PLoS ONE 9:e107937

Meyer E, Gastmeier P, Kola A, Schwab F (2012) Pet animals and foreign travel are risk factors for colonisation with extended-spectrum beta-lactamase-producing Escherichia Coli. Infection 40:658–687

Meyer E, Schröder C, Gastmeier P, Geffers C (2014) The reduction of nosocomial MRSA infections in Germany – an analysis of data from the Hospital Infection Surveillance System (KISS) between 2007 and 2012. Deutsches Ärzteblatt 111:331–336

Nation RL, Li J (2009) Colistin in the 21st century. Curr Opin Infect Dis. 22(6):535–543

Reichmann DE, Greenberg JA (2009) Reducing surgical site infections: a review. Rev Obstet Gynecol 2(4):212–221

Rodriguez-Merchan EC (2014) Screening and decolonization of MRSA among joint arthroplasty patients: efficacy, cost-effectiveness and durability. J Acute Dis 3:218–220

Roehr AC, Frey OR, Koeberer A, Fuchs T, Roberts JA, Brinkmann A (2015) Anti-infective drugs during continuous hemodialysis – using the bench to learn what to do at the bedside. Int J Artif Organs 38(1):17–22

Saleh A, Khanna A, Chagin KM, Klika AK, Johnston D, Barsoum WK (2015) Glycopeptides versus beta-lactams for the prevention of surgical site infections in cardiovascular and orthopedic surgery: a meta analysis. Ann Surg 261:72–80

Seaton RA (2008) Daptomycin: rationale and role in the management of skin and soft tissue infections. J Antimicrob Chemother 62(Suppl 3):iii15–iii23

Sharp H, Valentin L, Fischer J, Guerra B, Appel B, Kässbohrer A (2014) Estimation of the transfer of ESBL-producing Escherichia coli to humans in Germany. Berl Munch Tierärztliche Wochenschr 127:464–477

Solomkin JS, Hershberger E, Miller B, Popejoy M, Friedland I, Steenbergen J, Minjung Y, Collins S, Yuan G, Barie PS, Eckmann C (2015) Ceftolozane/Tazobactam plus Metronidazole for complicated intra-abdominal infections in an era of multidrug resistance: results from a randomized double-blind phase 3 trial. Clin Infect Dis 60:1462–1471

Wilcox MH (2006) Tigecycline and the need for a new broad-spectrum antibiotic class. Surg Infect 7(1):69–80

Zhanel GG, Karlowsky JA, Rubinstein E, Hoban DJ (2006) Tigecycline: a novel glycylcycline antibiotic. Exp Rev Anti Infect Ther 4(1):9–25

Kontaminierte Wunden in der Allgemein- und Viszeralchirurgie

Sebastian Schaaf, Robert Schwab und Arnulf Willms

Inhaltsverzeichnis

5.1	**Einführung**	67
5.2	**Bissverletzungen**	68
5.2.1	Epidemiologie	68
5.2.2	Keimspektrum	68
5.2.3	Hundebisse	69
5.2.4	Katzenbisse	69
5.2.5	Menschenbisse	69
5.2.6	Diagnostik	70
5.2.7	Wundversorgung	70
5.2.8	Antibiose	71
5.2.9	Tollwut	71
5.2.10	Tetanus	73
5.3	**Schuss-, Stich- und Explosionsverletzungen**	74
5.3.1	Epidemiologie	74
5.3.2	Prinzipien der Diagnostik und Therapie	74
5.3.3	Stichwunden	75
5.3.4	Schusswunden	77
5.3.5	Explosionsverletzungen	79
	Literatur	83

5.1 Einführung

Bissverletzungen sind häufig. Diese ereignen sich in Mitteleuropa vor allem durch Hunde, Katzen und Menschen. Hundebisse sind oft Risquetschwunden und können teils erhebliche Gewebsdefekte verursachen. Katzen verursachen aufgrund ihrer kleinen, spitzen Zähne weniger eindrucksvolle, aber mitunter tiefreichende Verletzungen. Menschenbisse entstehen vor allem durch Gewaltdelikte und Faustschläge gegen die Frontzähne. Aufgrund des enoralen Erregerspektrums ist besonders bei Katzen- und Menschenbissen eine Antibiotikaprophylaxe mit Amoxicillin/Clavulansäure für 3–5 Tage indiziert. Komplizierte und tiefe Wunden bedürfen ebenso einer antibiotischen Prophylaxe. Die Therapie der Wahl besteht in einer gründlichen chirurgischen Exploration der Wunde,

S. Schaaf (✉) · R. Schwab · A. Willms
Klinik für Allgemein-, Viszeral- und Thoraxchirurgie, Bundeswehrzentralkrankenhaus Koblenz, Koblenz, Deutschland
E-Mail: sebastianschaaf@bundeswehr.org

R. Schwab
E-Mail: robertschwab@bundeswehr.org

A. Willms
E-Mail: arnulfwillms@bundeswehr.org

einem gründlichen Débridement und ausgiebiger Lavage. Die Entscheidung zum primären Verschluss oder der offenen bzw. Vakuumbehandlung muss in Abhängigkeit der Wundkonfiguration getroffen werden. Der Tetanusstatus und das Risiko für eine Tollwutinfektion müssen bei jeder Bissverletzung evaluiert werden.

Stichverletzungen weisen oft glatte Wundränder auf, können aber durch ihre große Tiefenausdehnung durch schwere Begleitverletzungen kompliziert sein. Neben dem befundabhängigen diagnostischen Vorgehen muss jede Stichwunde operativ exploriert und gespült werden. In der Regel kann ein Primärverschluss ggf. unter Einlage einer Lasche erfolgen. Eine Antibiotikaprophylaxe richtet sich nach der Kontamination der Stichwaffe und dem Erscheinungsbild der Wunde.

Schusswunden und Explosionsverletzungen gehen in aller Regel mit einer Mehrfachverletzung des Patienten einher und haben ein hohes Mortalitätsrisiko. Die Versorgung richtet sich nach den Grundsätzen der Polytraumaversorgung. Splitterverletzungen nach Explosionen und Schusswunden sind per se als kontaminiert zu betrachten, sodass die Indikation zur antibiotischen Prophylaxe mit Piperacillin/Tazobactam besteht. In Abhängigkeit des klinischen Zustandes und der weiteren durchzuführenden operativen Prozeduren müssen der Schusskanal und die Splitterwunden gründlich exploriert werden. Débridement, Lavage und befundabhängige Entscheidung über Primärverschluss oder offene Wundheilung/Vakuumtherapie sind prinzipiell indiziert. Die Entnahme eines Abstrichs vor Einleitung der antibiotischen Prophylaxe ist wichtig. Der Tetanusstatus muss stets geprüft und ggf. aktiv und passiv immunisiert werden.

5.2 Bissverletzungen

5.2.1 Epidemiologie

Die Häufigkeit von Bissverletzungen ist in Deutschland nicht genau bekannt, es wird in der Literatur jedoch von 30.000–50.000 Vorfällen jedes Jahr ausgegangen bzw. von 50–200 pro 100.000 Einwohner (Rothe et al. 2015). Zudem wird eine gewisse Genderspezifik berichtet, sodass Hundebisse eher Männer und Katzenbisse eher Frauen in der Größenordnung von jeweils 2:1 betreffen. Eine weitere Besonderheit ist, dass Kinder überdurchschnittlich häufig von Hundebissen betroffen sind, da dem Biss in aller Regel eine gestörte Interaktion mit dem Tier zugrunde liegt. In etwa 90 % der berichteten Fälle wird der Halter durch das eigene Tier gebissen. Sicherlich existiert eine hohe Dunkelziffer und in vielen Fällen handelt es sich um Bagatellverletzungen, die gar keiner ärztlichen Behandlung zugeführt werden. In absteigender Häufigkeit kommen Hundebisse, Katzenbisse und Menschenbisse vor. Bissverletzungen durch Nager und Wildtiere sind hingegen Raritäten. Aufgrund der klinischen Relevanz und zum Teil substanzieller Unterschiede in der Pathophysiologie und Therapie wird das therapeutische Vorgehen der drei erstgenannten Bissverletzungen nachfolgend vorgestellt.

5.2.2 Keimspektrum

Das Keimspektrum aller Bisswunden ist üblicherweise breit, so konnte gezeigt werden, dass im Durchschnitt fünf Spezies aus Abstrichen von Hunde- und Katzenbissen isoliert werden können (Bula-Rudas und Olcott 2018). Es handelt sich dabei immer um eine Kombination aus enoraler Flora und Hautkeimen. Diese Mischinfektionen umfassen stets aerobe und anaerobe Erreger. Besonders häufig kommen bei Hunde- und Katzenbissen *Pasteurella*-Spezies vor. Diese fakultativ-anaeroben, gramnegativen Keime sind Kommensalen des oberen Respirationstraktes und des Oropharynx von Hunden *(Pasteurella canis)* und Katzen *(Pasteurella multocida)*. Weitere häufige Keime sind *Fusobacterium, Prevotella, Bacteroides* sowie Streptokokken und Staphylokokken. Bissverletzungen durch Menschen weisen ein ebenfalls gemischtes Spektrum auf, jedoch ist die humane Mund- und Rachenflora anders zusammengesetzt. Demnach werden eher Anaerobier wie *Streptococcus pyogenes, Staphylococcus aureus, Eikenella corrodens* und

Haemophilus influenzae isoliert. Unter den Anaerobiern zeigen sich oft Peptostreptokokken, *Prevotella* spp. Fusobakterien und *Bacteroides* spp. Häufig finden sich darunter Spezies, die eine Beta-Laktamase exprimieren, was bei der Wahl der Antibiose beachtet werden muss.

5.2.3 Hundebisse

Die betroffene anatomische Region unterscheidet sich in Abhängigkeit der betroffenen Personengruppe: So sind bei Kindern die Bisswunden vor allem im Kopf-Hals-Bereich lokalisiert, wohingegen bei Erwachsenen eher die meist dominante Hand, die Arme oder Beine betroffen sind (Aziz et al. 2015).

Hundebisswunden können sehr unterschiedliche Schweregrade umfassen. Das Spektrum reicht von oberflächlichen Kratz- und Schürfwunden bis hin zu tiefen Rissquetschwunden und Amputationsverletzungen. Die Besonderheit liegt darin, dass die Gebisse ausgewachsener Hunde eher stumpfe Zähne aufweisen, die Beißkraft allerdings erheblich ist. Ausgewachsene Hunde erreichen rasseabhängig einen Beißdruck von 200–450 psi (1,4–3,1 N/mm^2 bzw. 14–31 bar). In dem Zusammenhang können neben reinen Weichteilverletzungen auch Knochenbrüche, Gelenkluxationen und Durchtrennungen von Gefäßen und Nerven auftreten.

Nach Angaben des Statistischen Bundesamtes treten jährlich in Deutschland 1–6 tödliche Hundeattacken auf. Die Betroffenen sind zumeist wehrlose Personen wie Kinder und alte Menschen. Aufgrund der Größenverhältnisse ist es einigen Hunderassen bei Kleinkindern und Babys möglich, den Schädel ins Maul zu nehmen und unter heftigen Schüttelbewegungen zu zerbeißen. Dies führt zu schwersten und nicht selten letalen Verletzungen durch Gefäßläsionen, Hirnschäden bis hin zur Dekapitation. Verletzungen durch diese Vorfälle provozieren oftmals ein erhebliches Medienecho und werfen die Diskussion über besonders gefährliche Hunderassen („Kampfhunde"), eine etwaige Eignungsprüfung für Hundehalter und generelle Schutzmaßnahmen wie z. B. Maulkorbpflicht auf. Die Landesgesetze sehen diesbezüglich sehr unterschiedliche Regularien vor (Rothe et al. 2015).

Eine infektiologische Besonderheit bei Hundebissen stellt die mögliche Infektion mit *Capnocytophaga canimorsus* dar, da Infektionen durch diesen Keim schwere septische Verläufe bei Aspleniepatienten verursachen können und dies nicht nur durch Bisse, sondern bereits durch Belecken beschädigter Haut beobachtet wurde (Bula-Rudas und Olcott 2018).

5.2.4 Katzenbisse

Katzen verfügen über ein sehr spitzes Gebiss und üben geringere Beißkräfte aus als Hunde. Die resultierenden Wunden sind somit zunächst weniger eindrucksvoll und werden daher häufig unterschätzt. Katzenbisse haben ein hohes Risiko für eine Infektion mit *Pasteurella multocida*. Dies führt in vielen Fällen binnen weniger Stunden zu einer erheblichen Schwellung und starken Schmerzen. Die Lokalreaktion ist in der Regel ausgeprägter und tritt schneller ein als bei Infektionen mit Staphylokokken oder Streptokokken.

Ein weiteres Risiko besteht in der Infektion mit *Bartonella henselae,* dem Erreger der Katzenkratzkrankheit. Hierbei entwickeln sich nach einigen Tagen bräunliche Papeln im Bereich der Indexwunde. Zudem entsteht in der Folge eine teils schmerzhafte Lymphknotenschwellung. In den meisten Fällen ist der Verlauf benigne und bedarf keiner Therapie. Schwere oder atypische Verlaufsformen sollten nach erfolgtem Erregernachweis (PCR) mit Doxycyclin oder einem Makrolid behandelt werden. Weitere seltene Infektionen, die durch Katzenbisse bedingt sein können, sind z. B. Brucellose, Leptospirose oder Tularämie. Für Näheres sei auf die einschlägige infektiologische Literatur verwiesen.

5.2.5 Menschenbisse

Eine Bissverletzung durch einen Menschen ist nach Hunde- und Katzenbissen die dritthäufigste Bisssache (Aziz et al. 2015). Diese kann entweder im Rahmen körperlicher Auseinandersetzungen (z. B. Faustschlag gegen die Frontzähne, beabsichtigte Bisse, Abwehrhandlungen) entstehen, allerdings auch unbeabsichtigt im Rahmen sexueller oder spielerischer Handlungen und bei epileptischen Anfällen (Zungenbiss). Morphologisch imponieren die Menschenbisse häufig auch als Riss-Quetschverletzungen, wobei es seltener zu größeren Lazerationen oder tiefen Penetrationen kommt. Ein Sonderfall stellt hierbei die Intrusion der Frontzähne bei einem Faustschlag dar, da es hierbei oft zur Penetration der Frontzähne in das subkutane Gewebe der Finger mit infektiologisch vergleichbaren Risiken wie bei Katzenbissen kommt.

Komplizierte und septische Verläufe sind bei Menschenbissen häufiger als bei Hunde- und Katzenbissen. Eine Ursache mag in der Resistenzsituation der enoralen Keimflora liegen. Die hohe Prävalenz von MRSA im Nasen- und Rachenraum von 5–30 % bei Risikopatienten (positive Anamnese, Antibiotikatherapie, Leben und Tätigkeit in Gesundheits-/Pflegeeinrichtungen oder der Landwirtschaft) birgt die Gefahr der Wundinfektion mit einem multiresistenten Erreger.

Auch virale Infektionen (Hepatitis B/C/D, CMV, Herpes und selten HIV) sind im Zusammenhang mit humanen Bissverletzungen möglich. Zwar ist das Risiko gering, jedoch sollte der Patient über das Risiko aufgeklärt werden, und die entsprechenden Screeningtests (Hepatitis B/C und HIV) sollten angeboten werden. In besonderen Fällen kann eine Postexpositionsprophylaxe indiziert sein. Aufgrund der potenziellen Nebenwirkungen sollte diese nicht ohne infektiologische Beratung erfolgen. Wichtig ist ein individuelles und risikoangepasstes Vorgehen und wenn möglich die Ermittlung des Infektionsstatus des Verursachers.

5.2.6 Diagnostik

Die klinische Untersuchung muss einen vollständigen Status der betroffenen Extremität umfassen. Insbesondere die genaue Erfassung und Dokumentation der peripheren Durchblutung (Pulsstatus, Rekapillarisationszeit), Motorik (aktive und passive Beweglichkeit) und Sensibilität kann Hinweise auf geschädigte Leitungsbahnen geben. Bisswunden der Hand erfordern ein umgehendes handchirurgisches Konsil. Auch im Verlauf der Behandlung müssen insbesondere Bisswunden der Hände, Unterarme, Unterschenkel und Füße auf Zeichen eines entstehenden Kompartmentsyndroms kontrolliert werden.

Zum Ausschluss einer knöchernen Beteiligung frischer Bisswunden oder Zeichen einer Osteomyelitis bei bereits infizierten Wunden sollte ein konventionelles Röntgen erfolgen. Sollte eine komplizierte Frakturmorphologie vorliegen oder ist eine Gefäßdarstellung erforderlich (Ausschluss Dissektion oder Pseudoaneurysma), ist eine CT zur Planung der Rekonstruktion anzufertigen. Bei ausgedehnten Weichteilläsionen oder Gelenkbeteiligung kann eine MRT hilfreich sein.

▶ Die Abnahme eines Abstrichs oder Asservierung von Gewebeproben für die mikrobiologische Untersuchung ist bei jeder Wunde obligat.

5.2.7 Wundversorgung

Die primäre Wundversorgung umfasst eine gründliche Exploration. In Abhängigkeit der Wundgröße und Komplexität sollte die Versorgung im OP auch in Regional- oder Allgemeinanästhesie erfolgen. Die sichere Identifikation und das Débridement devitalisierten Gewebes sowie eine ausgiebige Spülung mit steriler Elektrolytlösung oder Antiseptika sind unerlässlich.

▶ Die Verwendung von Octenidin für die Spülung mit Druck und von Wunden ohne Abfluss ist kontraindiziert und kann zu persistierenden, schmerzhaften Weichteilödemen und Gewebsnekrosen führen (Rote-Hand-Brief vom 27.01.2011).

Die gründliche Exploration des Wundgrundes ist wichtig, um Begleitverletzungen auszuschließen (Saul und Dresing 2018). Läsionen von Nervenscheiden und Sehnen müssen ggf. rekonstruiert werden, und die Gefahr einer aszendierenden Infektion über die Sehnenscheiden (Hohlhand-/V-Phlegmone) muss beachtet werden.

Der Verschmutzungsgrad, Infektionszeichen und Begleitverletzungen verbieten in vielen Fällen einen primären Wundverschluss. Hier sollte die offene Wundheilung eingeleitet werden oder ein Vakuumverband zur Konditionierung des Wundgrundes angelegt werden. Zweizeitig kann – wenn nötig – ein sekundärer Verschluss oder eine plastische Deckung erfolgen.

Der Primärverschluss ggf. über einer Lasche/Drainage kann bei unkomplizierten Wunden erfolgen. Die Lasche kann nach etwa 2 Tagen gezogen werden (Saul und Dresing 2018). Bei unregelmäßigen Wundrändern oder bei >6 h sollte eine Wundrandexzision nach Friedrich erfolgen. Im Gesichtsbereich sollte aus kosmetischen Gründen grundsätzlich der Primärverschluss angestrebt werden. Eine generelle Empfehlungslage, ob Bisswunden primär oder sekundär verschlossen werden sollten, bietet die Literatur nicht. Paschos et al. verglichen an 168 Patienten die Primärnaht von Hunde- und Katzenbissen mit sekundärer Wundheilung in einer randomisierten Fallkontrollstudie und fanden keine erhöhten Infektraten zwischen den Gruppen. Die Infektrate stieg in beiden Gruppen mit der Dauer bis zur chirurgischen Versorgung an (4,5 % <8 h, 22,2 % >8 h) (Paschos et al. 2014). Infizierte Wunden an den Extremitäten sollten abschließend durch Anlage einer Schiene ruhiggestellt werden.

als 72 h ist und keine klinischen Infektzeichen zeigt, ist mit großer Wahrscheinlichkeit nicht infiziert und bedarf keiner antibiotischen Therapie. Der Stellenwert der antibiotischen Prophylaxe bei frischen Bissverletzungen wird in der Literatur kontrovers diskutiert. Risikofaktoren, die die prophylaktische Gabe rechtfertigen, sind große, tiefe und stark verunreinigte Wunden, Katzenbisse an den Händen und Menschenbisse (Rothe et al. 2015). Darüber hinaus kann die Indikation zur Antibiotikaprophylaxe bei Wunden mit Beteiligung von Knochen, Sehnen, Gelenken sowie bei Bisswunden an Händen, Füßen und im Gesicht großzügig gestellt werden. Sollten schwere Nebenerkrankungen oder immunkompromittierende Faktoren (Immundefekte, Asplenie, Diabetes mellitus) vorliegen, gilt dies ebenso. Eine Antibiotikaprophylaxe ist meist für einen Zeitraum von 3–5 Tagen ausreichend. Präparate, die sich dafür anbieten, zeigt Tab. 5.1.

Weichteilinfektion sollten in der Regel 7–10 Tage lang antibiotisch behandelt werden, wobei die Dauer stets befundabhängig verlängert werden sollte. Bei Gelenk- oder Knochenbeteiligung kann die Gabe auf 4–6 Wochen erweitert werden.

▶ Grundsätzlich sollten infizierte Wunden resistenzgerecht behandelt werden. Eine kalkulierte Antibiose bei lokal fortgeschrittener Infektion oder systemischen Infektionszeichen (Fieber, Schüttelfrost) und Sepsiszeichen (qSOFA: Atemfrequenz >22/min, GCS <15, systolischer Blutdruck <100 mmHg) sollte unverzüglich begonnen werden.

5.2.8 Antibiose

Zunächst muss unterschieden werden, ob es sich um eine frische Bisswunde mit dem Risiko der Kontamination handelt oder eine ältere, bereits infizierte Wunde vorliegt. Die klinischen Infektzeichen umfassen Rötung, Schwellung, Schmerzen, eine phlegmonöse Umgebungsreaktion und putride Wundsekretion. Eine Wunde, die älter

5.2.9 Tollwut

Jährlich sterben nach Schätzungen der WHO noch über 50.000 Menschen an den Folgen der Tollwut. Nachdem in Deutschland und seinen Nachbarländern durch erfolgreiche Eradikationsmaßnahmen (v. a. durch die orale Immunisierung der Füchse) in den letzten 20 Jahren die

Tab. 5.1 Mögliche Auswahl einer Antibiotikaprophylaxe bei komplizierten Bisswunden. Die Infektwahrscheinlichkeit ist für Menschen- und Katzenbisse höher, sodass die Indikation großzügig gestellt werden kann

Antibiotikaprophylaxe 3–5 Tage		
Verletzungsart	Präparat	Bemerkung
Hundebiss	Amoxicillin/Clavulansäure 875/125 mg 1–0–1 p.o oder Cefpodoxim 200 mg 1–0–1 p.o	Clindamycin 600 mg 1–1–1 p.o. bei Penicillinallergie (Soforttyp) Ggf. Metronidazol 400 mg 1–1–1 p.o. bei sehr tiefen Wunden
Katzenbiss	Amoxicillin/Clavulansäure 875/125 mg 1–0–1 p.o oder Cefpodoxim 200 mg 1–0–1 p.o	Clindamycin 600 mg 1–1–1 p.o. + Ciprofloxacin 500 mg 1–0–1 p.o. (*Pasteurella!*) bei Penicillinallergie
Menschenbiss	Amoxicillin/Clavulansäure 875/125 mg 1–0–1 p.o oder Cefpodoxim 200 mg 1–0–1 p.o	Clindamycin 600 mg 1–1–1 p.o. bei Penicillinallergie (Soforttyp) Ggf. Metronidazol 400 mg 1–1–1 p.o. bei sehr tiefen Wunden

endemische Tollwut eliminiert werden konnte, ist dies in Zusammenhang mit einer Bissverletzung nicht primär problematisch. Der letzte dokumentierte Tollwutfall eines Wildtiers stammt aus dem Jahre 2006. Als Reservoir fungieren vor allem Füchse und Fledermäuse, relevant sind jedoch vor allem Katzen und Hunde im Zusammenhang mit Bissverletzungen. Risiken bestehen für in Mitteleuropa lebende Menschen somit vor allem durch Reisen in Länder mit endemischem Vorkommen, jedoch auch durch illegal eingeführte Tiere aus diesen Regionen. Das Robert Koch-Institut berichtet den letzten Tollwutfall eines Deutschen im Jahre 2007, der in Marokko von einem streunenden Hund gebissen wurde. Einen Überblick über die europäische Tollwutsituation geben die Seiten des WHO Rabies Bulletin Europe (https://www.who-rabies-bulletin.org/).

Die Tollwut wird durch verschiedene Genotypen von Lyssaviren aus der Familie der Rhabdoviren ausgelöst. Der Infektionsweg der Tollwutviren verläuft über den Speichel der infizierten Tiere, der in Kontakt mit der Blutbahn des Menschen kommt. Der Kontakt von Speichel und intakter Haut birgt hingegen kein Infektionsrisiko, und auch eine Übertragung von Mensch zu Mensch wurde bisher nicht beschrieben.

▶ Bei der Beurteilung des bissassoziierten Tollwutrisikos muss beachtet werden, dass von einem klinisch unauffälligen Tier, das sich bisher zweifelsfrei ausschließlich in einem tollwutfreien Gebiet aufgehalten hat, kein Infektionsrisiko ausgeht und Maßnahmen der Postexpositionsprophylaxe nicht indiziert sind.

Die Inkubationszeit ist sehr variabel und wird mit 3–8 Wochen angegeben. Ist die Tollwut ausgebrochen, verläuft sie phasenweise, beginnend mit einem unspezifischen Prodromalstadium, geht über in das akute neurologische Stadium, das enzephalitisch (Hydrophobie, Hypersalivation und Spasmen) oder paralytisch verlaufen kann und schließlich in die komatöse Phase übergeht. Die Erkrankung endet fast ausnahmslos im Tod durch die Lähmung der Atem- und Herzmuskulatur.

Die **prophylaktische aktive Immunisierung** ist in Deutschland derzeit nur für einen sehr ausgewählten Personenkreis indiziert (Laborpersonal, das mit Tollwutviren arbeitet, und tiermedizinisches Personal mit regelmäßigem Kontakt zu Fledermäusen). Aufgrund der gegenwärtig nicht existenten Wildtiertollwut ist sie für Tierärzte, Jäger, Förster etc. nicht indiziert. Für Reisende in Gebiete, in denen die Tollwut endemisch ist und aufgrund der Aufenthaltsumstände ein Infektionsrisiko nicht auszuschließen ist, ist die Impfung empfohlen.

Die **postexpositionellen Maßnahmen** richten sich nach dem Grad der Exposition, wobei Bissverletzungen durch ein tollwutverdächtiges Tier immer dem höchsten Grad III entsprechen. Zunächst sollte die Wunde schnellstmöglich ausgiebig mit Wasser und Seifenlösung gespült werden, um die inokulierte Erregeranzahl zu verringern. Darüber hinaus muss stets eine aktive Immunisierung mit einem zugelassenen Tollwutimpfstoff mit zwei Impfdosen an Tag 0 und Tag 3 erfolgen. Bei Ungeimpften oder unvollständig Geimpften sollte zudem eine passive Immunisierung durch die Gabe von Tollwut-Immunglobulin (20IE/kg KG) simultan zur aktiven Immunisierung erfolgen. Für nähere Informationen sei auf die Seiten des RKI verwiesen (https://www.rki.de/DE/Content/Infekt/EpidBull/Merkblaetter/Ratgeber_Tollwut.html).

Eine **Meldepflicht** gemäß IfSG besteht für den Krankheitsverdacht, die Erkrankung, den Tod sowie den Erregernachweis der Tollwut.

5.2.10 Tetanus

Besonderes Augenmerk muss bei der Versorgung von Biss-, Stich-, Schuss- und Explosionsverletzungen auf das Infektionsrisiko mit dem *Clostridium tetani* gelegt werden, da die resistenten Sporen des Erregers praktisch ubiquitär vorkommen. Unter anaeroben Bedingungen im Gewebe keimen diese aus und entwickeln toxinbildende Bakterien. Die Tetanuserkrankung (Wundstarrkrampf) wird dabei nach einer Inkubationszeit von wenigen Tagen bis Wochen vor allem durch die Wirkung des Tetanospasmins verursacht. Dieses Toxin hemmt die Exozytose der hemmenden Neurotransmitter Glycin und GABA in den Vorderhörnern des Rückenmarks, was zu einer Überaktivierung der Alpha-Motoneuronen führt und sich in andauernden Muskelkrämpfen der Willkürmuskulatur äußert. Klinisch tritt ein unspezifisches Prodromalstadium auf, das von einer Kieferstarre (Trismus) und einer charakteristischen Mimik (Risus sardonicus) gefolgt wird. In der vollen Ausprägung treten rezidivierende, minutenlange Verkrampfungen der Rückentreckmuskulatur auf (Opisthotonus), und der Tod tritt durch Ersticken tritt ein.

Bei allen offenen und insbesondere bei verschmutzten Wunden muss immer an eine Tetanusinfektion gedacht werden. Immerhin werden in Deutschland jährlich zwischen 6 und 28 Tetanusfälle (2005–2014) gemeldet, von denen einige einen letalen Ausgang nehmen (Robert Koch-Institut 2016). Die manifeste Tetanuserkrankung kann durch Metronidazol und eine symptomatische Behandlung der Krämpfe mittels Narkose, Relaxation und maschineller Beatmung behandelt werden.

▶ Die Prophylaxe der Tetanuserkrankung ist unerlässlich. Es kommt dafür eine aktive oder passive Immunisierung in Betracht. Ein differenziertes Vorgehen zur Tetanus-Postexpositionsprophylaxe bieten Website und Publikationen des Robert Koch-Instituts (STIKO-Empfehlungen).

Zusammenfassend wird zunächst zwischen sauberen, geringfügigen Wunden und allen anderen unterschieden. Alle tiefen, verschmutzten Wunden wie auch Biss- (Speichelkontakt), Stich- und Schussverletzungen werden zur letzteren Gruppe gezählt.

Sind weniger als drei aktive Immunisierungen gegeben worden oder ist der Impfstatus unklar, erfolgt die **simultane Vakzinierung** mittels Td-Impfstoff (Kinder<6 Jahren TD) und Tetanus-Immunglobulin. Sofern eine Indikation besteht (z. B. keine Pertussisimpfung nach dem 18. Lebensjahr), sollte die aktive Immunisierung mit einem Pertussis-Kombinationsimpfstoff (Tdap) erfolgen. Kontralateral wird simultan die passive Tetanusimmunisierung mit 250 IE Tetanus-Immunglobulin verabreicht. Bei tiefen, Biss-, Stich- oder Schusswunden sollte die doppelte Dosis (500 IE) verabreicht werden.

Sind mindestens drei aktive Immunisierungen erfolgt, ist die passive Tetanusimmunisierung nicht indiziert. Die **aktive Immunisierung** sollte bei den hier behandelten Wunden erfolgen, wenn die letzte Gabe fünf oder mehr Jahre zurückliegt.

5.3 Schuss-, Stich- und Explosionsverletzungen

5.3.1 Epidemiologie

Diese Verletzungsentitäten sind insgesamt in Deutschland und im westlichen Europa nicht häufig, wobei keine direkten epidemiologischen Daten hierzu verfügbar sind. Explosions- und Schussverletzungen sind in Mitteleuropa deutlich seltener als Stichverletzungen. Exemplarisch kann die Polizeiliche Kriminalstatistik des Bundeskriminalamts herangezogen werden, die 2018 insgesamt 4639 Straftaten registriert hat, bei denen eine Schusswaffe abgefeuert wurde (BKA 2019). Gemessen an der Gesamtzahl aller Straftaten sind dies jedoch nur 0,1 %. In einer retrospektiven Studie der Obduktionen aus den Jahren 2000–2009 konnten Buschmann et al. zeigen, dass der Mehrzahl (78 %) aller schussbedingten Todesfälle eine Suizidhandlung zugrunde liegt (Buschmann et al. 2015). Bieler et al. konnten in einer Analyse der Daten aus dem Traumaregister der Deutschen Gesellschaft für Unfallchirurgie (DGU) der Jahre 2009–2011 305 Schussverletzungen und 871 Stichverletzungen identifizieren (Bieler et al. 2014). Das entspricht einem Anteil von 0,6 % bzw. 1,8 % am Gesamtkollektiv. Die Daten zeigen weiterhin, dass Schussverletzungen im Vergleich zu Stichverletzungen mit einer höheren Letalitätsrate, längerer Intensivliegedauer und einer höheren Transfusionswahrscheinlichkeit einhergehen. Weitere Unterschiede konnten im Hinblick auf die affektierten Körperregionen dargestellt werden. So sind Schussverletzungen in der Hälfte der Fälle im Bereich des Kopfes und erst nachrangig im Thorax, Abdomen und an den Extremitäten lokalisiert, wohingegen Stichverletzungen primär thorakal (44 %) bzw. abdominal (31 %) lokalisiert sind.

Schussverletzungen mit militärischen Waffen und Explosionsverletzungen sind in Deutschland und Mitteleuropa glücklicherweise selten, allerdings haben Terroranschläge der jüngeren Vergangenheit (z. B. Bataclan Paris 2015 oder Brüsseler Flughafen/Metro 2016) gezeigt, dass diese Verletzungsbilder auch zur hiesigen Versorgungsrealität zählen können. Eine besondere Schwierigkeit liegt darin, dass dies oft zu MANV-Szenarien (Massenanfall von Verletzten) führt, deren Bewältigung eine grundlegend andere Versorgungsweise erfordert (Triage, Prinzip der Damage Control Surgery).

Der Umfang der präklinischen Versorgung penetrierender Verletzungen richtet sich nach der betroffenen Körperregion und dem Zustand des Patienten. Da Stichverletzungen häufig thorakoabdominal zugefügt werden, muss stets mit der Verletzung von Lunge, Herz, der großen mediastinalen oder abdominellen Gefäße, der Leber, Milz und der Nieren und des Gastrointestinaltraktes (insbesondere des Dünndarms) gerechnet werden. Die Behandlung sollte prioritätenorientiert erfolgen. Für Untersuchung, Behandlung, Übergabe in Notaufnahme oder Schockraum und die weitere Notfallversorgung eignen sich etablierte Versorgungsalgorithmen (z. B. ATLS).

5.3.2 Prinzipien der Diagnostik und Therapie

Primär muss eine relevante Blutung ("critical bleeding" – cABCDE) erkannt und – wenn möglich – gestillt werden. Zur Blutstillung eignen sich in aufsteigender Reihenfolge Druckverbände, Wundtamponaden ggf. imprägniert mit Hämostyptika und Tourniquets. Bei allen ist die korrekte Applikation essenziell und sollte deshalb von allen an der Behandlung Beteiligten sicher beherrscht und regelmäßig geübt werden. Insbesondere die Anwendung von Tourniquets wird oft diskutiert, und in der Praxis kommt es regelmäßig zu Fehlanwendungen durch nicht ausreichend zugezogene Tourniquets, was zu einem erhöhten Blutverlust durch eine venöse Stauung bei erhaltener arterieller Restperfusion führt.

▶ Stillbare, relevante Blutungen müssen sofort mittels Druckverbänden, Tamponaden oder Tourniquets behandelt werden, wobei keine Übertherapie stattfinden sollte. Die korrekte Anlage ist essenziell und muss geübt werden.

Blutungen durch penetrierende Verletzungen des Körperstamms, der Achseln und Leisten ("junctional bleeding") müssen im Gegensatz als außerhalb des Operationssaals unstillbar betrachtet werden. Dies muss im präklinischen Bereich einsatztaktisch respektiert werden und sollte auch bei der innerklinischen Behandlung dazu führen, dass keine unnötigen Maßnahmen erfolgen, die den lebensrettenden operativen Eingriff verzögern. Da es in der Regel keine Möglichkeit zur direkten Kompression der Blutungsquelle gibt, wird das Konzept der permissiven Hypotension verfolgt. Der systolische Blutdruck wird dabei um 80 mmHg (Mitteldruck 40–50 mmHg) gehalten, da höhere Blutdruckwerte den Blutverlust verstärken. Bei einem begleitenden Schädel-Hirn-Trauma muss jedoch sorgfältig abgewogen werden, da die permissive Hypotension bei erhöhtem intrakraniellem Druck zu einem zu niedrigen zerebralen Perfusionsdruck führen kann.

Bereits präklinisch sollte die Gabe des Antifibrinolytikums Tranexamsäure bei starken Blutungen erfolgen. Die Initialdosis besteht in einer intravenösen Gabe von 1 g als Kurzinfusion, notfalls als Bolus. Eine weitere Gabe kann innerhalb der nächsten 8 h verabreicht werden. Wichtig ist zudem die bedarfsangepasste und eher zurückhaltende Gabe von kristalloiden Lösungen zum Volumenersatz (Bolusgabe von max. 1–2 l), um eine Verdünnungskoagulopathie zu vermeiden. Die Gabe von kolloidalen Lösungen (HES) ist dem kristalloidrefraktären Volumenmangelschock vorbehalten. Weiterhin kommt dem Wärmeerhalt große Bedeutung zu, da eine Hypothermie die Funktion der Gerinnungskaskade erheblich beeinträchtigt. Innerklinisch sollte die Gerinnungsoptimierung bedarfsangepasst erfolgen (Thrombelastometrie, Thrombozytenfunktion, Blutbild, Gerinnung, Calcium, BGA).

5.3.3 Stichwunden

5.3.3.1 Verletzungskinematik und Pathophysiologie

Die Vielfalt von Hieb- und Stichwerkzeugen jedweder Art ist erheblich, und seit Jahrhunderten erfreuen sich vor allem Messer, Dolche und Schwerter großer Beliebtheit auch in der Zivilgesellschaft. Verletzungen, die im Rahmen eines Unfalls oder Gewaltverbrechens beigebracht werden können, sind in ihrer Morphologie und der damit verbundenen Prognose sehr unterschiedlich. Die „klassische" Schnittverletzung der Hände mit oder ohne Durchtrennung von Sehnen, Nerven und Gefäßen durch Küchen- oder Cuttermesser ist Notaufnahmealltag.

Da Messer in der Regel leicht zu besorgen und zu verstecken sind, werden sie oft als Alternative zu Schusswaffen verwendet. In Ländern, in denen der Besitz oder Gebrauch von Schusswaffen gesetzlich eingeschränkt und reguliert ist, werden häufiger Messer als Waffen gebraucht. Auch aus diesem Grund beinhaltet das deutsche Waffengesetz Messer sowie andere Hieb- und Stichwaffen. Messer dürfen in der Regel besessen, aber nicht in der Öffentlichkeit geführt werden. Jedoch gibt es auch Messer, deren Besitz per se verboten ist. Hierunter zählen z. B. einhändig bedienbare Klappmesser mit feststellbarer Klinge, Klappmesser, Butterflymesser und bestimmte andere Messer mit einer feststehenden Klinge über 12 cm.

Neben der Klingenlänge spielt es für die Verletzungsfolgen eine Rolle, ob die Klinge ein- oder beidseitig geschärft ist. Bei unbekannter Tatwaffe besitzt somit das Aussehen der Stichwunden forensische Relevanz (großer oder kleiner Schwalbenschwanz). In der klinischen Beurteilung muss auch bedacht werden, dass das Gewebe beim Zustechen stark komprimiert werden kann und die Klinge auch orthogonal zur Stichrichtung bewegt werden kann, was zu einem deutlich größeren Stichkanal führen kann, als das Messer suggeriert.

▶ Die Größe der Waffe korreliert nicht zwingend mit der Wundausdehnung. Die Indikation zur CT-Bildgebung und operativen Exploration muss großzügig gestellt werden, um das Risiko übersehener Läsionen zu minimieren.

5.3.3.2 Diagnostik

Bildgebende Verfahren wie Sonographie, Röntgen und CT können in der Akutversorgung richtungsweisende Befunde liefern, allerdings ist die Sensitivität für Hohlorganperforationen modalitätenübergreifend nicht gut genug, sodass die Laparoskopie hierfür der Goldstandard ist. Bei Stichverletzungen im Rumpfbereich muss zudem bedacht werden, dass die Stichrichtung nicht immer streng sagittal ist, die Zwerchfelle kuppelförmig sind und sich atemsynchron verlagern.

▶ Es muss bei einer thorakalen Stichverletzung somit eine abdominale Beteiligung vermutet werden, bis das Gegenteil bewiesen ist, und umgekehrt (Zwei-Höhlen-Verletzung, siehe Abb. 5.1).

5.3.3.3 Therapie und Infektionsprophylaxe

Die Wundversorgung von Stichwunden unterscheidet sich im Grundsatz nicht von der chirurgischen Versorgung von Bisswunden, wobei die Indikation zum primären Wundverschluss über einer Lasche/Drainage jedoch großzügiger gestellt werden kann. Das konkrete Vorgehen richtet sich nach dem Verletzungsmuster.

Bei abdominellen Stichverletzungen muss bis zum Beweis des Gegenteils von einer peritonealen Perforation mit Verletzung der parenchymatösen oder Hohlorgane ausgegangen werden – auch ohne den Nachweis freier Luft oder Flüssigkeit in der präoperativen Bildgebung. Eine diagnostische Laparoskopie sollte beim kreislaufstabilen Patienten auch ohne diagnostischen Hinweis auf intraabdominelle Läsionen obligat durchgeführt werden, um dies sicher auszuschließen.

Thorakale Stichverletzungen mit Durchstoßen der Pleura parietalis führen zu einem Pneumothorax oder Hämatopneumothorax. Ein Ventilmechanismus kann sich leicht entwickeln und so zum Spannungspneumothorax führen, der sofort mittels Nadeldekompression entlastet werden muss. Im Anschluss erfolgt die Anlage einer Thoraxdrainage, deren Größe bei Vorliegen

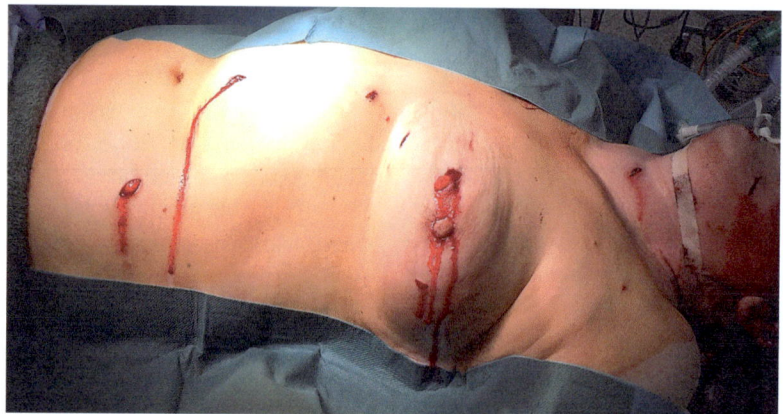

Abb. 5.1 Multiple Stichverletzungen thorakoabdominal sowie an Hals und Gesicht

eines Hämatopneumothorax nicht unter 26 Ch liegen sollte. Sollten 1500 ml Blut initial gefördert werden oder > 200 ml/h im Verlauf, besteht die Indikation zur anterolateralen Thorakotomie. Bei geringeren, persistierenden Fördermengen oder therapierefraktären Pneumothoraces unter Sog an der Thoraxdrainage kann thorakoskopisch die Blutungsquelle beseitigt werden oder eine Parenchymfistel reseziert werden. Kleine, asymptomatische Pneumothoraces (< 2 cm) können in der Regel konservativ durch Sauerstoffgabe behandelt werden.

Im Hinblick auf die Kontamination der Stichwunden können die Empfehlungen der Bissverletzungen Anwendung finden. Bei Jagd-, Fleisch- oder stark verschmutzten Messern sollte die Abdeckung von Anaerobiern mittels Metronidazol diskutiert werden. Bei Beteiligung des Gastrointestinaltraktes ist dies obligat.

5.3.4 Schusswunden

5.3.4.1 Verletzungskinematik und Pathophysiologie

Die Verletzungsbilder durch Schusswaffen sind sehr variabel. Vom Verlauf her können Streif-, Durch- und Steckschüsse unterschieden werden. Während Stichverletzungen eher Thorax und Abdomen betreffen, werden Schussverletzungen häufig im Kopf-Hals-Bereich und an den Extremitäten beobachtet. Im militärischen Einsatz lässt sich dies auf die Schutzausrüstung (Splitterschutzwesten, Body Armour) zurückführen. Im zivilen Umfeld sind ein Großteil der Schussverletzungen in suizidaler Absicht beigebracht worden. Ein wesentlicher Unterschied in der Präsentation des schussverletzten Patienten im Vergleich zu Stichverletzungen besteht somit auch darin, dass oft bereits präklinisch eine stark eingeschränkte Vigilanz beobachtet wird, da viele der Schusswunden im Kopfbereich beigebracht werden (Bieler et al. 2014; Buschmann et al. 2015). Somit ist oftmals eine endotracheale Intubation notwendig, wodurch die Rettungszeit verlängert wird. Auch innerklinisch muss bei einer Schussverletzung im Kopf-Hals-Bereich jederzeit mit einer Atemwegsverlegung oder einer Beeinträchtigung der Schutzreflexe gerechnet werden, sodass die Intubation vorbereitet und die Indikation Schutzintubation großzügig gestellt werden sollte.

Es gibt eine Vielzahl verschiedener Schusswaffen, wovon einige legal getragen und verwendet werden dürfen (Schreckschuss-, Jagd- und Sportwaffen). Näheres regelt in Deutschland auch hier das Waffengesetz. Automatische und militärische Waffen sind generell verboten, jedoch prinzipiell über den Schwarzmarkt erhältlich, wie Terroranschläge und Fehden in Kreisen der organisierten Kriminalität zeigen.

▶ Vereinfacht hängt die Schadwirkung einer Schusswaffe von der Munitionsart, dem Kaliber und der Mündungsgeschwindigkeit ab.

So verursachen beispielsweise Schreckschusswaffen Fremdkörpereinsprengungen und Verbrennungen, die Wirkung von Schrotflinten kann von oberflächlichen Projektileinschüssen aus größerer Entfernung bis hin zu schwersten Gewebszerreißungen und (Teil-) Amputationen auf kurze Distanz reichen. Ballistisch können Niedrig- und Hochgeschwindigkeitsgeschosse unterschieden werden. Erstere werden beispielsweise durch Pistolen und Revolver verschossen und weisen eine Mündungsgeschwindigkeit um 1000 m/s auf. In Abhängigkeit der verwendeten Munition geben die Projektile ihre Energie auf kurzer Strecke im Gewebe ab (Mann-Stopp-Wirkung, Vermeidung von Durchschüssen). Hochgeschwindigkeitsgeschosse werden hingegen von militärischen Gewehren mit einer Mündungsgeschwindigkeit von etwa 3000 m/s verschossen. Die Projektile sind darauf ausgelegt, leichte Panzerungen und schusssichere Westen zu durchschlagen. Sie passieren das Gewebe unter der Ausbildung einer sog. temporären Wundhöhle, die um ein Vielfaches größer ist als der Projektildurchmesser. Durch die plötzliche Widerstandserhöhung durch das Auftreffen des Projektils auf Gewebe kann das Geschoss

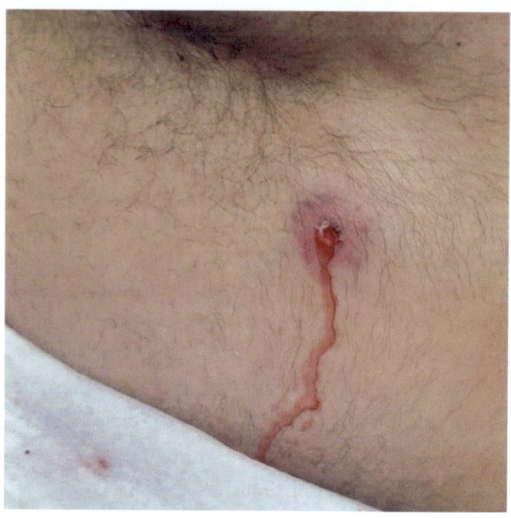

Abb. 5.2 Gluteale Eintrittswunde eines Kalaschnikow-Projektils

seine lineare Flugbahn verlassen und sich überschlagen (taumeln). Dabei ändern sich der Widerstand, der Energietransfer ins Gewebe und die Größe der temporären Wundhöhle. Trifft das Projektil solide Strukturen (Knochen), kann es sich zerlegen, und die Splitter können abgelenkt werden.

Zusammenfassend kann nicht von einer linearen Flugbahn im Gewebe ausgegangen werden, und die Gewebszerreißung ist erheblich größer, als das Kaliber vermuten lässt. Einschusswunden sind typischerweise kleiner, rundlich und scharf berandet (siehe Abb. 5.2), wohingegen die Austrittswunden häufig größer und ausgerissen sind.

5.3.4.2 Diagnostik

Der Umfang der Diagnostik hängt vom Zustand des Patienten ab. Gemäß dem cABCDE-Prinzip sollte eine fokussierte, zeitsparende und umfassende körperliche Untersuchung des Schussverletzten erfolgen. Dabei festgestellte lebensbedrohliche Störungen müssen sofort adressiert werden.

Bei isolierten Schussverletzungen der Extremitäten sollten immer die periphere Durchblutung, Motorik und Sensibilität geprüft werden, und es sollte zumindest ein konventionelles Röntgenbild zum Ausschluss einer Fraktur oder intrakorporal verbliebener Fremdkörper erfolgen. Komplexe Verletzungen erfordern ebenso wie Schussverletzungen des Kopf-Hals-Bereiches, des Thorax, des Abdomens und Beckens immer eine CT mit intravenösem Kontrastmittel.

In Abhängigkeit des Patientenzustandes und des wahrscheinlichen Verlaufs des Schusskanals muss der Schusskanal operativ exploriert werden. Bei stabilem Patienten und CT-morphologisch ohne Anhalt für wesentliche Begleitverletzung kann dies laparoskopisch oder thorakoskopisch erfolgen. In allen anderen Fällen besteht die Indikation zur Exploration mittels anterolateraler Thorakotomie und/oder medianer Laparotomie.

Die Entnahme von Abstrichen aus dem Schusskanal ist notwendig, da eine Schusswunde per se als kontaminiert zu betrachten ist.

5.3.4.3 Therapie und Infektionsprophylaxe

Die Therapie von Schussverletzungen erfordert eine sichere, operative Exploration des Schusskanals, die Exstirpation im Körper verbliebener Projektile und ein Débridement avitalen und verschmutzten Gewebes. Fremdkörper in Kontakt mit den Liquorräumen, der Synovia oder Gefäß-Nerven-Straßen müssen entfernt werden, um gravierende Sekundärkomplikationen durch Arrosionen und fortgeleitete Infektionen zu vermeiden. Sofern möglich, sollten alle Projektile und Splitter auch deshalb entfernt werden, da neben einem Infektionsrisiko viele Projektile bleihaltig sind, was im Verlauf zu einer Bleiintoxikation mit schwerwiegenden gastrointestinalen und neurologischen Symptomen führen kann. Sollte das Komplikationsrisiko der Bergung aller Fragmente unverhältnismäßig hoch sein, müssen diese belassen werden. Dann sollten aber der Serumbleispiegel und die Aminolävulinsäure im Urin regelmäßig kontrolliert werden (Kollig et al. 2014).

Blutungen müssen umgehend gestillt werden, ggf. müssen Gefäßläsionen vorübergehend geshuntet oder primär rekonstruiert werden. Insbesondere intraabdominal muss eine Hohlorganperforation sicher ausgeschlossen und das Abdomen ausgiebig gespült werden

(Kontaminationskontrolle). Auch ohne bildmorphologischen Nachweis einer intraabdominellen Schädigung sollte wie bei den abdominellen Stichverletzungen beim kreislaufstabilen Patienten zumindest eine Laparoskopie erfolgen. Bei hochgradigem Verdacht auf einen intraabdominellen Schussverlauf und beim klinisch instabilen Patienten hingegen ist eine notfallmäßige mediane Laparotomie zur Exploration alternativlos.

Schussfrakturen müssen umgehend achsengerecht reponiert und bis zur Weichteilkonsolidierung und suffizient geschient oder durch Anlage eines Fixateur externes ruhiggestellt werden. In Abhängigkeit des Patientenzustandes und des Verletzungsmusters finden die Prinzipien der Damage Control Surgery, der Damage Control Orthopedics und der Damage Control Resuscitation Anwendung. Dieses phasenweise Konzept sieht zunächst nur unmittelbar lebensrettende, operativ primär stabilisierende Prozeduren vor, gefolgt von einer Phase der intensivmedizinischen Stabilisierung und ein oder mehreren Folgeeingriffen zur Konsolidierung und definitiven Versorgung. Triggerfaktoren, die dieses Vorgehen erforderlich machen können, sind z. B. hämodynamische Instabilität, schwere penetrierende oder Mehrfachverletzung, MANV-Situation und personelle oder materielle Beschränkung, Azidose (pH < 7,2), Hypothermie und Azidose.

Schussverletzungen sind primär als kontaminiert anzusehen, sodass zumindest eine perioperative Single-Shot-Antibiose mit Piperacillin/Tazobactam 4,5 g i. v. und ggf. Metronidazol 500 mg i. v. erfolgen sollte.

5.3.5 Explosionsverletzungen

5.3.5.1 Verletzungskinematik und Pathophysiologie

Diese Verletzungsentität ist hochkomplex und vereint stumpfe, penetrierende und thermische Einflüsse (thermomechanische Kombinationsverletzung). Eigene Daten der Versorgung von Schuss- und Explosionsverletzten in Afghanistan zeigen, dass Explosionsverletzte einen höheren ISS aufweisen als Schussverletzte (29 vs. 23) (Richardsen et al. 2018). Die explosionsbedingten Verletzungsarten wurden bereits im Zweiten Weltkrieg von Zuckerman definiert.

Primäre Explosionsverletzungen sind durch die Druckwelle der Detonation verursacht, die sich in Abhängigkeit des umsetzenden Sprengstoffs mit einer Geschwindigkeit von 7000–8000 m/s ausbreitet. Auf zellulärer Ebene werden vor allem die Kapillarendothelien der Lunge und der parenchymatösen Organe geschädigt, was sich im Verlauf durch Organdysfunktionen auswirkt (ARDS, Blast Lung). Bei ausreichend hoher Energie kommt es durch rasche Folge des rapiden und enormen Druckanstiegs beim Auftreffen der Druckwelle mit nachfolgendem Unterdruck nach Durchwandern der Welle zu direkten Gewebszerreißungen insbesondere von Lunge und Hohlorganen.

Sekundäre Explosionsverletzungen sind durch die Splitterwirkung beschleunigter Gegenstände bedingt (Nägel, Kugeln, Scherben etc.) und verursachen penetrierende Verletzungen.

Die tertiären Explosionsverletzungen entstehen durch die stumpfe Gewalteinwirkung, wenn der durch die Druckwelle fortgerissene Körper an festen Gegenständen an- oder aufschlägt.

Die quartäre Explosionsverletzung entsteht durch die enorme Hitze (3000–4000 °C), die durch die Detonation entsteht. Dies umfasst alle Verbrennungsgrade sowie das Inhalationstrauma durch die heißen Verbrennungsgase.

Als quintäre Explosionsverletzungen werden Schäden durch chemische Agenzien (Säuren, Laugen, chemische Kampfstoffe), biologische Agenzien (HIV/Hepatitis bei infizierten Selbstmordattentätern) oder Strahlung (Dirty Bomb) bezeichnet.

Die Schadwirkung der Sprengsätze hängt nicht nur von der Bauweise oder dem verwendeten Sprengstoff ab, sondern auch von der Umgebung, in der sich die Explosion ereignet. Es konnte gezeigt werden, dass die Verletzungswahrscheinlichkeit in geschlossenen Räumen oder Fahrzeugen doppelt so hoch ist wie auf freier Fläche. Das Verletzungsmuster ist in jedem Fall sehr vielfältig und zeigt neben

Verletzungen, die unmittelbar behandelt werden müssen (z. B. Blutungen, Pneumothorax), auch Schädigungen, die erst nach Stunden bis Tagen offensichtlich werden (Kompartmentsyndrom an Extremitäten, kontusionsbedingte Hohlorganperforation, Blast Lung).

5.3.5.2 Diagnostik

Die diagnostischen Grundsätze für die Behandlung des Explosionsverletzten unterscheiden sich nicht von denen der Polytraumaversorgung. Eine fokussierte, vollständige klinische Untersuchung nach ABCDE-Prinzip und eine fokussierte Ultraschalluntersuchung des Thorax und Abdomens (z. B. eFAST mit abdominalen Pouches, Perikard, pleuralen Recessus und Pleurakuppeln) sind immer notwendig. Ist der Patient kreislaufstabil, sollte vor der operativen Exploration eine CT von Schädel, HWS, Thorax, Abdomen und Becken erfolgen. Bei klinischem Anhalt für eine Extremitätenverletzung sollten zumindest ergänzende Röntgenbilder der betroffenen Areale angefertigt werden.

Aus der Erfahrung heraus, dass Explosionsverletze oft massive Extremitätenverletzungen aufweisen und die Anwendung von Tourniquets auch im zivilen Rettungsdienst mittlerweile Standard ist, wird dem ABCDE-Algorithmus das Präfix „c" (cABCDE, „critical bleeding") hinzugefügt. Dies trägt dem Umstand Rechnung, dass aufgrund des Verletzungsmechanismus unmittelbar lebensbedrohliche periphere Gefäßverletzungen häufig sind. Diese müssen sofort adäquat gestillt werden, und präklinisch applizierte Tourniquets oder Verbände müssen im Rahmen der Übernahme kontrolliert und ggf. optimiert werden.

5.3.5.3 Therapie und Infektionsprophylaxe

Die operative Therapie der Verletzungen richtet sich nach den ABCDE-Algorithmen zur Polytraumaversorgung und ATLS.

▸ Im Grundsatz gilt: „Treat first what kills first" – absolute Priorität haben die operative Blutungs- und Kontaminationskontrolle.

Thorakoabdominale und junktionale Blutungen können prinzipiell nur operativ beherrscht werden. Die abdominale Exploration sollte durch eine mediane Laparotomie erfolgen. Als thorakaler Zugang empfiehlt sich die anterolaterale Thorakotomie, die bedarfsweise zur Gegenseite erweitert werden kann (Clamshell-Inzision). Als Überbrückungslösung beim instabilen Patienten kann die temporäre Ballonokklusion der Aorta (REBOA) eingesetzt werden.

Kontaminationskontrolle in den Körperhöhlen wird prinzipiell durch eine ausgiebige Lavage mit warmer Kochsalzlösung erreicht. Zerstörtes und nekrotisches Gewebe muss rasch reseziert werden. Bei Verletzungen von Dünn- und Dickdarm kann die Indikation zur Diskontinuitätsresektion (im Notfall auch ohne unmittelbare Anlage eines Stomas) erfolgen. Ist ein Second-Look höchstwahrscheinlich notwendig, bietet sich die Anlage eines Laparostomas an.

Distale Blutungen können temporär suffizient durch Druckverbände, Tamponaden und Tourniquets kontrolliert werden. Die Möglichkeit des Extremitätenerhalts richtet sich sowohl nach dem Grad der Gewebsdestruktion als auch nach dem Gesamtzustand des Patienten. Die Anlage temporärer Gefäßshunts kann eine Überbrückungslösung darstellen, da die primäre, definitive gefäßchirurgische Versorgung sehr komplex sein kann und in Gegenwart einer kontaminierten Weichteilsituation komplikationsträchtig ist. Vorsicht ist auch geboten, wenn bereits länger liegende Tourniquets wieder geöffnet werden, da dies zum Übergang großer Mengen saurer Metabolite, Kalium und Myoglobin in die systemische Zirkulation führen kann (Reperfusionssyndrom).

Frakturen der Extremitäten werden in der Notfallsituation durch die Anlage eines Fixateur externes ruhiggestellt. Ein Kompartmentsyndrom kann primär vorliegen, sich aber auch noch sekundär entwickeln. Therapie der Wahl ist die Fasziotomie, die ggf. auch prophylaktisch durchgeführt werden kann. Frakturen der Wirbelsäule werden durch achsengerechte Lagerung/Immobilisation adressiert und sekundär versorgt. Sollte das Myelon durch ein

Hämatom oder ein Frakturfragment komprimiert sein, muss eine (Hemi-)Laminektomie erfolgen. Beckenfrakturen werden ebenfalls erst nach Stabilisation des Patienten versorgt und werden primär durch die Anlage eines Pelvic Sheetings oder einer Beckenzwinge ruhiggestellt. Die Kompressionshöhe des Pelvic Sheetings ist die Ebene des Trochanter major.

Die Ausführungen im Abschnitt Schussverletzungen gelten entsprechend. Im Übrigen sei hier auf die einschlägige Literatur der Schwerverletztenversorgung verwiesen. Die Wundversorgung ist sehr aufwendig, da oftmals große Bereiche der Körperoberfläche betroffen sind und unzählige Einzelwunden vorliegen. Da im Gesamtzusammenhang dem Wunddébridement meist kein lebensrettender Stellenwert zukommt, beschränken sich die Maßnahmen in der Damage-Control-Situation auf die Entfernung von groben Verschmutzungen, Lavage und Offenlassen der Wunden oder Einlage von Laschen.

▶ Die infolge der Explosionsverletzung entstandenen offenen Wunden sind primär kontaminiert und stark verschmutzt (siehe Abb. 5.3).

Bei begleitenden offenen Frakturen und Gefäßläsionen ist die Konsolidierung des Weichteilmantels ausschlaggebend für die Möglichkeit der Fraktursanierung und des Extremitätenerhalts. Die primäre Problematik besteht dabei in der Weichteilverschmutzung, der mikrobiellen Kontamination des entstehenden Ödems sowie in Durchblutungsstörungen und Nekrosearealen. Der Umfang des Débridements muss einerseits ausreichend sein, um kein avitales Gewebe als Infektionsfokus zu belassen, andererseits sollte so viel wie möglich belassen werden, um die lokalen Möglichkeiten der plastisch-rekonstruktiven Deckung im Verlauf nicht unnötig zu kompromittieren.

Wichtig sind ein gründliches Wunddébridement und eine ausgiebige Lavage mit warmer kristalloider Lösung oder Antiseptika, um nekrotisches Gewebe und Fremdkörper zu entfernen und die Keimlast in der Wunde zu reduzieren. Große, ausgedehnte und stark verschmutze Wunden sollten mit einigen Litern gespült werden.

Aufgrund der massiven Gewebequetschung ist mit sekundären Mikrothrombosen, massivem Gewebsödem und einer verringerten peripheren Perfusion im Zusammenhang mit Schock

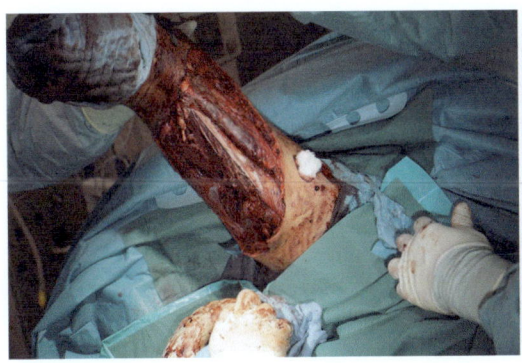 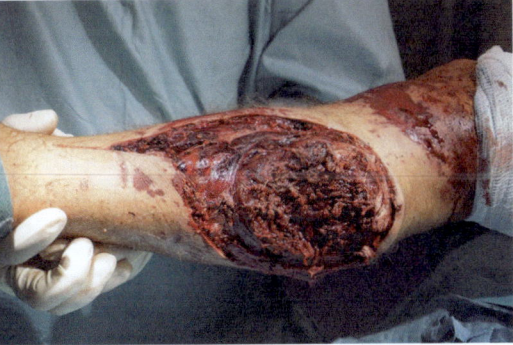

Abb. 5.3 Massive Weichteillazeration und Einsprengung von Erde, Steinen und Pflanzenteilen tief ins Gewebe nach Explosionsverletzung (Sprengfalle). Die Antibiose sollte so schnell wie möglich, zumindest als Single-Shot-Gabe i. v. verabreicht werden. Infrage kommen entsprechend den aktuellen TREMA-Guidelines (Tactical Rescue and Emergency Medicine Association e. V.) zur Taktischen Verwundetenversorgung z. B. Piperacillin/Tazobactam 4,5 g, bei Penicillinallergie Meropenem 1 g (TREMA e. V. 2018). Für isolierte Extremitätenverletzungen oder offene Frakturen können auch Cefuroxim 1,5 g oder Clindamycin 600 mg erwogen werden. Bei Beteiligung des Gastrointestinaltraktes und bei sehr tiefen Weichteilverletzungen sollte zur Abdeckung der Anaerobier Metronidazol 500 mg hinzugegeben werden. Zudem sollte die Indikation zur Tetanusprophylaxe geprüft werden

und Katecholamintherapie zu rechnen, sodass auch bei initial vital erscheinendem Gewebe im Verlauf mit sekundär demarkierenden Nekrosen und erneuter operativer Revisionspflichtigkeit zu rechnen ist.

Zur Infektionsprophylaxe und Wundgrundkonditionierung eignet sich die Vakuumtherapie. Positive Effekte bestehen in der kontinuierlichen Sekretableitung und der granulations- und perfusionsfördernden Wirkung des lokalen Sogs. Die Schwämme können so konfektioniert werden, dass auch Wundtaschen erreicht werden. Regelmäßige Wechsel (in der Regel alle 3–5 Tage, in der ersten Woche ggf. häufiger in Abhängigkeit der Wundsituation) des Verbandsystems und bedarfsweise Nachdébridements sind jedoch notwendig, da sonst durch die Okklusion der Wunde und die zunehmende Verstopfung der Schwammporen eine feuchte Kammer gebildet wird, die durch eine Keimproliferation einer Wundinfektion Vorschub leistet. Insbesondere bei Nachweis (fakultativ) anaerober Keime in der Wunde *(Clostridium perfringens)* muss dies bedacht werden. Gleichwohl vermindert der Abschluss der Wunde in einem geschlossenen System das Risiko einer Sekundärinfektion.

Die Frage, ob die Vakuumtherapie die Keimbesiedelung in der Wunde verringert oder vermehrt, wird in der Literatur kontrovers diskutiert. Daten sind diesbezüglich nur aus kleinen und heterogenen Kollektiven verfügbar. Da jedoch die positiven Effekte der Vakuumtherapie auf die Wundperfusion und Granulation in der klinischen Erfahrung überwiegen, scheint die mögliche Keimzahlvermehrung bei regelmäßigen Wechseln nicht relevant zu sein.

▶ Beachtet werden sollte, dass die großporigen Vakuumschwämme nicht direkt auf vulnerablen Strukturen (Arterien, Venen, Nerven, Sehnen, parenchymatöse oder Hohlorgane) zu liegen kommen dürfen, da diese arrodiert werden können. Eine geeignete Schutzschicht sollte immer durch körpereigenes Weichgewebe oder inertes, nichtadhäsives Fremdmaterial geschaffen werden.

Eine weitere Alternative der Infektprophylaxe und -sanierung bei tiefen, schlecht zu erreichenden Wundhöhlen und beteiligten ossären Strukturen liegt in der Einlage von Antibiotikaketten (Gentamycin-Polymethylmetacrylat[PMMA]-Ketten). Diese erreichen topisch eine so hohe Gentamycinkonzentration, dass sie meist auch gegen Keime wirksam sind, die im Resistogramm eine einfache Resistenz aufweisen. Die Ketten werden üblicherweise ausgeleitet und sukzessive gezogen.

Wissenschaftlich ist das Keimspektrum von Schuss- und Explosionsverletzungen nicht gut untersucht. Nur wenige Studien haben die Wundkolonisation untersucht. Valentine et al. untersuchten Verwundete (19 Schussverletzte, 38 Explosionsverletzte) im bewaffneten Konflikt in der Ostukraine und entnahmen Abstriche bei Einlieferung und im späteren Verlauf. Dabei konnten die Autoren zeigen, dass unter den positiven Abstrichen (67,9 %) aus der Mehrzahl ein einzelner Keim isoliert werden konnte. Initial zeigten sich vor allem grampositive Stäbchen (*Bacillus cereus* und *Corynebacterium xerosis*) und Staphylokokken. Im weiteren Verlauf veränderte sich das Keimspektrum erheblich, sodass gramnegative Stäbchen (vor allem *Acinetobacter baumannii* und *Enterococcus*) besonders häufig isoliert wurden, was auf nosokomiale Infektionen zurückgeführt wird (Valentine und Viacheslav 2017). Diese Ergebnisse konnten im Wesentlichen durch Studien aus den Konfliktregionen Irak und Afghanistan bestätigt werden (Mende et al. 2019; Heitkamp et al. 2018). Aufgrund des komplizierten Verlaufs und der langen Liegedauer von Patienten mit Explosionsverletzungen steigt bei diesen das Risiko für Wundinfekte und Kolonisation mit multiresistenten Keimen *(A. baumannii, E. coli, S. aureus)* (Campbell et al. 2017; Sheppard et al. 2010).

Abstriche sollten bei Explosionsverletzungen obligat entnommen werden, und auch reseziertes Gewebe und Fremdmaterial sollten zur mikrobiologischen Untersuchung geschickt werden. Bei multiplen Entnahmestellen ist eine genaue Dokumentation und Beschreibung der Proben wichtig, um spätere Ergebnisse zuordnen zu können.

Durch die massive Kontamination der Wunden und die eine Infektion begünstigenden Rahmenbedingungen sollte beim explosionsverletzten Patienten immer eine kalkulierte, breit wirksame Antibiose begonnen werden, und die definitive Wundversorgung sollte im Verlauf nach Stabilisierung des Patienten erfolgen.

Literatur

Aziz H, Rhee P, Pandit V, Tang A, Gries L, Joseph B (2015) The current concepts in management of animal (dog, cat, snake, scorpion) and human bite wounds. J Trauma Acute Care Surg 78(3):641–648. https://doi.org/10.1097/TA.0000000000000531

Bieler D, Franke AF, Hentsch S, Paffrath T, Willms A, Lefering R, Kollig EW (2014) Schuss- und Stichverletzungen in Deutschland – Epidemiologie und Outcome. Eine Analyse aus dem TraumaRegister DGU®. Der Unfallchirurg 117(11):995–1004. https://doi.org/10.1007/s00113-014-2647-7

Bundeskriminalamt, Polizeiliche Kriminalstatistik, PKS Jahrbuch 2019, Band 1, Version 1.0, Seite 11, 1 – 2.1 – T01, https://www.bka.de/DE/AktuelleInformationen/StatistikenLagebilder/PolizeilicheKriminalstatistik/PKS2019/PKSJahrbuch/pksJahrbuch_node.html. abgerufen am 07.02.2021

Bula-Rudas FJ, Olcott JL (2018) Human and animal bites. Pediatr Rev 39(10):490–500. https://doi.org/10.1542/pir.2017-0212

Buschmann CT, Fricke A, Tsokos M, Hartwig S (2015) Schusstodesfälle im Land Berlin von 2000 bis 2009. Rechtsmedizin 25(2):130–138. https://doi.org/10.1007/s00194-015-0004-y

Campbell WR, Li P, Whitman TJ, Blyth DM, Schnaubelt ER, Mende K, Tribble DR (2017) Multi-drug-resistant gram-negative infections in deployment-related trauma patients. Surg Infect 18(3):357–367. https://doi.org/10.1089/sur.2017.002

Heitkamp RA, Li P, Mende K, Demons ST, Tribble DR, Tyner SD (2018) Association of Enterococcus spp. with severe combat extremity injury, intensive care, and polymicrobial wound infection. Surg Infect 19(1):95–103. https://doi.org/10.1089/sur.2017.157

Kollig E, Hentsch S, Willms A, Bieler D, Franke A (2014) Schussverletzungen. Müssen Projektile und Fragmente immer entfernt werden? In: *Der Chirurg; Zeitschrift für alle Gebiete der operativen Medizin* 85(7):607–615. https://doi.org/10.1007/s00104-013-2643-4

Mende K, Stewart L, Shaikh F, Bradley W, Lu D, Krauss MR et al (2019) Microbiology of combat-related extremity wounds. Trauma infectious disease outcomes study. Diagn Microbiol Infect Dis 94(2):173–179. https://doi.org/10.1016/j.diagmicrobio.2018.12.008

Paschos NK, Makris EA, Gantsos A, Georgoulis AD (2014) Primary closure versus non-closure of dog bite wounds. A randomised controlled trial. Injury 45(1):237–240. https://doi.org/10.1016/j.injury.2013.07.010

Richardsen I, Güsgen C, Willms A, Bieler D, Kollig E, Schwab R (2018) Besonderheiten und Versorgung penetrierender Verletzungen am Beispiel von Schuss- und Explosionsopfern ohne ballistischen Körperschutz in Afghanistan (2009–2013). Wehrmedizin und Wehrpharmazie 62(12): 448–449.

Robert-Koch-Institut, Epidemiologisches Bulletin 30/2016, https://doi.org/10.17886/EpiBull-2016-047

Rothe K, Tsokos M, Handrick W (2015) Animal and human bite wounds. Deutsches Ärzteblatt international 112(25):433–42; quiz 443. https://doi.org/10.3238/arztebl.2015.0433

Saul D, Dresing K (2018) Chirurgische Behandlung von Bissverletzungen. Operative Orthop Traumatologie 30(5):321–341. https://doi.org/10.1007/s00064-018-0563-7

Sheppard FR, Keiser P, Craft DW, Gage F, Robson M, Brown TS et al (2010) The majority of US combat casualty soft-tissue wounds are not infected or colonized upon arrival or during treatment at a continental US military medical facility. Am J Surg 200(4):489–495. https://doi.org/10.1016/j.amjsurg.2010.03.001

TREMA e. V. (2018) Leitlinien der TREMA e. V. für Taktische Verwundetenversorgung (Tactical Combat Casualty Care). https://www.trema-europe.de/wp-content/uploads/2018/10/TREMA-e.V.-Guidelines-fuer-TCCC-3.0.pdf. Zugegriffen: 24. Sept 2019

Valentine KP, Viacheslav KM (2017) Bacterial flora of combat wounds from eastern Ukraine and time-specified changes of bacterial recovery during treatment in Ukrainian military hospital. BMC Res Notes 10(1):152. https://doi.org/10.1186/s13104-017-2481-4

Postoperative Wundinfektionen (Surgical Site Infections, SSI)

Christian Eckmann

Inhaltsverzeichnis

6.1	**Epidemiologie und Definition**	85
6.2	**Risikofaktoren für postoperative Wundinfektionen**	86
6.3	**Prävention von Wundinfektionen als interdisziplinäres Projekt inklusive lokaler Maßnahmen**	88
6.3.1	Präoperatives MRSA-Screening, Dekolonisation und antiseptische Waschung	90
6.3.2	Laparoskopische Kolorektalchirurgie zur Reduktion von Wundinfektionen	90
6.3.3	Haarentfernung und Wundinfektionen	90
6.3.4	Gentamicinschwamm zur Prävention von SSI?	91
6.4	**Perioperative Antibiotikaprophylaxe (PAP)**	91
6.4.1	Definition und Indikationsstellung	91
6.4.2	Anpassung der PAP bei Patienten, die mit resistenten Erregern kolonisiert sind	92
6.4.3	Hinzufügung oraler Antibiotika zur Darmspülung	93
6.4.4	Durchführung der perioperativen Antibiotikaprophylaxe (PAP)	94
Literatur		95

6.1 Epidemiologie und Definition

Postoperative Wundinfektionen (Surgical Site Infections, SSI) sind eine schwerwiegende und nicht selten verhinderbare Komplikation, die die Morbidität und Mortalität von Patienten erhöht und einen signifikanten finanziellen Schaden für das Gesundheitssystem hervorruft. SSI zählen zusammen mit Harnwegsinfektionen und respiratorischen Infektionen zu den drei häufigsten nosokomialen Infektionen. Sie verursachen über 40 % aller nosokomialen Infektionen bei chirurgischen Patienten. In den Vereinigten Staaten erleiden pro Jahr etwa 500.000 bis 750.000 Patienten eine SSI (Munday et al. 2014). In einer deutschen Prävalenzstudie zu diesem Thema (Behnke et al. 2015) wurden Daten von knapp 42.000 Patienten aus

C. Eckmann (✉)
Klinik für Allgemein-, Viszeral- und Thoraxchirurgie, Klinikum Hannoversch-Münden, Akademisches Lehrkrankenhaus der Universität Göttingen, Hannoversch-Münden, Deutschland
E-Mail: c.eckmann@khmue.de

132 Krankenhäusern (etwa 8 % aller Akutkrankenhäuser in Deutschland) ausgewertet. Insgesamt trat bei 3,8 % (also ähnlich wie in den USA bei jedem 25. Patienten) eine nosokomiale Infektion auf. Die Prävalenz der nosokomialen Infektionen lag auf den Intensivstationen bei Weitem am höchsten (fast 19 %), gefolgt von der Geriatrie (8,13 %), den chirurgischen Stationen (5,62 %), nahezu gleichauf mit internistischen Stationen (4,92 %). Der Durchschnittswert lag bei 5,08 %. Die Top 3 der nosokomialen Infektionen in Deutschland sind: postoperative Wundinfektionen (24,3 %), Harnwegsinfektionen (23,2 %) und untere Atemwegsinfektionen (21,7 %). Also verursachen in Deutschland SSI etwa 20–25 % aller nosokomialen Infektionen.

Patienten mit SSI haben eine höhere Wahrscheinlichkeit, auf der Intensivstation behandelt zu werden, für einen verlängerten Krankenhausaufenthalt sowie ein größeres Risiko für eine Wiederaufnahme als Patienten, bei denen postoperative Wundinfektionen nicht auftreten. In den USA entstehen pro Jahr Extrakosten von etwa 2 Mrd. US-$ (Munday et al. 2014). Die psychischen Folgen für die Patienten, die mit einer offenen Wunde eine ganz Zeit leben müssen und traumatisiert werden, sind noch unzureichend evaluiert.

▶ SSI zählen zu den häufigsten nosokomialen Infektionen weltweit!

SSI werden gemäß der Definition der CDC (Centers of Disease Control, Atlanta, USA) differenziert in oberflächliche (Kutis, Subkutis, A1), tiefe (Muskel, Faszie, A2) und organassoziierte Wundinfektionen (A3, siehe Tab. 6.1) (Allegranzi et al. 2016). Oberflächliche SSI sind am stärksten assoziiert mit Diabetes mellitus, COPD und Dyspnoe. Tiefe SSI sind am häufigsten mit dem BMI assoziiert und führten am häufigsten zur kompletten Eröffnung der Wunde. Organsassoziierte Wundinfektionen sind häufig mit Anastmosenleckagen assoziiert. Hier besteht eine enge Beziehung zu metastasiertem Krebsleiden, präoperativer Bestrahlung, präoperativer Dialyse oder einem Gerinnungsleiden. Bei organassoziierten SSI hat der Patient ein größeres Risiko, aufgrund seiner erheblichen Komorbidität eine Anastomoseninsuffizienz zu erleiden. Die Wundinfektion ist ein Epiphänomen der in der Tiefe entstandenen operativen Komplikation und nicht eine Folge unzureichender perioperativer Maßnahmen zur Reduktion von Wundinfektionen (z. B. steriles Abwaschen, perioperative Antibiotikaprophylaxe, Normothermie, Hyperoxie). Dies relativiert den Wert der CDC-Einteilung der SSI in der Viszeralchirurgie nicht unerheblich.

Abhängig von Eingriffsart und Risikofaktoren liegt die Rate zwischen 1 % (Schilddrüsenchirurgie) und bis zu 15 % (kolorektale Chirurgie). Dies berücksichtigt jedoch nicht den Anteil postoperativer Wundinfektionen, die nach der Entlassung auftreten. Hierzu wurde eine Metaanalyse durchgeführt, um den gepoolten Anteil der nach Entlassung aufgetretenen Wundinfektionen zu erstellen. 141.347 Wundinfektionen nach 1.432.293 (!) Operationen (entspricht 9,9 %) wurden ausgewertet. 84.984 (60,1 %!) der Wundinfektionen traten nach Entlassung auf. Die Daten wurden aus verschiedenen Ländern gesammelt, wobei der Anteil deutscher Studien gering war. Am häufigsten wurden die Daten bereits entlassener Patienten über Fragebögen, Telefonanrufe, geplante poststationäre Kontrollen sowie stationäre Wiederaufnahmen gewonnen. Gemessen an der Operationsart traten die meisten SSI nach Entlassung bei Appendektomie und Cholezystektomie, weniger jedoch nach kolorektaler Chirurgie auf. Insgesamt werden die meisten Wundinfektionen in der Allgemeinchirurgie nach Entlassung detektiert (Woelber et al. 2014).

6.2 Risikofaktoren für postoperative Wundinfektionen

Die Ursachen von postoperativen Wundinfektionen sind ebenso komplex wie multifaktoriell und betreffen patienteneigene sowie prä-, intra- und postoperative chirurgische Faktoren (AWAD

Tab. 6.1 Differenzierung der postoperativen Wundinfektionen nach Allegranzi (2016). Vorhandensein eines der jeweils drei Kriterien für Nachweis der Infektion erforderlich. Infektion erfolgt definitionsgemäß innerhalb von 30 Tagen nach der OP (bei Implantaten innerhalb eines Jahres postoperativ)

Oberflächliche Wundinfektion (Kutis/Subkutis) A1	Tiefe Wundinfektion (Kutis, Subkutis, Faszie, Muskel) A2	Organassoziierte Infektion (tiefe Körperhöhle) A3
1. Eitrige Sekretion aus der oberflächlichen Inzision	1. Eitrige Sekretion aus der tiefen Inzision	1. Eitrige Sekretion aus einer tiefen Drainage
2. Erregerisolierung aus aseptisch entnommenem Material	2. Spontane Dehiszenz der tiefen Inzision oder Eröffnung durch Operateur, wenn Patient mind. eines der folgenden Symptome hat: Fieber > 38,0 °C Lokalisierter Schmerz Druckempfindlichkeit	2. Erregerisolierung aus aseptisch entnommenem Material von Flüssigkeiten oder Gewebe im OP-Gebiet (Organ/Körperhöhle)
3. Mindestens eines der folgenden Symptome: Schmerz Rötung/Überwärmung Lok. Schwellung Druckempfindlichkeit **und** Eröffnung der Wunde durch den Operateur	Abszess oder andere Infektion, festgestellt bei direkter Untersuchung, histologisch, radiologisch oder bei Reintervention	Abszess oder andere Infektion tiefer Organe/Körperhöhlen, festgestellt bei direkter Untersuchung, histologisch, radiologisch oder bei Reintervention

Tab. 6.2 Risikofaktoren für die Entwicklung einer postoperativen Wundinfektion

Patienteneigene Risikofaktoren	Chirurg. Faktoren – präoperativ	Chirurg. Faktoren – intraoperativ	Chirurg. Faktoren – postoperativ
– Alter > 65 Jahre – Diabetes mellitus – Immuninkompetenz – Mangelernährung – Übergewicht – ASA-Score > 2 – MRSA-Träger – Dialysepatient – Leberzirrhose – Stomaträger – Drogenabusus – Andere Infektionen – Periphere Ödeme – Lymphangitis – Neuropathie – Rauchen – Rheum. Arthritis	– Notfall-OP – Längerer KH-Aufenthalt – Falsches Timing der Prophylaxe – Wunde schmutzig oder kontaminiert – Vorbestrahlung – Hochrisiko-OP – Rezidiveingriff – Gallengangsverschluss – Erhöhtes CRP – Fremdkörperimplantation – Rasur nicht direkt präoperativ – Präop. Urinkatheter – Vorausgegangene neurochirurgische Eingriffe	– Erfahrung des Chirurgen – OP-Dauer > 2 h – Infizierter OP-Bereich – Kontaminierter OP-Bereich – Bluttransfusionen – Lange Anästhesiedauer – Mehr als ein operativer Eingriff – Diathermie – Sauerstoffabfall – Unterkühlung – Ineffektive Wirkspiegel – Verfahrenswechsel laparoskopisch zu offen – Enterokokken in der Wunde – Enterobakterien in der Wunde – *Bacteroides* in der Wunde	– Drainagedauer > 3 Tage – Respiratorische Sepsis – Invasive Techniken – Urinkatheter – Thoraxdrainage – Magensonde – ZVK – Dialyse postoperativ – Frühe Re-OP wegen Blutung – Leak der Zerebrospinalflüssigkeit, externer Shunt

2012). Eine Zusammenfassung verschiedener Risikofaktoren für die Entwicklung einer postoperativen Wundinfektion findet sich in Tab. 6.2. Sie macht deutlich, dass die Prävention von SSI eine multidisziplinäre Aufgabe ist, die sich nicht auf die Chirurgen alleine und schon gar nicht auf die Gabe von Antibiotika alleine reduzieren lässt.

▶ Viele patienteneigene Risikofaktoren für postoperative Wundinfektionen können durch Präventionsmaßnahmen nicht beeinflusst werden.

Aus der Fülle der hier erwähnten Faktoren wird hier eingehender nur der Einfluss von Kortikosteroiden diskutiert: der Einfluss der präoperativen Kortisongabe und anderer Langzeitmedikationen auf die SSI-Rate. Die derzeit verfügbaren Daten sagen aus, dass eine Hochdosissteroidtherapie, die länger als 7 Tage vor OP begonnen wurde, keinen Einfluss auf die Wundinfektionsrate hat. Bei Patienten, die chronisch (mehr als 30 Tage vor der Operation) Dosen von mehr als 10 mg Hydrokortison pro Tag einnehmen, ist laut den Daten der Literatur eine 2- bis 5 fach erhöhte Rate an Wundinfektionen festzustellen gegenüber den Patientenkollektiven, die keine Kortikosteroide einnehmen.

Die Komplikationsraten variieren je nach Höhe der Dosierung, der weiteren Komorbidität und dem jeweiligen operativen Eingriff. Eine akute Hochdosissteroidtherapie hat also einen eher geringen Einfluss auf die Wundheilung, eine Langzeitsteroidtherapie ruft aber schon in geringen Dosen eine deutlich erhöhte Rate an Wundinfektionen hervor. Bezüglich Langzeitmedikationen werden derzeit zwei Medikamentengruppen als signifikante Risikofaktoren für eine SSI gesehen: der präoperative Gebrauch von Immunsuppressiva/Steroiden (OR 3,47, 95 % CI 1,27–9,52) sowie von Alphablockern (OR 3,74, 95 % CI 1,21–11,47). Bei Vorhandensein dieser beiden Medikamentengruppen haben die betroffenen Patienten ein 3,5 fach erhöhtes Risiko einer postoperativen Wundinfektion (Eton et al. 2017).

6.3 Prävention von Wundinfektionen als interdisziplinäres Projekt inklusive lokaler Maßnahmen

Die Verhinderung von postoperativen Wundinfektionen ist also eine multidisziplinäre Aufgabe. Dazu muss ein streng protokolldefiniertes

Patientenmanagement vorliegen, das konsistent ist mit evidenzbasierten Maßnahmen und Empfehlungen. Standardisierte Initiativen wie das Surgical Care Improvement Project (SCIP) in den USA zielen darauf ab, die perioperative Infektion zu verhindern (Hawn et al. 2011). Zu den evidenzbasierten Maßnahmen der Verhinderung postoperativer Wundinfektionen, die nichts mit der Antibiotikagabe zu tun haben, gehören die Normothermiekontrolle bei Patienten in der perioperativen Phase, der Gebrauch von Clippern zur Haarentfernung im Operationsgebiet sowie die frühzeitige Entfernung von Urinkathetern und die perioperative Hyperoxie. Die Überwachung (Surveillance) von Wundinfektionen bei speziellen Indikatoroperationen (z. B. Cholezystektomie, Appendektomie, Sigmaresektion) ist ebenfalls ein äußerst sinnvolles Instrument, um Wundinfektionsraten zu verringern bzw. niedrig zu halten. Die Beteiligung an dem deutschlandweit verfügbaren KISS-System, das von der Charité und dem nationalen Referenzzentrum für nosokomiale Infektionen initiiert wurde, hat in vielen Publikationen Folgendes zeigen können: Sobald die Kliniken an der Überwachungsmaßnahme teilnehmen, kommt es im Verlauf zu einer signifikanten Reduktion von Wundinfektionen.

Das Ziel der neuen WHO-Empfehlungen zur Verhinderung postoperativer Wundinfektionen (Allegranzi et al. 2016) ist eine komprimierte Zusammenfassung verschiedenster Maßnahmen unter Berücksichtigung des aktuellen Evidenzgrades. Dabei wurden nicht nur viele Einzelpunkte mit Evidenz- und Empfehlungsgrad belegt, sondern auch bezüglich ihrer Verfügbarkeit speziell in Ländern mit limitierten finanziellen Ressourcen beleuchtet. Die primäre Zielgruppe ist das chirurgische Team, also Chirurginnen und Chirurgen, OP-Pflegepersonal, Anästhesisten und weitere am Prozess der OP Beteiligte. Der Weg zur Guideline war lang: Zunächst wurden die kritischen Punkte in einer Serie von Fragen strukturiert (sog. PICO-Verfahren: Population, Intervention, Comparison, Outcome). Dann wurde die verfügbare Evidenz in einer standardisierten Methode zur Verfügung gestellt und bewertet (insgesamt 27 (!) systematische Reviews durch die Expertengruppe). Schließlich wurden Empfehlungen formuliert, geschrieben und die Methodik der Publikation und Implementierung festgelegt. Insgesamt wurden 29 Empfehlungen unterschiedlichen Evidenz- und Empfehlungsgrades erstellt. Es finden sich u. a. Empfehlungen zu folgenden Fragestellungen:

- Präoperative Waschung
- Dekolonisation mit Mupirocin für nasale *S.-aureus*-Träger
- Optimales Timing der perioperativen Antibiotikaprophylaxe
- Präoperative Darmspülung nur unter Hinzufügung von Antibiotika
- Haarentfernung (Empfehlung dagegen; wenn, dann Clipping)
- Desinfektionslösung zum Präparation des OP-Felds
- Perioperative Hyperoxygenation
- Normothermie
- Normoglykämie
- Abdeckung des OP-Felds
- Benutzung triclosanhaltiger Nahtmaterialien
- Benutzung von Laminar-Air-flow-Systemen
- Postoperative Verlängerung der PAP generell (Empfehlung dagegen!)
- Postoperative Verlängerung der PAP bei liegenden Drainagen (Empfehlung dagegen!)

Infolge mangelnder Evidenz konnten keine Empfehlungen abgegeben werden zu folgenden Punkten:

- Screening auf ESBL-Bildner im Stuhl
- Wundspülung mit Ringerlösung oder Antiseptika
- Benutzung doppelter OP-Handschuhe
- Wechsel der Instrumente zum Hautverschluss

Insbesondere der One-Health-Ansatz, also die Implementation der Maßnahmen auch in Ländern mit sehr begrenzten finanziellen Ressourcen, wird in dem 186 Seiten umfassenden Manuskript besonders betont. Zeitlich leicht verzögert hat die KRINKO unlängst ebenfalls Empfehlungen zur Verhinderung postoperativer Wundinfektionen publiziert (KRINKO 2018). Einige Meilensteinarbeiten seien im Folgenden gesondert erwähnt.

6.3.1 Präoperatives MRSA-Screening, Dekolonisation und antiseptische Waschung

Die nasale Kolonisation mit *S. aureus* führt zu einer 3- bis 6fach erhöhten Wahrscheinlichkeit, nosokomiale Infektionen zu akquirieren. Mehr als 80 % aller nosokomialen *S. aureus*-Infektionen sind endogenen Ursprungs, d. h., es entwickelt sich aus der bakteriellen Kolonisation, die der Patient mit sich führt, später die Infektion. Studien, die eine reine nasale Dekolonisation mit Mupirocin gegen Placebo verglichen, erzielten keinen Effekt auf die Rate an postoperativen Wundinfektionen. Bode et al. (2010) erweiterten den Mupirocin-Ansatz um eine präoperative Ganzkörperwaschung mit Chlorhexidine bei den Patienten, die mittels PCR-Screening als *S. aureus*-Träger identifiziert worden waren, und verglichen gegen Placebo. Von 6771 gescreenten Patienten waren 1251 nasale Abstriche *S. aureus*-positiv. Diese wurden randomisiert. 17/504 Patienten aus der Mupirocin/Chlorhexidin-Gruppe entwickelten Wundinfektionen gegenüber 32/413 aus der Placebogruppe (relative Risikoreduktion: 0,42[!]). Auch war der Krankenhausaufenthalt in der Verumgruppe 2 Tage kürzer als in der Placebogruppe. Durch ein *S. aureus*-Screening und eine Kombination aus nasaler Dekolonisation mit Mupirocin und Ganzkörperwaschung mit Chlorhexidin lässt sich die Anzahl postoperativer Wundinfektionen signifikant herabsetzen.

6.3.2 Laparoskopische Kolorektalchirurgie zur Reduktion von Wundinfektionen

Das Ziel der Arbeit von Phatak et al. (2012) bestand darin, den Einfluss der minimalinvasiven Chirurgie auf die Wundinfektionsrate in der kolorektalen Chirurgie zu untersuchen. Hierzu wurden Cochrane-Studien reevaluiert und einer bayesianischen Metaanalyse unterzogen. Eine bayesianische Analyse verbindet ein exaktes binomiales Modell für Outcome-Variablen mit geschätzter Risikoreduktion (RR) und einem Zufallseffekt von Studien. Insgesamt 9 Cochrane-Analysen wurden reevaluiert. Lediglich die laparoskopische Vorgehensweise vs. dem offenen Vorgehen zeigte eine signifikante Reduktion von SSI. Andere Faktoren (Stapler- vs. Handanastomosen, protektive Ileostomie, Drainagen) hatten keine Einfluss. Umgekehrt ließ sich die Rate an SSI reduzieren, wenn man keine präoperative Darmspülung und keine antibakteriell beschichteten Plastikabdeckung benutzte.

▶ Ein laparoskopisches Vorgehen in der Kolorektalchirurgie senkt die Wundinfektionsrate hoch signifikant.

6.3.3 Haarentfernung und Wundinfektionen

Lange Zeit dachte man, dass alle Haare vor der OP aus dem OP-Feld entfernt werden müssen, um die Rate an SSI zu reduzieren und eine Interposition in die Wunde zu verhindern. Hauptsächlich werden drei Methoden eingesetzt: chemische Haarentfernung, Rasieren und Clipping. Rasieren impliziert meist den Einsatz eines Einmalrasierers nahe an der Hautoberfläche. Elektrische Clipper lassen meist einen ca. 1 mm hohen Haarrest. Die chemische Depilation erfolgt durch Anwendung einer Creme auf der Haut zur Auflösung der Haare. Lefebvre et al. (2015) entschlossen sich kürzlich, ein Update der verfügbaren Evidenz im Sinne einer Metaanalyse durchzuführen. Von 380 ursprünglich ausgesuchten Studien wurden 362 wegen methodischer Schwächen aus der weiteren Analyse ausgeschlossen. 18 randomisierte kontrollierte Studien konnten untersucht werden. Das Resultat spricht eindeutig gegen die Anwendung von Einmalrasierern: Als Standard genommen, war das Rasieren dem Clipping, der chemischen Depilation und dem Belassen der Haare unterlegen in dem Sinne, dass signifikant weniger SSI bei allen anderen drei Verfahren auftraten im Vergleich zur Rasur (relatives Risiko 0,55, 95 % Konfidenzintervall 0,38–0,79; 0,6, 0,36–0,97; 0,56, 0,34–0,96). Kein signifikanter Unterschied wurde beobachtet zwischen dem Belassen der Haare und der chemischen Depilation (1,05, 0,55–2,00) bzw. dem Clipping (0,97, 0,51–1,82) oder zwischen der chemischen Depilation und dem Clipping (1,09, 0,59–2,01). Die verfügbare hohe Evidenz (alles Level-1-Studien) zeigt keinerlei Benefit einer Depilation bezüglich der Rate an SSI. Die Rasur geht sogar mit höheren Wundinfektionsraten einher. Zwischen chemischer Depilation und Clipping gibt es derzeit keine Unterschiede bezüglich der Wundinfektionsrate.

▶ Die Benutzung von Einmalrasierern zur Entfernung von Körperbehaarung erhöht die Wundinfektionsrate und sollte daher nicht angewendet werden.

6.3.4 Gentamicinschwamm zur Prävention von SSI?

Es wird seit vielen Jahren die Anwendung lokaler Antibiotikaträger (Gentamicinschwämme) als additive Maßnahme diskutiert. Die Idee dahinter ist, durch eine lokal sehr hohe Antibiotikakonzentration eine Erregerausbreitung zu verhindern. Die Gruppe um Konstantelias et al. (2016) hat eine systematische Literaturanalyse zu diesem Thema durchgeführt. 21 randomisierte klinische Studien mit 8742 Patienten wurden eingeschlossen. Während in Lower-Quality-Studien (Heterogenität I2 > 60 %) ein statistisch geringeres Risiko für postoperative Wundinfektionen bei Verwendung gentamicinhaltiger Schwämme gefunden wurde, verschwand dieser Unterschied bei High-Quality-Studien (Heterogenität I2 < 25 % [RR 0,77; 95 % CI 0,58–1,02]). Auch wurde kein Unterschied in der Mortalität für Studien mit oder ohne Gentamicinverwendung gefunden (RR 0,77; 95 % CI 0,56–1,06).

Auch für die kolorektale Chirurgie konnte keinerlei Effekt gezeigt werden.

▶ In die Wunde eingebrachte lokale Antibiotikaträger (z. B. Gentamicinschwamm) senken die SSI-Rate nicht.

6.4 Perioperative Antibiotikaprophylaxe (PAP)

6.4.1 Definition und Indikationsstellung

Die perioperative Antibiotikaprophylaxe (PAP) beschreibt die kurzzeitige, meist einmalige perioperative Antibiotikagabe. Das Ziel ist die Minderung der Rate postoperativer Infektionen im OP-Gebiet, verursacht durch Bakterien, die während der Operation in das OP-Gebiet gelangen oder dort schon vorhanden sind. Allgemein anerkannte Indikationen für eine PAP sind Eingriffe mit hohen Infektionsraten bei „sauber kontaminierten" oder bei „kontaminierten" Operationen sowie „saubere" Eingriffe mit niedrigen Infektionsraten, jedoch gravierenden Folgen einer postoperativen Wundinfektion. Zu Letzteren zählen insbesondere Eingriffe, bei denen alloplastisches Material eingebracht wird.

Folgende Faktoren sind für die Auswahl eines Antibiotikums wegweisend:

- Auswahlkriterium,
- Patient inklusive Risikofaktoren,
- Art der Operation,
- zu erwartendes Erregerspektrum,
- lokale Resistenzepidemiologie,
- Pharmakokinetik,
- Halbwertszeit,
- Konzentration im Zielgewebe,
- Toxizität und Verträglichkeit,
- Vorliegen prospektiver, randomisierter, kontrollierter Studien,
- Kosten.

Unstrittig ist die PAP bei Operationen in der Viszeralchirurgie mit hohen Wundinfektionsraten (meist > 10 %) wie kolorektalen Eingriffen. Ob eine PAP auch indiziert ist und durchgeführt werden sollte, wenn es sich um Eingriffe mit sehr niedrigen (<1–3 %) postoperativen Wundinfektionsraten handelt (z. B. Leistenhernienreparation, laparoskopische Cholezystektomie), ist eine schwierige Entscheidung, die weder kategorisch verneint noch generell befürwortet werden kann. Hier sollte das individuelle Risikoprofil des Patienten in die Entscheidung mit einbezogen werden. Wenn die PAP als Einmalgabe (Single Shot) appliziert und somit richtig durchgeführt wird, geht nur ein geringes Potenzial der Resistenzentwicklung von ihr aus (Eckmann 2017). Dann wird eine geringe Wundinfektionsrate durch die PAP noch geringer, was für den einzelnen Patienten, den betreuenden Chirurgen, für das Krankenhaus und für das Gesundheitssystem nur von Vorteil sein kann. Eingriffsspezifische Empfehlungen zur PAP finden sich in Tab. 6.4.

6.4.2 Anpassung der PAP bei Patienten, die mit resistenten Erregern kolonisiert sind

Nachdem im letzten Jahrzehnt grampositive Erreger, insbesondere multiresistente Staphylokokken (MRSA), im Fokus standen, gewinnen aktuell zunehmend multiresistente gramnegative (MRGN) Bakterien an Bedeutung. Die Gruppe der MRGN umfasst insbesondere Stämme von Spezies aus der Gruppe der Enterobacteriaceae, *Pseudomonas aeruginosa* und Stämme des *Acinetobacter baumannii*-Komplexes. Antibiotikaresistente gramnegative Bakterien werden oft anhand der resistenzvermittelnden Mechanismen, wie z. B. Enzyme aus der Gruppe der Breitspektrum-Beta-Laktamasen (ESBL), klassifiziert.

Da laufend neue Enzyme und Mechanismen hinzutreten, hat die KRINKO (Kommission für Krankenhaushygiene und Infektionsprävention des Robert Koch-Instituts [RKI]) eine Definition auf Basis der phänotypisch beobachteten

Tab. 6.4 Eingriffsspezifische Empfehlungen zur PAP

Eingriff	PAP empfohlen	Evidenzlevel	NNT	Präparat*
Saubere Halschirurgie (z. B. Thyreoidektomie)	Nein	4		
Kontaminierte Halschirurgie (z. B. Halszystenresektion)	Ja	1	6	Cefuroxim
Lungenresektion	Ja	1	6	Amoxicillin/Clavulansäure
Ösophaguschirurgie	Ja	4		Cefazolin + Metronidazol
Magenchirurgie	Ja	1	5	Cefazolin + Metronidazol
Dünndarmeingriffe	Ja	4		Cefuroxim + Metronidazol
Offene Cholezystektomie	Ja	1	11	Cefuroxim
Laparoskop. Cholezystektomie	In Risikogruppen	4		Cefuroxim
Gallenwegseingriffe	Ja	1	11	Cefuroxim/Metronidazol
Leberchirurgie	Ja	1	11	Cefuroxim/Metronidazol
Pankreaschirurgie	Ja	1	11	Cefuroxim/Metronidazol
Offene Hernioplastik	Ja	4		Cefazolin
MIC-Hernioplastik	In Risikogruppen	4		Cefazolin
Appendektomie	Ja	1	11	Cefuroxim/Metronidazol
Kolorektale Chirurgie	Ja	1	4	Cefuroxim/Metronidazol
Proktologische Chirurgie	Nein	4		

NNT = Number Needed to Treat, * = angegebene Präparate berücksichtigen spezielle Konstellationen (z. B. Beta-Laktam-Allergie) nicht

Tab. 6.5 Vorschlag zur perioperativen Antibiotikaprophylaxe bei mit multiresistenten Enterobacterales kolonisierten Patienten (modifiziert nach Eckmann 2017)

Erreger	KRINKO-Klassifikation	Antibiotikum	Dosierung
ESBL *E. coli*	3MRGN	Ertapenem	1×1 g
		Tigecyclin	1×100 mg
ESBL *Klebsiella* spp.	3MRGN	Ertapenem	1×1 g
		Tigecyclin	1×100 mg
Carbapenemresistente *Klebsiella* spp.	4MRGN	Tigecyclin	1×100 mg

ESBL = Extended-Spectrum Beta-Laktamase, KRINKO = Kommission für Krankenhaushygiene und Infektionsprävention, MRGN = multiresistente gramnegative Erreger

Resistenz gegen vier klinisch wichtige Antibiotikagruppen eingeführt. Hierzu zählen Cephalosporine der Gruppe 3a oder 3b, (Cefotaxim, Ceftazidim), Acylureidopenicilline (Piperacillin), Fluorchinolone (Ciprofloxacin) und Carbapeneme (Imipenem, Meropenem). „3MRGN" sind gegen Antibiotika aus drei dieser Klassen resistent, „4MRGN" gegen alle vier. Für die Behandlung von Infektionen mit solchen Erregern stehen teils nur noch sehr wenige Antibiotika als Optionen zur Verfügung. Dem Management von Patienten, die mit MRGN kolonisiert bzw. infiziert sind, kommt daher eine herausragende Bedeutung in der Vermeidung postoperativer Morbidität und Mortalität zu. In einer aktuell in Deutschland durchgeführten Untersuchung waren durchschnittlich 9,5 % der Patienten bei Aufnahme in ein Krankenhaus mit ESBL-Bildnern kolonisiert.

Über Effekte der Einzeldosis-PAP mit MRGN-wirksamen Substanzen auf die Infektions- und Resistenzraten liegen begrenzte Daten vor. Die Anpassung der PAP bei 3MRGN-kolonisierten Patienten führte zu einer signifikanten Reduktion der postoperativen Wundinfektionsrate im Vergleich zu Kollektiven, bei denen die Standardprophylaxe gegeben wurde (Kirby und Santoni 2015). Aus den Leitlinien der AWMF, ECDC und ASHP lassen sich keine klaren Empfehlungen zur Anpassung der PAP bei MRGN-kolonisierten Patienten oder MRGN-Hochrisikopatienten ableiten. Es wird aber empfohlen, bei nachgewiesener MRGN-Besiedlung (und auch nur dann!) ein MRGN-wirksames Präparat anzuwenden (Eckmann et al. 2017). Einen Vorschlag zur PAP für diese Patientengruppe zeigt Tab. 6.5.

▶ Bei Patienten, die mit gramnegativen resistenten Erregern (3MRGN, 4MRGN) kolonisiert sind, sollte das perioperativ gegebene Antibiotikum gegen die resistenten Erreger wirksam sein.

6.4.3 Hinzufügung oraler Antibiotika zur Darmspülung

In rezenten Publikationen hingegen wurde eine geringere Anzahl von SSI bei den Patienten gefunden, bei denen eine präoperative Darmspülung mit Zusatz eines Antibiotikums (welches nicht benannt wurde!) durchgeführt wurde. Die alleinige präoperative Darmspülung ohne Hinzufügung oraler Antibiotika sollte evidenzbasiert und laut den Empfehlungen der WHO und der KRINKO vor kolorektalen Eingriffen unterbleiben. Oral Antibiotika der Spülung hinzuzufügen, reduziert nach dem derzeitigen Stand des Wissens die Rate oberflächlicher Wundinfektionen, nicht aber die Rate an Anastomoseninsuffizienzen und organassoziierten Wundinfektionen.

Die Vorteile der bisher veröffentlichten Studien liegen in ihrer großen Fallzahl. Die Nachteile liegen zum einen in einer sehr unterschiedlichen Gruppengröße, die die Beurteilbarkeit erschwert. Überdies wurden sehr verschiedene orale Regime gewählt (von Erythromycin über Neomycin bis hin zu Ciprofloxacin oder Metronidazol) (Kiran et al. 2015; Hata et al. 2016; Ikeda et al. 2016). Es ist vor allem nicht klar, ob bei einer präoperativen oralen Antibiotikagabe die Darmspülung überhaupt notwendig ist, um die SSI-Rate zu verringern. Dazu wären randomisierte Studien sinnvoll, die eine Gruppe beinhalten, die gar nicht gespült wird und nur orale Antibiotika am Vortag bekommt. Das würde das kontrovers diskutierte Thema wissenschaftlich sauber abrunden.

6.4.4 Durchführung der perioperativen Antibiotikaprophylaxe (PAP)

Zu den evidenzbasierten Maßnahmen, die eine postoperative Wundinfektion verhindern können, gehört zunächst die Einrichtung einer interdisziplinären sog. „Antibiotikamanagementgruppe" (Antibiotic Stewardship Committee), die sich mindestens einmal pro Jahr trifft. Hierbei wird ein Update der häufig nachgewiesenen Erreger bei spezifischen Eingriffen mit Empfindlichkeiten und Resistenzen durchgeführt. Abhängig von dem Ergebnis der Erreger- und Resistenzstatistik werden dann aktualisierte Empfehlungen zur perioperativen Antibiotikaprophylaxe gegeben. Wenn solche Maßnahmen strukturiert in Krankenhäusern durchgeführt werden, lassen sich die Wundinfektionsraten deutlich senken. Somit ist die Auswahl des für die Operation korrekten Antibiotikums, das die zu erwartenden Erreger umfasst, entscheidend für den Erfolg der PAP. Durch das Infektionsschutzgesetz sind die Leiter medizinischer Einrichtungen nicht nur zur Dokumentation der mikrobiologischen Daten verpflichtet, sondern auch dazu, die Ergebnisse an die behandelnden Abteilungen weiterzugeben und ggf. Konsequenzen aus den Ergebnissen abzuleiten.

Ferner sollte die Applikation des Antibiotikums der Anästhesie oder von ihr designierten Person überlassen werden. In der wichtigen Phase der Applikation des Antibiotikums (innerhalb einer Stunde vor der Inzision) hat die Anästhesieabteilung den intensivsten Kontakt mit dem Patienten und gewährleistet, dass das Antibiotikum zur korrekten Zeit appliziert wird.

Das Timing der PAP ist für den Erfolg der Prophylaxe entscheidend. Eine zu früh oder zu spät durchgeführte PAP reduziert postoperative Wundinfektionen nicht. Optimalerweise sollte die prophylaktische Gabe von Antibiotika innerhalb einer Stunde vor der Inzision erfolgen.

Zu den wesentlichen Modalitäten der perioperativen Antibiotikaprophylaxe gehört auch das sogenannte Single-Shot-Prinzip. Bei allen Eingriffen, die weniger als 3 h dauern, ist die Einmalgabe eines Antibiotikums in der Regel ausreichend. Eine zweite Gabe sollte abhängig von der Halbwertszeit gegeben werden. Generell gilt die Faustregel, dass nach etwa 3 h Operationsdauer noch einmal das Antibiotikum appliziert werden sollte. Auch sollte eine erneute Gabe des Antibiotikums erwogen werden, wenn ein größerer Blutverlust während der Operation eingetreten ist, da sich dadurch auch die Konzentration des Antibiotikums im Blutkreislauf erheblich vermindert. Wenn diese Zweitgabe unterlassen wird, entsteht ein etwa 4,5fach erhöhtes Risiko, eine Wundinfektion zu erleiden (Kasatpibal et al. 2016).

▶ Eine postoperative Fortführung der PAP senkt die SSI-Rate in der Viszeralchirurgie nicht, verursacht aber Toxizität, Resistenzen, *Clostridium-difficile*-Infektionen und Kosten.

Der für die Erhaltung der Antibiotika als wertvolle Medikamente sicherlich wichtigste Punkt ist das postoperative Beenden der Antibiotikagabe. In vereinzelten Arbeiten ist eine Antibiotikagabe bis zu 24 h postoperativ insbesondere in der Herzchirurgie als sinnvoll beschrieben worden. Für alle viszeralchirurgischen Eingriffe gilt jedoch, dass mit dem Ende der Operation die Antibiotikagabe beendet werden sollte. Eine Fortführung der Antibiotikagabe senkt nicht die Rate an postoperativen Wundinfektionen, sie führt aber über die nicht evidenzbasierte Fortführung zu Resistenzen. Eine Antibiotikagabe, die 3 Tage postoperativ fortgeführt wird, gibt einem Bakterium mit einer Generationszeit von 20 min ca. 100 Generationen Zeit, auf das Antibiotikum eine Resistenz zu entwickeln. Die postoperative Antibiotikagabe im Rahmen der Prophylaxe ist sinnlos, teuer und verursacht Resistenzen (Eckmann et al. 2017). Mittlerweile ist gut belegt, dass eine verlängerte Prophylaxe nicht die Wundinfektionsrate senkt, aber signifikant häufiger Toxizität (Nierenversagen) und Infektionen mit *Clostridium difficile* auftreten (Branch-Elliman et al. 2019).

Die Arbeitsgruppe Allgemein- und Viszeralchirurgische Infektionen der Deutschen Gesellschaft für Allgemein- und Viszeralchirurgie (DGAV) hat daher die Antibiotikaprophylaxe als zentrales Thema identifiziert und adressiert. In Anlehnung an die aktuellen Empfehlungen des European Center for Disease Prevention and Control (ECDC) wurde ein 5-Punkte-Plan zur Verbesserung der evidenzbasierten Durchführung der Antibiotikaprophylaxe vorgeschlagen (Eckmann et al. 2017). Hierbei werden die wichtigsten Kriterien einer korrekten Antibiotikaprophylaxe dargestellt:

> **Evidenzbasierte Vorgehensweisen zur Reduktion von Wundinfektionen (nach Eckmann et al. 2017)**
> - Implementierung einer interdisziplinären Gruppe zur Regulierung der PAP auf Krankenhausebene (mindestens 1 × jährlich)
> - Gabe der PAP durch Anästhesie oder andere designierte Person
> - Zeitgerechte Anwendung der Prophylaxe (30–60 min vor Hautschnitt)
> - Single-Shot-Prophylaxe; zweite Gabe nur bei Eingriffen > 3 h oder großem Blutverlust
> - Keine Fortführung der Prophylaxe im postoperativen Verlauf

Zusammenfassend kann eine unsachgemäße, d. h. zu früh, zu spät oder zu lange gegebene Antibiotikaprophylaxe erhebliche negative Auswirkungen haben. Zu diesen negativen Konsequenzen zählen eine Resistenzentwicklung, erhöhte Kosten sowie vermehrte unerwünschte Wirkungen des Antibiotikums (Toxizität). Eine indikationsgerecht und korrekt durchgeführte PAP hingegen senkt das Risiko der Entwicklung einer postoperativen Wundinfektion erheblich.

Literatur

Allegranzi B, Bischoff P, de Jonge S et al (2016) New WHO recommendations on preoperative measures for surgical site infection prevention: an evidence-based global perspective. Lancet Infect Dis 16:e276–287

Awad SS (2012) Adherence to surgical care improvement measures and post-operative surgical site infections. Surg Infect 13:234–237

Branch-Elliman W, O'Brian W, Strymish J et al (2019) Association of duration and type of surgical prophyalxis with antimicrobial-associated adverse events. JAMA Surg. doi: 10.1001/jamasurg.2019.0569

Behnke M, Hansen S, Leistner R, Pena-Diaz LA, Gropmann A, Sohr D, Gastmeier P, Piening B (2015) Nosocomial infection and antibiotic use: a second national prevalence study in Germany. Dtsch Arztebl Int 2013(110):627–633

Bode LMG, Klyutmans JAJW, Wertheim HFL et al (2010) Preventing Surgical site infections in nasal carriers of Staphylococcus aureus. N Eng J Med 362:9–17

Eckmann C (2017) Perioperative Antibiotikaprophylaxe. In: Schwenk W, Freys SM et al. (Hrsg.): Perioperative Medizin (1. Aufl., S. 212–216). Thieme Verlag, Stuttgart

Eckmann C, Kaffarnik M, Schappacher M et al (2017) Multiresistente gramnegative Bakterien: Klinischer Managementpfad für Patienten mit elektiven Eingriffen in der Viszeralchirurgie. Chirurg. https://doi.org/10.1007/s00104-017-0476-2

Eton V, Sinyevskaya L, Langlois Y et al (2017) Effect of preoperative use of medications on the risk of surgical site infections in patients undergoing cardiac surgery. Surg Infect 2016(17):567–572

Hata H, Yamaguchi T, Hasegawa S et al (2016) Oral and parenteral versus parenteral antibiotic prophylaxis in elective laparoscopic colorectal surgery (JMTO PREV 07–01): a phase 3, multicenter, open-label Randomized Trial. Ann surg 263:1085–1091

Hawn MT, Vick CC, Richman J et al (2011) Surgical site infection prevention: time to move beyond the surgical care improvement program. Ann Surg 254:494–499

Ikeda A, Konishi T, Ueno M et al (2016) Randomized clinical trial of oral and intravenous versus intravenous antibiotic prophylaxis for laparoscopic colorectal resection. Br J Surg 103:1608–1615

Kasatpibal N, Whitney JD, Dellinger EP et al (2016) Failure to redose antibiotic prophylaxis in long surgery increases risk of surgical site infection. Surg Infect 17:334–338

Kiran RP, Murray ACA, Chiuzan C, Estrada D, Forde K (2015) Combined preoperative mechanical bowel preparation with oral antibiotics significantly reduces surgical site infection, anastomotic leak, and ileus after colorectal surgery. Ann Surg. 262(3):416–425

Kirby A, Santoni N (2015) Antibiotic resistance in Enterobacteriaceae: what impact on the efficacy of antibiotic prophylaxis in colorectal surgery? J Hosp Infect 89:259–263

Kommission für Krankenhaushygiene und Infektionsprävention (KRINKO) beim Robert Koch-Institut (2018) Prävention postoperativer Wundinfektionen. Bundesgesundheitsbl 61:448–473

Konstantelias AA, Polyzios KA, Falagas ME (2016) Gentamicin-collagen sponges for the prevention of surgical site infections: a meta-analysis of controlled, randomized trials. Surg Infect 17:601–609

Lefebvre A, Saliou P, Lucet JC et al (2015) Preoperative hair removal and surgical site infections: network meta-analysis of randomized controlled trials. J Hosp Infect 91:100–108

Munday GW, Deveaux P, Roberts H et al (2014) Impact of implementation of the surgical care improvement project and future strategies for improving quality in surgery. Am J Surg 208:835–840

Phatak UR, Pedroza C, Millas SG et al (2012) Revisiting the effectiveness of interventions to decrease surgical site infections in colorectal surgery: a Bayesian perspective. Surgery 152:202–211

Woelber E, Schrick EJ, Gessner BD et al (2016) Proportion of surgical site infections after hospital discharge: a systematic review. Surg Infect 17:510–519

Haut- und Weichgewebe-infektionen

Stefan Maier

Inhaltsverzeichnis

7.1	**Einführung**	97
7.2	**Abszesse, Furunkel, Karbunkel**	98
7.3	**Erysipel**	98
7.4	**Schwere nekrotisierende Weichgewebsinfektionen**	99
7.4.1	Nekrotisierende Fasziitis	100
7.4.2	Anaerobe Myonekrose („Gasbrand")	104
7.5	**Fallbericht 1: Streptokokkenmyositis**	105
7.6	**Fallbericht 2: Polymikrobielle nekrotisierende Fasziitis**	106
	Literatur	107

7.1 Einführung

Die Infektionen von Haut und Weichgewebe stellen eine heterogene Gruppe unter den Organinfektionen dar. Die Haut ist die natürliche Barriere und der Schutz des Individuums vor den Pathogenen der Außenwelt. Kommensalen der Haut tragen zur Aufrechterhaltung dieser Schutzbarriere bei. Jegliche Verletzung dieser Schutzbarriere kann zum Eindringen von Pathogenen und damit auch zu Infektionen führen. Diese reichen von banalen Erkrankungen, die meist spontan und ohne jegliche Therapie ausheilen (z. B. bei Acne vulgaris), über behandlungsbedürftige, aber unproblematische Infektionen (z. B. Axillarabszess, Thrombophlebitis) bis hin zu fulminanten und akut lebensbedrohlichen Infektionen (z. B. Fournier'schen Gangrän, nekrotisierende Fasziitis). Schließlich gehören auch postoperative Wundinfektionen in die Kategorie Haut- und Weichgewebsinfektionen (HWGI). Letztere werden in Kap. 6 gesondert behandelt.

Haut- und Weichgewebsinfektionen gehören zu den häufigsten Infektionsarten überhaupt und sind nicht selten durch Risikofaktoren begünstigt. So führen Durchblutungsstörungen im Bereich der unteren Extremität, wie sie bei der pAVK und dem Diabetes mellitus vorkommen, klassischerweise auch zu Infektionen, die oft das erste Symptom der Grunderkrankung darstellen. In diesem Kapitel sollen die Infektionsarten dargestellt werden, die für den Allgemein- und Viszeralchirurgen Relevanz haben. Ein besonderer Schwerpunkt soll hier auf die schweren nekrotisierenden Weichgewebsinfektionen gelegt

S. Maier (✉)
Klinik für Allgemein-, Viszeral-, Thorax- und Gefäßchirurgie, Klinikum Kaufbeuren, Kaufbeuren, Deutschland
E-Mail: Stefan.Maier@kliniken-oal-kf.de

werden, da diese zwar selten sind, Fehler oder Verzögerungen in der Therapie aber zu fatalen Folgen führen können.

Auf eine Abhandlung der nichtbakteriellen Infektionen muss aus Kapazitätsgründen verzichtet werden, proktologische Infektionen werden ebenso wie infizierte penetrierende Verletzungen (Schuss-, Stich-, Bissverletzungen) in gesonderten Kapiteln (Kap. 5, 10) behandelt.

7.2 Abszesse, Furunkel, Karbunkel

Abszedierende Infektionen der Haut sind häufig. Meist sind sie durch Staphylokokkenstämme (z. B. *S. epidermidis, S. aureus*) verursacht, die zu lokal abgegrenzten, eitrigen Entzündungen führen. Ausgangspunkt sind häufig Haarfollikel in intertriginösen Bereichen wie Achselhöhle oder Leistengegend. Ist nur ein Follikel betroffen, handelt es sich um einen Furunkel, konfluieren mehrere Furunkel zu einem Entzündungskonglomerat, spricht man von einem Karbunkel (Stulberg et al. 2002). In den meisten Fällen dieser häufig banalen Infektionen reicht die Abszessinzision und -entlastung („ubi pus, ibi evacua") aus. Eine zusätzliche Antibiotikatherapie ist nur dann erforderlich, wenn Zeichen der Entzündungsfortleitung im Sinne von großflächigem Erythem oder Lymphangitis vorhanden sind oder Zeichen der systemischen Entzündung (Fieber, Allgemeinzustandsverschlechterung) vorliegen. Weiterhin kann bei Risikopatienten (Immunsuppression) oder in Risikoregionen (Abszess im Gesichtsbereich → Gefahr der septischen Sinusvenenthrombose) die Indikation zur Antibiotikatherapie gegeben sein. Entsprechend dem erwarteten Erregerspektrum werden Substanzen mit Aktivität gegen Staphylokokken empfohlen wie Cefazolin (3 × 1 g/d i. v.), Cefuroxim (3 × 1,5 g/d i. v.) oder Clindamycin (3–4 × 0,6 g/d i. v.). Entscheidet sich der Behandler für den Einsatz von Antibiotika, sollte im Rahmen der Abszesseröffnung ein Abstrich zur kulturellen Erregerbestimmung erfolgen (Stevens et al. 2015).

Eine Sonderform der kutan abszedierenden Infektionen ist die Hidradenitis suppurativa/Acne inversa. Diese bisher in ihrer Pathophysiologie noch unzureichend verstandene Erkrankung führt bei betroffenen Patienten zu chronisch fistulierenden und häufig rezidivierenden Infektionen in Achselhöhlen und Inguinalregion. Hierbei bleibt die Infektion meist auf die Haut beschränkt, eine Mitbeteiligung tieferer Weichgewebsschichten ist die Ausnahme. Die Ausheilung der Erkrankung kann zu Narbenbildung mit entsprechenden kosmetischen und funktionellen Problemen führen. Stadienabhängig ist die lokale Resektion der betroffenen Hautareale mit anschließender Sekundärheilung Therapie der Wahl. Eine begleitende Antibiotikatherapie z. B. mit Clindamycin 3 × 0,6 g/d p. o. wird empfohlen, ebenso wie die Vermeidung von Risikofaktoren. Nikotinabusus scheint hier eine wesentliche Rolle zu spielen, wobei nicht geklärt ist, ob Nikotinkarenz bei vormaligen Rauchern zu einer Reduktion des Rezidivrisikos führt (Ngaage et al. 2019).

7.3 Erysipel

Im Gegensatz zu den Abszessen handelt es sich beim Erysipel um eine flächige Infektion der Haut (Phlegmone), die typischerweise von Streptokokken verursacht wird. In etwa 5 % der Fälle (Kujath et al. 2012) kann sich hieraus eine nekrotisierende Infektion entwickeln (siehe Abschn. 7.4.1, „Monobakterielle nekrotisierende Fasziitis [Typ 2]"). Klassisch ist das Erysipel bei Diabetikern in Folge von Bagatellverletzungen als Eintrittspforte. Innerhalb von Stunden kann sich dann das Krankheitsbild mit flammender Rötung, Schmerzen, Spannungsgefühl und hohen Entzündungszeichen (Fieber nicht selten über 39 °C) entwickeln.

Die Diagnose wird gestellt anhand der typischen Klinik, wobei bei Vorliegen von überproportional starken Schmerzen, bei rascher Progredienz sowie bei schwerer Allgemeinsymptomatik an das Vorliegen einer nekrotisierenden Infektion gedacht werden muss. Das Vorliegen eines Diabetes mellitus oder dessen Einstellung sollte durch Bestimmung des Blutzuckerspiegels sowie des HbA1c-Werts kontrolliert werden. Zusätzlich muss bei jedem Erysipel der unteren

Extremität eine Duplexsonographie zum Nachweis oder Ausschluss einer relevanten pAVK bzw. einer venösen Abflussstörung (Thrombose? Varikosis?) erfolgen. Nicht selten täuscht eine Implantatinfektion nach orthopädischem Eingriff (z. B. Knie-TEP) ein Erysipel vor, daher muss gezielt nach typischen Narben gesucht bzw. bei der Anamneseerhebung nach entsprechenden Eingriffen gefragt werden.

Eine Erregerisolation gelingt selten, daher muss sich die Erfolgskontrolle der kalkulierten Antibiotikatherapie am klinischen Verlauf orientieren.

Die Therapie des (nicht nekrotisierenden) Erysipels ist primär nicht chirurgisch und umfasst die symptomatische (Hochlagern, Kühlen, Schmerztherapie) in Kombination mit der kausalen antibiotischen Therapie. Primär sollte bei Patienten mit Erysipel Penicillin G als Substanz der ersten Wahl eingesetzt werden (3 × 10 Mio. IE/d i. v.). Bei fehlendem klinischem Ansprechen (Evaluation spätestens nach 48 h) kann eine Eskalation (z. B. Piperacillin/Tazobactam 3–4 × 4,5 g/d i. v., ggf. in Kombination mit Clindamycin 3 × 0,6 g/d i. v.) erwogen werden. Die Therapiedauer richtet sich nach Lokalbefund und systemischen Entzündungszeichen und ist meist für 7–10 Tage erforderlich. Bei Patienten mit mehreren Erysipelrezidiven an gleicher Lokalisation sollte die Langzeitrezidivprophylaxe z. B. mittels Penicillin V (z. B. 2 × 0,4 Mio. IE/d p. o.) über 6–12 Monate nach Ausheilung der Akuterkrankung erwogen werden (Brinkmann et al. 2018).

7.4 Schwere nekrotisierende Weichgewebsinfektionen

Die Dringlichkeit der Therapieeinleitung bei schweren Weichgewebsinfektionen, insbesondere die der kalkulierten Antibiotikatherapie und der chirurgischen Therapie, wird oft unterschätzt. Immer noch passiert es, dass die Antibiotikatherapie verzögert wird, weil z. B. noch auf den intraoperativen Abstrich gewartet wird. Oder die OP-Indikation wird zwar gestellt, der Eingriff aber am Ende des Routineprogramms geplant.

Eine schwere Weichgewebsinfektion ist einer der dringlichsten Notfälle im gesamten Gebiet der Viszeralchirurgie. Es wird darauf hingewiesen, dass sich die Zahl der Bakterien und damit auch die der Bakterientoxine alle 20 min verdoppelt. Entsprechend muss gefordert werden, dass nach Indikationsstellung die sofortige (!) kalkulierte Therapie eingeleitet wird und der Patient innerhalb einer Stunde im OP sein sollte. Eine präoperative Verbringung des Patienten auf die Intensivstation sollte allenfalls zur Überbrückung erfolgen, wenn nicht sofort operiert werden kann. Eine bildgebende Notfalldiagnostik (CT) kann analog der Polytraumaspirale durchgeführt werden, da dies heutzutage zu keinen wesentlichen Verzögerungen führen sollte.

Die chirurgische Therapie ist im Wesentlichen unabhängig vom Erreger und besteht im radikalen und ausgedehnten chirurgischen Débridement mit Resektion nekrotischer Haut-, Faszien- und Muskelanteile sowie in Lavage und sterilem Wundverband. Dies kann teilweise ausgedehnteste Eingriffe mit großflächigem Verlust des Weichteilmantels bedeuten (siehe Abb. 7.1, 7.2, 7.3). Das früher zur Spülung angewendete Wasserstoffperoxid (H_2O_2) ist aufgrund seiner Zytotoxizität heute obsolet. Angewendet werden können Octenidin oder Polihexanid, wobei festzustellen ist, dass diese Lösungen nicht in der Wunde verbleiben dürfen und wieder ausgespült werden müssen, da es sonst zu Gewebeschädigungen kommen kann. Bei tiefen Wunden

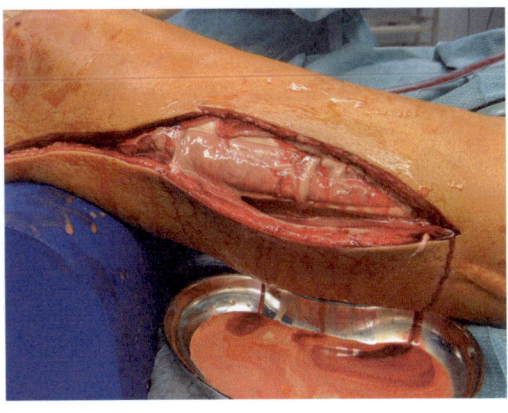

Abb. 7.1 Nekrotisierende Fasziitis bei *Streptococcus-anginosus*-Infektion, Ausgangsbefund

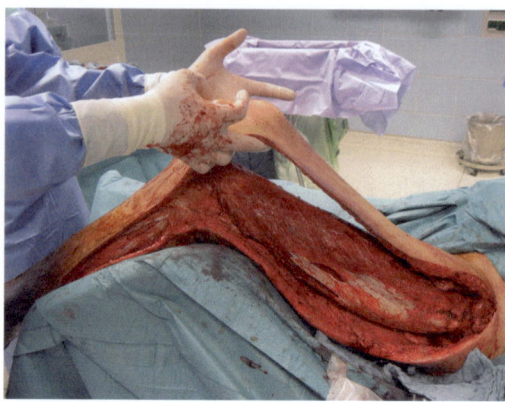

Abb. 7.2 Ausgedehnter Verlust des Weichteilmantels. Situs bei 2. Revisions-OP

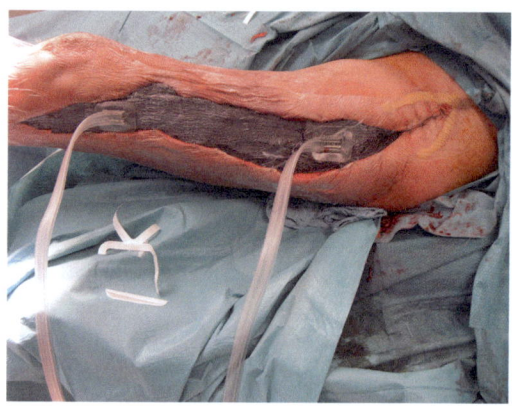

Abb. 7.3 Situs mit Vakuumverband beim selben Patienten

und Wundhöhlen ist daher die Spülung mit Ringerlösung, isotoner NaCl-Lösung oder auch hypochloriger Säure zu bevorzugen (Kramer et al. 2018). Diese Maßnahmen müssen idealerweise täglich, spätestens alle 48 h wiederholt werden, bis keine Nekrosen mehr vorhanden sind und saubere Wundverhältnisse nachgewiesen werden können. Zur Granulationsförderung hat sich im weiteren Verlauf die Anwendung von Vakuumsaugverbänden (Negative Pressure Wound Therapy [NPWT]) bewährt (Sog zwischen 75 und 125 mmHg). Die Intervalle der Verbandswechsel können dann auf 1–2 ×/Woche reduziert werden (Misiakos et al. 2014) Die Weichteildeckung (falls erforderlich) erfolgt situationsabhängig durch Spalthaut, Verschiebe- oder Lappenplastiken, sobald der Patient klinisch stabil ist und sauber granulierende Wundverhältnisse zu verzeichnen sind.

Die Anlage eines Vakuumverbands im Rahmen des Ersteingriffs wird vom Autor aus zwei Gründen abgelehnt: Ein dichter Vakuumverband verleitet dazu, den programmierten Folgeeingriff später durchzuführen. Erfahrungsgemäß finden sich aber beim Reeingriff noch Restnekrosen, die debridiert werden müssen. Zum anderen spielen bei der nekrotisierenden Fasziitis häufig Anaerobier eine Rolle. Die Anwendung von Okklusivverbänden erscheint hier kontraproduktiv, auch wenn es zu dieser Frage keine evidenzbasierten Daten gibt.

7.4.1 Nekrotisierende Fasziitis

Die nekrotisierenden Fasziitiden werden in polymikrobiell (Typ 1) und monobakteriell (Typ 2) eingeteilt. Der Gasbrand nimmt eine Sonderstellung im Bereich der schweren Haut- und Weichteilinfektionen ein, da es sich streng genommen primär nicht um eine nekrotisierende Fasziitis, sondern um eine anaerobe Myonekrose handelt.

7.4.1.1 Polymikrobielle nekrotisierende Fasziitis (Typ 1) am Beispiel der Fournier'schen Gangrän

„You have just witnessed in our rooms a very sad spectacle. This pertains to a young man whose genital organs have become gangrenous." So beginnt der Artikel „Gangrene Foudroyante de la Verge (Overwhelming Gangrene)", in dem Jean-Alfred Fournier, ein in Paris tätiger Dermatologe und Venerologe, 1883 eine gangränöse Entzündung der Genitalorgane eines gesunden jungen Mannes beschreibt (Fournier 1988).

Die Fournier'sche Gangrän ist eine Sonderform der polymikrobiellen Fasziitis, die bevorzugt bei immunkompromitierten Patienten auftritt (z. B. Diabetes mellitus) und bei der das Perineum, die Perianalregion und das Genitale betroffen sein können. Ausgangspunkt sind häufig perianale Abszesse (s. Abb. 7.1). Entsprechend ist der Begriff „Fournier'sche Gangrän"

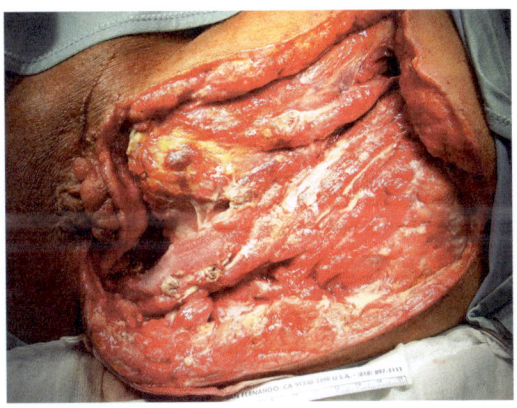

Abb. 7.4 Fournier'sche Gangrän ausgehend von einem perianalen Abszess

nicht auf den Mann beschränkt (auch wenn die Erkrankung hier erstbeschrieben wurde), sondern kann auch bei der Frau in analoger Weise vorkommen. Die Ausbreitung erfolgt entlang der perinealen Faszien (Colles, Dartos und Scarpa) und führt über die Entzündung zu lokalen Gefäßverschlüssen und damit zur nekrotisierenden Entzündung. Interessanterweise erfolgt die Durchblutung der externen und internen spermatischen Faszie (Hodenhüllen) sowie der die Urethra und Corpora spongiosa umfassende Buckfaszie über andere Gefäße, sodass sich erklärt, warum diese Strukturen bei der Fournier'schen Gangrän nur selten betroffen sind (Misiakos et al. 2014) (Abb. 7.4).

Diagnostik

Wegweisend ist die klinische Untersuchung des Patienten mit schmerzhafter Schwellung der betroffenen Region, häufig bereits mit Nekrosen oder Blasen der Haut (pathognomonisch für die Erkrankung), sowie mit ausgeprägtem Ödem mit rötlich-livider Verfärbung und Überwärmung. Das Vorliegen eines Weichteilemphysems, „fauliger" Geruch und das Vorliegen einer schweren Sepsis weisen auf ein fortgeschrittenes Stadium hin (Voelzke und Hagedorn 2018). Im Gegensatz dazu ist bei frühen Formen der inadäquat starke Schmerz bei „unspektakulärem" Lokalbefund einziges Leit- und damit Alarmsymptom. Eine Leukozytose von über 15.400 Zellen/mm^3, Na$^+$ über 135 mEq/l (Sensitivität 90 %, Spezifität 76 %) und insbesondere ein Laktatwert von über 2 mmol/l (Sensitivität 100 %, Spezifität 76 %) sind hinweisend für das Vorliegen einer Fournier'schen Gangrän gegenüber einer nicht nekrotisierenden Phlegmone (Brinkmann et al. 2018). Erweiterte Diagnostik mittels Computertomografie des Beckens und Rektoskopie können wichtige Hinweise auf die Ausdehnung der Infektion und auch auf deren Ursprungsort geben. So ist unter anderem die Entstehung einer Fournier'schen Gangrän auch im Rahmen einer inkarzerierten Femoralhernie oder eines Douglasabszesses z. B. bei perforierter Sigmadivertikulitis grundsätzlich möglich.

Operative Therapie

Analog den Empfehlungen bei allen nekrotisierenden Entzündungen ist die frühzeitige und radikale chirurgische Sanierung entscheidend für die Prognose und den weiteren Verlauf der Erkrankung. Der in den europäischen Leitlinien (Bartoletti et al. 2019) angegebene Zeitraum (innerhalb von 24 h) erscheint dem Autor dieses Kapitels zu lang. Allerdings gibt es bei der Fournier'schen Gangrän regelhaft Patienten, die trotz der lokal nekrotisierenden Entzündung keine oder nur sehr wenig Allgemeinsymptome aufweisen. Hier ist eine verzögerte Operation (bei entsprechender Überwachung und Kontrolle von Lokalbefund und Vitalparametern) vertretbar, der Eingriff sollte aber dann spätestens nach 8 h erfolgt sein.

Der Eingriff selbst erfolgt in Steinschnittlage mit ausreichender Freilagerung auch der Gluäalregion, um erforderliche Erweiterungen durchführen zu können. Die Operation folgt den Kriterien des radikalen Débridements und der Resektion avitalen Gewebes analog den anderen nekrotisierenden Weichteilgewebsinfektionen. Erfahrungsgemäß ist der intraoperative Befund meist weit ausgedehnter als von außen ersichtlich. Häufig müssen hier Freilegungen der Hoden und der Corpora spongiosa erfolgen, um sämtliche Nekrosen zu entfernen. Auch eine nahezu zirkuläre Freilegung des Rektums unter Resektion der betroffenen periproktischen Weichgewebe ist immer wieder erforderlich. Eine Orchiektomie oder Penisamputation kann aus oben genannten Gründen (separate Durchblutung) meist vermieden werden. Je nach Klinik erfolgt die Operation entweder durch die urologische Fachabteilung oder durch die Viszeralchirurgie.

Je nach Ausbreitung sollte intraoperativ eine Rektoskopie durchgeführt werden, um einen periproktitischen Abszess mit oder ohne Fistelung als Ursache der Fournier'schen Gangrän auszuschließen oder nachzuweisen. Es erfolgen regelmäßige Revisionseingriffe, bis sauber granulierende Wundflächen nachweisbar sind. Bei ausgedehnten Infektionen kann die Anlage eines blockierenden Kolostomas erforderlich sein. Die Anlage eines Vakuumverbandsystems ist in der Frühphase der Behandlung nicht sinnvoll, da einerseits regelhaft Anaerobier beteiligt sind, andererseits kurze Revisionsintervalle (täglich, spätestens 2-tägig) zu Beginn der Behandlung erforderlich sind.

Antibiotikatherapie

Bei der Fournier'schen Gangrän handelt es sich in der Regel um eine polymikrobielle Mischinfektion durch Enterobacteriaceae und Anaerobier. Bei der urogenitalen Form (z. B. infolge von schweren Harnwegsinfektionen) können monomikrobielle Infektionen vorkommen (dann meist *S. aureus*). Entsprechend müssen diese Erreger bei der kalkulierten Therapie berücksichtigt werden. Aufgrund der potenziell lebensbedrohlichen und rasch progredienten Erkrankung muss die Antibiotikatherapie früh und hoch dosiert begonnen werden. Als Standardtherapie wird ein Acylaminopenicillin plus Beta-Laktamase-Inhibitor (z. B. Piperacillin/Tazobactam 3–4 × 4,5 g/d i. v.) in Kombination mit Clindamycin (3 × 0,6 g/d i. v.) empfohlen (Brinkmann et al. 2018) Die Kombination mit Clindamycin hat den Vorteil der Erfassung sowohl von Anaerobiern, Streptokokken und methicillinsensitiven *S.-aureus*-Stämmen (MSSA) als auch der nachgewiesen guten Penetration in Weichgewebe sowie der Inhibition der Proteinbiosynthese, was zu einer Reduktion der Toxinbildung führt. Alternativ zu Acylaminopenicillinen können auch Carbapeneme (z. B. Meropenem 3 × 1 g/d i. v.) bzw. Cephalosporine der dritten Generation (z. B. Ceftriaxon 1 × 2 g/d i. v.) in Kombination mit Metronidazol (3–4 × 0,5 g/d i. v.) zum Einsatz kommen. Vancomycin (30 mg/kg/d i. v.) oder Linezolid (2 × 0,6 g/d i. v.) sollten nur dann angewendet werden, wenn ein konkreter Verdacht besteht, dass resistente Erreger bei der vorliegenden Infektion eine Rolle spielen (Brinkmann et al. 2018).

7.4.1.2 Monobakterielle nekrotisierende Fasziitis (Typ 2)

Nekrotisierende Streptokokkeninfektionen

Insbesondere bei Vorliegen von toxinbildenden Streptokokken der Gruppe A können foudroyante und lebensbedrohliche Weichteilinfektionen beobachtet werden, die auch bei ansonsten gesunden jungen Patienten innerhalb kürzester Zeit (teilweise innerhalb von Stunden) letal verlaufen können. Die Abgrenzung vom nichtnekrotisierenden Erysipel kann schwierig sein, wenn die Cutis noch vital ist, während in der Tiefe die nekrotisierende Infektion sich bereits rasch ausbreitet. Darüber hinaus gibt es Streptokokkenstämme, die primär eine bakterielle Myositis auslösen. Hier findet sich intraoperativ ggf. nur ein ausgeprägtes Ödem der Muskulatur mit „Fleischwasser", während sich Nekrosen, insbesondere der Faszie, nicht nachweisen lassen (Kujath et al. 2012).

Die Trias 1) unverhältnismäßig starker Schmerz, 2) Schwellung und 3) schwere Allgemeinsymptomatik (hohe Entzündungszeichen, Verwirrtheit, Schock) weist differenzialdiagnostisch auf eine potenziell lebensbedrohliche Streptokokkeninfektion hin. Im Zweifel reicht auch der unverhältnismäßig starke Schmerz (= Ischämieschmerz infolge Fasziennekrose), um die Verdachtsdiagnose zu stellen.

Steht die Verdachtsdiagnose im Raum, muss unmittelbar die Therapie begonnen und die Diagnose erzwungen werden. Im eigenen Vorgehen umfasst die sofort zu beginnende antibiotische Therapie eine Dreifachkombination aus Penicillin G (3 × 10 Mio. IE/d i. v.; beste Wirksamkeit aller Penicilline gegenüber Streptokokken), Piperacillin/Tazobactam (3–4 × 4,5 g/d i. v.; breites Wirkspektrum für den Fall des Vorliegens einer polymikrobiellen Infektion) und Clindamycin (3 × 0,6 g/d i. v.; Hemmung der Toxinbiosynthese). In Abhängigkeit vom weiteren Verlauf und den kulturellen Befunden kann die Therapie dann deeskaliert werden.

Die Verdachtsdiagnose „nekrotisierende" Streptokokkenweichteilinfektion stellt einen absoluten chirurgischen Notfall dar. Die operative Probeinzision und ggf. Erweiterung nach intraoperativem Befund muss unmittelbar, d. h. innerhalb einer Stunde, durchgeführt werden. Bei fehlenden Nekrosen müssen zumindest Entlastungsinzisionen durchgeführt werden, und nach Spülung müssen Entlastungsdrainagen eingelegt werden (kein primärer Wundverschluss). Eine Schnelluntersuchung durch Grampräparat und PCR kann die Diagnose in kurzer Zeit sichern. Dennoch ist die kulturelle Anzüchtung unbedingt zusätzlich erforderlich, um Toxin- und Subgruppenanalysen zur Charakterisierung des Pathogens durchführen zu können. Insbesondere in Ausbruchsituationen können diese Analysen wichtig sein, um Erregerreservoir und Risikogruppen zu detektieren. Eine Reexploration erfolgt analog dem Vorgehen bei anderen schweren Weichgewebsinfektionen nach einem Tag, spätestens nach 48 h.

Vibrio-vulnificus-Infektionen

Vibrio vulnificus ist ein gramnegatives Bakterium, welches weltweit in sogenannten Brackwassern vorkommt, d. h. in Gewässern mit einem Salzgehalt zwischen 0,1 % und 1 %. Typischerweise können diese Pathogene in hohen Konzentrationen in tropischen Mangrovensümpfen nachgewiesen werden. Hierzulande werden Vibrionen typischerweise an Ostseestränden nachgewiesen, allerdings zumeist in Konzentrationen, die für den Menschen nicht bedenklich sind (ca. 10 cfu/l). Steigt die Wassertemperatur durch lange und heiße Sommerperioden über einen Zeitraum von mehr als 2 Wochen auf über 20 °C, kann es zu einer explosionsartigen Vermehrung der Vibrionen um das Hunderttausendfache kommen. Dann können diese Bakterien bei Badegästen zu foudroyanten Haut- und Weichgewebsinfektionen führen. Die Eintrittspforte stellen meist Bagatellverletzungen oder chronische Wunden dar. Insbesondere immunkompromittierte Patienten (wie z. B. Diabetiker) sind besonders gefährdet (Ruppert et al. 2004).

> **Typische Merkmale von Vibrio-vulnificus-Infektionen**
> - Anamnestisch Kontakt mit Wasser in Risikogebieten
> - Bullös nekrotisierende Hautveränderung im Sinne einer nekrotisierenden Dermatofasziitis
> - Foudroyanter Verlauf mit rascher Progredienz innerhalb von Stunden
> - Schwerster septischer Schock mit Multiorganversagen (bakterielle Toxine wie Zytolysin/Hämolysin VvhA oder Multifunctional Autoprocessing Repeats-in-Toxin [MARTX])
> - Hohe Letalität von über 25 %

Die Diagnose wird gestellt durch kulturellen Nachweis anhand von Abstrichen, die bereits präoperativ im Bereich der betroffenen Hautregionen (z. B. eröffnete Bullae) entnommen werden. Intraoperativ sollte zusätzlich repräsentatives Gewebe zur kulturellen Analyse eingesandt werden. Der Nachweis von „kommaförmigen" gramnegativen Bakterien im Grampräparat kann bereits frühzeitig die Verdachtsdiagnose erhärten.

Wie mehrfach betont, muss die Therapie sofort eingeleitet werden. Bei Vibrionen bestehen üblicherweise keine hochgradigen Resistenzen, sodass grundsätzlich mehrere Möglichkeiten der effektiven antibakteriellen Therapie bestehen. Üblicherweise wird eine Kombination aus Drittgenerationscephalosporinen (z. B. Ceftazidim 3 × 1–2 g/d i. v.) und Tetracyclinen (z. B. Doxycyclin 2 × 100 mg/d i. v.)empfohlen. Alternativ können auch Fluoroquinolone neuerer Generation (z. B. Levofloxacin 1 × 750 mg/d i. v.) als Monotherapie eingesetzt werden (Leng et al. 2019).

Die chirurgische Therapie umfasst das radikale Débridement und die Resektion aller avitalen und infizierten Haut- und Weichteile. Das weitere Vorgehen entspricht dem aller nekrotisierenden Weichteilinfekte wie oben beschrieben. Aus eigener Erfahrung kann bei einem Teil der Patienten trotz radikalem Débridement und Intensivtherapie keine suffiziente Stabilisierung erreicht werden. In diesen Fällen muss frühzeitig – oft im Rahmen des ersten Revisionseingriffs – die Majoramputation der betroffenen Extremität („life before limb") diskutiert werden. Auch wenn es leichtere Verlaufsformen der *Vibrio-vulnificus*-Infektion (insbesondere bei immunkompetenten Patienten) gibt, ist die Indikation zur Betreuung auf der Intensivstation großzügig zu stellen. Bei schweren Verlaufsformen steht das Multiorganversagen mit den dann erforderlichen üblichen intensivmedizinischen Maßnahmen im Vordergrund. Hervorzuheben ist die hohe Rate an disseminierter intravasaler Gerinnung (DIC) aufgrund der Bakterientoxine.

7.4.2 Anaerobe Myonekrose („Gasbrand")

Bei Weichteilinfektion mit *Clostridium perfringens* lassen sich drei Stadien unterscheiden, wobei lediglich das dritte Stadium mit Beteiligung der Muskulatur als eigentlicher „Gasbrand" gilt. In den Stadien 1 und 2 beschränkt sich die Infektion, gekennzeichnet durch grünlich-schwärzlich verfärbte Wunden mit aasigem Foetor, auf Haut (Stadium 1) und Unterhaut (Stadium 2). Die Faszie ist im Gegensatz zu den nekrotisierenden Fasziitiden üblicherweise nicht betroffen. Typisch ist die ballonierte Schwellung der betroffenen Muskulatur mit der Klinik eines Kompartmentsyndroms und der in der Bildgebung (Röntgen und CT) nachweisbaren „Fiederung" der Muskulatur infolge von Gasansammlung in den Muskelsepten. Bei der Operation zeigt sich bräunlich zerfließliche Muskulatur (auf Druck zeigen sich Luftbläschen, nachweisbares Emphysem-„Knistern"), kein Eiter (zytolytische Bakterientoxine verhindern die Akkumulation von Granulozyten) und kein Bluten im Rahmen des Débridements (Kujath et al. 2012).

Der Gasbrand ist heutzutage eine seltene Infektion, es werden in Deutschland etwa 100 Fälle pro Jahr gemeldet (meldepflichtige Erkrankung). Betroffen sind im Wesentlichen zwei Patientengruppen: zum einen – wie bei den anderen foudroyanten Weichteilinfektionen – immunsupprimierte Patienten wie Diabetiker, zum anderen aber junge, ansonsten gesunde Personen mit stark verschmutzten Wunden, z. B. nach Motorradunfällen.

Die Inkubationszeit ist mit 6–48 h kurz, Amputationsrate und Mortalität sind weiterhin hoch. Entsprechend schnell und aggressiv muss bei Verdacht mit der Therapie begonnen werden. Clostridien sind zwar grundsätzlich gegenüber Penicillin G sensibel, doch handelt es sich beim Gasbrand häufig um Mischinfektionen (Ausgangspunkt stark verschmutzte Wunde), sodass für die kalkulierte Therapie analog zu den anderen schweren Weichgewebsinfektionen ein Acylaminopenicillin mit Beta-Laktamase-Inhibitor (z. B. Piperacillin/Tazobactam 3–4 × 4,5 g/d i. v.) in Kombination mit Clindamycin (3 × 0,6 g/d i. v.) empfohlen wird. Im weiteren Verlauf und nach Sicherung der Diagnose (z. B. Grampräparat von Muskelnekrosen) kann im weiteren Verlauf entsprechend auf Penicillin G (3 × 10 Mio. IE/d i. v.) deeskaliert werden.

Chirurgisch muss die betroffene Muskulatur freigelegt und debridiert werden. Bei ausgedehntem Befall ist hier eine Majoramputation ggf. sogar mit Exartikulation der betroffenen Extremität häufig nicht zu umgehen und muss im Zweifel auch beim Ersteingriff bereits erwogen werden.

Die über lange Zeit propagierte hyperbare Oxygenierung (Brummelkamp et al. 1963) bei Weichteilinfektionen mit Anaerobiern und insbesondere beim Gasbrand konnte die Erwartungen leider nicht erfüllen und wird daher auch international nicht mehr empfohlen. Insbesondere die Gefahr einer Therapieverzögerung durch Transport in ein Zentrum, welches die Möglichkeit einer hyperbaren Oxygenierung vorhält, überwiegt deutlich den (noch dazu nicht nachgewiesenen) Nutzen (Kujath et al. 2012). In Zeiten der zunehmenden Spezialisierung von Kliniken stellt sich die Frage, in welcher Versorgungsstufe Patienten mit schweren Weichteilinfektionen behandelt werden sollen und können. Aus Sicht des Autors ist die Dringlichkeit der chirurgischen Entlastung als so hoch anzusehen, dass diese Erstversorgung mit Entlastungsinzisionen, präliminärem Débridement und temporärem Wundverband auch in einem Klinikum der Grund- und Regelversorgung durchführbar sein muss. Allerdings sollten Patienten dann, ggf. auch unmittelbar postoperativ, in ein Klinikum mit ausreichender Infrastruktur zur Weiterbehandlung verlegt werden. Dies entspricht dem Konzept der Damage Control Surgery, welches sich für andere Eingriffe und Indikationen bereits bewährt hat.

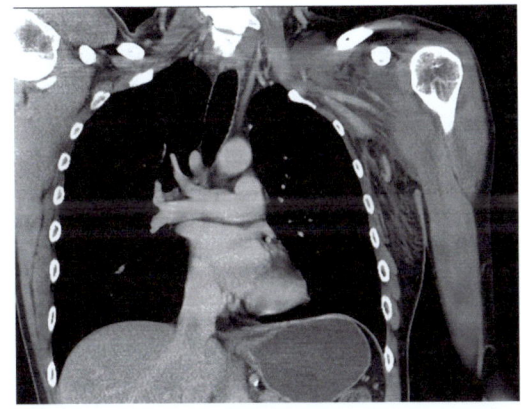

Abb. 7.5 CT-Thoraxuntersuchung am Aufnahmetag: Ödem und Schwellung im Bereich der linksseitigen Brustwand

7.5 Fallbericht 1: Streptokokkenmyositis

Ein 45-jähriger ansonsten gesunder Familienvater stellt sich vor mit akut aufgetretener starker Schwellung und Schmerzen im Bereich der linken Schulter und Axilla. Anamnestisch waren seine Töchter an Scharlach erkrankt. Eine seiner Töchter hatte sich am Vortag erbrochen, und der Patient hatte das Erbrochene mit einem Lappen gesäubert. Kurz zuvor hatte er sich eine oberflächliche Schnittwunde an der linken Hand zugezogen (Eintrittspforte).

Zum Zeitpunkt der Erstuntersuchung war der Patient im kompensierten Allgemeinzustand, kein Fieber, keine wesentlichen laborchemischen Entzündungszeichen (Leukozyten 9700/ul, CRP 7 mg/l). Auffällig waren lediglich eine diskrete Schwellung der linksseitigen Brustwand und Schulter sowie die massiven Schmerzen des Patienten. Es fanden sich zu diesem Zeitpunkt insbesondere kein Erythem und keine Überwärmung des betroffenen Areals. Im darauf durchgeführten CT fand sich eine ödematöse Schwellung der Brustwand und linken Schulter ohne Nachweis von Emphysem oder Abszess (s. Abb. 7.5). Bereits in der Notaufnahme wurde mit einer antibiotischen Therapie bei V. a. Streptokokkeninfektion begonnen (Tazobac, Clindamycin, Penicillin G), und es wurde eine operative Revision mit Abstrichentnahme, Entlastungsschnitten, Spülung und Einlage von Kapillardrainagen durchgeführt. Intraoperativ zeigte sich keine nekrotisierende Fasziitis, sondern eine ödematöse Schwellung der Muskulatur mit „Fleischwasser"-ähnlicher Sekretion auf Druck. Eiter fand sich nicht, ebenso wenig wie eine Muskelgangrän. In Grampräparat und PCR bestätigte sich die Streptokokkeninfektion *(Streptococcus pyogenes)* im Sinne einer Streptokokkenmyositis.

Postoperativ waren die Schmerzen des Patienten zwar zunächst gebessert (Entlastungsgefühl), er entwickelte aber nun (12 h nach Aufnahme in Klinik) das Vollbild der Streptokokkensepsis mit flammend roter Phlegmone der Brustwand, Fieber über 40 °C, einem Abfall der Leukozytenzahl auf unter 6000/ul bei gleichzeitigem CRP-Anstieg auf 188 mg/l, massiv volumenbedürftiger Kreislaufinsuffizienz mit Kreatininanstieg, sodass er auf die Intensivstation verlegt wurde. Noch innerhalb von 24 h wurde eine zweite operative Revision durchgeführt, bei der sich wie beim Ersteingriff keine Nekrosen oder Eiter fanden. Unter dieser Therapie und insgesamt drei weiteren Eingriffen, wobei im Verlauf dann Vakuumsaugverbände zum Einsatz kamen, stabilisierte sich der Patient zunehmend, sodass er bereits am 9. Tag nach Erstoperation nach Hause entlassen werden konnte.

7.6 Fallbericht 2: Polymikrobielle nekrotisierende Fasziitis

Eine 62-jährige Patientin mit gedeckt perforierter Sigmadivertikulitis und typischer Klinik (linksseitige Unterbauchschmerzen, Temperatur 37,8 °C, Leukozyten 15.000/ul, CRP 130 mg/l) wird stationär aufgenommen, noch im Rahmen der Diagnostik mit einer CT-gezielten perkutanen Abszessdrainage versorgt und mit Piperacillin/Tazobactam 3 × 4,5 g/d anbehandelt. In der Nacht kommt es zu einer dramatischen Verschlechterung des Allgemeinzustands der Patientin mit Eintrübung, Intubationspflichtigkeit, Anurie, hohem Katecholaminbedarf. Klinisch zeigten sich Blasen und Nekrosen im Bereich des Drainagekanals mit Ausdehnung nach suprapubisch (Abb. 7.6).

Die Indikation zur notfallmäßigen operativen Revision wurde gestellt. Es fand sich intraoperativ eine ausgedehnte nekrotisierende Entzündung von Haut, Unterhautfettgewebe und Faszie, ausgehend von dem Kanal der Abszessdrainage. Es wurde eine mediane Laparotomie zur Herdsanierung der Sigmadivertikulitis mit Diskontinuitätsresektion nach Hartmann und Anlage eines endständigen Kolostomas durchgeführt sowie ein ausgedehntes und radikales Débridement der Weichteilnekrosen (Abb. 7.7).

Durch regelmäßige operative Revisionen und intensivmedizinische Betreuung konnte die

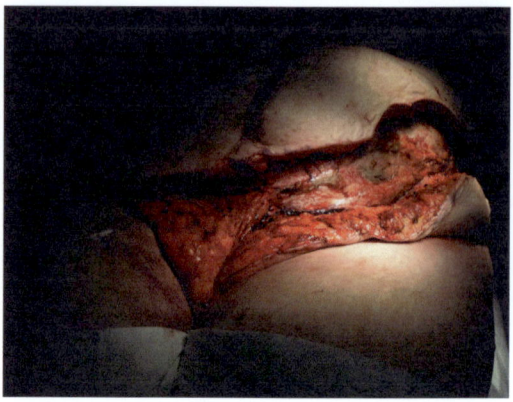

Abb. 7.7 Situs nach erfolgtem radikalem chirurgischem Débridement

Patientin soweit stabilisiert werden, dass im Verlauf die Sekundärnaht mit Z-Plastiken erfolgen und die Patientin im weiteren Verlauf nach Hause entlassen werden konnte (Abb. 7.8 und 7.9).

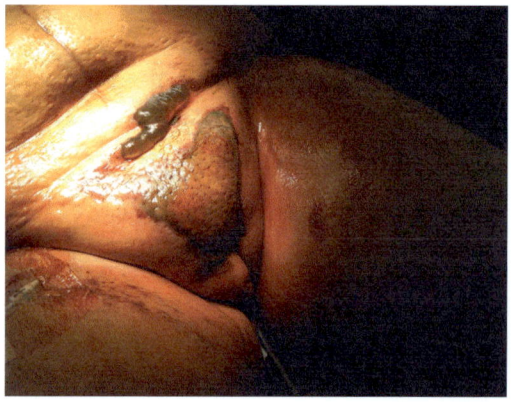

Abb. 7.6 Blasenbildung suprapubisch als Hinweis auf die nekrotisierende Weichgewebsinfektion

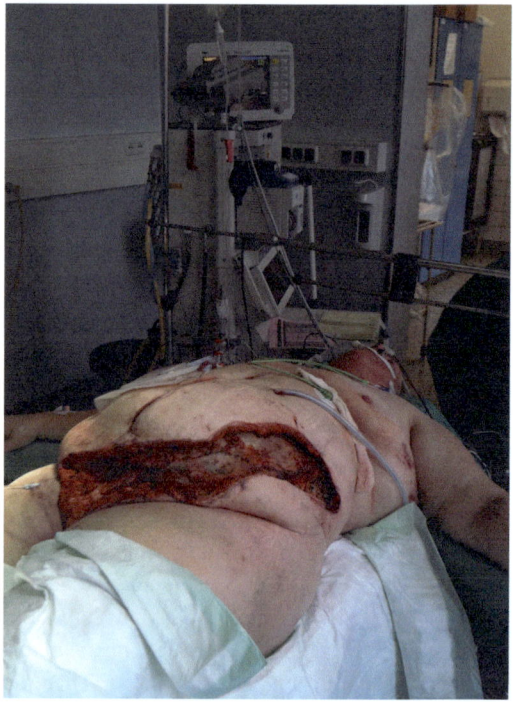

Abb. 7.8 Situs im Rahmen der programmierten Revisionsoperationen. Zunehmende Säuberung der Wunden

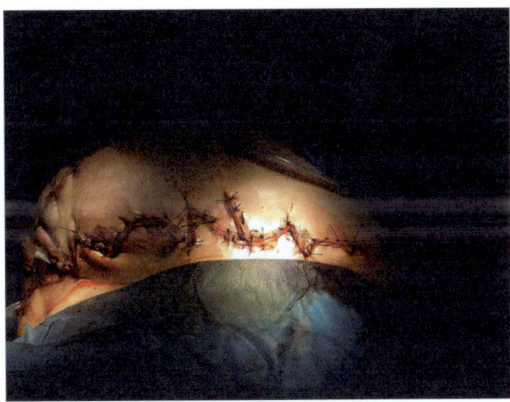

Abb. 7.9 Sekundärer Wundverschluss

Zusammenfassung

Haut- und Weichteilinfektionen sind häufig und müssen von Allgemein- und Viszeralchirurgen jeglicher Versorgungsstufe beherrscht werden. Neben banalen und oberflächlichen Infektionen stellen fulminante nekrotisierende Haut- und Weichgewebsinfektionen eine Herausforderung an Chirurg und Intensivmedizin dar. Nur durch sofortige und aggressive Therapie lassen sich deletäre Verläufe vermeiden. Bei der Auswahl des geeigneten Antiinfektivums muss zwischen polymikrobiellen und monomikrobiellen Verlaufsformen unterschieden werden. Häufig geben Symptomatik und klinischer Verlauf einen Hinweis auf das zu erwartende Erregerspektrum. In der Frühphase der Infektion kann der unverhältnismäßige und anderweitig nicht zu erklärende Schmerz einziges Symptom der Erkrankung sein. ◄

Literatur

Stulberg DL, Penrod MA, Blatny RA (2002) Common bacterial skin infections. Am Fam Physician, 66(1):119–124 (Review, PMID 12126026, ISSN 0572–3612)

Stevens DL, Bisno AL, Chambers HF, Dellinger EP, Goldstein EJ, Gorbach SL, Hirschmann JV, Kaplan SL, Montoya JG, Wade JC (2015) Infectious Diseases Society of America. Practice guidelines for the diagnosis and management of skin and soft tissue infections: 2014 update by the Infectious Diseases Society of America. Clin Infect Dis. 2014 Jul 15;59(2):e10–52. doi: https://doi.org/10.1093/cid/ciu444. Erratum in: Clin Infect Dis. 2015 May 1;60(9):1448 (Dosage error in article text)

Ngaage LM, Wu Y, Ge S, Gebran S, Liang F, Rada EM, Nam AJ, Silverman RP, Rasko YM (2019) Factors influencing the local cure rate of hidradenitis suppurativa following wide local excision. Int Wound J. https://doi.org/10.1111/iwj.13241. (Nov 3)

Kujath P, Hoffmann M, Schlöricke E, Unger L, Bouchard R (2012) Clinical symptoms and therapy of necrotizing skin and soft tissue infections. Chirurg 83(11):953–959. https://doi.org/10.1007/s00104-012-2282-1.Review.German. (Nov)

Brinkmann A, Röhr AC, Frey OR, Krüger WA, Brenner T, Richter DC, Bodmann KF, Kresken M, Grabein B (2018) S2k guidelines of the PEG on calculated parenteral initial treatment of bacterial diseases in adults : Focussed summary and supplementary information on antibiotic treatment of critically ill patients. Anaesthesist 67(12):936–949. https://doi.org/10.1007/s00101-018-0512-8.Review.German. (Dec)

Kramer A, Dissemond J, Kim S, Willy C, Mayer D, Papke R, Tuchmann F, Assadian O (2018) Consensus on wound antisepsis: update 2018. Skin Pharmacol Physiol. 31(1):28–58. https://doi.org/10.1159/000481545. (Epub 2017 Dec 21)

Misiakos EP, Bagias G, Patapis P, Sotiropoulos D, Kanavidis P, Machairas A (2014) Current concepts in the management of necrotizing fasciitis. Front Surg 29(1):36. https://doi.org/10.3389/fsurg.2014.00036. eCollection2014.Review. (Sep)

Fournier JA (1988) Jean-Alfred Fournier 1832–1914. Gangrène foudroyante de la verge (overwhelming gangrene). Sem Med 1883. Dis Colon Rectum. 1988 Dec;31(12):984–8. PubMed PMID: 3063473.

Voelzke BB, Hagedorn JC (2018) Urology. Presentation and Diagnosis of Fournier Gangrene Apr;114:8–13. doi: https://doi.org/10.1016/j.urology.2017.10.031. Epub 2017 Nov 13. Review. PMID: 29146218

Bonkat G (Chair), Bartoletti RR, Bruyère F, Cai T, Geerlings SE, Köves B, Schubert S, Wagenlehner F (2019) Urological Infections. Guidelines Associates: T. Mezei, A. Pilatz, B. Pradere, R. Veeratterapillay EAU Guidelines. Edn. presented at the EAU Annual Congress Barcelona . ISBN 978-94-92671-04-2.

Ruppert J, Panzig B, Guertler L, Hinz P, Schwesinger G, Felix SB, Friesecke S (2004) Two cases of severe sepsis due to Vibrio vulnificus wound infection acquired in the Baltic Sea. Eur J Clin Microbiol Infect Dis. 23(12):912–915 (Dec)

Leng F, Lin S, Wu W, Zhang J, Song J, Zhong M (2019) Epidemiology, pathogenetic mechanism, clinical characteristics, and treatment of Vibrio vulnificus infection: a case report and literature review. Eur J Clin Microbiol Infect Dis. 38(11):1999–2004. (Nov)

BRUMMELKAMP WH, BOEREMA I, HOOGENDYK L (1963) Treatment of clostridial infections with hyperbaric oxygen drenching. A report on 26 cases. Lancet. (Feb)

Intraabdominelle Infektionen

Christoph-Thomas Germer, Carsten Gutt,
Rainer Isenmann, Katharina Jöchle, Sven A. Lang,
Johan Friso Lock, Lars Ivo Partecke
und Simon Schläfer

Inhaltsverzeichnis

8.1	**Akute Appendizitis**	109
8.1.1	Einführung	109
8.1.2	Epidemiologie und Pathophysiologie	110
8.1.3	Klassifikation	111
8.1.4	Diagnostik	111
8.1.5	Behandlungsstrategie	114
8.1.6	Antibiotikaregime bei operativer Therapie	116
8.1.7	Klinische Sondersituationen	117
8.2	**Cholezystitis**	117
8.2.1	Ätiopathogenese	117
8.2.2	Diagnostik	119
8.2.3	Komplikationen	120
8.2.4	Therapie	121
8.3	**Divertikulitis**	125
8.3.1	Einführung	125
8.3.2	Symptomatik	126

C.-T. Germer (✉) · J.F. Lock
Klinik u. Poliklinik für Allgemein-, Viszeral-
Transplantations-, Gefäß- und Kinderchirurgie,
Universitätsklinikum Würzburg, Würzburg,
Deutschland
E-Mail: germer_c@ukw.de

J.F. Lock
E-Mail: lock_j@ukw.de

C. Gutt
Klinik für Allgemein-, Viszeral-, Thorax-
und Gefäßchirurgie, Klinikum Memmingen,
Memmingen, Deutschland
E-Mail: carsten.gutt@klinikum-memmingen.de

R. Isenmann
St. Anna-Virngrundklinik Ellwangen, Abteilung
Chirurgie, Ellwangen, Deutschland
E-Mail: Rainer.Isenmann@kliniken-ostalb.de

8.1 Akute Appendizitis

Lars Ivo Partecke

8.1.1 Einführung

Die akute Appendizitis ist einer der häufigsten abdominalchirurgischen Notfälle weltweit. Mit einem Lebenszeitrisiko von ca. 8 % in der westlichen Welt ist die Appendektomie eine der am häufigsten durchgeführten viszeralchirurgischen Operationen des modernen Gesundheitssystems. Jährlich werden in Deutschland mehr als 100.000 Appendektomien durchgeführt. Als Standard gilt seit einigen Jahren die laparosko-

8.3.3	Diagnostik	126
8.3.4	Therapie	127
8.3.5	Fallbeispiel	129
8.4	**Leberabszess**	**130**
8.4.1	Einführung und Ätiologie	130
8.4.2	Klinische Präsentation	131
8.4.3	Diagnose	132
8.4.4	Therapie	135
8.4.5	Differenzialdiagnosen	137
8.4.6	Komplikationen	137
8.5	**Akute Pankreatitis**	**137**
8.5.1	Einführung	137
8.5.2	Epidemiologie	138
8.5.3	Ätiologie	138
8.5.4	Klinik	139
8.5.5	Diagnose	139
8.5.6	Therapie	141
8.5.7	Komplikationen und Folgezustände	142
8.6	***Clostridioides-difficile*-Colitis**	**144**
8.6.1	Einführung	144
8.6.2	Erreger	144
8.6.3	Ätiopathogenese	144
8.6.4	Definition der *Clostridioides-difficile*-Infektion	145
8.6.5	Symptomatik	145
8.6.6	Diagnosestellung	145
8.6.7	Risikofaktoren für das Auftreten einer *C.-difficile*-Infektion	146
8.6.8	Übertragung	147
8.6.9	Meldepflicht	147
8.6.10	Therapie	147
Literatur		**149**

pische Appendektomie. Eine klinische Herausforderung ist trotz der hohen Fallzahlen weiterhin die zielgerichtete Diagnostik, um die negative Appendektomierate möglichst gering zu halten, aber auch keine Appendizitis zu übersehen. Allerdings ist das historisch formulierte Paradigma, dass bei nicht zeitgerechter Diagnose eine fortgeschrittene, perforierte Appendizitis droht, überholt. Nicht jede unkomplizierte Appendizitis endet beim Fortschreiten der Entzündung in einer komplizierten Appendizitis mit Perforation (Livingston et al. 2007). Daher ist in den vergangenen 10 Jahren verstärkt eine rein konservative antibiotische Behandlung der akuten unkomplizierten Appendizitis bei Kindern und auch bei Erwachsenen diskutiert worden (Wilms et al. 2011). Bei unkomplizierter Appendizitis genügt in der Regel die perioperative Single-Shot-Antibiose, während bei komplizierter Form der Appendizitis postoperativ eine antibiotische Therapie für 3 Tage erfolgen sollte (van Rossem et al. 2016).

K. Jöchle · S. A. Lang
Klinik für Allgemein- und Viszeralchirurgie,
Universitätsklinikum Freiburg, Freiburg,
Deutschland
E-Mail: katharina.joechle@uniklinik-freiburg.de

S. A. Lang
E-Mail: sven.lang@uniklinik-freiburg.de

L. I. Partecke
Abteilung für Allgemeine-, Viszeral- und
Thoraxchirurgie, Helios Klinik Schleswig,
Schleswig, Deutschland
E-Mail: LarsIvo.Partecke@helios-gesundheit.de

S. Schläfer
Klinikum Memmingen, Memmingen, Deutschland
E-Mail: simon.schlaefer@klinikum-memmingen.de

8.1.2 Epidemiologie und Pathophysiologie

Das Lebenszeitrisiko für eine akute Appendizitis liegt in der westlichen Welt bei ca. 8 % mit der höchsten Inzidenz in der 2. und 3. Lebensdekade. Männer sind offenbar etwas häufiger betroffen als Frauen. Interessanterweise gibt es geografische Unterschiede in der Inzidenz. In den USA liegt diese bei 9 % und in Westeuropa bei 8 %, während die Inzidenz in Südkorea bei 16 % und in Afrika nur bei 1,8 % liegt (Bhangu et al. 2015).

Als Ursachen für eine akute Appendizitis gelten, neben offenbar vorliegenden genetischen Prädispositionsfaktoren und Umwelteinflüssen, die direkte Lumenobstruktion durch einen Fäkolithen, Stuhl sowie eine Schleimhaut- oder lymphoide Hyperplasie. Eine eindeutige Kausalität konnte bislang jedoch nicht sicher definiert werden.

8.1.3 Klassifikation

▶ Wesentlich für die Therapieplanung ist die klinische Einschätzung und Einteilung in eine einfache oder komplizierte Appendizitis schon zum Zeitpunkt der Diagnosestellung.

Diese Einteilung wird dann vom intraoperativen Befund verifiziert. Eine komplizierte Appendizitis liegt vor bei Gangrän, Perforation des Appendix und/oder einem pelvinen oder interenterischen Abszess. Alle anderen Formen sind als unkomplizierte Appendizitis zu werten (Bhangu et al. 2015).

8.1.4 Diagnostik

An die zielgerichtete Diagnostik bei Verdacht auf eine akute Appendizitis müssen mehrere Anforderungen gestellt werden. Einerseits soll die Zahl an Fehldiagnosen und damit die Anzahl an negativen Appendektomien gesenkt werden. Andererseits sollen insbesondere komplizierte Formen der akuten Appendizitis möglichst umgehend erkannt und die Therapie unverzüglich eingeleitet werden.

Traditionell wurde die Diagnose "akute Appendizitis" über viele Jahrzehnte rein klinisch gestellt. Sie basierte auf einer detaillierten Anamnese des Patienten und einer klinischen Beurteilung unter Bezugnahme auf klassische Untersuchungsbefunde. Dabei spielte die Erfahrung des untersuchenden Chirurgen eine wichtige Rolle.

Zweifelsohne ist auch heutzutage noch die gezielte körperliche Untersuchung eines erfahrenen Chirurgen als erste Einschätzung entscheidend. Von allen bekannten klinischen „Appendizitiszeichen" sind heutzutage im Wesentlichen der umschriebene Druckschmerz im rechten Unterbauch (McBurney, Lanz) und der kontralaterale Loslassschmerz (Blumberg) wichtig (Hoffmann und Anthuber 2019).

Durch den so ausgelösten Erschütterungsschmerz kann ein lokaler Peritonismus des parietalen Peritoneums im rechten Unterbauch diagnostiziert werden. Ergänzt werden kann dieser Befund durch das Auslösen eines lokalen Klopfschmerzes, den Hackenfalltest oder den positiven Hustentest im Liegen.

Alle weiteren beschriebenen Untersuchungstests wie z. B. das Rovsing-Zeichen sind als historisch zu betrachten und helfen heutzutage nicht, die Diagnose "akute Appendizitis" zu erhärten oder auszuschließen.

Die aus der Anamnese gezielt zu erfragende Schmerzwanderung aus dem Epigastrium in den rechten Unterbauch erreicht eine hohe Spezifität. Diese ist jedoch nur bei 50–60 % der Patienten vorhanden, da häufig eine atypische Lage eben nicht unter der rechten Bauchdecke vorliegt. Klassische andere Befunde wie die rektal-axilläre Temperaturdifferenz oder der Douglasverschiebeschmerz bei der digital-rektalen Untersuchung haben auch in systematischen Untersuchungen keinen prädiktiven Wert in der Diagnosestellung einer akuten Appendizitis gezeigt und sind daher verzichtbar.

Eine zweite Säule ergeben die routinemäßig erhobenen Entzündungsparameter. Dabei sind vor allem die Leukozyten und das C-reaktive Protein (CRP) zu nennen. Jeder Laborparameter für sich erreicht nur eine geringe Sensitivität und Spezifität. Das CRP hat dabei vermutlich noch eine etwas höhere diagnostische Genauigkeit als die Leukozytenzahl. Die Kombination mehrerer Infektparameter und die Korrelation mit dem von einem erfahrenen Chirurgen erhobenen körperlichen Untersuchungsbefund lassen jedoch die diagnostische Wertigkeit stark ansteigen.

Komplett unauffällige bzw. nicht angestiegene Leukozyten- und CRP-Werte schließen eine akute Appendizitis nicht vollständig aus. Jedoch konnte auch in größeren Studien bei normalen Werten für CRP und Leukozyten ein negativ prädiktiver Wert von bis zu 98 % erreicht werden.

Neue Inflammationsmarker wie das Procalcitonin (PCT), Interleukin-6 (IL-6) sowie verschiedenste Zytokine und Chemokine wurden in Studien untersucht. Es liegt derzeit kein Nachweis eines zusätzlichen Nutzens für die Diagnosestellung der akuten Appendizitis vor (Kabir et al. 2017).

8.1.4.1 Bildgebende Verfahren bei Verdacht auf akute Appendizitis

Als technische Verfahren stehen der Ultraschall, die Computertomografie (CT) und die Magnetresonanztomografie (MRT) zur Verfügung.

In Deutschland stellt die Ultraschalluntersuchung die erste Wahl dar, während insbesondere in den USA bei nahezu allen Patienten eine CT-Diagnostik durchgeführt wird. Das MRT ist nicht als Standarduntersuchung einzuschätzen und hat ihren Wert insbesondere bei Schwangeren und Kindern.

Bei Verdacht auf eine akute Appendizitis sollte ergänzend zu Anamnese und körperlicher Untersuchung immer primär eine Ultraschalluntersuchung durchgeführt werden. Die Wertigkeit der Sonografie ist dabei allerdings nicht unumstritten. Eine Metaanalyse aus dem Jahre 2017 kommt gar zu der Schlussfolgerung, dass eine Sonografie aufgrund ihrer geringen Sensitivität und Spezifität keinen Stellenwert in der Diagnostik einer akuten Appendizitis hat. Mit zunehmender Erfahrung steigt jedoch die diagnostische Genauigkeit der Sonografie deutlich (Tepel et al. 2004).

Ein unbestrittener Nachteil der Ultraschalluntersuchung ist die hohe Untersucherabhängigkeit. Eine standardisierte Befunderhebung ist dabei unumgänglich. Insbesondere wenn der Appendix als Appendix-Kokarde darstellbar ist oder wenn es indirekte Zeichen einer Appendizitis wie freie Flüssigkeit, eine Inhibierung des umgebenden Fettgewebes sowie eine Dilatation und Hypoperistaltik des Dünndarmes im rechten Unterbauch als Zeichen einer lokalen Peritonitis gibt, ist die diagnostische Genauigkeit hoch. Im Zusammenhang mit einem entsprechenden körperlichen Untersuchungsbefund wird die diagnostische Genauigkeit nochmals erhöht. Daher sollte die Ultraschalluntersuchung von einem erfahrenen Chirurgen durchgeführt werden, um die Untersuchung mit den klinischen Befunden zu korrelieren, und es sollte nicht eine benachbarte klinische Abteilung (Radiologie, Innere Medizin) beauftragt werden.

▶ Die Abdomensonografie sollte immer mit der körperlichen Untersuchung kombiniert werden.

Bei schlechten Untersuchungsbedingungen sowie fehlenden indirekten Zeichen und einem Mangel an Expertise des Untersuchers ist die Ultraschalluntersuchung jedoch nicht hilfreich. Gerade bei Kindern und schlanken jungen Erwachsenen können aber exzellente Ergebnisse erzielt werden.

Die Computertomografie hat sich als sehr genaues Verfahren herausgestellt. Durch ihre regelhafte Anwendung kann bei entsprechender Expertise die Rate an negativen Appendektomien auf 3–5 % gesenkt werden. Wesentliches Argument gegen den routinemäßigen Einsatz der Computertomografie ist die hohe Strahlenbelastung, insbesondere bei den oftmals jungen Patienten.

Das MRT ist nicht als Standarduntersuchung einzuschätzen und hat ihren Wert insbesondere bei Schwangeren und Kindern. Durch die Entwicklung neuer Sequenzen ist die sonst sehr lange Untersuchungszeit bereits deutlich reduziert worden. Ein MRT steht aber bei Weitem nicht in allen an der Notfallversorgung beteiligten Kliniken zur Verfügung (Hoffmann und Anthuber 2019).

Tab. 8.1 Alvarado-Score

Klinik	Schmerzwanderung in den rechten Unterbauch	1
	Appetitlosigkeit	1
	Übelkeit und Erbrechen	1
Symptome	Druckschmerz im rechten Unterbauch	2
	Abwehrspannung	1
	Temperaturerhöhung (>37,3 °C)	1
Laborparameter	Leukozytose	2
	Neutrophile Linksverschiebung	1
Kumulative Punktzahl:	5–6 Punkte:	vereinbar mit akuter Appendizitis
	7–8 Punkte:	akute Appendizitis wahrscheinlich
	9–10 Punkte:	akute Appendizitis sehr wahrscheinlich

8.1.4.2 Klinische Score-Systeme

Score-Systeme werden in einigen Ländern standardisiert angewendet, finden aber in Deutschland kaum Beachtung. Als bekannteste sind der Alvarado-Score (Tab. 8.1) und der Appendicitis Inflammation Response Score (AIR) (Tab. 8.2) zu nennen.

▶ Ziel dieser Score-Systeme ist eine standardisierte klinische Evaluation und Gewichtung verschiedener Symptome und Laborparameter.

Auf diese Weise kann eine Risikostratifizierung erfolgen, woraus auch bestimmte Handlungsempfehlungen abgeleitet werden können.

Die Verwendung von Score-Systemen kann einen sinnvollen Baustein im diagnostischen Algorithmus darstellen. Insbesondere bei jungen ärztlichen Kollegen ohne große klinische Erfahrung helfen sie, die notwendigen Symptome und Laborparameter zu ordnen und zu gewichten. Insbesondere im Zusammenhang mit dem körperlichen Untersuchungsbefund helfen sie, schnell eine auf Routine gestützte Erfahrung aufzubauen. Der Alvarado-Score mit einem Cutoff-Wert <5 erreicht eine hohe Sensitivität bei allerdings unzureichender Spezifität. Er kann daher eine akute Appendizitis mit hoher Wahrscheinlichkeit ausschließen. Die besten Ergebnisse scheint der aus Schweden vorgestellte AIR zu erbringen. Bei einem niedrigen Risiko (0–4 Punkte) konnten Patienten ohne routinemäßige Anmeldung bildgebender Verfahren ambulant kontrolliert werden. Bei Patienten mit hohem Risiko (9–10 Punkte) nach AIR lautet die Handlungsempfehlung Appendektomie. Bei intermediärem Risiko wurde der Einsatz einer Bildgebung (Ultraschall oder CT) empfohlen. Mithilfe dieses Score-Systems konnte die Zahl der Krankenhausbehandlungen reduziert und die Bildgebung gezielter angewendet werden.

Insbesondere bei klinisch nicht eindeutigen Befunden ist eine Reevaluation der Patienten in

Tab. 8.2 Appendicitis Inflammatory Response Score

Erbrechen	1
Schmerzen im Bereich der Fossa iliaca	1
Druckschmerz oder Abwehrspannung	
Leicht	1
Moderat	2
Stark	3
Temperatur >38,5 °C	1
Leukozytose	
10,0–14,9*10^9/L	1
>15,0*10^9/L	2
Anteil polymorphkerniger Leukozyten	
70–84 %	1
>85 %	2
C-reaktives Protein	
10–49 mg/l	1
≥50 mg/l	2
Kumulative Punktzahl:	0–4 Punkte: „low risk"
	5–8 Punkte: „intermediate risk"
	9–12 Punkte: „high risk"

Intervallen von 6–8 h eine geeignete Methode, um die Zahl der Fehldiagnosen und negativen Appendektomie zu reduzieren. Dieses Vorgehen führt nicht zu einer erhöhten Rate an Perforation oder anderen Komplikationen. Dabei sollte neben der körperlichen Untersuchung auch eine wiederholte Laborbestimmung (Leukozyten und CRP) sowie eine Sonografie durchgeführt werden.

Die klinische Beurteilung und Stratifizierung des Schweregrades der akuten Appendizitis zum Zeitpunkt der Vorstellung des Patienten basierend auf den klinischen und anamnestischen sowie paraklinischen Parametern hilft bei der Therapieplanung (Tab. 8.3). Die Schwere der Appendizitis ist dann intraoperativ vom Operateur zu beurteilen und gemäß Einteilung mit A: einfache, nicht perforierter Appendizitis oder B: komplexe, fortgeschrittene Appendizitis zu benennen. Eine fortgeschrittene, komplexe Appendizitis liegt vor bei 1. gangränöser Appendizitis, 2. perforierter Appendizitis und/oder 3. dem Vorliegen eines Abszesses (im kleinen Becken oder interenterisch).

Diese Einteilung hat einen deutlich hören Stellenwert als die postoperative histopathologische Einordnung und ist wesentlich für die erfolgreiche Steuerung der perioperativen Behandlung des Patienten (Di Saverio et al. 2016 und Bhangu et al. 2015).

8.1.4.3 Bedeutung der Mikrobiologie

Das zu erwartende Keimspektrum bei komplizierter Appendizitis entspricht der zu erwartenden intestinalen Mischflora. Bei den aeroben, gramnegativen Bakterien führt *E. coli* mit deutlich mehr als 50 %. Bei den anaeroben grampositiven Bakterien führt *Enterococcus faecalis* mit etwa 15 %, während bei den anaeroben Bakterien *Bacteroides* spez. mit knapp 40 % führend sind. Dabei sind etwa nur ein Drittel aller Abstriche (34 – 57 %) mikrobiologischen positiv. Das Keimspektrum ist vorhersehbar, und die gewählte antibiotische Standardtherapie trifft in fast 90 % der Fälle. Das mikrobiologische Ergebnis hat dabei offensichtlich keinen Einfluss auf die Entstehung eines Wundinfektes (Surgical Site Infection, SSI), auf intraabdominelle Infektionen und die Dauer des Krankenhausaufenthaltes (van den Boom et al. 2019).

8.1.5 Behandlungsstrategie

8.1.5.1 Konservative, antibiotische Therapie

Bei klinisch unkomplizierter Appendizitis kann eine konservative, antibiotische Therapie erwogen werden, insbesondere wenn der Patient einer Operation gegenüber ablehnend eingestellt ist oder schwerwiegende Kontraindikationen gegen eine Operation vorliegen (Herz-Kreislauf-Funktion, Einnahme von Antikoagulanzien, insbesondere der neuen orale Antikoagulanzien [NOAKS] oder Thrombozytenaggregationshemmer, hier insbesondere Ticagrelor). Zu beachten ist dabei die Tatsache der hohen Wahrscheinlichkeit eines Rezidivs von bis zu 38 % (Flum 2015 und Wilms et al. 2011).

8.1.5.2 Operative Therapie

Die flächendeckende Bevorzugung der laparoskopischen Appendektomie ist in Studien und diversen Umfragen für Deutschland und Europa belegt.

Tab. 8.3 Klinische Einteilung der Appendizitis

	Unkomplizierte Appendizitis	Komplizierte Appendizitis
Präoperativer klinischer Befund	Druckschmerz rechter Unterbauch ohne Abwehrspannung, Entzündungsparameter leicht bis moderat erhöht	Starker Druckschmerz rechter Unterbauch, Abwehrspannung und Peritonismus, deutlich erhöhte Entzündungsparameter
Intraoperativer Befund	Phlegmonöse Entzündung der Appendix	Gangränöse Entzündung, perforierte Appendizitis, entzündliche Flüssigkeit interenterisch bzw. im Douglasraum

Die laparoskopische Appendektomie erlaubt eine schnellere Rekonvaleszenz als das offene Vorgehen. Ein weiterer Vorteil der laparoskopischen Appendektomie ist die deutlich bessere intraoperative Übersicht und damit die Möglichkeit der Klärung auch unerwarteter Differenzialdiagnosen (Partecke et al. 2010). Es werden weniger Wundinfekte beobachtet als beim primär offenen Vorgehen. Diese Beobachtung hat sich sicherlich auch mit den Effekten der parallel als Standard etablierten Antibiotikaprophylaxe überschnitten. In allerdings etwas älteren Studien zu Beginn der laparoskopischen Ära zeigten sich mehr intraabdominelle Abszesse bei der laparoskopischen Appendektomie. Durch eine immer größere operative Erfahrung, eine konsequente Lavage und Drainage können mittlerweile aber auch komplizierte, fortgeschrittene Entzündungsstadien sicher laparoskopisch operiert werden. Die wesentlichen Nachteile sind weiterhin die oft etwas längere OP-Dauer und die deutlich höheren Kosten im Vergleich zum offenen Vorgehen. Die Kosten können aber bei gezieltem und an den intraoperativen Befund adaptiertem Verfahren zur Versorgung der Appendixbasis deutlich reduziert werden.

▶ Ein Endostapler sollte nur bei fortgeschrittener Entzündung, komplizierter Appendizitis und insbesondere entzündlicher Beteiligung der Appendixbasis eingesetzt werden.

In der überwiegenden Zahl der Fälle ist die Appendixbasis sicher und kosteneffektiv mit einem Clip oder einer Schlinge zu versorgen (Partecke et al. 2011; Sartelli et al. 2018).

Technik
Die standardarisierte laparoskopische Appendektomie erfolgt in der 3-Trokar-Technik (periumbilikal 10 mm und zwei weitere Trokare im linken und rechten Unterbauch). Bei der Verwendung einer leistungsstarken 5-mm-Kamera können beide Zugänge im Unterbauch als 5-mm-Trokar verwendet werden. Erwähnt werden müssen die Single-Port- und NOTES-Verfahren, welche vor einigen Jahren propagiert wurden, sich jedoch in der klinischen Routine bislang nicht durchzusetzen scheinen.

Operatives Vorgehen
Nach Kopftief- und Linksseitenlagerung wird der Appendix dargestellt und das Mesenteriolum skelettiert. Dies kann in der Regel durch gezielten bipolaren Strom oder Verwendung von Clips zur Versorgung der Art. appendicularis geschehen. Die Appendixbasis wir dann entweder mit einem speziellen Clip, dem Endostapler oder einer Röderschlinge verschlossen und abgetragen. Der Appendixstumpf wird nicht versenkt.

Bei fortgeschrittenem Befund einer komplizierten Appendizitis kann es sinnvoll sein, zunächst die Basis mit einem Clip oder Endostapler zu versorgen und nachfolgend das Mesenteriolum zur Appendixspitze zu präparieren. Bei putrider Flüssigkeit sollte stets ein mikrobiologischer Abstrich entnommen werden. Das OP-Gebiet und insbesondere gezielt der Douglas-Raum müssen gespült werden. Bei komplizierter Appendizitis empfiehlt sich die Einlage einer Drainage in den Douglas, wobei es hier nach Studienlage offenbar keine eindeutigen Vorteile gibt. Bei komplizierter Appendizitis wird im eigenen Vorgehen immer eine Drainage in den Douglasraum eingelegt.

Der Appendix wird in der Regel in einem Bergebeutel geborgen. Alle Inzisionen über 10 mm werden mittels Fasziennaht und nachfolgender Hautnaht verschlossen.

Bei makroskopisch unauffälligem Appendix muss die Abdominalhöhle einschließlich des Dünndarms und Dickdarms sorgfältig evaluiert werden, bei jungen Frauen insbesondere auch die weiblichen Geschlechtsorgane. Ein Meckel'sches Divertikel sollte bis 150 cm entfernt der Ileozökalklappe ausgeschlossen werden.

▶ Fehlt eine klare Ursache für die abdominellen Beschwerden, empfiehlt sich stets die Entfernung auch einer makroskopisch unauffälligen Appendizitis.

Bei transmuralem Fortschreiten der in der Mukosa beginnenden Entzündung ist diese auf der Serosa makroskopisch häufig noch nicht eindeutig zu identifizieren und muss histologisch aufgearbeitet werden (Sartelli et al. 2018).

Klinisches Ergebnis

Mortalität
Die Mortalität ist äußerst gering und liegt in den entwickelten Industrienationen bei 0,09–0,24 %, in Entwicklungsländern allerdings bei 1–4 %.

Komplikationen
Die wesentlichen Komplikationen der Appendektomie sind die Wundinfektion (3,3–10,3 %), allerdings mit einem deutlichen Rückgang seit der Einführung der laparoskopischen Technik und konsequenter Antibiotikaprophylaxe, sowie intraabdominelle Abszesse mit bis zu 9,4 %.

Negative Appendektomierate
In den USA werden unter der konsequenten Anwendung des CT vor einer Operationsentscheidung negative Appendektomieraten von 6 % erreicht. In Großbritannien wurden negative Appendektomieraten von 20,6 % beschrieben. Unter erfahrener chirurgischer Diagnosestellung und gezieltem Einsatz von Sonografie, ggf. CT und der Laparoskopie sollten negative Appendektomieraten von höchstens 10–15 % angestrebt werden (Bhangu et al. 2015; Sartelli et al. 2018).

Histopathologische Aufarbeitung und Risiko einer Neoplasie
Die histopathologische Aufarbeitung ist als Standard zu formulieren, auch wenn das histologische Ergebnis letztlich den intraoperativen Befund nur bestätigen kann und nach Eintreffen den Behandlungsverlauf nicht mehr steuern sollte, da der Therapieplan bereits nach den klinischen Kriterien entschieden wurde (einfache vs. komplizierte Appendizitis). Man unterscheidet histologisch in der Regel die Appendizitis erosiva, App. phlegmonosa, App. ulcerophlegmosa und App. gangränosa.

In etwa 1 % der Fälle kommen allerdings relevante maligne Zufallsbefunde vor. Dabei überwiegen die Appendixkarzinoide, aber es werden auch Adenokarzinome oder muzinöse Zystadenome festgestellt.

8.1.6 Antibiotikaregime bei operativer Therapie

8.1.6.1 Wahl des antibiotischen Regimes

▶ Ist die die Diagnose einer akuten Appendizitis gestellt, sollte umgehend mit einer antibiotischen Therapie begonnen werden, auch wenn klinisch eine unkomplizierte Appendizitis besteht und sich die geplante Operation um 12–24 h verzögern sollte (fehlende OP-Kapazität oder nicht zwingend notwendige Operation in der zweiten Nachthälfte).

Verzögert sich der Operationsbeginn um mehr als 6–8 h, sollte präoperativ eine zweite Gabe erfolgen. Bestätigt sich intraoperativ eine unkomplizierte phlegmonöse Appendizitis, ist die antibiotische Therapie mit der präoperativen Gabe beendet.

Zeigt sich intraoperativ eine komplizierte Form der akuten Appendizitis, so ist die antibiotische Therapie fortzusetzen. Einen Überblick über die empfohlenen Antibiotikaregime bei komplizierter Appendizitis mit Gangrän, Perforation oder Abszess gibt Tab. 8.4. Führend ist dabei eine Kombination eines Cephalosporins der ersten und zweiten Generation mit Metronidazol. Bei schwer kranken oder alten Patienten sowie sehr hohem Sepsisrisiko wie z. B. bei bestehender Immunsuppression ist die Antibiotikatherapie auf ein Cephalosporin der dritten und vierten Generation oder Meropenem bzw. Piperacillin/Tazobactam als Einzelsubstanz zu erweitern (Daskalakis et al. 2014 und Yu et al. 2017).

Tab. 8.4 Antibiotikaregime bei der akuten Appendizitis

Antibiotikaregime	Unkomplizierte Appendizitis Niedriges Patientenrisiko	Komplizierte Appendizitis Hohes Patientenrisiko
Einzelsubstanz	Cefoxitin Ertapenem Moxifloxacin Tigecycline	Imipenem Meropenem Doripenem Piperacillin/Tazobactam
Kombinationstherapie	Cefazolin Cefuroxime Ceftriaxon Ciprofloxacin Levofloxacin jeweils in Kombination mit Metronidazole	Cefepime Ceftazidime Ciprofloxacin Levofloxacine jeweils in Kombination mit Metronidazole

8.1.6.2 Dauer der Antibiotikatherapie bei komplizierter Appendizitis

Bestätigt sich intraoperativ eine komplizierte Appendizitis, sollte die Dauer einer antibiotischen Therapie auf 3 Tage postoperativ festgesetzt werden. Dabei sind in den ersten 24 h die Antibiotika intravenös zu verabreichen. Eine Verlängerung auf 5 Tage ergab in Studien keine Reduktion der infektiösen Komplikationen.

▶ Nach 3 Tagen sollte eine genaue klinische Reevaluation durchgeführt werden, um die antibiotische Therapie gegebenenfalls doch gezielt fortzusetzen. Bei auffälligem körperlichem Untersuchungsbefund, erhöhtem CRP deutlich über 100 mg/dl und auffälliger Sonografie (Darmmotilitätsstörung, freie Flüssigkeit) ist nach Eingang der mikrobiologischen Keimdifferenzierung das Antibiotikaregime ggf. anzupassen und fortzusetzen.

Dies ist allerdings in den seltensten Fällen notwendig (van Rossem et al. 2016 und Sawyer et al. 2015).

8.1.7 Klinische Sondersituationen

8.1.7.1 Neurogene Appendikopathie

Die neurogene Appendikopathie scheint als klinisch eigenständiges Krankheitsbild zu existieren. Viele Patienten mit rezidivierenden rechtsseitigen Unterbauchschmerzen waren nach Appendektomie in der Folge beschwerdefrei. Histopathologisch wurde eine neurogene Ursache mit vermehrten Nervenfasern und positiv zu färbendem S-100 postuliert. Dies konnte aber in der bereits zitierten umfangreichen Studie nicht bestätigy werden. Nervenfasern inkl. Neurinome und S-100 waren in entsprechenden Kontrollen ohne signifikante Unterschiede ebenfalls nachweisbar und eignen sich demnach nicht zur histologischen Diagnosesicherung (Partecke et al. 2013).

8.1.7.2 Perityphlitischer Abszess

Ein perityphlitischer Abszess ist als eigenständiges Krankheitsbild zu werten und kann meist effektiv mittels perkutaner Drainage und Antibiotikatherapie behandelt werden. Bei den klinischen Zeichen eines lokalen Peritonismus mit Abwehrspannung sollte operiert werden. Beide Verfahren sind hinsichtlich der Komplikationsraten und des Krankenhausaufenthaltes als gleichwertig zu betrachten, wobei vor allem ältere Patienten von der primären Drainage profitieren. Eine geplante Appendektomie im Intervall sollte nicht erfolgen. Patienten über 40 Jahre sollten im Verlauf koloskopiert werden (Partecke et al. 2014).

8.2 Cholezystitis

Carsten Gutt und Simon Schläfer

8.2.1 Ätiopathogenese

Die Cholezystitis ist eine Entzündung der Gallenblase. Sie gehört zu den häufigen akuten abdominellen Erkrankungen. Neben einer akuten Cholezystitis kann eine chronische Entzündung der Gallenblase bestehen. Beide Erkrankungen sind sehr oft mit dem Vorhandensein von Gallenblasenkonkrementen verbunden (Gutt et al. 2018; Götzky et al. 2013). Die Ursache liegt in einer anhaltenden mechanischen Reizung der Gallenblasenwand, die zu einer immer wiederkehrenden subakuten oder akuten Cholezystitis führen kann. Allerdings kann eine chronische Cholezystitis auch über viele Jahre ohne wesentliche Symptome bestehen. Häufig geht sie dann in eine symptomatische Gallenblasenerkrankung mit chronischen oder akuten Beschwerden über. Im Verlauf können auch schwerwiegende, entzündliche Komplikationen wie Empyem, Hydrops, Gangrän oder Perforation der Gallenblase entstehen.

Die akute Cholezystitis ist häufig die Folge eines Verschlusses des Ductus cysticus. Dieser wird in den meisten Fällen durch Gallensteine oder Sludge verursacht, der zu einem erhöhten intraluminalen Druck in der Gallenblase und dann in der Folge zu einer Überdehnung und einer Ischämie der Gallenblasenmukosa und Gallenblasenwand führt. Neben dieser mechanischen Entzündung ist auch eine chemische Entzündung möglich (Jones und Ferguson 2020). Dabei fördert der Aufstau von Gallenflüssigkeit die Freisetzung von entzündungsassoziierten Enzymen wie Phospholipase A, Lysolecithin und anderen Gewebefaktoren. Diese Substanzen fördern den Entzündungsprozess (Wang et al. 2018). Neben der mechanischen und chemischen Komponente kann dann noch eine bakterielle Entzündung hinzukommen, die durch eine Besiedlung der Gallenblasenflüssigkeit bei gleichzeitiger Zunahme der Schleimhautschädigung und Ischämie zu einer Durchwanderung der Gallenblasenwand bis hin zu Nekrose und Perforation führen kann. Verantwortlich für die bakterielle Entzündung sind Keime wie *E. coli*, *Enterococcus*, *Klebsiella* oder *Enterobacter*, die besonders dann auftreten, wenn der Gallenfluss behindert ist. Häufig besteht eine Kombination dieser unterschiedlichen Mechanismen, die dann aus einer subakuten, teilweise auch asymptomatischen Gallenblasenerkrankung eine akute Gallenblasenentzündung macht (Abb. 8.1).

Häufigste Auslöser für eine akute Cholezystitis sind somit Gallensteine oder Sludge in der Gallenblase, die den Gallenblasenabfluss stören. Allerdings können bei 5–10 % der Fälle mit akuter Cholezystitis weder Gallenblasenkonkremente noch Sludge gefunden werden. Es gibt eine ganze Reihe unterschiedlicher Ursachen für das Vorliegen dieser steinlosen Cholezystitis. Hier zu nennen sind pathophysiologische Veränderungen bei Patienten mit schweren Traumata, Verbrennungen und anderen intensivpflichtigen Erkrankungen. Auch seltene Stoffwechselerkrankungen können eine Ursache darstellen.

Beim klinischen Erscheinungsbild besteht bei der steinlosen Cholezystitis kein Unterschied zur konkrementbasierten Cholezystitis. Ursächlich ist sie allerdings in der Regel als Komplikation einer zugrunde liegenden schweren Primärerkrankung zu werten (Glenn und Becker 1982).

Der mit Abstand größte Risikofaktor für die Entstehung einer akuten oder chronischen Cholezystitis ist also das Vorhandensein von Gallenblasenkonkrementen oder Gallenblasensludge. Die prädisponierenden Faktoren für Gallenblasenkonkremente bzw. Sludge wiederum sind hohes Lebensalter, weibliches Geschlecht, hyperkalorische und kohlenhydratreiche, ballaststoffarme Ernährung sowie Übergewicht. Zu den präventiven Maßnahmen, die zu einer Verminderung des Risikos zur Entstehung von Gallensteinen führen, zählen die regelmäßige körperliche Aktivität und eine bedarfsgerechte Ernährung zur Erhaltung eines möglichst normalen Körpergewichts. Auf diese Weise kann das Risiko für die Entstehung einer akuten oder chronischen Entzündung der Gallenblase verringert werden. Eine pharmakologische Prävention von Gallensteinen ist im Allgemeinen nicht zu empfehlen (Gutt et al. 2018).

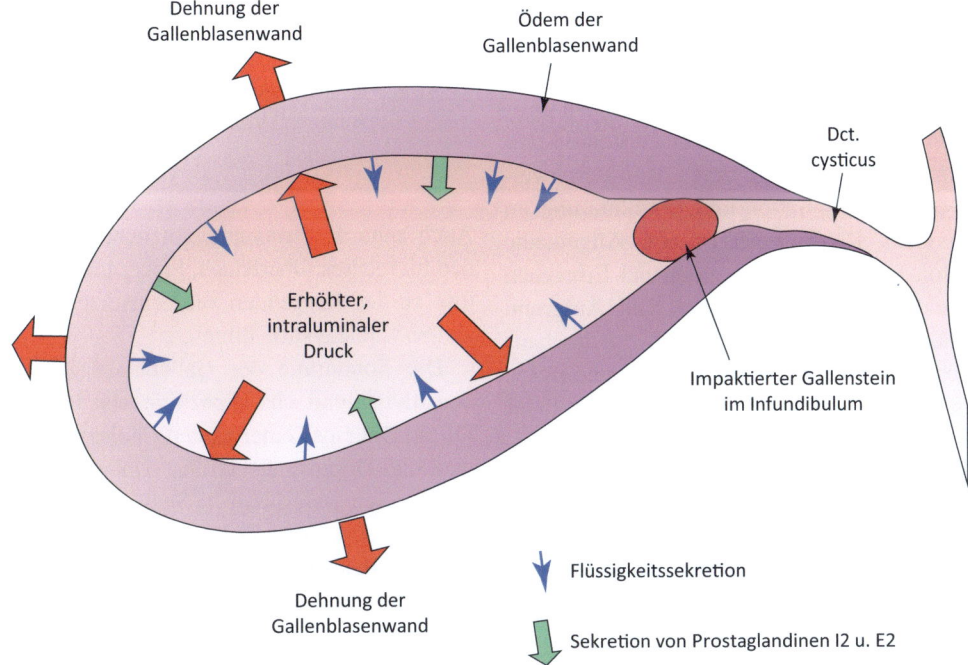

Abb. 8.1 Pathogenese der akuten Cholezystitis: 1. mechanische Entzündung: erhöhter intraluminaler Druck > Überdehnung und Ischämie der Gallenblasenmukosa und Wand; 2. chemische Entzündung: Freisetzung von Lysolecithin; 3. bakterielle Entzündung: *E. coli, Enterococcus, Klebsiella, Enterobacter*

8.2.2 Diagnostik

Eine behandlungsbedürftige Cholezystitis führt in der Regel zu krankheitstypischen Beschwerden. Obwohl die chronische Cholezystitis nahezu ausschließlich mit einer Cholezystolithiasis oder Gallenblasensludge assoziiert ist, kann sie jedoch zunächst über viele Jahre symptomlos sein. Wenn dann Symptome auftreten, spricht man von einer symptomatischen Gallenblasenerkrankung oder einer akuten Cholezystolithiasis. Durch die Wanderung von Gallenblasenkonkrementen in den Ductus cysticus oder Ductus choledochus wird eine Entzündung oder Obstruktion verursacht, die dann zu den typischen Symptomen führt.

Die typische Gallenkolik kann in unterschiedlicher Dauer und Stärke auftreten. Ursächlich für die Beschwerden ist der erhöhte intraluminale Druck, der bei Verschluss des Ductus cysticus oder des Ductus choledochus zu einer Aufdehnung der Gallenblase oder des Gallengangs führt. Der charakteristische viszerale Schmerz tritt schwer und andauernd, teilweise auch wellenförmig auf und ist vor allem im rechten Oberbauch und im Epigastrium lokalisiert. Darüber hinaus können die Beschwerden typischerweise in die rechte Schulter ausstrahlen. Eine typische Gallenkolik beginnt plötzlich mit starken Beschwerden und kann mehrere Stunden anhalten. Je länger die Beschwerden andauern, desto eher muss an eine akute Cholezystitis gedacht werden. Begleitet werden diese Beschwerden sehr oft von Übelkeit und Erbrechen. In der Regel stellt sich der Patient aufgrund der erheblichen Beschwerden beim Hausarzt oder in einer Notfallklinik vor. Hier werden neben der Anamnese weitere diagnostische Maßnahmen eingeleitet (Festi et al. 1999; Shabanzadeh et al. 2017).

Bei der akuten Cholezystitis berichten mehr als die Hälfte der Patienten, dass in der Vergangenheit ähnliche Beschwerden aufgetreten sind. Oft sind diese Beschwerden aber spontan wieder verschwunden. Aufgrund der akuten Entzündungsreaktion dehnt sich bei der akuten Cholezystitis der Schmerz auf den gesamten rechten Oberbauch aus. Die Schmerzen können ausstrahlen oder sich wie bei einer Peritonitis präsentieren. Typischerweise treten dann Beschwerden bei tiefer Inspiration und Erschütterung im Sinne eines Klopfschmerzes auf. Allgemeine Symptome wie Fieber, Übelkeit und Erbrechen ergänzen das typische klinische Bild. Aufgrund der Bakteriämie ist auch Schüttelfrost durchaus typisch. Bei zirka der Hälfte der Patienten ist die vergrößerte und gespannte Gallenblase bei tiefer Inspiration tastbar. Auch kann das Murphy-Zeichen ausgelöst werden, das für das Vorliegen einer akuten Cholezystitis spricht. Dabei wird bei tiefer Inspiration ein Druckschmerz über der Gallenblase ausgelöst, der die Atembewegung vorzeitig beendet.

Für die klinische Diagnosestellung der akuten Cholezystitis besteht ein standardisiertes Vorgehen. Neben der bereits genannten Anamnese und der körperlichen Untersuchung spielen sowohl die Labordiagnostik als auch die transkutane abdominelle Sonografie eine wichtige Rolle. Die Diagnose der akuten Cholezystitis basiert auf drei der vier folgenden Symptome: rechtsseitige Oberbauchschmerzen, Murphy-Zeichen, Leukozytose und Fieber. Zusätzlich sollten eine Cholezystolithiasis oder die sonografischen Zeichen der Cholezystitis vorliegen. Unter Anwendung dieser Kriterien kann die Diagnose "akute Cholezystitis" eindeutig und nachvollziehbar gestellt werden.

> **Klinische Diagnosestellung der akuten Cholezystitis**
>
> Diagnose basierend auf drei der vier Symptome:
>
> - Rechtsseitige Oberbauchschmerzen
> - Murphy-Zeichen
> - Leukozytose
> - Fieber
>
> plus
>
> - Cholezystolithiasis (Konkremente/Sludge)
>
> oder
>
> - Sonografische Zeichen der Cholezystitis (Verdickung/Dreischichtung der Gallenblasenwand)

Auch kann die Trias aus plötzlichen Beschwerden im rechten Oberbauch, Fieber und Leukozytose zu der dringenden Verdachtsdiagnose einer akuten Cholezystitis führen.

Die Sonografie der Gallenblase zeigt eine Sensitivität und eine Spezifität von über 80 % für die Diagnose einer akuten Cholezystitis (Ahmed und Diggory 2011). Sie ermöglicht gleichzeitig einen zuverlässigen Steinnachweis. Auch ist die Beurteilung der intra- und extrahepatischen Gallengänge möglich. Zu den sekundären Zeichen der akuten Cholezystitis gehören umgebende Flüssigkeit, Gallenblasenhydrops, vermehrte Wanddurchblutung sowie umgebende Fettgewebsreaktionen. Neben einer sonografisch verdickten Gallenblasenwand (Abb. 8.2) kann es zu einer sogenannten Dreischichtung kommen. In der Regel kann so mit der transkutanen Sonografie die Diagnose der akuten Cholezystitis erhärtet werden. Liegen unklare Ultraschallbefunde vor oder besteht der Verdacht auf weitere Komplikationen, können auch CT- und MRT-Untersuchungen sinnvoll sein (Abb. 8.3).

8.2.3 Komplikationen

Bei einer akuten, aber auch bei einer chronischen Entzündung der Gallenblase kann es zu entzündlichen Komplikationen wie Empyem, Hydrops, Gangrän, Leberabszess oder Perforation der Gallenblase kommen. Die Ursache liegt zumeist in einer fortschreitenden Entzündung und einer fehlenden oder inadäquaten Behandlung der Erkrankung. In den meisten Fällen wird einfach das optimale Behandlungsfenster zur operativen Entfernung der Gallenblase verpasst (Gutt et al. ACDC study, NCT00447304).

Das Gallenblasenempyem entsteht bei anhaltendem Verschluss des Ductus cysticus im Rahmen einer fortschreitenden akuten Cholezysti-

8 Intraabdominelle Infektionen

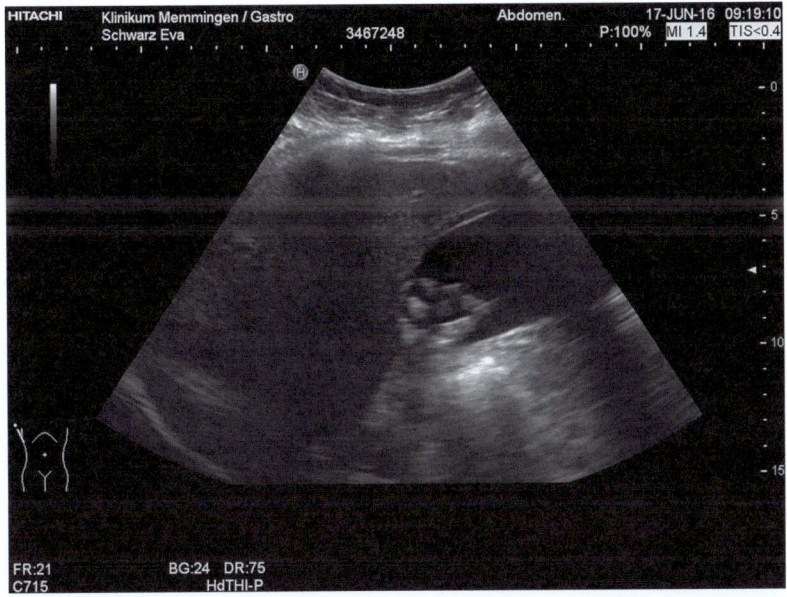

Abb. 8.2 Sonografisches Bild einer akuten Cholezystitis

tis. Dabei kommt es zu einer Superinfektion der Gallenflüssigkeit mit einer fortschreitenden lokalen Entzündung. Die Patienten entwickeln hohes Fieber, starke rechtsseitige Oberbauchschmerzen und im weiteren Verlauf klinische Zeichen einer Peritonitis. Bleibt ein Gallenblasenempyem unbehandelt, entwickelt sich eine fortschreitende Sepsis. Es kann dann zu einer Gangrän der Gallenblase mit einer Ischämie der Gallenblasenwand kommen (Abb. 8.4). Häufig führt ein solcher entzündlicher Prozess dann auch zu einer kompletten Nekrose oder Gallenblasenperforation. Im Gegensatz zur freien Perforation in die Bauchhöhle mit lebensbedrohlichen Folgen führt die zur Leber lokalisierte Perforation zu Abszessen (Abb. 8.5).

Möglich, aber seltener sind Fisteln in angrenzende Organe, die sich auf dem Boden von Verwachsungen und Entzündungen bilden können. Die häufigsten Organe, die hier betroffen sind, sind das Duodenum, aber auch die rechte Kolonflexur und andere Hohlorgane. Im Rahmen einer solchen Fistelbildung können auch Gallensteine in das Darmlumen übertreten, wo sie in seltenen Fällen zu einem mechanischen Darmverschluss, einem sogenannten Gallensteinileus, führen können (Gutt et al. ACDC study NCT00447304; Indar und Beckingham 2002).

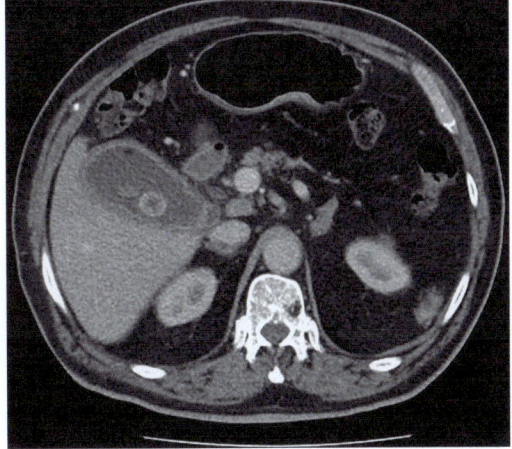

Abb. 8.3 CT-Untersuchung bei akuter Cholezystitis: Die Gallenblasenwand erscheint dreischichtig

8.2.4 Therapie

Die laparoskopische Cholezystektomie ist der Goldstandard bei der chronischen und auch bei der akuten Cholezystitis (Bittner 2004). Nur wenn der dringende Verdacht auf das Vorliegen eines Gallenblasenkarzinoms besteht, ist die primär offene Cholezystektomie indiziert. Letztendlich bestehen aber auch individuelle Überlegungen bei der Wahl des Operationsverfahrens, die sowohl abdominelle Voroperationen als auch Komorbiditäten des Patienten beinhalten.

Auch die Erfahrung des Operateurs spielt bei der Entscheidung eine wichtige Rolle. So können vorangegangene Laparotomien durchaus eine große Herausforderung bei der laparoskopischen Cholezystektomie darstellen. Dabei ist das Ausmaß der abdominellen Verwachsungen präoperativ oft schwer einzuschätzen. In den meisten Fällen ist der Versuch des laparoskopischen Vorgehens sinnvoll. Der Zugang für den Optiktrokar sollte dabei abseits der alten Schnittführung über eine Minilaparotomie erfolgen. Erscheint die laparoskopische Vorgehensweise dabei zu risikoreich, sollte auf den offenen Zugangsweg gewechselt werden. Auf jeden Fall ist ein überhöhtes Risiko einer iatrogenen Darmperforation unbedingt zu vermeiden.

Adipöse Patienten profitieren ganz besonders vom laparoskopischen Zugangsweg bei der Cholezystektomie. Gründe dafür sind die bessere Exposition der Gallenblase bei der Laparoskopie sowie die Vermeidung von Wundkomplikationen. Neben dem laparoskopischen Vorgehen bestehen ansonsten nur relative Indikationen für das primär offene Vorgehen. Dazu zählen abdominelle Voroperationen, Leberzirrhose, Choledocholithiasis, Leberabszess und Mirizzi-Syndrom. Bei der laparoskopischen Cholezystektomie aufgrund einer chronischen oder akuten Cholezystitis sollte die 4-Trokar-Technik an-

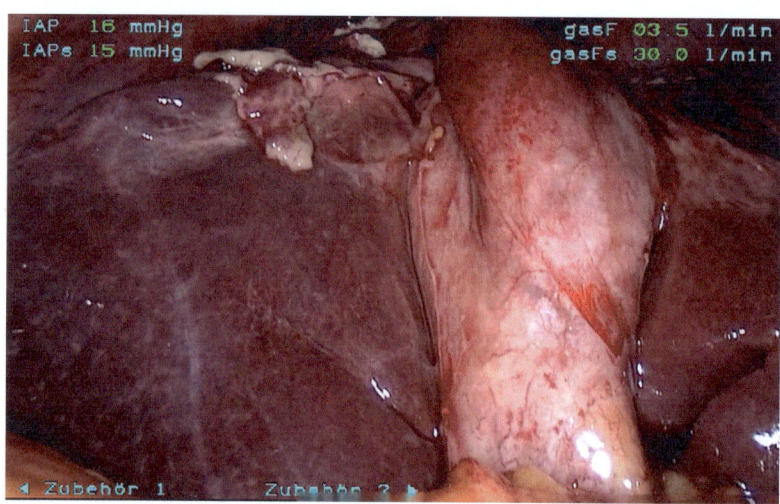

Abb. 8.4 Laparoskopisches Bild einer akuten gangränösen Cholezystitis

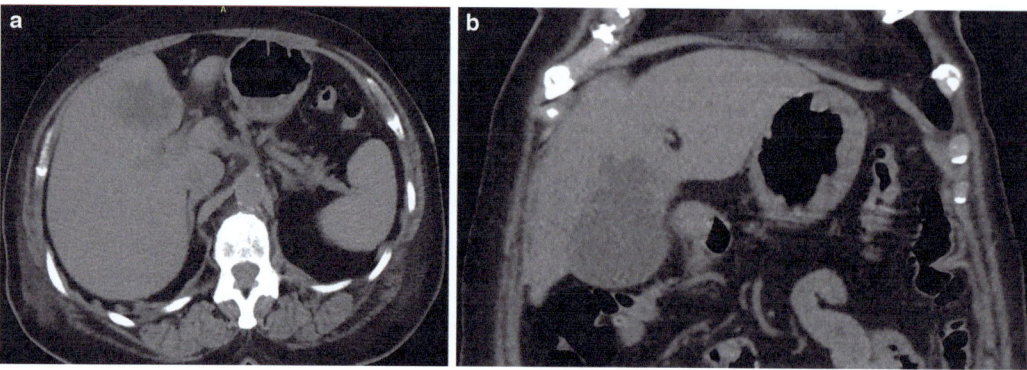

Abb. 8.5 a, b Leberabszess bei akuter Cholezystitis, CT-Untersuchung

gewendet werden (Abb. 8.6). Diese Technik wird als Standard empfohlen, weil die technische Durchführung des Eingriffs im Vergleich zu Techniken mit weniger Trokaren einfacher und standardisierter erscheint. Das Risiko von Verletzungen des Ductus choledochus oder arterieller Gefäße scheint bei der 4-Trokar-Technik am geringsten zu sein (Bittner 2004). Allerdings kann bei sehr schlanken Patienten bei einer elektiven Cholezystektomie aufgrund einer chronischen Cholezystitis die Verwendung von 3-mm-Instrumenten aus kosmetischen Gründen sinnvoll und vertretbar sein. Letztendlich spielt die Erfahrung des Operateurs bei der Wahl des geeigneten Operationsverfahrens eine entscheidende Rolle.

Die laparoskopische Cholezystektomie bei der chronischen und auch bei der akuten Cholezystitis wird in einer standardisierten Technik durchgeführt. Die routinemäßige Verabreichung einer Antibiotikaprophylaxe ist bei der elektiven laparoskopischen Cholezystektomie bei Low-Risk-Patienten nicht notwendig (Sanabria et al. (xxxx)). Dazu zählen oft auch Patienten mit einer chronischen Cholezystitis. Bei der akuten Cholezystitis wird die Antibiotikatherapie befundadaptiert begonnen. Dies kann bei entsprechender Klinik und Entzündungszeichen bereits vor der Operation, bei Vorliegen eines entsprechenden Operationsbefundes, aber auch intraoperativ der Fall sein.

Die laparoskopische Cholezystektomie bei akuter Cholezystitis ist in der Regel technisch schwieriger als eine elektive Cholezystektomie. Bestehen darüber hinaus entzündliche Komplikationen wie schwerwiegende Verwachsungen und ein Gallenblasenempyem bzw. Abszesse oder Nekrosen, kann diese Operation sehr anspruchsvoll und technisch äußerst schwierig werden. Grundsätzlich bedarf es einer angemessenen chirurgischen Expertise, diesen Eingriff in einer solchen Situation sicher durchzuführen. Dabei ist es absolut notwendig, die Standardschritte der laparoskopischen Cholezystektomie einzuhalten. Dazu gehören neben einer ausreichenden Mobilisation des Gallenblaseninfundibulums auch die weite Eröffnung des Calot'schen Dreiecks zur Identifikation und Präparation des Ductus cysticus. Ebenso gehört der sogenannte Sicherheitsblick ("critical view of safety") zur Standardmethode, um die Inzidenz schwerer Gallengangsverletzungen zu vermeiden (Buddingh et al. 2011). Die Präparation im Bereich des Calot'schen Dreiecks sollte mit einem bipolaren Overholt erfolgen, um unbeabsichtigten Nekrosen, die durch monopolare In-

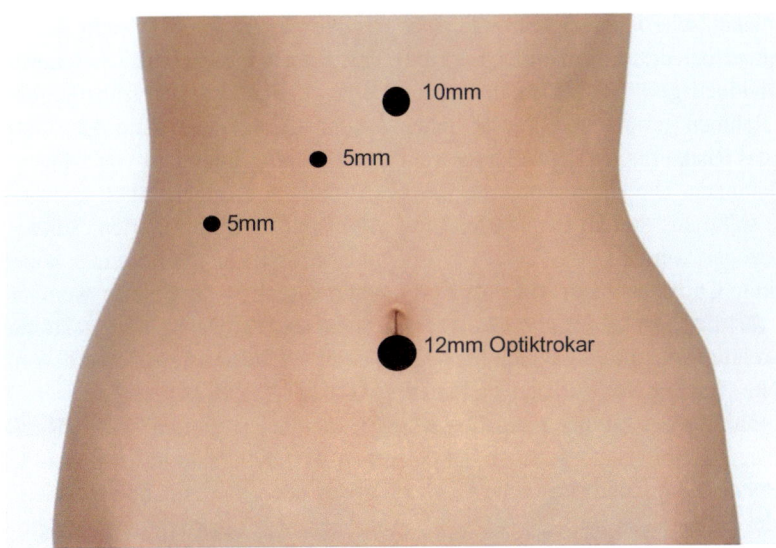

Abb. 8.6 Trokarpositionen bei der laparoskopischen Cholezystektomie

strumente entstehen können, vorzubeugen. Besonders beim Training junger Assistenzärzte ist dieses Vorgehen konsequent und standardisiert zu vermitteln, um eine höchstmögliche Patientensicherheit zu gewährleisten.

Gelingen die Darstellung des Calot'schen Dreiecks und der Sicherheitsblick nicht, dann ist abzuwägen, ob eine primäre Auslösung des Gallenblasenfundus zu einer besseren Darstellung der anatomischen Verhältnisse führen kann. Diese sogenannte Fundus-First-Technik hat sich in den letzten Jahren bei schwierigen anatomischen Verhältnissen durchaus etabliert. Wenn auch mit dieser Technik keine anatomische Klarheit gewonnen werden kann, ist die Konversion zur offenen Cholezystektomie zu erwägen. Besteht dennoch der Verdacht auf eine Gallengangsverletzung, ist die intraoperative Darstellung des Gallengangsystems notwendig. Gallengangsverletzungen sollten ausschließlich von einem in der hepatobiliären Chirurgie erfahrenen Chirurgen behandelt werden.

Bei der operativen Therapie der chronischen und akuten Cholezystitis hat sich gezeigt, dass das Timing der Operation ein ganz wesentlicher Faktor ist, um Komplikationen zu vermeiden. Die optimalen zeitlichen Grenzen unterscheiden sich bei der chronischen und akuten Cholezystitis erheblich. In der Regel ist die symptomatische chronische Cholezystitis eine Indikation für eine elektive laparoskopische Cholezystektomie. Der zeitliche Rahmen bei dieser Indikation ist groß und kann individuell gewählt werden. Je größer der zeitliche Rahmen gewählt wird, desto höher ist allerdings das Risiko für die Entwicklung weiterer Komplikationen. Die laparoskopische Cholezystektomie sollte aus diesem Grund nicht unnötig hinausgezögert werden.

Galt die akute Cholezystitis anfangs als Kontraindikation für die laparoskopische Cholezystektomie, so zeigte sich bald, dass auch hier der laparoskopische Zugangsweg für den Patienten Vorteile hat, ohne dass es zu einem Anstieg der Komplikationsrate führte. Heute ist auch bei der akuten Cholezystitis die laparoskopische Cholezystektomie der Goldstandard.

Der Operationszeitpunkt bei der akuten Cholezystitis war lange Zeit nicht klar definiert. Internationale Leitlinien sprachen sich schon vor vielen Jahren für eine frühzeitige laparoskopische Cholezystektomie bei akuter Cholezystitis aus (Overby et al. 2010; Agresta et al. 2012). Allerdings war der Begriff "frühe Operation" lange Zeit nicht eindeutig definiert. So wurden Zeitspannen zwischen 1 und 7 Tagen für eine frühe Operation angewendet. Heute bedeutet eine frühe Operation in der Regel, dass der Patient innerhalb von 24 h nach Aufnahme im Krankenhaus laparoskopisch cholezystektomiert wird. Diese sogenannte "immediate cholecystectomy" sollte bei allen Patienten mit akuter Cholezystitis angestrebt werden. So konnte eine Schweizer Registerstudie mit über 4000 Patienten zeigen, dass Patienten, die aufgrund einer akuten Cholezystitis innerhalb von 24 h nach Aufnahme operiert wurden, signifikant weniger Komplikationen entwickeln im Vergleich zu den Patienten, die später als 6 Tage nach Aufnahme operiert wurden (Banz et al. 2011).

Diese Ergebnisse wurden durch eine große randomisierte interdisziplinäre Studie zur Behandlung der akuten Cholezystitis mit über 600 Patienten bestätigt (ACDC-Studie) (Gutt et al. ACDC study, NCT00447304). Hier zeigten sich eine signifikant niedrigere Morbidität, eine kürzere Krankenhausverweildauer und auch geringere Gesamtkosten, wenn innerhalb von 24 h nach Aufnahme die laparoskopische Cholezystektomie erfolgte. So stellt die akute Cholezystitis auch in der neuen S. 3-Leitlinie von 2018 eine Indikation zur frühzeitigen laparoskopischen Cholezystektomie dar (Gutt et al. 2018). Diese sollte innerhalb von 24 h nach stationärer Aufnahme erfolgen. Auch konnte in dieser randomisierten kontrollierten Studie gezeigt werden, dass Patienten mit einer höheren Komorbidität (ASA 3) signifikant weniger Komplikationen nach einer Cholezystektomie entwickeln, wenn sie frühzeitig innerhalb von 24 h operiert werden (Abb. 8.7).

In einer weiteren großen Registerstudie mit fast 100.000 Patienten aus den USA, die aufgrund einer akuten Cholezystitis laparoskopisch cholezystektomiert wurden, zeigte sich, dass sowohl die Mortalität, die Komplikationsrate, die Krankenhausverweildauer und die Kosten signifikant geringer waren, wenn die Patienten bis zum ersten Tag nach der stationären Aufnahme operiert worden waren (Zafar et al. 2015). In dieser Untersuchung wurden somit die Ergebnisse der ACDC-Studie nochmals bestätigt.

Qualifiziert sich ein Patient aufgrund erheblicher Begleiterkrankungen nicht für ein operatives Vorgehen (>ASA 3), ist eine konservative Therapie angezeigt. Dabei steht die intravenöse antibiotische Behandlung dieser Patienten im Vordergrund. Zu den geeigneten Antibiotika zählen Piperacillin oder Mezlocillin, Ampicillin/Sulbactam, Ciprofloxacin, Moxifloxacin und Cephalosporine der dritten Generation. Die häufigsten Keime bei einer akuten Cholezystitis sind *E. coli,* Klebsiellen und Streptokokken. Zusätzlich kann es notwendig werden, eine aerobe Abdeckung z. B. mit Metronidazol aufgrund einer gangränösen oder emphysematösen Cholezystitis durchzuführen (Bodmann et al. 2010). Die analgetische Behandlung erfolgt in der Regel mit Meperidin und nichtsteroidalen Antiphlogistika. Morphine können zu einem Spasmus des Sphincter oddi führen. Zusätzlich werden eine Infusionstherapie und ggf. die Unterbrechung der oralen Nahrungsaufnahme empfohlen.

Auch kann bei Patienten mit sehr hohem Operationsrisiko eine perkutane oder endosonografisch gestützte Drainage zur Durchführung einer Cholezystotomie erfolgen. Ziel dieses Vorgehens ist es, Zeit zu gewinnen, um den Patienten zu stabilisieren und in einen operationsfähigen Zustand zu versetzen, um dann die Cholezystektomie im Intervall durchführen zu können. Die rein konservative Therapie der akuten Cholezystitis kann in der Regel nicht empfohlen werden, da ein großer Anteil dieser Patienten weitere Komplikationen entwickelt und im weiteren Verlauf eine Cholezystektomie notwendig wird (Gutt et al. ACDC study, NCT00447304).

8.3 Divertikulitis

Johan Friso Lock und Christoph-Thomas Germer

8.3.1 Einführung

Die Divertikulitis ist eine der häufigsten infektiösen gastrointestinalen Erkrankungen und eine wichtige Differenzialdiagnose bei akuten abdo-

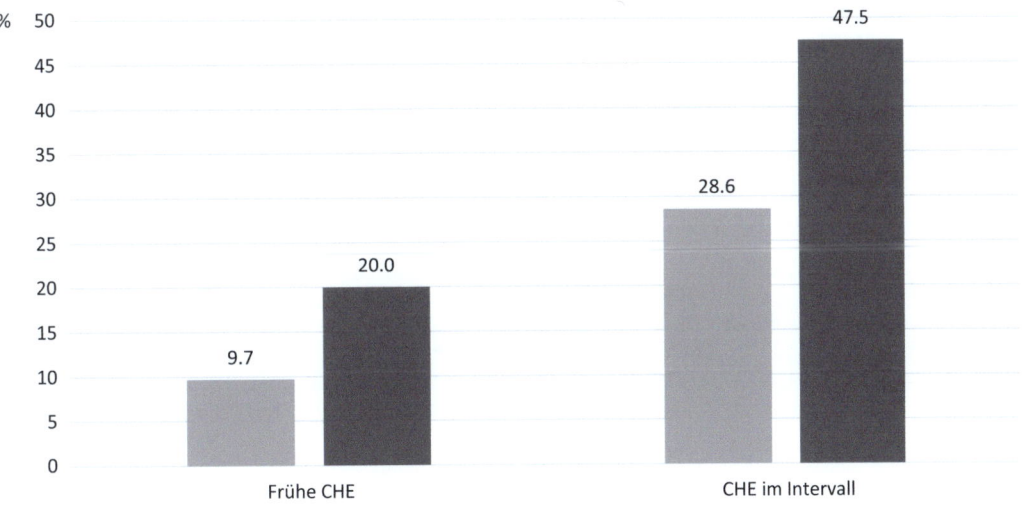

Abb. 8.7 Ergebnisse der ACDC-Studie, postoperative Morbidität. Anteil (%) der ITT Patienten, die bei Studienabschluss nach 75 Tagen einen ASA-Score ≤ 2 (gesund bis milde systemische Erkrankung) oder >2 (schwere bis lebensbedrohliche Erkrankung) aufwiesen (ASA, American Society of Anesthesiologists)

minellen Schmerzen. Jährlich werden in Deutschland über 100.000 Patienten wegen einer Divertikulitis stationär behandelt (Lock et al. 2020). Entsprechend dem Keimspektrum des Dickdarms lassen sich in intraabdominell gewonnenem Probenmaterial (intraoperativ oder perkutan interventionell) typischerweise eine Mischflora aus gramnegativen Aerobiern (z. B. *Escherichia coli*, Klebsiellen, Serratien, *Proteus, Enterobacter,* Pseudomonaden), Anaerobiern (z. B. *Bacteroides,* Fusobakterien oder Clostridien), aber auch grampositive Erreger (z. B. Streptokokken) nachweisen, welche bei der Auswahl des Antibiotikums berücksichtigt werden müssen (Brook und Frazier 2000).

Die Behandlung erfolgt typenabhängig entsprechend der neuen deutschen Classification of Diverticular Disease (CDD), welche in der S2k-Leitlinie „Divertikelkrankheit/Divertikulitis" vorgestellt wurde (Leifeld et al. 2014). Hinsichtlich der Behandlungsempfehlungen haben sich über alle Divertikulitistypen in letzten zwei Jahrzehnten wesentliche evidenzbasierte Veränderungen ergeben (Tab. 8.5).

8.3.2 Symptomatik

Das Leitsymptom einer akuten Divertikulitis sind abdominelle Schmerzen, welche meist im linken Unterbauch lokalisiert werden, welche jedoch abhängig von der anatomischen Lokalisation des Colon sigmoideum auch im Mittelbauch oder rechten Unterbauch vorkommen können. Im Gegensatz zur Appendizitis kommt es nur selten zum Erbrechen der Patienten (Lameris et al. 2010). Die Symptomatik kann auch einen Stuhlverhalt bis hin zum Kolonileus beinhalten. Bei freier Perforation entwickelt sich rasch das Vollbild eines akuten Abdomens mit Abwehrspannung und beginnender Sepsis. Allerdings ist der Anteil der Perforationen mit ca. 5 % aller Divertikulitiden relativ niedrig (Biondo et al. 2014).

Eine Besonderheit der Divertikulitis ist, dass rezidivierende Entzündungen (CDD Typ 3b) vorkommen, sodass die Patienten hierzu befragt werden sollten. Das Perforationsrisiko nimmt mit zunehmender Anzahl vorrausgegangener Entzündungsschübe ab (Ritz et al. 2011).

Die Inzidenz der Divertikulitis nimmt mit steigendem Lebensalter zu, 80 % der Betroffenen sind über 50 Jahre alt, über 40 % sogar älter als 70 Jahre (Lock et al. 2020).

8.3.3 Diagnostik

Neben Anamnese und abdomineller Untersuchung wird wie bei jedem unklaren Abdomen eine Blutentnahme für die klinische Chemie durchgeführt. Hierbei hat das C-reaktive Protein die beste diagnostische Aussagekraft und korreliert mit dem Risiko einer komplizierten Divertikulitis (Gallo et al. 2016; Tursi et al. 2010).

Tab. 8.5 Klassifikation der akuten Divertikulitis (Classification of Diverticular Disease, CDD) gemäß der deutschen S2k-Leitlinie (4)

CDD	Bezeichnung	Alternativ	CT-Befund	Therapie
Typ 1a	Akute unkomplizierte Divertikulitis	Divertikulitis ohne Perforation	Keine Umgebungsreaktion	Symptomatisch, ambulant
Typ 1b			Phlegmonöse Umgebungsreaktion	Symptomatisch, ambulant, Antibiotikatherapie nicht obligat
Typ 2a	Akute komplizierte Divertikulitis	Gedeckt perforierte Divertikulitis	Mikroabszess (≤1 cm), minimal freie parakolische Luft	Stationäre Aufnahme, parenterale Antibiotikatherapie
Typ 2b			Makroabszess (>1 cm)	s. o., ggf. perkutane Abszessdrainage
Typ 2c		Frei perforierte Divertikulitis	Freie abdominelle Luft und Flüssigkeit	Notfalloperation

Die Leitlinie empfiehlt beim klinischen Verdacht auf eine akute Divertikulitis die Durchführung einer Schnittbildgebung. Ein sicherer Ausschluss einer komplizierten Divertikulitis ist nur mittels Computertomografie mit intravenöser und intraluminaler Kontrastmittelapplikation sicher möglich. Die Durchführung von Kolonkontrasteinläufen wird wegen der schlechten Sensitivität nicht mehr empfohlen. Auch sollte keine Koloskopie der Akutphase wegen des erhöhten Perforationsrisikos durchgeführt werden (Leifeld et al. 2014).

8.3.4 Therapie

8.3.4.1 Akute unkomplizierte Divertikulitis (CDD Typ 1)

Während in der Vergangenheit üblicherweise eine stationäre Aufnahme mit parenteraler Antibiotikatherapie erfolgte, liegen mittlerweile mehrere prospektive Studien vor (Tab. 8.6), die keinen Nutzen einer Antibiotikatherapie für die Dauer der Beschwerden, das Risiko von Komplikation oder einer Rezidivdivertikulitis zeigen (Chabok et al. 2012; Daniels et al. 2017; Isacson et al. 2015; Kim et al. 2019). Einschlusskriterien waren üblicherweise eine CT-grafisch ausgeschlossene komplizierte Divertikulitis, Patienten ohne Fieber ≥ 39 °C, ohne Sepsis und ohne Risikofaktoren wie z. B. Immunsuppression. Die Studienergebnisse wurden mittlerweile auch in Metaanalysen bestätigt (Au und Aly 2019; Desai et al. 2019). Auch eine strikte Nahrungskarenz scheint nicht erforderlich zu sein (Stam et al. 2017).

Bei Patienten, die die oben genannten Einschlusskriterien nicht erfüllen, insbesondere immunsupprimierte Patienten, Patienten mit deutlicher Verschlechterung des Allgemeinzustandes oder hohem Fieber, aber auch mit chronischer Niereninsuffizienz, sollte aufgrund mangelnder Studiendaten weiterhin eine stationäre Aufnahme mit parenteraler Antibiotikatherapie durchgeführt werden (geeignete Antibiotikaregime siehe unten).

Dennoch sollten ambulant geführte Patienten kurzfristig innerhalb weniger Tage erneut kontrolliert werden, da es bei einem geringen Anteil zur Progredienz einer komplizierten Divertikulitis kommen kann. Dieses Risiko war insbesondere bei stärkeren Schmerzen (>7 Visuelle Analogskala) und Leukozytose (>13,5 × 10^9/l) gegeben, betraf in den prospektiv randomisierten Studien jedoch nur knapp 2 % der Patienten (Van Dijk et al. 2020).

Tab. 8.6 Prospektive klinische Studien zum Verzicht auf eine Antibiotikatherapie bei akuter unkomplizierter Divertikulitis

Autor	Jahr	Studientyp	Gruppen	Ergebnisse
Chabok (Chabok et al. 2004)	2012	Multizentrische RCT 623 Patienten	Intravenöse Flüssigkeit Cefuroxim + Metronidazol mind. 7 Tage	Keine erhöhten Risiken und keine verlängerte Symptomdauer bei Verzicht auf eine Antibiotikatherapie
Isacson (Isacson et al. 2015)	2015	Multizentrische Kohortenstudie 155 Patienten	Ambulante Beobachtung ohne Antibiotikatherapie	Erfolgreiche Behandlung bei 97,4 % der Patienten
Daniels (Daniels et al. 2017)	2017	Multizentrische RCT 528 Patienten	1. Symptomatisch 2. Amoxicillin/Clavulansäure (2 Tage i.v., 8 Tage oral), alternativ Ciprofloxacin + Metronidazol	Keine erhöhten Risiken und keine verlängerte Symptomdauer bei Verzicht auf eine Antibiotikatherapie
Kim (Kim et al. 2019)	2019	Unizentrische RCT 125 Patienten	1. Intravenöse Flüssigkeit 2. Ceftriaxon bzw. Cefpodoxim + Metronidazol mind. 10 Tage	Keine erhöhten Risiken bei Verzicht auf eine Antibiotikatherapie bei Rechtsseitendivertikulitis

RCT = randomisiert kontrollierte Studie

8.3.4.2 Akute komplizierte Divertikulitis (CDD Typ 2a-b)

Bei der komplizierten Divertikulitis mit gedeckter Perforation liegt eine deutlich schwerwiegendere und prognostisch ungünstigere Infektion vor. Die Therapie erfolgt auch hier zunächst konservativ, wobei die Leitlinie generell eine stationäre Aufnahme mit parenteraler antibiotischer Therapie (Tab. 8.7) empfiehlt (Leifeld et al. 2014). Bei Fieber empfiehlt sich wie immer die Abnahme von Blutkulturen vor der ersten Antibiotikagabe.

Bezüglich der Dauer der Antibiotikatherapie bei komplizierter Divertikulitis liegen keine Studiendaten vor. Bei Ansprechen der konservativen Therapie kommt es typischerweise innerhalb von 48 h zu einer deutlichen klinischen Verbesserung. Im Alltag erfolgt nach 3–4 Tagen häufig die Umstellung auf eine orale Antibiotikaapplikation. Dies bedeutet bei allen Penicillinen und Cephalosporinen eine erhebliche Dosisreduktion. Ob eine Fortführung der üblicherweise nur kalkulierten Antibiotikatherapie dann über mehr als 7 Tage erforderlich ist, muss zumindest angezweifelt werden. Bei ausbleibender Besserung sollte das Antibiotikum kritisch hinterfragt und eine diagnostische und ggf. therapeutische Punktion erwogen werden.

Tatsächlich kommt es bei einem erheblichen Anteil der Patienten zu einem Versagen der konservativen Therapie mit Persistieren der Inflammation, im schlimmsten Fall zu einer sekundären Perforation, was dann eine Notfalloperation erforderlich macht. Das Risiko wird in einer aktuellen Metaanalyse von über 12.000 Patienten mit 18,9 % angegeben (Lee et al. 2020). Es wurde insgesamt eine hohe 30-Tage-Mortalität von 8,7 % in einer dänischen Registerstudie mit über 3.000 Patienten berichtet (Gregersen et al. 2026). Daher handelt es sich hier um eine schwere und potenziell lebensbedrohliche Infektion.

Zur Fokussanierung wird in zahlreichen retrospektiven Studien ab einer Abszessgröße von etwa 4–5 cm von einer perkutanen Abszessdrainage berichtet, welche die Erfolgsrate einer nichtoperativen Therapie erhöhen soll (Durmishi et al. 2006). Bisher liegen jedoch keine prospektiven Studien vor, die den Vorteil einer perkutanen Abszessdrainage nachgewiesen hätten. In einer Fall-Kontroll-Studie wurde kein Nachteil bei alleiniger Antibiotikatherapie berichtet (Elagili et al. 2015). Aktuelle multizentrische Daten zeigen außerdem, dass Patienten mit einem großen Abszess unabhängig von einer Abszessdrainage ein hohes Risiko eines Versagens der konservativen Therapie aufweisen (Lambrichts et al. 2019). Daher empfiehlt sich eine engmaschige (chirurgische) Verlaufskontrolle und bei klinischer Verschlechterung durchaus auch die Indikation zu einem Verlaufs-CT.

8.3.4.3 Akute perforierte Divertikulitis

Die perforierte Divertikulitis ist eine akut lebensbedrohliche Infektion und führt rasch zur Ausbildung einer Peritonitis mit konsekutiver Sepsis, sodass weiterhin eine Indikation zur Notfalloperation zur chirurgischen Fokussanierung besteht. Auch hier gelten die Empfehlun-

Tab. 8.7 Geeignete Antibiotika

Antibiotikum	Dosierung initial	Bemerkung
Amoxicillin/Clavulansäure	3 × 2,2 g i.v	Oralisierung mit Dosisreduktion bei gutem Therapieansprechen möglich
Cefazolin/Cefuroxim + Metronidazol	3 × 2 /1,5 g i.v + 3 × 500 mg i.v	Umstellung auf orales Cephalosporin (z. B. Cefpodoxim) und Metronidazol bei gutem Therapieansprechen möglich
Ceftriaxon + Metronidazol	1 × 2 g i.v + 3 × 500 mg i.v	3. Generation Cephalosporin
Piperacillin/Tazobactam	3 × 4,5 g i.v	Reserveantibiotikum!
Ciprofloxacin + Metronidazol	2 × 400 mg i.v + 3 × 500 mg i.v	Reserveantibiotikum! bei Penicillinallergie
Ertapenem	1 × 1 g i.v	Reserveantibiotikum! kalkuliert nur bei septischem Schock oder bekannter Multiresistenz

gen der Surviving Sepsis Campaign: Abnahme von Blutkulturen, parenterales Breitspektrumantibiotikum innerhalb von einer Stunde und ausreichende parenterale Flüssigkeitsgabe (Rhodes et al. 2017).

Dennoch ist die postoperative Mortalität mit über 5 % hoch und steigt bei verzögerter Indikationsstellung zur Operation erheblich an (Mozer et al. 2017).

Bezüglich des Operationsverfahrens herrschte in den vergangenen Jahren rege Forschungstätigkeit. Nach einer sensationell erfolgreichen prospektiven Kohortenstudie zur alleinigen laparoskopischen Lavage bei perforierter Divertikulitis mit 96 % Erfolgsrate (Myers et al. 2008) wurden in den folgenden Jahren drei prospektiv randomisierte multizentrische Studien mit unterschiedlichen Vergleichsgruppen durchgeführt (Schultz et al. 2015; Thornell et al. 2016; Vennix et al. 2015). Hierbei konnten die initialen Erfolgsraten nicht reproduziert werden, und insbesondere konnte in keiner Studie eine verringerte Mortalität im Vergleich zur offenen Sigmaresektion nachgewiesen werden. Mittlerweile liegen mehrere Metaanalysen vor, welche auf eine inkomplette Fokussanierung durch die laparoskopische Lavage mit persistierender Peritonitis bei 8,4 % der Patienten und einer 30-Tage-Reinterventionsrate von 23,6 % hinweisen (Marshall et al. 2017; Penna et al. 2018). Darüber hinaus wurden sogenannte Damage-Control-Strategien bei Patienten mit besonders schwerer Infektion mit mehrzeitigem operativem Vorgehen und Anlage eines offenen Abdomens beschrieben (Kafka-Ritsch et al. 2012). Hierzu liegen allerdings noch keine prospektiven Studien vor, sodass es sich hierbei noch um ein experimentelles Verfahren handelt (Lock et al. 2018).

Nach chirurgischer Fokussanierung benötigen die meisten Patienten eine intensivmedizinische Therapie und erhalten zunächst eine Fortführung der kalkulierten präoperativen Antibiotikatherapie. Wichtig für eine effektive postoperative Antibiotikatherapie ist, dass unabhängig von der gewählten Operationstechnik eine adäquate intraoperative Probengewinnung für die mikrobiologische Diagnostik erfolgt. Da eine initial nicht adäquate Antibiotikatherapie zu einer deutlichen Prognoseverschlechterung führt (Montravers et al. 1996), sollte zunächst mit Breitspektrumantibiotika wie z. B. Piperacillin/Tazobactam oder Carbapenemen behandelt werden. Spätestens nach 3 Tagen sollten Erregernachweis und Resistogramm vorliegen und die Antibiotikawahl evaluiert und ggf. deeskaliert werden. Bezüglich der Dauer der postoperativen Antibiotikatherapie geht die aktuelle Entwicklung hin zu deutlich kürzeren Therapien. Zwei prospektiv randomisierte Studien konnten keinen Nachteil einer 4- bis 5-tägigen gegenüber einer 10-tägigen Antibiotikatherapie (Sawyer et al. 2015) bzw. für eine Beendigung der Antibiotikatherapie nach 8 Tagen gegenüber 15 Tagen (Montravers et al. 2018) nachweisen.

8.3.5 Fallbeispiel

Ein 65-jähriger Patient stellte sich notfallmäßig aufgrund von progredienten abdominellen Schmerzen vor. In den Tagen zuvor war im hausärztlichen Umfeld die Verdachtsdiagnose einer erneuten Sigmadivertikulitis sonografisch gestellt worden. In der Vergangenheit war bereits mehrfach eine ambulante Antibiotikatherapie bei rezidivierender Divertikulitis durchgeführt worden. Eine Schnittbildgebung oder Koloskopie war noch nicht erfolgt. Bei der Vorstellung präsentierte sich der Patient mit einem distendierten Abdomen sowie ubiquitärem Druckschmerz im Unterbauch. Bei deutlich erhöhten Infektparametern mit einem CRP von 13 mg/dl führten wir eine CT-Diagnostik durch. Hier zeigte sich freie abdominelle Luft auf dem Boden einer Kolonperforation bei Stenose im Bereich des Colon sigmoideum (Abb. 8.8).

Es erfolgte eine Notfalllaparotomie, bei der sich eine Coecumgangrän mit Perforation bei Kolonileus mit 4-Quadranten-Peritonitis zeigte. Es erfolgten die offene Sigmaresektion mit Deszendorektostomie sowie eine Hemikolektomie rechts mit Anlage einer Ileotransversostomie als Anastomosen-Anus-praeter. Die Antibiotikatherapie mit Cefuroxim+Metronidazol wurde für insgesamt 4 Tage postoperativ fortgeführt. Der postoperative Verlauf gestaltete sich unauffällig und nach 3 Monaten erfolgte die Stomarückverlagerung.

Als problematisch war bei dem Patienten die bislang nicht erfolgte Schnittbildgebung mittels CT bei multiplen vorausgegangenen Entzündungsschüben anzusehen, um eine komplizierte Divertikulitis auszuschließen. Außerdem muss die Sinnhaftigkeit der wiederholt durchgeführten ambulanten Antibiotikatherapie aufgrund der oben berichteten Studienlage hinterfragt werden. Eine Koloskopie hätte womöglich eine Kolonstenose gezeigt, bevor es beim erneuten Schub zum Kolonileus mit Coecumgangrän kam.

> **Zusammenfassung**
> Die Behandlung ist abhängig vom Typ der Divertikulitis. Ausgeprägte klinische Beschwerden und ein stark erhöhtes C-reaktives Protein deuten auf eine komplizierte Divertikulitis hin, welche nur mittels Computertomografie sicher ausgeschlossen werden kann. Eine unkomplizierte Divertikulitis kann meist symptomatisch und ambulant unter Verzicht auf eine Antibiotikatherapie behandelt werden. Eine komplizierte Divertikulitis mit Abszessbildung sollte aufgrund des Risikos eines Therapieversagens stationär mit parenteraler Antibiotikatherapie behandelt werden. Die Effektivität einer perkutanen Abszessdrainage ist weiterhin unklar. Die perforierte Divertikulitis erfordert eine Notfalloperation. ◄

8.4 Leberabszess

Katharina Jöchle und Sven A. Lang

8.4.1 Einführung und Ätiologie

Leberabszesse stellen eine seltene, aber schwerwiegende Erkrankung mit nicht zu vernachlässigender Mortalität dar. Geografische Faktoren beeinflussen dabei nicht nur die Inzidenz, sondern auch das Keimspektrum. In westlichen Ländern liegt häufig ein polymikrobielles Keimgemisch aus gramnegativen Stäbchen und Anaerobiern vor. Aber auch Leberabszesse im Rahmen eines primären Leberabszesssyndroms durch *Klebsiella pneumoniae* und Amöbenleberabszesse müssen berücksichtigt werden. Die mikrobiologische Diagnostik aus Blutkulturen und Abszesspunktat ist dabei essenziell, um das entsprechende Keimspektrum zu identifizieren und die richtige antimikrobielle Therapie auszuwählen. Die alleinige antimikrobielle Therapie eines Leberabszesses ist jedoch meist nicht ausreichend, es muss ebenfalls eine perkutane oder falls notwendig chirurgische Abszessdrainage erfolgen.

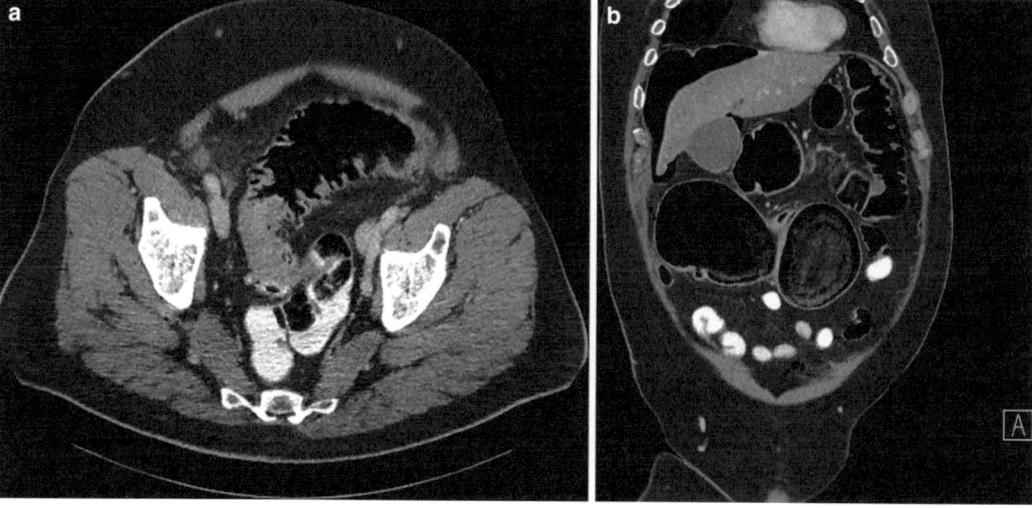

Abb. 8.8 a, b Bild einer stenosierenden Sigmadivertikulitis mit Kolonileus und freier abdomineller Luft

Pyogene Leberabszesse stellen eine schwerwiegende, wenn auch in den westlichen Ländern selten auftretende Erkrankung dar. Die Inzidenz liegt bei 3,6 pro 100.000 Einwohnern in den USA und ist für Männer etwas erhöht (3,3 vs. 1,3 pro 100.000 Einwohner) (Kaplan et al. 2004; Meddings et al. 2010). Allerdings variiert die Inzidenz je nach geografischer Lokalisation und beträgt beispielsweise in Taiwan 17,6 Fälle pro 100.000 Einwohner (Tsai et al. 2008). Dabei scheinen geografische Faktoren auch das Erregerspektrum zu beeinflussen. Während in westlichen Ländern meist polymikrobielle Infektionen vorliegen, ist für Taiwan und andere ostasiatische Länder das primäre Leberabszesssyndrom durch *Klebsiella pneumoniae* beschrieben. Je nach Definition stellt dies eine monomikrobielle *Klebsiella-pneumoniae*-Infektion (Yu et al. 2006) oder einen Leberabszess mit Nachweis von *Klebsiella pneumoniae* ohne prädisponierende hepatobiliäre Erkrankung dar (Yu und Chuang 2018). Eine zusätzliche Quelle sind Amöbenleberabszesse durch *Entamoeba histolytica*, die ca. 10 % aller Leberabszesse ausmachen und in Endemiegebieten wie Indien, Afrika, Mexiko und Teilen von Zentral- und Südamerika auftreten. Obwohl die Amöbiasis für Kurzzeitreisende in diese Gebiete recht selten ist, können Amöbenleberabszesse bereits nach einer Reiseexpositionsdauer von nur vier Tagen auftreten (Leder und Weller 2018). Als Risikofaktoren für das Auftreten eines Leberabszesses werden Punkte wie Diabetes mellitus, hepatische, biliäre oder pankreatische Erkrankungen, Immunsuppression, gastrointestinale Malignome oder Interventionen wie transarterielle Chemoembolisation (TACE) oder Ablationen beschrieben (Davis und McDonald 2018).

Entsprechend lassen sich Leberabszesse nach infektiöser, maligner und iatrogener Genese differenzieren. Infektiöse Leberabszesse können durch portalvenöse (z. B. intraabdominelle Infektionen) oder arterielle Bakteriämie und in der Mehrzahl der Fälle (40–60 %) durch Keimaufstieg über die Gallenwege als Folge biliärer Erkrankungen (Choledocholithiasis, Tumoren, Strikturen) entstehen. Selten bilden sich infektiöse Leberabszesse über direkten Weg durch Infektion angrenzender Strukturen, beispielsweise bei stumpfem oder penetrierendem Bauchtrauma. Maligne Abszesse stellen eine Sekundärinfektion primärer oder sekundärer Lebertumore dar, können aber auch nach TACE oder Ablation als Superinfektion von Nekrosezonen im Tumor entstehen. Dies stellt einen Schnittpunkt zu den iatrogenen Abszessen dar, wozu nicht nur TACE und Ablationen, sondern auch ERCP mit Gallengangsinterventionen oder chirurgische Eingriffe an Leber und Gallengängen als auslösende Faktoren zählen (Mavilia et al. 2016; Davis und McDonald 2018).

8.4.2 Klinische Präsentation

Typische Symptome, die bei Patienten mit Leberabszess auftreten, sind Fieber (ca. 90 %) und abdominelle Schmerzen im rechten oberen Quadranten (50–75 %). Ungefähr die Hälfte der Patienten weist eine Hepatomegalie oder einen Ikterus auf. Weitere unspezifische Symptome sind Übelkeit, Erbrechen, allgemeines Unwohlsein und Gewichtsverlust. Teilweise kann sich auch ein symptomarmer oder -freier Erkrankungsverlauf zeigen. Das klinische Erscheinungsbild ist dabei unabhängig vom Erregerspektrum. (Davis und McDonald 2018; Yu und Chuang 2018).

▶ Fieber und abdominelle Schmerzen sind die am häufigsten auftretenden Symptome, es kann jedoch auch ein symptomarmer Verlauf vorliegen.

Treten simultan, zunächst nicht direkt mit einem Leberabszess in Verbindung stehende Symptome auf, so muss an die Infektion mit *Klebsiella pneumoniae* gedacht werden; im Rahmen eines primär invasiven Leberabszesssyndroms tritt in bis zu 72 % der Fälle eine Bakteriämie mit disseminierter Infektion bei bis zu 45 % der Patienten auf, am häufigsten in Form einer Endophthalmitis, einer Meningitis oder eines zerebralen Abszesses (Siu et al. 2012). Weitere mögliche Manifestationen sind eine Spondylodiszitis, Osteomyelitis, septische Lungenembolie, ein bronchialer, Psoas-, Milz- oder Halsabszess oder eine nekrotisierende Fasziitis (Siu *et al.* 2012; Yu und Chuang 2018).

Im Falle eines Amöbenleberabszesses treten die Symptome häufig nach 8–20 Wochen (median 12 Wochen) nach Reise in ein Endemiegebiet auf (Peterson *et al.* 2011). Jedoch sind auch deutlich längere Intervalle von bis zu einigen Jahren beschrieben (Nespola *et al.* 2015; Lachish *et al.* 2016). Die Schmerzen können vom rechten oberen Quadranten nach epigastrisch, in den rechten Thorax oder die rechte Schulter ausstrahlen und sind meist von dumpfem oder pleuritischem Charakter. Husten und Schluckauf können ebenfalls bestehen. Im Vergleich zu pyogenen Leberabszessen tritt ein Ikterus seltener (ca. 10 %) auf. Simultane Diarrhoe findet sich nur bei weniger als einem Drittel der Patienten, jedoch berichten Patienten häufig von wiederkehrenden gastrointestinalen Beschwerden während der letzten Monate (Leder und Weller 2018).

Klinische Charakteristika, welche einen Hinweis auf einen Amöbenleberabszess im Vergleich zum pyogenen Leberabszess geben können, sind in Tab. 8.8 zusammengefasst.

8.4.3 Diagnose

8.4.3.1 Labordiagnostik
Wenn auch nicht spezifisch für die Diagnose eines Leberabszesses, so bestehen häufig neben einer Leukozytose erhöhte Leberenzyme und eine erhöhte alkalische Phosphatase sowie eine Hypoalbuminämie und Anämie (normochrom, normozytär). Während eine Hyperbilirubinämie in ungefähr der Hälfte der Patienten mit pyogenem Leberabszess zu verzeichnen ist, ist diese eher untypisch für Amöbenleberabszesse. Ein weiterer laborchemischer Hinweis auf einen Amöbenleberabszess im Vergleich zum pyogenen Leberabszess kann die Leukozytose mit fehlender Linksverschiebung darstellen (Davis und McDonald 2018; Leder und Weller 2018).

8.4.3.2 Bildgebung
Computertomografie (CT) und Sonografie sind die bildgebenden Modalitäten der Wahl zur Diagnostik eines Leberabszesses, wobei die CT-Untersuchung gegenüber der Sonografie eine erhöhte Sensitivität aufweist (Lin *et al.* 2009). Die Magnetresonanztomografie (MRT) gilt als sensitiv zur Diagnose eines Leberabszesses, wird aber aufgrund der geringeren Verfügbarkeit und des höheren Aufwands weniger häufig angewandt.

Sonografisch können sich Leberabszesse als hypo- bis hyperechogene Läsionen darstellen. Häufig sind diese rund und glatt begrenzt, können jedoch auch als septiert mit mehreren Anteilen und unscharf begrenzt auftreten (Bachler *et al.* 2016). CT-grafisch zeigen Leberabszesse häufig eine zentrale Hypoattenuation (Bachler *et al.* 2016). Spezifische, jedoch selten auftretende Diagnosekriterien eines Leberabszesses sind ein randständiges Kontrastmittelenhancement sowie eine umgebende Ödematisierung (Davis und McDonald 2018). Entsprechende Beispiele sind in Abb. 8.9 und 8.10 aufgeführt. Im MRT lassen sich Leberabszesse häufig mit geringer zentraler Signalintensität in T1 und hoher zentraler Signalintensität in T2 nachweisen (Bachler *et al.* 2016).

Trotz dieser Kriterien lässt sich ein Leberabszess morphologisch nicht immer sicher von einem Tumor oder einer Zyste differenzieren. Obwohl auch eine Differenzierung nach Keimspektrum bildgebend nicht möglich ist (Lodhi *et al.* 2004), kann eine bestehende Thrombose des portalvenösen oder venösen Systems auf ein pri-

Tab. 8.8 Charakteristika von pyogenen und Amöbenleberabszessen

	Pyogener Leberabszess	Amöbenleberabszess
Alter	Ältere Erwachsene	Jüngere Erwachsene
Anamnese	Diabetes mellitus	Reiseanamnese
	Bekannte Gallensteine	
Leukozytose	Mit Linksverschiebung	Ohne Linksverschiebung
Serumbilirubin	Oft erhöht	Selten erhöht

mär invasives Leberabszesssyndrom mit *Klebsiella pneumoniae* als prädisponierenden Faktor für eine disseminierte Infektion hindeuten (Lee *et al.* 2011; Wang *et al.* 2013). Eine Lebervenenthrombose oder Thrombose der Vena cava inferior ist auch für Amöbenleberabszesse beschrieben (Sodhi *et al.* 2008). Eine Ausnahme zur Differenzierung der Pathogenese stellen die sehr selten angewandten Galliumzitrat- und 99mTc-Sulfur-Kolloid-Leberszintigrafien dar, hierbei erscheint ein Amöbenleberabszess als „kalt", eine pyogener Leberabszess als „heiß" (Leder und Weller 2018).

▶ CT und Sonografie sollten zur Diagnostik eines Leberabszesses immer durchgeführt werden.

8.4.3.3 Mikrobiologie

Die mikrobiologische Diagnostik ist nicht nur essenziell, um die Verdachtsdiagnose eines Leberabszesses zu verifizieren, sondern auch, um mit dem Keimnachweis anschließend die adäquate antimikrobielle Therapie auszuwählen. Hierzu gehören die Abnahme peripherer und zentraler Blutkulturen (jeweils aerobe und

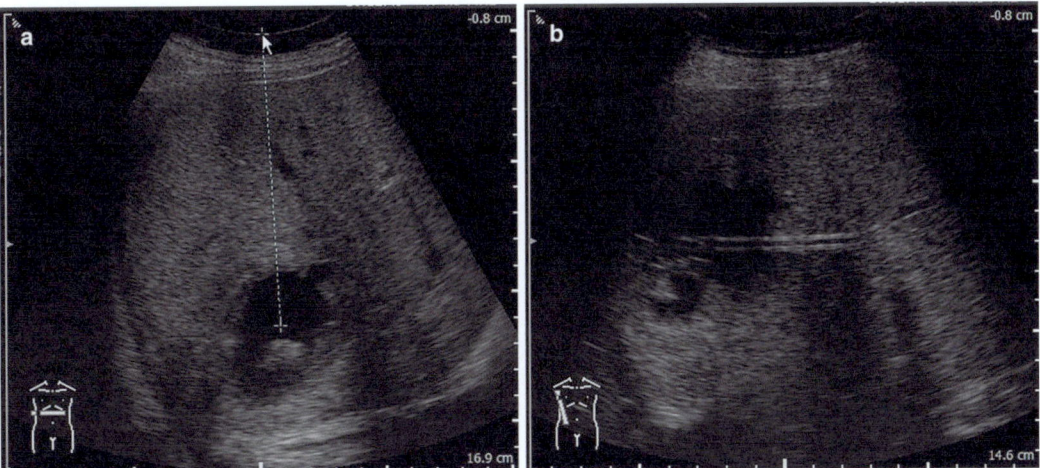

Abb. 8.9 a,b Sonografische Darstellung eines Leberabszesses. **a** Initiale Darstellung, **b** nach sonografisch gesteuerter Pigtail-Anlage (Quelle: Interne Bildgebung)

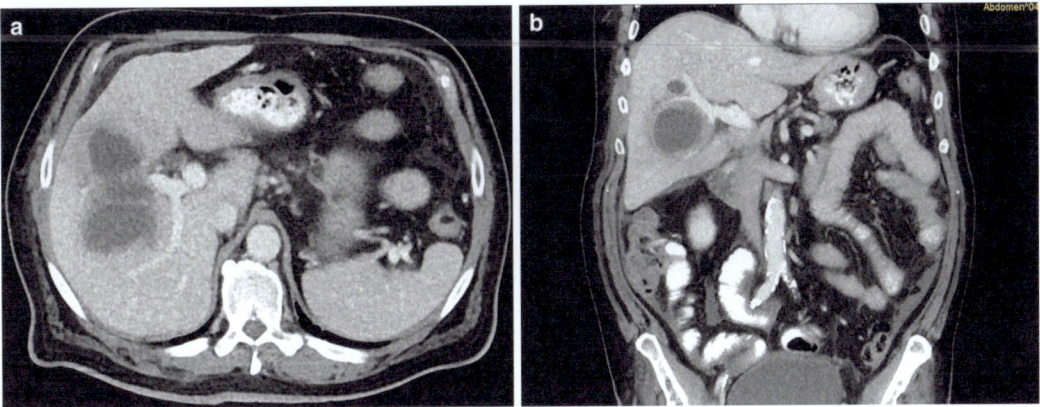

Abb. 8.10 CT-Darstellung eines Leberabszesses (Quelle: Interne Bildgebung)

anaerobe Flsche) und die diagnostische Punktion des Leberabszesses.

Besteht aus der (Reise-)Anamnese jedoch der Verdacht auf einen Amöbenleberabszess, so sind die Serologie und die mikroskopische Stuhldiagnostik inklusive Antigentest hinsichtlich *Entamoeba histolytica* die Diagnostik der Wahl (Leder und Weller 2018); eine Punktion des Abszesses wird nur zum Ausschluss alternativer Diagnosen, bei fehlendem Ansprechen nach adäquater Therapie oder bei Perforationsgefahr durchgeführt (Chavez-Tapia *et al.* 2009). Da jedoch das simultane Auftreten eines Amöbenleberabszesses und der Amöbenruhr selten ist, fallen im Normalfall Stuhlmikroskopie und PCR negativ aus (Pritt und Clark 2008).

▶ Abnahme von Blutkulturen und Punktion des Leberabszesses sind essenzieller Teil der Diagnostik, um einen Keimnachweis zu erzielen.

Erregerspektrum
Häufig weisen pyogene Leberabszesse ein polymikrobielles Keimgemisch aus gramnegativen Stäbchen und Anaerobiern auf (Davis und McDonald 2018). Im Folgenden werden die einzelnen Erreger kurz charakterisiert.

– Gramnegative Stäbchen wie *E. coli* und *Klebsiella* spp. sind die am häufigsten identifizierten Erreger (Davis und McDonald 2018).
– Zeigt sich eine Infektion mit *Klebsiella pneumoniae,* so muss besonders in Abwesenheit hepatobiliärer Erkrankungen und bei monomikrobieller Infektion an ein primär invasives Leberabszesssyndrom gedacht werden (Yu und Chuang 2018). Risikofaktoren für eine disseminierte Infektion sind hierbei der virulentere Serotyp K1 (Fang *et al.* 2007) und der Nachweis des magA-Gens („mucoviscosity-associated gene A") (Fang *et al.* 2004), insbesondere bei Vorhandensein eines Eisenaufnahmesystems (kfu) (Ma *et al.* 2005). Obwohl diese hypervirulenten *Klebsiella-pneumoniae*-Stämme mit einem schweren Erkrankungsverlauf assoziiert sind, besteht die gleiche Resistenzlage im Vergleich zu weniger virulenten Stämmen ohne vermehrte Beta-Laktamase- oder Carbapenemase-Bildung (Shon *et al.* 2013; Li *et al.* 2014).
– Anaerobier wie *Bacteroides* spp., *Peptostreptococcus* spp. oder *Fusobacterium* spp. sind eine typische Komponente bei polymikrobieller Infektion, häufig jedoch aufgrund erschwerter mikrobiologischer Diagnostik unterrepräsentiert (Chemaly *et al.,* (Chemaly et al. 2003)).
– Eine weitere häufige Erregergruppe stellen Streptokokken, insbesondere *Streptococcus anginosus, Streptococcus constellatus* und *Streptococcus intermedius,* die zur *Streptococcus-milleri*-Gruppe gehören, dar (Meddings *et al.,* (Meddings and Myers 2010)).
– Eine weniger häufig vorkommende Erregergruppe sind die Enterokokken, die trotzdem als mögliches Keimspektrum bedacht werden sollten (Mischnik *et al.* 2017).
– Lassen sich *Staphylococcus aureus, Streptococcus pyogenes* oder andere grampositive Kokken nachweisen, so stehen diese Abszesse häufig in Zusammenhang mit einem penetrierenden Trauma oder transarterieller Chemoembolisation (TACE) (Chen *et al.* 1997).

Im Falle eines Amöbenleberabszesses kann es in seltenen Fällen zu einer Sekundärinfektion mit dem enterischen Keimspektrum kommen, sodass im Falle einer durchgeführten Punktion auch die bakterielle Kultur sinnvoll ist (Leder und Weller 2018).

▶ Leberabszesse weisen Großteils ein polymikrobielles Keimgemisch aus gramnegativen Stäbchen und Anaerobiern auf.

Seltene Erreger
Ergibt sich mittels mikrobiologischer und serologischer Diagnostik kein typischer Erregernachweis, müssen differenzialdiagnostisch auch

selten vorkommende Keimspektren berücksichtigt werden.

– Eine hepatolienale Candidiasis wird in der Mehrzahl der Fälle durch *Candida albicans* verursacht, weniger häufig liegt eine Infektion mit *Candida glabrata* oder *tropicalis* vor. Sie manifestiert sich mit Mikroabszessen in Leber und/oder Milz und tritt besonders bei Patienten mit hämatologischer Grunderkrankung nach neutropener Phase auf. Die Diagnose kann bereits mit 90 % Sensitivität und Spezifität mittels MRT gestellt und durch histologische und mikrobiologische Untersuchung des Punktats gesichert werden (Mischnik *et al.* 2017).
– *Burkolderia pseudomallei* ist der Erreger der Melioidose, welche in Südostasien und Nordaustralien endemisch ist. In diesen Gegenden stellt die Melioidose eine relevante Differenzialdiagnose des Amöbenleberabszesses dar. Sie manifestiert sich nach einer Inkubationszeit von bis zu 30 Jahren mit multiplen kleinen Leber- und simultanen Milzabszessen (Mischnik *et al.* 2017).
– Parasitäre Infektionen mit *Ascariasis lumbricoides* oder *Fasciola hepatica* können in sehr seltenen Fällen zur Ausbildung von Leberabszessen führen; diese sind häufig klein und von nodulärer Struktur. (Davis und McDonald 2018)

8.4.4 Therapie

Die Therapie eines pyogenen Leberabszessen setzt sich immer aus perkutaner Drainage und antimikrobieller Therapie zusammen. Im Gegensatz dazu ist für Amöbenleberabszesse eine alleinige antimikrobielle Therapie in der Regel ausreichend.

8.4.4.1 Perkutane Drainage

Die sonografisch oder CT-gesteuerte perkutane Abszessdrainage sollte bereits im Rahmen der diagnostischen Abszesspunktion erfolgen. Diese kann als Punktion mit gleichzeitiger Aspiration von möglichst viel Sekret oder durch Platzierung einer Pigtail-Drainage durchgeführt werden. Studien konnten jedoch zeigen, dass die Anlage einer Pigtail-Drainage die effektivere Option für einen optimalen Therapieerfolg darstellt (Zerem und Hadzic 2007; Cai *et al.* 2015).

Die perkutane Drainage wird der chirurgischen Drainage (offen oder laparoskopisch) auch bei großen Abszessen >5 cm vorgezogen (Cai *et al.* 2015). Bei multiplen und multilokulären Abszessen kann die perkutane Drainage je nach Anzahl, Größe, Lokalisation und damit Zugänglichkeit der Abszesse erfolgreich sein, wenn auch die chirurgische Drainage die traditionelle Vorgehensweise in dieser Situation darstellt. (Davis und McDonald 2018).

▶ Bereits im Rahmen der diagnostischen Punktion sollte die CT- oder sonografisch gesteuerte perkutane Anlage einer Pigtail-Drainage erfolgen.

8.4.4.2 Chirurgische Therapie

In der Mehrzahl der Fälle ist die perkutane Drainage Therapie der Wahl, und auf die chirurgische Drainage wird nur bei ausbleibendem Therapieerfolg trotz korrekt einliegender perkutaner Drainage zurückgegriffen. Dies kommt in 15–36 % der Fälle vor (Pang *et al.* 2011; Alkofer *et al.* 2012) und findet sich häufig bei multilokulären Abszessen, in denen die Drainage nicht alle Kompartimente des Abszesses erreichen kann, oder bei Abszessen mit viskösem Sekret oder nekrotischem Gewebe, sodass sich der Abszess häufig nicht komplett entleeren kann. Ein primär chirurgisches Vorgehen wird für rupturierte Abszesse, simultane Peritonitis oder bei anatomisch schwierigem Zugangsweg für eine perkutane Drainage empfohlen (Mavilia *et al.* 2016).

▶ Die perkutane Drainage ist die Therapie der Wahl. Die chirurgische Drainage wird nur bei ausbleibendem Therapieerfolg, anatomisch schwierigem Zugangsweg oder rupturiertem Abszess empfohlen.

8.4.4.3 Antimikrobielle Therapie

Bisher wurden keine prospektiv randomisierten Studien zur antimikrobiellen Therapie pyogener Leberabszesse durchgeführt. Daher basieren die entsprechenden Empfehlungen auf dem erwarteten Keimspektrum sowie der lokalen Resistenzlage.

Die empirische Antibiotikatherapie sollte immer Streptokokken, gramnegative Stäbchen und Anaerobier abdecken (Davis und McDonald 2018). Daher kommen Beta-Laktam-Antibiotika plus Beta-Laktamase-Inhibitor, Caphalosporine der 3. Generation oder Fluorchinolone jeweils in Kombination mit Metronidazol zur Anwendung (Davis und McDonald 2018). Metronidazol deckt neben der anaeroben Wirkung gleichzeitig *Entamoeba histolytica* als Erreger des Amöbenleberabszesses mit ab (Leder und Weller 2018). Die entsprechenden Therapieschemata inklusive Dosierung sind in Tab. 8.9 zusammengefasst. Berücksichtigt werden muss dabei, dass eine vorangegangene Therapie mit Aminopenicillinen in Asien als Risikofaktor für einen Leberabszess mit *Klebsiella pneumoniae* gilt, da diese eine natürliche Resistenz gegenüber Aminopenicillinen zeigen (Lin *et al.* 2013). Fälle von ESBL-Bildnern sind nur selten beschrieben (Su *et al.* 2008; Li *et al.* 2014; Huang *et al.* 2018); werden diese jedoch nachgewiesen, sollte die Therapie mit Carbapenemen erfolgen (Siu *et al.* 2012).

Nach entsprechendem mikrobiologischem Keimnachweis kann die empirische Antibiotikatherapie häufig deeskaliert werden. Sollte sich serologisch eine Infektion mit *Entamoeba histolytica* zeigen, so setzt sich die Therapie aus zwei Komponenten zusammen: Zunächst sollte die hochdosierte Gabe eines Nitroimidazolpräparats erfolgen, anschließend kommt die Therapie mit einem luminal wirksamen Medikament (z. B. Paromomycin) zur Anwendung, um im Darm persistierende Zysten zu eradizieren (Leder u. Weller, (2018)).

▶ Die empirische antimikrobielle Therapie sollte immer Streptokokken, gramnegative Stäbchen und Anaerobier abdecken.

Die antimikrobielle Therapie sollte unabhängig vom identifizierten Keimspektrum für insgesamt 4–6 Wochen erfolgen (Chen *et al.* 2002; Mischnik *et al.* 2017). Dabei kann für Patienten, welche bereits initial ein gutes Ansprechen zeigen, die parenterale antibiotische Therapie nach 2–4 Wochen beendet werden, wohingegen Patienten mit schwerem Verlauf oder inadäquatem Ansprechen von einer längeren parenteralen Therapie von 4–6 Wochen profitieren (Davis und McDonald 2018). Im Anschluss kann eine orale Sequenztherapie durchgeführt werden (Yu *et al.* 2004; Zerem und Hadzic 2007).

Im Gegensatz dazu ist die Therapiedauer für Amöbenleberabszesse kürzer: Je nach ausgewähltem Präparat erfolgt die Nitroimidazoltherapie für 5–10 Tage, die luminal wirksame Therapie für weitere 7–20 Tage (Leder und Weller 2018).

▶ Die antimikrobielle Therapie sollte für 4–6 Wochen erfolgen.

Tab. 8.9 Antibiotikaregime zur empirischen Therapie eines Leberabszesses

Substanz		Dosierung*
Beta-Laktam-Antibiotikum + Beta-Laktamase-Inhibitor		
	z. B. Ampicillin/Sulbactam	4 × täglich 3 g
3. Generation Cephalosporin + Metronidazol		
	z. B. Ceftriaxon + Metronidazol	2 × täglich 2 g + 3 × täglich 500 mg
Fluorchinolon + Metronidazol		
	z. B. Ciprofloxacin + Metronidazol	3 × täglich 400 mg + 3 × täglich 500 mg

* bei normaler Nierenfunktion mit Kreatinin-Clearance >80 ml/min

8.4.5 Differenzialdiagnosen

Radiologisch häufig nicht sicher von Leberabszessen zu differenzieren sind sowohl Leberläsionen infektiologischer als auch nichtinfektiologischer Genese (Davis und McDonald 2018). Hierzu zählen:

- hydatide Zysten durch Echinokokken,
- Tuberkulom durch *Mykobacterium tuberculosis*,
- einfache oder eingeblutete Zysten,
- nekrotische Tumore/Metastasen,
- Biliome.

8.4.6 Komplikationen

Komplikationen im Rahmen von Leberabszessen treten in bis zu 16 % der Fälle auf (Chen et al. 2014). Am wichtigsten sind dabei sicherlich disseminierte Infektionen bei primär invasivem Leberabszesssyndrom durch *Klebsiella pneumoniae* mit persistierenden visuellen oder neurologischen Einschränkungen bei Endophthalmitis oder Meningitis (Yu und Chuang 2018), aber auch septische Embolien, Pleuraergüsse, simultane Infektionen wie Cholangitiden, Pfortaderthrombosen oder Rupturen der Leberabszesse (Chen et al. 2014; Sohn et al. 2016). Risikofaktoren für die Ruptur eines Leberabszesses sind eine Größe von >6 cm und bestehende Leberzirrhose (Jun et al.; Jun and Yoon 2015). Für Amöbenleberabszesse ist eine Ruptur nach thorakal viermal häufiger beschrieben als eine Ruptur nach peritoneal (Leder und Weller 2018).

Bei nicht zu vernachlässigender Morbidität zeigt sich die Mortalität im Vergleich zu älteren Studien zwar rückläufig, mit 7–30 % jedoch immer noch relevant (Sohn et al. 2016; Bettinger et al. 2018). Dabei konnten einige Risikofaktoren identifiziert werden, welche mit einer erhöhten Mortalität einhergehen. Diese sind Diabetes, im Rahmen des Leberabszesses bestehende Sepsis, große Abszesse von >5 cm, Ruptur des Abszesses und zugrunde liegende Malignität (Lee et al. 2001; Chen et al. et al. 2014).

▶ Leberabszesse stellen zwar eine seltene Erkrankung dar, jedoch mit nicht zu vernachlässigender Mortalität.

8.5 Akute Pankreatitis

Lars Ivo Partecke

8.5.1 Einführung

Eine akute Pankreatitis ist am häufigsten biliärer oder äthyltoxischer Genese, seltener iatrogen (post-ERCP, Medikamente) oder metabolisch bedingt. Meist kann die Diagnose bei abdominellen Schmerzen und mehr als 3fach erhöhter Serumlipase gestellt werden. Die akute Pankreatitis kann entweder nach einer ödematösen Schwellung schnell ausheilen oder als schwere, nekrotisierende Form verlaufen. Eine große Gefährdung ist das SIRS („systemic inflammatory response syndrome"), das zu einem Multiorganversagen führen kann. Die Abschätzung des Krankheitsverlaufs ist initial schwierig, sodass eine schnelle Therapie und regelmäßige Reevaluationen notwendig sind. Zur Basistherapie gehören die schnelle Intensivtherapie und richtig dosierte Flüssigkeitssubstitution. Zur Abklärung einer möglichen biliären Genese muss zunächst neben der Laborkontrolle (erhöhtes Bilirubin, yGT, AP und Transaminasen) eine Abdomensonografie und eventuell ergänzend eine Endosonografie durchgeführt werden. Die biliäre Pankreatitis wird kausal durch Steinextraktion aus dem Ductus hepatocholedochus behandelt (da Costa 2016).

Die interdisziplinäre Herausforderung besteht in der richtigen Einschätzung der wenigen, dann aber drängenden OP-Indikationen. In der Frühphase ist das abdominelle Kompartmentsyndrom zu beachten und später die Entwicklung von ggf. infizierten Nekrosen. Möglichst spät sollte die Nekrosektomie erfolgen. Sie wird im Sinne des „Step-up Approach" als wiederholte retroperitoneale transkutane Nekrosektomie und Spülung durchgeführt, um einen transabdominellen Zugang möglichst zu vermeiden. Eine Cholezystektomie sollte elektiv zeitnahe nach Überwindung der akuten biliären Pankreatitis erfolgen (Tenner 2013).

8.5.2 Epidemiologie

Die akute Pankreatitis ist ein häufiges Krankheitsbild in der Gastroenterologie. Die Zahlen zur Häufigkeit der akuten Pankreatitis schwanken zwischen 13–45/100.000 Einwohner/Jahr in Europa und den USA. Insgesamt nimmt die Inzidenz wegen des zunehmenden Alkoholkonsums zu. Männer sind im Verhältnis 3:2 häufiger betroffen als Frauen. Das Alter der Erkrankten liegt bei 40–60 Jahren. Eine jahreszeitliche Häufung besteht nicht. Die Letalität der stationär behandelten akuten Pankreatitis liegt bei bis zu 15 % bei der schweren nekrotisierenden Verlaufsform (Lankisch 2015).

Die größte Gefahr ist die Entstehung einer unkontrollierten systemischen Inflammation (Systemic Inflammatory Response Syndrome, SIRS) mit damit einhergehendem Multiorganversagen. Die richtige frühzeitige Therapie und die kritische Therapiekontrolle, insbesondere in den ersten Tagen, sind deshalb wesentlich für den weiteren Krankheitsverlauf. In der ersten Phase (ca. 1 Woche) liegt der Schwerpunkt dabei auf dem Organversagen (insbesondere Niere und Lunge), und in der nachfolgenden zweiten Phase müssen die möglichen lokalen Komplikationen (Blutungen, infizierte Nekrosen) zielgerichtet im interdisziplinären Team (Intensivmediziner, Gastroenterologe, Viszeralchirurg und interventioneller Radiologe) behandelt werden.

Die akute Pankreatitis ist definiert als ein akuter, entzündlicher Prozess des Pankreas mit unterschiedlicher Ursache und variablem Schweregrad.

▶ Die Diagnose akute Pankreatitis ist gesichert, wenn zwei der folgenden drei Kriterien vorliegen: Oberbauchschmerz, wenigstens 3fach über der Norm erhöhter Wert der Serumlipase oder -amylase, bildmorphologische Zeichen der Pankreatitis.

8.5.3 Ätiologie

Gallensteine und Alkohol sind die häufigsten Ursachen einer akuten Pankreatitis und sind jeweils für etwa 30–50 % der Fälle einer akuten Pankreatitis verantwortlich (Weiss 2019).

8.5.3.1 Gallensteine

8 % der Patienten mit Gallensteinen erleiden in ihrem Verlauf eine akute biliäre Pankreatitis. Während die Mehrzahl der Patienten nur milde Symptome im Rahmen einer erosiven Pankreatitis erleidet – häufig im Rahmen einer sogenannten Steinpassage durch den Ductus choledochus –, entwickeln 15–30 % der Patienten eine schwere nekrotisierende Pankreatitis, welche intensivmedizinisch in einem multidisziplinären Therapiekonzept behandelt werden muss. Ausgelöst wird die akute biliäre Pankreatitis durch einen Gallenstein, welcher im Gallengang vor der Vater'schen Papille einklemmt mit konsekutivem Aufstau des Gallen- und Pankreasgangs. Dies führt zu einem erhöhten Druck innerhalb des Pankreasgangsystems und induziert eine Verletzung der Acinuszellen und löst so die Entwicklung der Pankreatitis aus.

8.5.3.2 Alkoholkonsum

Der Altersgipfel der Entwicklung einer alkoholassoziierten akuten äthyltoxischen Pankreatitis liegt bei Männern bei 35–44 Jahren und bei Frauen bei 25–34 Jahren. Es wird vermutet, dass ein Alkoholkonsum zwischen 50 und 80 g pro Tag die Pankreaszellen schädigt, wobei es naturgemäß erhebliche individuelle Unterschiede gibt. Die Verbindung zwischen Alkoholkonsum und der Auslösung einer akuten Pankreatitis ist epidemiologisch eindeutig belegt. Allerdings erleidet nur eine Minderheit der Alkoholiker in ihrem Leben eine akute Pankreatitis. Das impliziert, dass Alkohol in den seltensten Fällen alleinige Ursache für eine akute äthyltoxische Pankreatitis ist und Kofaktoren wie fettreiche Diät, infektiöse Agenzien oder Nikotinkonsum erforderlich sind. Durch Ethanol und dessen Abbauprodukte kommt es in der Bauchspeicheldrüse zu einem komplexen Wandel in der zellulären Homöostase mit erhöhtem intrazellulärem Kalziumlevel, Schädigung des endoplasmatisches Retikulums, Anstieg der Permeabilität der Mitochondrienmembran, gesteigerter Autophagie der Zellen und Aktivierung von lysomalen pankreatischen Verdauungsenzymen.

8.5.3.3 Hypertriglyzeridämie

In etwa 10 % der Fälle ist eine akute Pankreatitis mit einer Erhöhung der Triglyzeride verbunden. Häufig ist dies das erste Zeichen einer über Jahre bestehenden Hypertriglyzeridämie, die bis dahin keine Symptome verursacht hatte. Es wird vermutet, dass die erhöhten Plasmalevel der Triglyzeride und Chylomikronen zu einer relevanten Erhöhung der Blutviskosität führen und damit die lokale Ischämie im Pankreasgewebe fördern.

8.5.3.4 Post-ERCP-Pankreatitis

Eine akute Pankreatitis ist eine gefürchtete Komplikation der ERCP (endoskopische retrograde Cholangiopankreatikografie). Sie tritt in etwa 5 % der Untersuchungen als schwere Komplikation auf und ist für etwa 0,5 % der Fälle einer akuten Pankreatitis verantwortlich. Die Ursachen für eine Post-ERCP-Pankreatitis sind multifaktoriell und unter anderem abhängig von Geschlecht, Alter und anatomischen Gegebenheiten des Patienten und auch vom Untersucher. Durch einen erhöhten Druck während der Injektion des Kontrastmittels in den Pankreasgang kann es zu einer Aktivierung der Verdauungsenzyme kommen, welche die pankreatische Autodigestion triggern und eine lokale Inflammationsreaktion hervorrufen.

8.5.3.5 Trauma

Im Rahmen eines stumpfen Bauchtraumas kann es in seltenen Fällen zu einer traumatischen Läsion des Pankreas kommen. Solche Läsionen sind bildgebend häufig schwer zu erkennen oder werden initial im Rahmen eines Polytraumas im Polytrauma-CT übersehen. Durch traumatische Schädigung kann es zu Fissuren, Lazerationen oder Gangbrüchen kommen, welche in der Folge für die Entwicklung einer akuten posttraumatischen Pankreatitis ursächlich sein können.

8.5.3.6 Seltene Ursachen

Unter den seltenen Ursachen einer akuten Pankreatitis sind vor allem die unerwünschten Nebenwirkungen von diversen Medikamenten, Infektionserkrankungen (Coxsackie-Virus, Mumps, HIV etc.), Autoimmunerkrankungen (systemischer Lupus erythematodes, Sjörgren-Syndrom) und der Alpha-1-Antitrypsin-Mangel hervorzuheben (Weiss 2019).

8.5.4 Klinik

Die typischen, aber nicht pathognomonischen Beschwerden sind plötzlich einsetzende, schwerste anhaltende Oberbauchschmerzen, oft mit einem gürtelförmigen Charakter und Ausstrahlung in den Rücken. Zusätzlich können ein paralytischer (Sub-)Ileus, Fieber, Tachykardie und Bewusstseinsstörungen auftreten. Selten tritt das prognostisch ungünstige Grey-Turner- oder das Cullen-Zeichen mit einer bläulich-livden Verfärbung der Haut periumbilikal und an den Flanken auf (Tuennemann 2014).

8.5.5 Diagnose

Die Diagnose "akute Pankreatitis" kann als gesichert gelten, wenn zwei der drei Kriterien Oberbauchschmerz, mehr als 3fach über der Norm erhöhter Wert der Serumlipase oder -amylase und bildmorphologische Zeichen der Pankreatitis vorliegen (Lankisch 2015; Tuennemann 2014).

Zur Abklärung einer akuten Pankreatitis gehört neben den zur Diagnosestellung erforderlichen Erhebungen die Suche nach den oben genannten Ursachen.

8.5.5.1 Bildgebung

Bildgebende Verfahren können insbesondere dann zur Sicherung der Diagnose einer Pankreatitis beitragen, wenn bei typischer Klinik entsprechende Laborbefunde fehlen oder im Zweifel weitere Differenzialdiagnosen abgeklärt werden müssen. Die Abdomensonografie ist zunächst das Verfahren der Wahl.

Die Abdomensonografie ist zur Diagnostik von Gallensteinen essenzieller Bestandteil der initialen Untersuchung. Können mittels transkutaner Sonografie keine Choledocholithiasis oder indirekte Zeichen einer extrahepatischen Cholestase (DHC-Erweiterung >8 mm, Darstellung erweiterter intrahepatischer Gallengänge als „Doppelflintenphänomen") nachgewiesen werden, sollte eine Endosonografie erfolgen. Alternativ kann auch eine MRT-Cholangiopankreatikografie (MRCP) durchgeführt werden, welche jedoch weniger sensitiv für unter 5 mm große Konkremente ist. Eine CT oder MRT (ggf. als MRCP) wird empfohlen, wenn eine diagnostische Unsicherheit besteht oder nach Ausschluss einer Choledocholithiasis eine weitere Ursachensuche erforderlich ist. Eine Abschätzung des Schweregrades einer Pankreatitis kann nach dem CT Severity Score erfolgen. Sie ist aber frühestens nach 3 bis 4 Tagen sinnvoll, da sich Nekrosen erst dann hinlänglich demarkieren. Für die Durchführung einer Routine-CT zu Beginn der Diagnostik fehlt jegliche Evidenz.

Zeigt sich im Verlauf eine nekrotisierende Pankreatitis, so sind nach der neuen Atlanta-Klassifikation in der CT drei Formen zu unterscheiden:

1. Pankreas-Parenchymnekrose mit peripankreatischer Nekrose,
2. alleinige Pankreas-Parenchymnekrose und
3. alleinige peripankreatische Nekrose.

Bei den Flüssigkeitsansammlungen mit oder ohne Nekrose wird unterschieden, ob diese früh (<4 Wochen) oder spät (>4 Wochen) auftreten. Bei frühem Auftreten wird die akute peripankreatische Flüssigkeit von einer akuten nekrotischen Ansammlung unterschieden. Bei spätem Auftreten wird die Pankreaspseudozyste von einer Nekrose mit ausgebildetem „Randwall", der sogenannten WON („walled-off necrosis"), unterschieden.

8.5.5.2 Schweregrade

Patienten, die sich innerhalb von 24 h nach Beginn der Schmerzen beim Arzt vorstellen, entwickeln eher eine nekrotisierende Pankreatitis als eine ödematöse Pankreatitis. Neben der Einteilung nach morphologischen Kriterien in eine ödematöse Pankreatitis oder nekrotisierende Pankreatitis erfolgt die Einteilung nach der aktuellen Atlanta-Klassifikation in Schweregrade.

> **Schweregrade der akuten Pankreatitis nach Atlanta-Klassifikation**
> – **Leichte akute Pankreatitis:** ohne Organversagen und ohne lokale oder systemische Komplikationen
> – **Mittelschwere akute Pankreatitis:** mit vorübergehendem Organversagen (<48 h) oder mit lokalen oder systemischen Komplikationen
> – **Schwere akute Pankreatitis:** anhaltendes (>48 h), ein oder mehrere Organe betreffendes Organversagen

Bei schwerem Verlauf kann es bereits innerhalb von wenigen Tagen im Rahmen des SIRS zum Tod durch Multiorganversagen kommen. Ein zweiter Letalitätsgipfel besteht nach 2 Wochen, wenn durch Superinfektion eine erneute Inflammation ausgelöst wird.

Verschiedene Scoring-Systeme wurde in den letzten Jahrzehnten entwickelt, um die Schwere der akuten Pankreatitis und die Prognose abschätzen zu können. Der Ranson-Score ist nur für die ersten 48 h validiert (Tab. 8.10). Der APACHE-II-Score kann zwar zu jedem Zeitpunkt (ggf. mithilfe eines internetbasierten Tools) erhoben werden, ist aber nicht spezifisch für die akute Pankreatitis. Diese Scores sind im klinischen Alltag meist sehr aufwendig zu erheben (Valverde-Lopez 2017).

Eine frühe Abschätzung des klinischen Verlaufes ist anhand von einzelnen Laborparametern in der Regel nicht möglich. In der Praxis ist das C-reaktive Protein (CRP) anderen Entzündungsparametern nicht unterlegen, und ein Wert über 150 mg/l nach 36–48 h deutet auf eine mögliche nekrotisierende Pankreatitis hin.

Auch der Hämatokrit und der Blutzuckerwert können zur Prognoseabschätzung herangezogen werden, und eine nekrotisierende Pankreatitis ist bei normalen Werten nicht wahrscheinlich. Eine Erhöhung des Hämatokrits auf >43 % bei Männern bzw. >39,6 % bei Frauen und ein Blutzuckerwert >6,9 mmol/l (>125 mg/dl) gelten demgegenüber allerdings als kritisch.

8.5.5.3 Organversagen
Zur Beurteilung eines Organversagens werden insbesondere das respiratorische System, das Herz-Kreislauf-System und die Nierenfunktion entsprechend dem modifizierten Marshall-Score (Tab. 8.11) evaluiert (Abu Omar 2019). Ein Organversagen besteht bereits bei leichtgradiger Einschränkung zweier Systeme (z. B. systolischer Blutdruck <90 mmHg und paO2 <85 mmHg) oder höhergradiger Einschränkung eines Systems (z. B. Kreatinin >170 µmol/l).

8.5.6 Therapie

8.5.6.1 Intensivmedizin

▶ Ein Patient mit akuter Pankreatitis bedarf initial meist einer differenzierten intensivmedizinischen Therapie.

Im Rahmen der akuten Pankreatitis ist eine intravaskuläre Hypovolämie mit dem Risiko einer verminderten Organperfusion in der Frühphase sehr häufig zu beobachten, und der echte Flüssigkeitsbedarf wird oft durch Ödeme, Aszites oder ausgedehnte Pleuraergüsse unterschätzt. Es muss eine frühzeitige aggressive Volumengabe in den ersten 24–48 h erfolgen. Nachfolgend muss auf das steigende Risiko eines abdominellen Kompartmentsyndroms und die Notwendigkeit zur Intubation geachtet werden.

Für die Flüssigkeitszufuhr bei der akuten Pankreatitis wird Ringer-Laktat empfohlen. Zu Beginn wird eine Volumenrate von 5–10 ml/kg/h angestrebt, bis ein Ansprechen auf die Volumengabe erreicht wird. Der Volumenbedarf sollte zu Beginn häufig reevaluiert werden. Meistens reichen insgesamt 2500–4000 ml Infusionslösung innerhalb der ersten 24 h aus. Bei der Festlegung der Infusionsgeschwindig-

Tab. 8.10 Ranson-Score. Bei mehr als 2 Punkten kann eine schwere Verlaufsform erwartet werden

	Punkte
5 Parameter bestimmt zu Beginn der Behandlung	
Alter >55 Jahre	1
Leukozyten >16.000/µl	1
Glukose >200 mg/dl (11,1 mmol/l)	1
LDH >350 U/l	1
AST >250 U/l	1
6 Parameter bestimmt innerhalb der nächsten 48 h	
Harnstoff-Stickstoff-Anstieg um mehr als 1,8 mmol/l (5 mg/dl) trotz Volumentherapie	1
Serum-Kalzium <8 mg/dl (2 mmol/l)	1
pO2 <60 mmHg	1
Basendefizit >4 meq/l	1
Flüssigkeitssequestration >6 l	1
Abfall des Hämatokrits >10 % (durch initiale „Überwässerung") – Wertung als Verschlechterung der Prognose	1

keit müssen Alter und Begleiterkrankungen wie z. B. eine Herzinsuffizienz berücksichtigt werden (Warndorf 2011).

Die Volumengabe kann durch die Bestimmung des Hämatokrits (Ziel: 35–44 %), der Herzfrequenz (<120/min), des mittleren arteriellen Drucks (65–85 mmHg) und über die Urinausscheidung (>0,5–1 ml/kg/h) gesteuert werden. Durch invasive Messungen im Rahmen der Intensivtherapie können die Zielwerte a) Variabilität des Schlagvolumens („stroke volume variation", SVV) und b) intrathorakales Blutvolumen (ITBV) erfasst werden. Diese Parameter sind im Gegensatz zum ZVD vom erhöhten intraabdominellen Druck (ggf. Blasendruckmessung) unbeeinflusst (Tenner 2013).

Für Laborparameter ist nicht nur die absolute Höhe ausschlaggebend, sondern auch die Entwicklung der Werte. Die Bestimmung von mehreren Parametern erleichtert die Abschätzung der erforderlichen Volumenzufuhr.

8.5.6.2 Enterale Ernährung

Es sollte bei der akuten Pankreatitis immer eine frühe enterale Ernährung angestrebt werden, da sie den Krankheitsverlauf günstig beeinflusst. Bei milder Pankreatitis kann diese zügig oral erfolgen. Bei schweren Verlaufsformen ist idealerweise die Anlage eine nasojejunalen Sonde angezeigt. Die enterale Ernährung ist wahrscheinlich nicht nur in Bezug auf den Energiehaushalt, sondern besonders bezüglich der Aufrechterhaltung der Darmbarrierefunktion von Bedeutung (Teich und Mössner 2010).

8.5.6.3 Antibiotische Therapie

Eine kalkulierte Antibiotikatherapie sollte zu Beginn der Behandlung nicht begonnen werden. Bei V.a. nekrotisierende Pankreatitis muss bei Hinweis auf infizierte Nekrosen eine CT-gestützte Feinnadelaspiration zur mikrobiologischen Untersuchung und Keimdifferenzierung erfolgen. Bei entsprechendem Keimnachweis kann dann gezielt antibiotisch behandelt werden.

8.5.6.4 Chirurgische Therapie

In der Frühphase muss engmaschig auf die Entwicklung eines abdominellen Kompartmentsyndroms geachtete werden. Eventuell ist eine wiederholte Messung des Blasendruckes (kritisch ab 20 mmHg und vor allem ein Anstieg im Verlauf) sinnvoll. Liegt ein Kompartmentsyndrom vor, müssen umgehend eine Laparotomie und die Einlage eines intraabdominellen Vakuumverbandes zur Druckentlastung erfolgen. Das Retroperitoneum sollte dabei nicht eröffnet werden.

Bei der Entwicklung von ggf. infizierten Nekrosen sollte möglichst spät (nach >4 Wochen) die Nekrosektomie im Sinne des „Step-up Approach" geplant werden (da Costa 2014). Dies sollte entweder als wiederholte retroperitoneale transkutane Nekrosektomie und Spülung über eine initial CT-gestützt eingebrachte Drainage oder endoskopisch transgastrisch in wiederholten Prozeduren (z. B. alle 48–72 h), erfolgen. Das Ziel ist, einen transabdominellen Zugang möglichst zu vermeiden (van Brunschot 2018; van Grinsven 2016).

8.5.7 Komplikationen und Folgezustände

Die folgende Übersicht nennt die Vielzahl an Komplikationen, welche sich im Rahmen einer akuten Pankreatitis einstellen können. Insbesondere die Arrosionsblutungen und das abdominelle Kompartmentsyndrom bedürfen einer umgehenden interventionellen radiologischen oder chirurgischen Behandlung. Im Verlauf auftretende Pankreaspseudozysten oder WON werden heutzutage in der Regel endoskopisch-interventionell durch (z. B.) transgastrische Drainagen behandelt (Aghdassi 2018; Braha und Tenner 2018). Eine Cholezystektomie sollte elektiv nach Überwindung der akuten biliären Pankreatitis erfolgen.

> **Komplikationen der akuten Pankreatitis**
> - **Pankreatisch**
>   - Nekrosen, Abszesse, Pseudozysten mit/ohne Infektion
> - **Extrapankreatisch**

Tab. 8.11 Modifizierter Marshall-Score nach Omar et al. (2019)

Organsystem/Punktwert	0	1	2	3	5
Respiration (PaO_2/FiO_2)	>400	301–400	201–300	101–200	<101
Nierenfunktion	Normales Kreatinine	Kreatinine absoluter Anstieg >0,3 mg/dl oder <1,5–2 × über Normwert	Kreatinine Anstieg >2–3 × >Normwert	Kreatinine Anstieg >3 × >Normwert, oder <4,0 mg/dl mit akutem Anstieg <0,5 mg/dl	–
Kardiovaskuläres System Systolischer Blutdruck	<90 mmHg	<90 mmHg, mit Ansprechen auf Volumen	<90 mmHg ohne Ansprechen auf Volumen	<90 mmHg, pH <7,3	<90 mmHg, pH <7,2

- Lokal Stenose der benachbarten Hohlorgane (Ductus choledochus, Duodenum und Kolon)
  Hohlorganarrosionen (meist Kolonfisteln)
  Gastrointestinale Blutung durch Arrosionen
  Ösophagusvarizen als Folge von Milzvenen- oder Pfortaderthrombosen
- **Dünndarm**
  - Passagerer paralytischer Ileus bei akuter Pankreatitis nahezu obligat
  Dünndarminfarkte als Folge der peripankreatischen Nekrotisierungen
- **Milzkomplikationen**
  - Arrosion der Milzgefäße
  Milzinfarkt/-hämatom: zusätzliche Schmerzsymptomatik
  Milzvenenthrombose, eventuell Ösophagus- und Fundusvarizenbildung und Blutung
- **Systemisch**
  - Systemisches inflammatorisches Response-Syndrom (SIRS) durch intravasalen Volumenmangel und vasoaktive Mediatoren
  - Respiratorische Insuffizienz durch Hypoventilation, bedingt durch schmerzhafte Abwehrspannung des Abdomens und/oder Pleuraergüsse
  - Nierenversagen durch Hypovolämie
  - Kardiale Komplikationen, selten Perikarderguss

8.6 Clostridioides-difficile-Colitis

Rainer Isenmann

8.6.1 Einführung

Die Prävalenz von *Clostridium-difficile*-Infektionen (CDI) als Folge einer systemischen Antibiotikatherapie hat in den letzten Jahren deutlich zugenommen. Resistente Stämme bereiten zunehmend Probleme. *Clostridioides difficile* (früher *Clostridium difficile*) ist die Hauptursache von in der Klinik erworbenen Durchfällen. Schätzungen zufolge sind rund 1 % aller Krankenhauspatienten betroffen, die Mortalität einer *C.-difficile*-Infektion beträgt bei alten polymorbiden Patienten bis zu 25 % (McGlone et al. 2012). Inzidenz und Schwere der *C.-difficile*-Infektionen steigen sowohl in Deutschland als auch weltweit (Lübbert et al. 2018).

8.6.2 Erreger

Bei *C. difficile* handelt es sich um ein gramnegatives, sporenbildendes Bakterium, welches obligat anaerob wächst. Es wurde bereits in den 1930er-Jahren erstmals beschrieben. Die Fähigkeit zur Sporenbildung macht *C. difficile* unempfindlich gegen verschiedene chemische Substanzen inkl. einiger Desinfektionsmittel und gegen Wärme und Austrocknung.

Als Erreger von Durchfallerkrankungen insbesondere der antibiotikaassoziierten pseudomembranösen Colitis wurde *C. difficile* erstmals in den 1970er-Jahren identifiziert.

Clostridioides difficile kommt ubiquitär in unserer Umwelt und im Darmtrakt von Mensch und Tier vor. Interessanterweise gelingt der Erregernachweis regelhaft aus dem Darm von Kleinkindern, aber auch selten aus der Darmflora von Erwachsenen. Keimträger sind in aller Regel asymptomatisch.

8.6.3 Ätiopathogenese

Nach oraler Aufnahme von *C. difficile* bzw. deren Sporen wird durch Gallensäuren und andere Faktoren das Wachstum toxinbildender Bakterien induziert. Dieses Wachstum wird begünstigt durch Veränderungen der intestinalen Flora, z. B. nach einer Antibiotikabehandlung, oder durch Störungen der Immunabwehr etwa bei immunkompromittierten Patienten. Die beiden von C. *difficile* produzierten Toxine A (Enterotoxin) und B (Zytotoxin) verursachen unter den genannten Umständen Durchfälle bis hin zum Vollbild einer pseudomembranösen Kolitis (Lübbert et al. 2014).

Ca. 15–20 % aller antibiotikaassoziierten Durchfallerkrankungen und 95 % aller pseudomembranösen Kolitiden sind durch Infektionen mit *C. difficile* verursacht.

Besonders problematisch sind hypervirulente Stämme vom Ribotyp 027, die häufig für Outbreaks und Epidemien verantwortlich sind. Sie produzieren das binäre Toxin CDT und zeigen eine erhöhte Produktion der Toxine A und B.

8.6.4 Definition der *Clostridioides-difficile*-Infektion

Nach der Definition des Robert Koch-Instituts (RKI) liegt eine *Clostridioides-difficile*-Infektion (CDI) dann vor, wenn eines oder mehrere der folgenden Kriterien erfüllt sind:

- Durchfall oder toxisches Megakolon **und** Nachweis von *C.-difficile*-Toxin A und/oder B **oder** kultureller Nachweis von toxinproduzierenden *C. difficile* im Stuhl,
- endoskopischer Nachweis einer pseudomembranösen Kolitis,
- histopathologischer Nachweis einer *C.-difficile*-Infektion mit oder ohne Durchfall im endoskopischen, chirurgischen oder autoptischen Kolonpräparat.

Hiervon abzugrenzen ist die **schwere CDI**, für die in der Literatur unterschiedliche Definitionen existieren. Im englischen Schrifttum ist eine schwere CDI definiert durch eine Leukozytose >15.000/µl, eine Hypalbuminämie oder eine Kreatininerhöhung (IDSA, Ärzteblatt). Das Robert Koch-Institut definiert eine CDI als schwer, wenn ein Patient mit ambulant erworbener CDI zu deren Behandlung stationär aufgenommen werden muss oder wenn eine Behandlung auf Intensivstation oder ein chirurgischer Eingriff erfolgen muss oder der Erkrankte innerhalb von 30 Tagen nach Diagnosestellung an den Folgen der CDI verstirbt.

In der IDSA-Leitlinie existiert zusätzlich noch die Definition einer **fulminanten CDI**, die durch Kreislaufinstabilität, Ileus oder Megakolon definiert ist.

8.6.5 Symptomatik

Die symptomatische CDI kann sehr unterschiedliche Symptome bieten, von einer Mukosairritation mit mildem Verlauf bis hin zum klassischen Bild einer pseudomembranösen Kolitis mit rezidivierenden, wässrigen und faulig riechenden Durchfällen. Weitere klinische Symptome wie Blutbeimengungen, Abdominalschmerzen und Fieber sind bei 20–30 % der Patienten und damit vergleichsweise selten vorhanden. Ähnliches gilt für Laborveränderungen wie eine Leukozytose, die bei der Hälfte der Patienten fehlt. Schwere Verläufe gehen mit einer Exzikose, Hypalbuminämie und einem Eiweißverlustsyndrom einher.

Um andere Durchfallerkrankungen differenzialdiagnostisch abgrenzen und eine zeitnahe Diagnostik einleiten zu können, ist die sorgfältige Anamneseerhebung unter Berücksichtigung der Hauptrisikofaktoren (vorangegangene Antibiotikatherapie, Hospitalisierungen etc.) obligat.

8.6.6 Diagnosestellung

Bei der Diagnostik einer CDI ist zu bedenken, dass der Erreger- oder Toxinnachweis bei asymptomatischen Patienten keine Bedeutung hat und die asymptomatische Kolonisation von der symptomatischen CDI abgegrenzt werden muss.

Voraussetzung für die Einleitung einer entsprechenden Diagnostik sind die klinischen Symptome einer CDI in Kombination mit einer entsprechenden Risikoexposition, Antibiotikaeinnahme innerhalb der letzten 60 Tage und Risikogruppen (Alter, Immunsuppression, schwere Grunderkrankungen und Ähnliches).

Außerdem ist nach den gängigen Leitlinien jede Diarrhoe über mehr als 3 Tage ohne Nachweis eines bekannten Erregers Anlass, die *C.-difficile*-Diagnostik einzuleiten.

Die wissenschaftliche Diskussion bezüglich des besten diagnostischen Tests ist nicht abgeschlossen. Deshalb gibt z. B. die Infectious Diseases Society of America (IDSA) in ihren aktuellen Leitlinien zur Diagnostik der CDI nur Empfehlungen, die als „weak recommendation, low quality of evidence" eingestuft werden (McDonald et al. 2018). Ein einheitlicher Standard bzw. Algorithmus in der CDI-Diagnostik existiert aktuell noch nicht. Die Kombination verschiedener Tests im Sinne von Screening und Bestätigung wird empfohlen.

Das RKI empfiehlt für den Nachweis von Toxin A und B als initialen und rasch durchführbaren Test einen der kommerziellen Enzymimmunoassays (EIA), die binnen weniger Stunden Ergebnisse liefern. Sie sind allerdings wenig sensitiv und erfordern daher die Testung mehrerer Proben, falls das initiale Ergebnis bei starkem CDI-Verdacht negativ ausfällt.

Gleichfalls in der Initialdiagnostik gebräuchlich sind sog. Glutamat-Dehydrogenase-Enzymimmunoassays (GDH-EIA). Sie sind aufgrund ihrer raschen Durchführbarkeit als Screeningverfahren geeignet. Allerdings ist ihre Spezifität gering, da sie auch toxinnegative *C.-difficile*-Stämme und andere Clostridienspezies nachweisen. Ein negativer Test eignet sich als negatives Screeningergebnis, allerdings fordert ein positives Ergebnis die Durchführung von Bestätigungstests für eine toxigene Infektion.

Genomnachweise der Toxingene gelingen innerhalb wenigen Stunden mit Nukleinsäure-Amplifikationstests (NAAT). Diese Tests eignen sich nicht als Suchtests, da sie auch asymptomatische *C.-difficile*-Träger detektieren; als Bestätigungstest für eine toxigene Infektion sind sie jedoch geeignet. Im von der IDSA empfohlenen diagnostischen Algorithmus spielt die Kombination von GDH und NAAT eine entscheidende Rolle, und auch in anderen Leitlinien wird der NAAT als rasch durchzuführender Screeningtest empfohlen (WSES).

Goldstandard für die Toxindiagnostik ist der Zytotoxizitätstest als zellkulturbasiertes Verfahren, der allerdings sehr zeit- und arbeitsaufwendig ist und deshalb nicht standardmäßig und flächenhaft etabliert ist.

Die empfindlichste, aber auch zeitaufwendigste Methode zum Nachweis von *C. difficile* ist die Anzucht auf Selektivagar. Da auch *C.-difficile*-Stämme wachsen, die kein Toxin bilden, muss in einem zweiten Test der Toxinnachweis folgen. Wenn diese Nachweise auch sehr zeitkonsumierend sind, so sind sie unerlässlich, wenn eine Erregertypisierung oder Antibiotikaempfindlichkeitstestung erforderlich ist. Dies gilt für Patienten mit einer schwer verlaufenden CDI oder mit CDI-Rückfällen ebenso wie bei der Abklärung von CDI-Ausbrüchen.

Der endoskopische Nachweis von Pseudomembranen durch eine Sigmoidoskopie ist die schnellste Möglichkeit, bei schwerst kranken Patienten die Diagnose einer pseudomembranösen Kolitis zu stellen. In solchen Fällen sollte ohne weitere Zeitverzögerung mit einer antibakteriellen Therapie begonnen werden, auch wenn der mikrobiologische Nachweis von *C. difficile* noch nicht vorliegt.

▶ Bei schwer kranken Patienten ermöglicht eine Sigmoidoskopie die schnelle Diagnosestellung.

8.6.7 Risikofaktoren für das Auftreten einer *C.-difficile*-Infektion

Im Wesentlichen existieren drei Kategorien von Risikofaktoren, die das Auftreten einer *C.-difficile*-Infektion begünstigen: Patientenfaktoren (Immunstatus, Komorbidität), Exposition von *C.-difficile*-Sporen und Faktoren, die die normale Kolonflora beeinflussen (Antibiotika, H2-Blocker, chirurgische Eingriffe) (Sartelli et al. 2019).

8.6.7.1 Antibiotika
Jede Antibiotikatherapie (und sei es auch nur einen einmalige Gabe) birgt das Risiko einer Infektion mit *C. difficile* (Yee J et al. 1991). Von den gängigen Antibiotika sind Clindamycin, Dritt-Generations-Cephalosporine, Penicilline und Fluorchinolone mit dem höchsten Risiko assoziiert, während Makrolide, Sulfonamide und Tetracycline ein vergleichsweise geringes Risiko bergen.

Dies gilt auch für die perioperative Antibiotikagabe. Selbst die Single-Shot-Prophylaxe ist ein Risikofaktor für eine *C.-difficile*-Infektion. Wird sie postoperativ fortgesetzt, erhöht sich das Risiko einer Infektion mit *C. difficile* signifikant. Es verdoppelt sich bei einer Gabe über mehr als 48 h postoperativ und verdreifacht sich, wenn die Antibiotikamedikation über mehr als 72 h postoperativ beibehalten wird (Branch-Elliman et al. 2019). Sog. Antibiotic-Stewardship-Programme reduzieren das Auftreten von clostridienassoziierten Diarrhöen signifikant (McDonald et al. 2018).

▶ Hauptursache der CDI ist die Therapie mit Antibiotika.

8.6.7.2 H2-Blocker

Sowohl Histamin-H2-Blocker als auch Protonenpumpenhemmer (PPI) können zu einer *C.-difficile*-Infektion führen. Dies ist durch zahlreich kontrollierte Studien und Metaanalysen belegt. Unter dieser Voraussetzung ist die generalisierte Gabe eines H2-Blockers/PPI an chirurgische Patienten kritisch zu hinterfragen, insbesondere bei Patienten mit einem hohen CDI-Risiko (Sartelli et al. 2019).

8.6.7.3 Weitere Risikofaktoren

Prinzipiell sind alle Faktoren, die das intestinale Mikrobiom beeinflussen, als Risikofaktoren für eine CDI-Infektion anzusehen. Bei einigen Faktoren ist der Zusammenhang wissenschaftlich bewiesen, bei anderen ist er naheliegend bzw. zu vermuten. Dazu gehören u. a. das Vorhandensein einer nasogastrischen Sonde, chronisch entzündliche Darmerkrankungen und Adipositas.

8.6.8 Übertragung

Die Infektion erfolgt durch orale Aufnahme von Bakterien oder deren Sporen, die von symptomatischen Patienten in großen Mengen ausgeschieden werden und die sich durch konventionelle alkoholische Desinfektionsmittel nicht inaktivieren lassen. Sie können übertragen werden durch direkten oder indirekten Kontakt mit dem infizierten Patienten, durch kontaminierte Oberflächen oder durch medizinisches Personal.

Die Dauer einer möglichen Inkubationszeit ist nur sehr schwer möglich, allerdings beträgt der zeitliche Abstand zwischen einer Antibiotikatherapie als möglichem Auslöser und dem Beginn der Symptomatik in der Regel nur wenige Tage.

Patienten mit einer CDI müssen durch Einzelzimmer- bzw. Kohortenisolierung mit eigener Nasszelle isoliert werden. Kittel- und Handschuhpflege sind ebenso obligat wie die Verwendung sporozoider Desinfektionsmaßnahmen.

Das Robert Koch-Institut empfiehlt die Fortführung der Isolierungsmaßnahmen für einen Zeitraum von 48 h nach Sistieren der Durchfälle. Hier ist zu berücksichtigen, dass es sich um eine pragmatische Empfehlung handelt, da bei bis zu 30 % der Patienten auch nach Sistieren der Durchfälle der Toxinnachweis positiv bleibt und auch asymptomatische Träger Sporen in geringer Menge ausscheiden können. Ob dies für die Ausbreitung der Infektion relevant ist, wurde bisher nicht ausreichend untersucht.

▶ Isolierungsmaßnahmen sollen nach Sistieren der Durchfälle für 48 h fortgeführt werden.

8.6.9 Meldepflicht

Erkrankung sowie der Tod an einer *Clostridium-difficile*-Infektion mit klinisch schwerem Verlauf sind nach der Verordnung zur Anpassung der Meldepflichten nach dem Infektionsschutzgesetz an die epidemische Lage (IfSG-Meldepflicht-Anpassungsverordnung) meldepflichtig und spätestens 24 h nach erlangter Kenntnis dem Gesundheitsamt zu melden.

8.6.10 Therapie

8.6.10.1 Antibiotische Therapie

Bei begründetem Verdacht auf bzw. bei nachgewiesener CDI ist es wichtig, die auslösende

Noxe (Antibiotika oder PPI) wenn möglich abzusetzen. Das Terminieren der Antibiotikabehandlung führt bei 15–25 % der Patienten innerhalb von 2–3 Tagen zum Sistieren der Durchfälle.

▶ Das Absetzen der Antibiotika führt bei einem Viertel der Patienten zum Sistieren der Durchfälle.

Eine antibiotische Behandlung der CDI ist indiziert bei einem schweren Verlauf, fortbestehenden Symptomen, vorhandener Komorbidität und der Notwendigkeit einer Fortführung der systemischen Antibiotikabehandlung.

Mittel der ersten Wahl ist orales Vancomycin (4 × 125 mg oral/Tag). Im englischen Schrifttum wird auch Fidaxomicin (2 × 200 mg oral/Tag) empfohlen. Die Therapiedauer sollte 10 Tage betragen.

Gemäß den Empfehlungen des RKI sollte Metronidazol (3 × 500 mg oral/Tag) bei Patienten mit nicht schwerem Verlauf bevorzugt werden, um die Selektion von vancomycinresistenten Stämmen zu vermeiden. Bei lebensbedrohlichen Verläufen wird die Kombination von Vancomycin und Metronidazol empfohlen.

Sollte die orale Gabe der Medikation nicht möglich sein, kann sie über enterale Sonden appliziert werden. Bei persistierendem Ileus ist es möglich, Vancomycin als rektalen Einlauf zu applizieren (500 mg Vancomycin in 100 ml physiologischer Kochsalzlösung, 4 × täglich). In solchen Fällen können zusätzlich 500 mg Metronidazol intravenös verabreicht werden (3 × täglich).

▶ Orales Vancomycin ist die Standardtherapie der CDI.

8.6.10.2 Chirurgische Therapie

Die chirurgische Therapie beschränkt sich auf fulminante Verlaufsformen mit therapierefraktärem Megakolon oder freier Perforation. Verfahren der Wahl ist die subtotale Kolektomie mit endständigem Ileostoma unter Belassung eines Rektumstumpfes. Limitierte Kolonresektionen sind problematisch, da am äußeren Aspekt des Darmes Ausmaß und Ausdehnung der intraluminalen Infektion nicht zu erkennen sind (Butala und Divino 2010).

Kolonerhaltende Eingriffe durch Anlage einer Diversionsileostomie evtl. in Kombination mit einem Kolostoma zur lokalen Vancomycinspülung sind mögliche Therapiealternativen.

Die Mortalität derartiger Eingriffe ist in Anbetracht des Risikoprofiles der Patienten und deren Komorbidität beträchtlich und liegt zwischen 30 % und 40 %.

8.6.10.3 Definition des Therapieerfolgs

Eine CDI ist dann erfolgreich therapiert, wenn die klinische Symptomatik sistiert. Mikrobiologische Kontrollen sind nicht indiziert.

8.6.10.4 Therapie des CDI-Rezidivs

CDI-Rezidive treten bei rund 10–20 % aller CDI-Patienten auf. Es gibt keine einheitlichen Empfehlungen zu deren Behandlung. Empfehlenswert ist es, im Falle einer Metronidazol-Vorbehandlung das Rezidiv der CDI mit Vancomycin zu therapieren. Sollte die Initialbehandlung mit Vancomycin erfolgt sein, kann dieses Antibiotikum laut Empfehlungen des RKI auch für die Therapie des Rezidivs verwendet werden. Alternativ erscheint allerdings der Einsatz von Fidaxomicin besser (McDonald et al. 2018). Die Verwendung von Vancomycin als „gepulste" Langzeittherapie (Schema siehe Tab. 8.12) ist gegenwärtig Gegenstand der wissenschaftlichen Diskussion und klinischen Evaluation (Sirbu et al. 2017), genauso wie die Stuhltransplantation (fäkaler Mikrobiotransfer, FMT) bzw. der Einsatz von Probiotika.

Der fäkale Mikrobiomtransfer (FMT) zeigt in der Therapie multipel rezidivierender CDI Behandlungserfolge von ≥ 90 %. Allerdings hat er in Deutschland zurzeit lediglich den Status eines individuellen Heilversuchs und kann damit nicht als Therapiestandard empfohlen werden (Lübbert et al. 2018).

Tab. 8.12 Therapieempfehlungen der IDSA und der Paul-Ehrlich-Gesellschaft (PEG) (modifiziert aus McDonald et al. 2018 und Mutters et al. 2018)

Erstinfektion		
Leichter Verlauf*	Antibiotikatherapie beenden, falls möglich	
	Vancomycin oral 4 × 125 mg täglich für 10 Tage	
	Fidaxomicin oral 2 × 200 mg täglich für 10 Tage	
	Alternativ: Metronidazol oral 3 × 500 mg täglich für 10 Tage	
Schwerer Verlauf*	Vancomycin oral 4 × 125 mg täglich für 10 Tage	
	Fidaxomicin oral 2 × 200 mg täglich für 10 Tage	
Fulminanter Verlauf*	Vancomycin oral 4 × 500 mg Zusätzlich: Metronidazol intravenös. 3 × 500 mg	
	Bei Ileus/Megakolon: Vancomycin rektal plus Metronidazol intravenös	
CDI-Rezidiv		
	Vancomycin oral 4 × 125 mg täglich für 10 Tage, falls Metronidazol zur Behandlung der ersten Episode verwendet wurde	
	Fidaxomicin oral 2 × 200 mg täglich für 10 Tage, falls Vancomycin zur Behandlung der ersten Episode verwendet wurde. Mittel der Wahl beim zweiten Rezidiv	
	„Gepulste" Langzeitbehandlung mit Vancomycin 125 mg 4 × tgl für 10–14 Tage 125 mg 2 × tgl für 1 Woche 125 mg 1 × tgl für 1 Woche 125 mg 1 × tgl jeden 2. oder 3. Tag für 2–8 Wochen	

*Definition siehe Text

Literatur

Abu Omar Y (2019) Revised Marshall Score: A New Approach to Stratifying the Severity of Acute Pancreatitis. Dig Dis Sci 64:3610–3615

Aghdassi A et al (2018) Endoscopic management of complications of acute pancreatitis: an update on the field. Expert Rev Gastroenterol Hepatol 12:1207–1218

Agresta F, Ansaloni L, Baiocchi GL, Bergamini C, Campanile FC, Carlucci M et al (2012) 2012) Laparoscopic approach to acute abdomen from the Consensus Development Conference of the Societá Italiana di Chirurgia Endoscopica e nuove tecnologie (SICE), Associazione Chirurghi Ospedalieri Italiani (ACOI), Società Italiana di Chirurgia (SIC), Società die Chirurgia d´Urgenza e del Trauma (SICUT), Società Italiana di Chirurgia nell´Ospedalità Privata (SICOP), and the European Association for Endoscopic Surgery (EAES). Surg Endosc 26(8):2134–2164

Ahmed M, Diggory R (2011) The correlation between ultrasonography and histology in the search for gallstones. Ann R Coll Surg Engl 93:81–83

Alkofer B, Dufay C et al (2012) Are Pyogenic Liver Abscesses Still a Surgical Concern? A Western Experience. HPB Surg 2012(316):013

Arbeitsgemeinschaft der Wissenschaftlichen Medizinischen Fachgesellschaften (AWMF) (2019) S2k Leitlinie Kalkulierte parenterale Initialtherapie bakterieller Erkrankungen bei Erwachsenen –Update 2018. Bodmann KF, Grabein B, Kresken M (Hrsg). Verfügbar: http://www.awmf.org/uploads/tx_szleitlinien/082-006l_S2k_Parenterale_Antibiotika_2019-08.pdf

Au S, Aly EH (2019) Treatment of Uncomplicated Acute Diverticulitis Without Antibiotics: A Systematic Review and Meta-analysis. Dis Colon Rectum 62:1533–1547

Bächler P, Baladron MJ, Menias C, Beddings I, Loch R, Zalaquett E, Vargas M, Connolly S, Bhalla S, Huete Á (2016) Multimodality Imaging of Liver Infections: Differential Diagnosis and Potential Pitfalls. Radiographics 36(4):1001–23

Banz V, Gsponer T, Candinas D et al (2011) Population-based analysis of 4113 patients with acute cholecystitis: defining the optimal time-point for laparoscopic cholecystectomy. Ann Surg 254:964–970

Bettinger D, Martin D et al (2018) Treatment with Proton Pump Inhibitors Is Associated with Increased Mortality in Patients with Pyogenic Liver Abscess. Aliment Pharmacol Ther 47:801–808

Bhangu A et al (2015) Acute appendicitis: modern understanding of pathogenesis, diagnosis, and management. Lancet 386:1278–1287

Biondo S, Golda T, Kreisler E et al (2014) Outpatient versus hospitalization management for uncomplicated diverticulitis: a prospective, multicenter randomized clinical trial (DIVER Trial). Ann Surg 259:38–44

Bittner R (2004) The standard of laparoscopic cholecystectomy. Langenbecks Arch Surg 389:157–163

Bodmann KF, Grabein B (2010) Die Expertenkommission der Paul-Ehrlich-Gesellschaft für Chemotherapie e. V. Empfehlungen zur kalkulierten parenteralen Initialtherapie bakterieller Erkrankungen bei Erwachsenen – Update, (2010) Chemother. J 2010(19):179–225

Braha J, Tenner S (2018) Fluid Collections and Pseudocysts as a Complication of Acute Pancreatitis. Gastrointest Endosc Clin N Am 28:123–130

Branch-Elliman W, O'Brien W, Strymish J, Itani K, Wyatt C, Gupta K. Association of Duration and Type of Surgical Prophylaxis With Antimicrobial-Associated Adverse Events. JAMA Surg. 2019 Apr 24. doi: https://doi.org/10.1001/jamasurg.2019.0569. [Epub ahead of print].

Brook I, Frazier EH (2000) Aerobic and anaerobic microbiology in intra-abdominal infections associated with diverticulitis. J Med Microbiol 49:827–830

Buddingh KT, Nieuwenhuijs VB, van Buuren L et al (2011) Intraoperative assessment of biliary anatomy for prevention of bile duct injury: a review of current and future patient safety interventions. Surg Endosc 25:2449–2461

Butala P, Divino CM (2010) Surgical aspects of fulminant Clostridium difficile colitis. Am J Surg 200(1):131–135

Cai YL, Xiong XZ et al (2015) Percutaneous Needle Aspiration Versus Catheter Drainage in the Management of Liver Abscess: A Systematic Review and Meta-Analysis. HPB (Oxford) 17:195–201

Chabok A, Pahlman L, Hjern F et al (2012) Randomized clinical trial of antibiotics in acute uncomplicated diverticulitis. Br J Surg 99:532–539

Chavez-Tapia, N.C., Hernandez-Calleros, J., Tellez-Avila, F.I., Torre, A., Uribe, M. (2009) Image-Guided Percutaneous Procedure Plus Metronidazole Versus Metronidazole Alone for Uncomplicated Amoebic Liver Abscess. *Cochrane Database Syst Rev*, Cd004886.

Chemaly RF, Hall GS, Keys TF, Procop GW (2003) Microbiology of Liver Abscesses and the Predictive Value of Abscess Gram Stain and Associated Blood Cultures. Diagn Microbiol Infect Dis 46:245–248

Chen C, Chen PJ et al (1997) Clinical and Microbiological Features of Liver Abscess after Transarterial Embolization for Hepatocellular Carcinoma. Am J Gastroenterol 92:2257–2259

Chen CH, Wu SS, Chang HC, Chang YJ (2014) Initial Presentations and Final Outcomes of Primary Pyogenic Liver Abscess: A Cross-Sectional Study. BMC Gastroenterol 14:133

Chen YW, Chen YS et al (2002) A Pilot Study of Oral Fleroxacin Once Daily Compared with Conventional Therapy in Patients with Pyogenic Liver Abscess. J Microbiol Immunol Infect 35:179–183

da Costa DW et al (2014) Staged multidisciplinary step-up management for necrotizing pancreatitis. Br J Surg 101:65–79

da Costa DW et al (2016) Endoscopic sphincterotomy and cholecystectomy in acute biliary pancreatitis. Surgeon 14:99–108

Daniels L, Unlu C, De Korte N et al (2017) Randomized clinical trial of observational versus antibiotic treatment for a first episode of CT-proven uncomplicated acute diverticulitis. Br J Surg 104:52–61

Daskalakis K et al (2014) The use of pre- or postoperative antibiotics in surgery for appendicitis: a systematic review. Scand J Surg 103:14–20

Davis J, Mcdonald M (2018) Pyogenic Liver Abscess. In: *Uptodate* (Ed. by, UpToDate, Waltham, MA. Zugegriffen: 14 Okt. 2019

Desai M, Fathallah J, Nutalapati V et al (2019) Antibiotics Versus No Antibiotics for Acute Uncomplicated Diverticulitis: A Systematic Review and Meta-analysis. Dis Colon Rectum 62:1005–1012

Di Saverio S et al (2016) WSES Jerusalem guidelines for diagnosis and treatment of acute appendicitis. World J Emerg Surg 11:34

Durmishi Y, Gervaz P, Brandt D et al (2006) Results from percutaneous drainage of Hinchey stage II diverticulitis guided by computed tomography scan. Surg Endosc 20:1129–1133

Elagili F, Stocchi L, Ozuner G et al (2015) Antibiotics alone instead of percutaneous drainage as initial treatment of large diverticular abscess. Tech Coloproctol 19:97–103

Fang CT, Chuang YP, Shun CT, Chang SC, Wang JT (2004) A Novel Virulence Gene in Klebsiella Pneumoniae Strains Causing Primary Liver Abscess and Septic Metastatic Complications. J Exp Med 199:697–705

Fang CT, Lai SY et al (2007) Klebsiella Pneumoniae Genotype K1: An Emerging Pathogen That Causes Septic Ocular or Central Nervous System Complications from Pyogenic Liver Abscess. Clin Infect Dis 45:284–293

Festi D, Sottili S, Colecchia A et al (1999) Clinical manifestations of gallstone disease: evidence from the multicenter Italian study on cholelithiasis(MICOL). Hepatology 30:839–846

Flum DR (2015) Clinical practice. Acute appendicitis – appendectomy or the „antibiotics first" strategy. N Engl J Med 372:1937–1943

Gallo A, Ianiro G, Montalto M et al (2016) The Role of Biomarkers in Diverticular Disease. J Clin Gastroenterol 50 Suppl 1:S. 26–28.

Glenn F, Becker CG (1982) Acute acalculous cholecystitis. An increasing entity. Ann Surg 195(2):131–136

Götzky K, Landwehr P, Jähne J (2013) Epidemiologie und Klinik der akuten Cholezystitis. Chirurg 84:179–184

Gregersen R, Andresen K, Burcharth J et al (2016) Short-term mortality, readmission, and recurrence in treatment of acute diverticulitis with abscess formation: a nationwide register-based cohort study. Int J Colorectal Dis 31:983–990

Gutt C, Encke J, Köninger J. et. al., Acute cholecystitis. Early versus delayed cholecystectomy. A multicenter randomized trial (ACDC study, NCT00447304).

Gutt C, Jenssen C, Barreiros AP, Götze TO, Stokes CS, Jansen PL, Neubrand M, Lammert F. Aktualisierte S. 3-Leitlinie der Deutschen Gesellschaft für Gastroenterologie, Verdauungs- und Stoffwechselkrankheiten (DGVS) und der Deutschen Gesellschaft für Allgemein- und Viszeralchirurgie (DGAV) zur Prävention, Diagnostik und Behandlung von Gallensteinen. Z Gastroenterol 2018;56:912–966

Hoffmann M, Anthuber M (2019) Rationale Diagnostik der akuten Appendizitis. Chirurg 90:173–177

Huang YH, Chou SH et al (2018) Emergence of an Xdr and Carbapenemase-Producing Hypervirulent Klebsiella Pneumoniae Strain in Taiwan. J Antimicrob Chemother 73:2039–2046

Indar A, Beckingham I (2002) Acute cholecystitis. BMJ 325(7365):639–643

Isacson D, Thorisson A, Andreasson K et al (2015) Outpatient, non-antibiotic management in acute uncomplicated diverticulitis: a prospective study. Int J Colorectal Dis 30:1229–1234

Jones MW, Ferguson T (2020) Chronic cholecystitis; Treasure Island (FL): StatPearls Publishing LLC

Jun CH, Yoon JH et al (2015) Risk Factors and Clinical Outcomes for Spontaneous Rupture of Pyogenic Liver Abscess. J Dig Dis 16:31–36

Kabir SA et al (2017) How to diagnose an acutely inflamed appendix; a systematic review of the latest evidence. Int J Surg 40:155–162

Kafka-Ritsch R, Birkfellner F, Perathoner A et al (2012) Damage control surgery with abdominal vacuum and delayed bowel reconstruction in patients with perforated diverticulitis Hinchey III/IV. J Gastrointest Surg 16:1915–1922

Kaplan GG, Gregson DB, Laupland KB (2004) Population-Based Study of the Epidemiology of and the Risk Factors for Pyogenic Liver Abscess. Clin Gastroenterol Hepatol 2:1032–1038

Kim JY, Park SG, Kang HJ et al (2019) Prospective randomized clinical trial of uncomplicated right-sided colonic diverticulitis: antibiotics versus no antibiotics. Int J Colorectal Dis 34:1413–1420

Lachish T, Wieder-Finesod A, Schwartz E (2016) Amebic Liver Abscess in Israeli Travelers: A Retrospective Study. Am J Trop Med Hyg 94:1015–1019

Lambrichts DPV, Bolkenstein HE, Van Der Does D et al (2019) Multicentre study of non-surgical management of diverticulitis with abscess formation. Br J Surg 106:458–466

Lameris W, Van Randen A, Van Gulik TM et al (2010) A clinical decision rule to establish the diagnosis of acute diverticulitis at the emergency department. Dis Colon Rectum 53:896–904

Lankisch PG et al (2015) Acute pancreatitis. Lancet 386:85–96

Leder K, Weller PF (2018) Extraintestinal Entamoeba Histolytica Amebiasis. In: *Uptodate* (Ed by, UpToDate, Waltham, MA. Zugegriffen: 14 Okt. 2019

Lee H, Gachabayov M, Rojas A et al. (2020) Systematic review of failure of nonoperative management in complicated sigmoid diverticulitis with abscess. Langenbecks Arch Surg

Lee KT, Wong SR, Sheen PC (2001) Pyogenic Liver Abscess: An Audit of 10 Years' Experience and Analysis of Risk Factors. *Dig Surg,* 18:459–465; discussion 465-456

Lee NK, Kim S et al (2011) Ct Differentiation of Pyogenic Liver Abscesses Caused by Klebsiella Pneumoniae Vs Non-Klebsiella Pneumoniae. Br J Radiol 84:518–525

Leifeld L, Germer CT, Bohm S et al (2014) S2k guidelines diverticular disease/diverticulitis. Z Gastroenterol 52:663–710

Li W, Sun G et al (2014) Increasing Occurrence of Antimicrobial-Resistant Hypervirulent (Hypermucoviscous) Klebsiella Pneumoniae Isolates in China. Clin Infect Dis 58:225–232

Lin AC, Yeh DY et al (2009) Diagnosis of Pyogenic Liver Abscess by Abdominal Ultrasonography in the Emergency Department. Emerg Med J 26:273–275

Lin YT, Liu CJ, Yeh YC, Chen TJ, Fung CP (2013) Ampicillin and Amoxicillin Use and the Risk of Klebsiella Pneumoniae Liver Abscess in Taiwan. J Infect Dis 208:211–217

Livingston EH et al (2007) Disconnect between incidence of nonperforated and perforated appendicitis: implications for pathophysiology and management. Ann Surg 245:886–892

Lock JF, Galata C, Reissfelder C, Ritz JP, Schiedeck T, Germer CT (2020) The Indications for and Timing of Surgery for Diverticular Disease. Dtsch Arztebl Int 117(35–36):591–596

Lock JF, Reibetanz J, Germer CT (2018) Notfallmanagement der perforierten Sigmadivertikulitis und Blutung. Coloproctology 40:331–338

Lodhi S, Sarwari AR, Muzammil M, Salam A, Smego RA (2004) Features Distinguishing Amoebic from Pyogenic Liver Abscess: A Review of 577 Adult Cases. Trop Med Int Health 9:718–723

Lübbert C, John E, von Müller L (2014) Clostridium difficile infection – guideline-based diagnosis and treatment. Dtsch Arztebl Int 111:723–731. https://doi.org/10.3238/arztebl.2014.0723

Lübbert C, Lippmann N, von Braun A (2018) Neue Leitlinien und Daten zu Clostridium difficile – Was ändert sich? Dtsch med Wochenschr 143(11):787–792

Ma LC, Fang CT, Lee CZ, Shun CT, Wang JT (2005) Genomic Heterogeneity in Klebsiella Pneumoniae Strains Is Associated with Primary Pyogenic Liver Abscess and Metastatic Infection. J Infect Dis 192:117–128

Marshall JR, Buchwald PL, Gandhi J et al (2017) Laparoscopic Lavage in the Management of Hinchey Grade III Diverticulitis: A Systematic Review. Ann Surg 265:670–676

Mavilia MG, Molina M, Wu GY (2016) The Evolving Nature of Hepatic Abscess: A Review. J Clin Transl Hepatol 4:158–168

McDonald LC et al (2018) Clinical Practice Guidelines for Clostridium difficile Infection in Adults and Children: 2017 Update by the Infectious Diseases Society of America (IDSA) and Society for Healthcare Epidemiology of America (SHEA). Clin Infect Dis 66(7):987–994. https://doi.org/10.1093/cid/ciy149

McGlone SM, Bailey RR, Zimmer SM, Popovich MJ, Tian Y, Ufberg P, Muder RR, Lee BY (2012) The economic burden of Clostridium difficile. Clin Microbiol Infect 18(3):282–289

Meddings L, Myers RP et al (2010) A Population-Based Study of Pyogenic Liver Abscesses in the United States: Incidence, Mortality, and Temporal Trends. Am J Gastroenterol 105:117–124

Mischnik A, Kern WV, Thimme R (2017) Pyogenic Liver Abscess: Changes of Organisms and Consequences for Diagnosis and Therapy. Dtsch Med Wochenschr 142:1067–1074

Montravers P, Gauzit R, Muller C et al (1996) Emergence of antibiotic-resistant bacteria in cases of peritonitis after intraabdominal surgery affects the efficacy of empirical antimicrobial therapy. Clin Infect Dis 23:486–494

Montravers P, Tubach F, Lescot T et al (2018) Short-course antibiotic therapy for critically ill patients treated for postoperative intra-abdominal infection: the DURAPOP randomised clinical trial. Intensive Care Med 44:300–310

Mozer AB, Spaniolas K, Sippey ME et al (2017) Post-operative morbidity, but not mortality, is worsened by operative delay in septic diverticulitis. Int J Colorectal Dis 32:193–199

Mutters R, Walger P, Lübbet Ch. (2018) Bakterielle gastrointestinale Infektionen. In: Bodmann KF, Grabein B, Kresken M (Hrsg) Kalkulierte parenterale Initialtherapie bakterieller Erkrankungen bei Erwachsenen –Update 2018.

Myers E, Hurley M, O'Sullivan GC et al (2008) Laparoscopic peritoneal lavage for generalized peritonitis due to perforated diverticulitis. Br J Surg 95:97–101

Nespola B, Betz V et al (2015) First Case of Amebic Liver Abscess 22 Years after the First Occurrence. Parasite 22:20

Overby DW, Apelgren KN, Richardson W, Fanelli R, (2010) Society of American Gastrointestinal and Endoscopic Surgeons (SAGES). Guidelines for the clinical application of laparoscopic biliary tract surgery. Surg Endosc. 24(10):2368–86.

Pang TC, Fung T, Samra J, Hugh TJ, Smith RC (2011) Pyogenic Liver Abscess: An Audit of 10 Years' Experience. World J Gastroenterol 17:1622–1630

Partecke LI et al (2010) Unexpected findings on laparoscopy for suspected acute appendicitis: a pro for laparoscopic appendectomy as the standard procedure for acute appendicitis. Langenbecks Arch Surg 395:1069–1076

Partecke LI et al (2011) Comparison Among Different Closure Methods of the Appendicular Stump in Laparoscopic Appendectomy. Surg Technol Int. XXI 21:85–91

Partecke LI et al (2014) Moderne Therapie perityphlitischer Abszesse. Der Chirurg 85:622–627

Partecke LI et al (2013) Appendicopathy – a clinical and diagnostic dilemma. Int J Colorectal Dis 28:1081–1089

Penna M, Markar SR, Mackenzie H et al (2018) Laparoscopic Lavage Versus Primary Resection for Acute Perforated Diverticulitis: Review and Meta-analysis. Ann Surg 267:252–258

Peterson K, Singh U, Jh JJ, Petri WJ (2011) Enteric Amebiasis. In: Gerrant R, Walker D, Weller P (Hrsg) Tropical Infectious Diseases: Principles, Pathogens and Practice. Saunders Elsevier, Philadelphia, S 614–622

Pritt BS, Clark CG (2008) Amebiasis. Mayo Clin Proc 83:1154–1159; quiz 1159–1160

Rhodes A, Evans LE, Alhazzani W et al (2017) Surviving Sepsis Campaign: International Guidelines for Management of Sepsis and Septic Shock: 2016. Intensive Care Med 43:304–377

Ritz JP, Lehmann KS, Frericks B et al (2011) Outcome of patients with acute sigmoid diverticulitis: multivariate analysis of risk factors for free perforation. Surg 149:606–613

Robert Koch-Institut. RKI Ratgeber Clostridioides (früher Clostridium) difficile. https://www.rki.de, download am 12.6.2019

Sanabria A, Dominguez LC, Valdivieso E et al (2010) Antibiotic prophylaxis for patients undergoing elective laparoscopic cholecystectomy. Cochrane Database Syst Rev 2010 12:CD005265

Sartelli M et al (2018) Prospective Observational Study on acute Appendicitis Worldwide (POSAW). World J Emerg Surg 13:19

Sartelli M et al (2019) update of the WSES guidelines for management of Clostridioides (Clostridium) difficile infection in surgical patients. World J Emerg Surg. 2019 Feb 28;14:8. doi: https://doi.org/10.1186/s13017-019-0228-3. eCollection 2019

Sawyer RG et al (2015) Trial of short-course antimicrobial therapy for intraabdominal infection. N Engl J Med 372:1996–2005

Sawyer RG, Claridge JA, Nathens AB et al (2015) Trial of short-course antimicrobial therapy for intraabdominal infection. N Engl J Med 372:1996–2005

Schultz JK, Yaqub S, Wallon C et al (2015) Laparoscopic Lavage vs. Primary Resection for Acute Perforated Diverticulitis: The SCANDIV Randomized Clinical Trial. JAMA 314:1364–1375

Shabanzadeh DM, Sorensen LT, Jorgensen T (2017) Which abdominal symptoms are associated with clinical events in a population unaware of their gallstones? A cohort study. J Gastroint Surg 21:831–839

Shon AS, Bajwa RP, Russo TA (2013) Hypervirulent (Hypermucoviscous) Klebsiella Pneumoniae: A New and Dangerous Breed. Virulence 4:107–118

Sirbu BD, Soriano MM, Manzo C, Lum J, Gerding DN, Johnson S (2017) Vancomycin Taper and Pulse Regimen With Careful Follow-up for Patients With Recurrent Clostridium difficile Infection. Clin Infect Dis 65(8):1396–1399. https://doi.org/10.1093/cid/cix529

Siu LK, Yeh KM, Lin JC, Fung CP, Chang FY (2012) Klebsiella Pneumoniae Liver Abscess: A New Invasive Syndrome. Lancet Infect Dis 12:881–887

Sodhi KS, Ojili V, Sakhuja V, Khandelwal N (2008) Hepatic and Inferior Vena Caval Thrombosis: Vascular Complication of Amebic Liver Abscess. J Emerg Med 34:155–157

Sohn SH, Kim KH, Park JH, Kim TN (2016) Predictors of Mortality in Korean Patients with Pyogenic Liver Abscess: A Single Center, Retrospective Study. Korean J Gastroenterol 67:238–244

Stam MA, Draaisma WA, Van De Wall BJ et al (2017) An unrestricted diet for uncomplicated diverticulitis is safe: results of a prospective diverticulitis diet study. Colorectal Dis 19:372–377

Su SC, Siu LK et al (2008) Community-Acquired Liver Abscess Caused by Serotype K1 Klebsiella Pneumoniae with Ctx-M-15-Type Extended-Spectrum Beta-Lactamase. Antimicrob Agents Chemother 52:804–805

Teich N, Mössner J (2010) Ernährung bei akuter Pankreatitis. Dtsch med Wochenschr 135:1979–1981

Tenner S et al (2013) American College of Gastroenterology guideline: management of acute pancreatitis. Am J Gastroenterol 108(1400–15):1416

Tepel J et al (2004) Prospective evaluation of diagnostic modalities in suspected acute appendicitis. Langenbecks Arch Surg 389:219–224

Thornell A, Angenete E, Bisgaard T et al (2016) Laparoscopic Lavage for Perforated Diverticulitis With Purulent Peritonitis: A Randomized Trial. Ann Intern Med 164:137–145

Tsai FC, Huang YT, Chang LY, Wang JT (2008) Pyogenic Liver Abscess as Endemic Disease. Taiwan Emerg Infect Dis 14:1592–1600

Tuennemann J et al (2014) Akute Pankreatitis. Leitlinienengerechte Diagnostik und Therapie. Internist (Berl) 55:1045–1056

Tursi A, Elisei W, Brandimarte G et al (2010) Predictive value of serologic markers of degree of histologic damage in acute uncomplicated colonic diverticulitis. J Clin Gastroenterol 44:702–706

Valverde-López F (2017) BISAP, RANSON, lactate and other biomarkers in prediction of severe acute pancreatitis in a European cohort. J Gastroenterol Hepatol. 32:1649–1656

van Brunschot S (2018) Endoscopic or surgical step-up approach for infected necrotising pancreatitis: a multicentre randomised trial. Lancet 391:51–58

van den Boom AL et al (2019) Systematic review and meta-analysis of postoperative antibiotics for patients with a complex appendicitis. Dig Surg. 4:1–10

van Dijk ST, Chabok A, Dijkgraaf MG, Boermeester MA, Smedh K (2020) Observational versus antibiotic treatment for uncomplicated diverticulitis: an individual-patient data meta-analysis. Br J Surg. 107(8):1062–1069

van Grinsven J et al (2016) Diagnostic strategy and timing of intervention in infected necrotizing pancreatitis: an international expert survey and case vignette study. HPB (Oxford) 18:49–56

van Rossem CC et al (2016) Antibiotic Duration After Laparoscopic Appendectomy for Acute Complicated Appendicitis. JAMA Surg 151:323–329

Vennix S, Musters GD, Mulder IM et al (2015) Laparoscopic peritoneal lavage or sigmoidectomy for perforated diverticulitis with purulent peritonitis: a multicentre, parallel-group, randomised, open-label trial. Lancet 386:1269–1277

Wang L, Sun W, Chang Y, Yi Z (2018) Differential proteomics analysis of bile between gangrenous cholecystitis and chronic cholecystitis. Med Hypotheses 121:131–136

Wang YF, Chang CC et al (2013) Recent Trend of Pylephlebitis in Taiwan: Klebsiella Pneumoniae Liver Abscess as an Emerging Etiology. Infection 41:1137–1143

Warndorf MG et al (2011) Early fluid resuscitation reduces morbidity among patients with acute pancreatitis. Clin Gastroenterol Hepatol 9:705–709

Weiss FU et al (2019) Etiology and Risk Factors of Acute and Chronic Pancreatitis. Visc Med 352:73–81

Wilms IM et al. (2011) Appendectomy versus antibiotic treatment for acute appendicitis. Cochrane Database Syst Rev. (11):CD008359.

Yee J, Dixon CM, McLean AP, Meakins JL (1991) Clostridium difficile disease in a department of surgery. The significance of prophylactic antibiotics. Arch Surg 126(2):241–246.

Yu MC et al (2017) Is laparoscopic appendectomy feasible for complicated appendicitis? A systematic review and meta-analysis. Int J Surg 40:187–197

Yu SC, Ho SS et al (2004) Treatment of Pyogenic Liver Abscess: Prospective Randomized Comparison of Catheter Drainage and Needle Aspiration. Hepatology 39:932–938

Yu W-L, Chuang Y-C (2018) Invasive Liver Abscess Syndrome Caused by Klebsiella Pneumoniae. In: *Uptodate* (Ed. by, UpToDate, Waltham, MA. Zugegriffen: 14 Okt. 2019

Yu WL, Ko WC et al (2006) Association between Rmpa and Maga Genes and Clinical Syndromes Caused by Klebsiella Pneumoniae in Taiwan. Clin Infect Dis 42:1351–1358

Zafar SN, Obirieze A, Adesibikan B, Cornwell EE 3rd, Fullum TM, Tran DD (2015) Optimal time for early laparoscopic cholecystectomy for acute cholecystitis. Jama Surg 150(2):129–136. https://doi.org/10.1001/jamasurg.2014.2339

Zerem E, Hadzic A (2007) Sonographically Guided Percutaneous Catheter Drainage Versus Needle Aspiration in the Management of Pyogenic Liver Abscess. AJR Am J Roentgenol 189:W138-142

Peritonitis und abdominelle Sepsis

Christian Eckmann, Stefan Maier und Pia Menges

Inhaltsverzeichnis

9.1	**Klassifikation**	156
9.1.1	Hinführung zum Thema	156
9.1.2	Primäre, sekundäre und tertiäre Peritonitis	156
9.1.3	Abdominelle Sepsis, alte und neue Sepsiskriterien	157
9.1.4	Postoperative Peritonitis/Einteilung der Peritonitis anhand der immunologischen Ausgangssituation	160
9.1.5	Community-Acquired versus Healthcare-Associated Intraabdominal Infections (Surgical Infection Society, SIS)	161
9.2	**Herdsanierung**	164
9.2.1	Was ist Herdsanierung?	164
9.2.2	Bedeutung der Herdsanierung für das Überleben	164
9.2.3	Timing der Herdsanierung	164
9.2.4	Methoden der Herdsanierung	165
9.2.5	Erfolgskontrolle	168
9.3	**Spülverfahren und Lösungen**	168
9.3.1	Indikation zur Einleitung einer Spültherapie	170
9.3.2	Spüllösungen und Menge	170
9.3.3	Techniken der Spültherapie	170
9.3.4	Beenden der Spültherapie	172
9.4	**Laparostoma**	172
9.4.1	Indikation zur Anlage eines Laparostomas	173
9.4.2	Präoperatives Management	173
9.4.3	Techniken der Laparostomaanlage	174
9.4.4	Komplikationen	175
9.4.5	Verschluss des Laparostomas	176
9.5	**Antiinfektive Therapie**	176
9.5.1	Einführung	176
9.5.2	Definitionen	176
9.5.3	Epidemiologie	177
9.5.4	Antimikrobielle Therapie	179
9.5.5	Antifungale Therapie	182
9.5.6	Outcome	183
	Literatur	183

C. Eckmann (✉)
Klinik für Allgemein-, Viszeral- und Thoraxchirurgie, Klinikum Hannoversch-Münden,

9.1 Klassifikation

Stefan Maier

9.1.1 Hinführung zum Thema

Die Peritonitis ist eine Erkrankung, deren Heterogenität in Ursache, Ausbreitung, Erkrankungsschwere und Therapie sich in einer Vielzahl von Begriffsdefinitionen und -konventionen widerspiegelt (Sartelli et al. 2017; Maier et al. 2005). Hierbei erfassen die Begriffe „intraabdominelle Infektion" und „Peritonitis" die entzündliche Affektion der Bauchhöhle selbst, während „abdominelle Sepsis" die systemischen Begleitreaktionen aufgrund des abdominellen Fokus berücksichtigt (siehe Abb. 9.1). Abdominelle Infektionen, die ohne Peritonitiszeichen eine Sepsis bis hin zum septischen Multiorganversagen verursachen können, werden im Allgemeinen nicht unter dem Begriff der abdominellen Sepsis subsumiert (z. B. Cholangitis, Urosepsis).

9.1.2 Primäre, sekundäre und tertiäre Peritonitis

Traditionell wird die Bauchfellentzündung in primäre, sekundäre und tertiäre Peritonitis eingeteilt.

9.1.2.1 Primäre Peritonitis
Bei der seltenen (ca. 1 %) primären Peritonitis werden die Erreger hämatogen, lymphogen oder

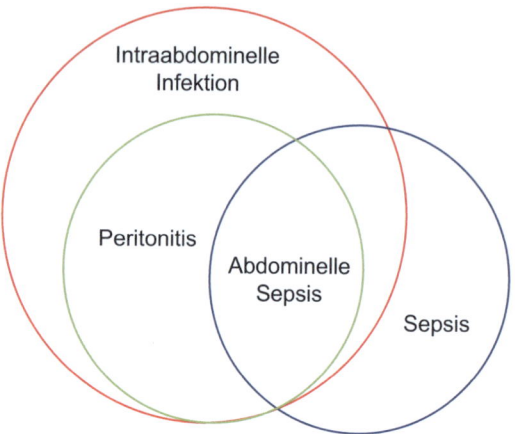

Abb. 9.1 Begriffe im Bereich intraabdominelle Infektionen

perkutan in die Bauchhöhle eingeschleppt (Güsgen et al. 2016). Entsprechend handelt es sich hier häufig um eine monobakterielle Form, wobei bei längeren Verläufen infolge Paralyse und Translokation zusätzlich *Enterobacteriaceae* hinzukommen können. Typische Vertreter sind die spontan bakterielle Peritonitis (SBP), wobei hier die häufigere Erwachsenenform (meist im Rahmen von Leberzirrhose und Aszites, seltener auch bei Immunsuppression im Rahmen von hämatologischen Erkrankungen) von der selteneren juvenilen SBP (meist hämatogene Streuung von A-Streptokokken oder Pneumokokken) unterschieden werden muss. Darüber hinaus können die perkutane Keimaszension und Infektion von Dialysekathetern im Rahmen der kontinuierlich ambulanten Peritonealdialyse (CAPD) eine primäre Peritonitis verursachen. Entsprechend sind als Verursacher hier Hautkeime wie *Staphylococcus aureus* oder koagulasenegative Staphylokokken zu erwarten.

Die primäre Peritonitis ist per se keine chirurgische Erkrankung, die Therapie besteht im Wesentlichen in der kalkulierten (später angepassten) antiinfektiven Therapie. Darüber hinaus können die Entfernung von Fremdmaterial (CAPD-Katheter) oder eine Drainageeinlage erforderlich sein. Die Wahl des Antibiotikums richtet sich nach dem erwarteten Keimspektrum (wie oben beschrieben). Da es sich bei primärer Peritonitis (bis auf die juvenile Form der

---

Akademisches Lehrkrankenhaus der Universität Göttingen, Hannoversch-Münden, Deutschland
E-Mail: c.eckmann@khmue.de

S. Maier
Klinik für Allgemein-, Viszeral-, Thorax- und Gefäßchirurgie, Klinikum Kaufbeuren, Kaufbeuren, Deutschland
E-Mail: Stefan.Maier@kliniken-oal-kf.de

P. Menges
Klinik für Allgemeine Chirurgie, Viszeral-, Thorax- und Gefäßchirurgie, Universitätsmedizin Greifswald/MDK Bayern, Fachbereich Medizinrecht, Landshut, Deutschland
E-Mail: pia.menges@mdk-bayern.de

spontan bakteriellen Peritonitis) fast immer um chronisch kranke Patienten handelt (Patienten mit Leberzirrhose, Dialysepatienten), sollte bei der Wahl des Antiinfektivums das Risikoprofil für multiresistente Erreger berücksichtigt werden.

9.1.2.2 Sekundäre Peritonitis

Die sekundäre Peritonitis ist die mit Abstand häufigste Form (>80 % der Fälle) und entsteht durch intraabdominelle entzündliche Prozesse im Sinne einer Durchwanderungsperitonitis, bei Hohlorganperforationen, bei Trauma, postoperativ (z.B. Anastomoseninsuffizienz) und bei Durchblutungsstörungen (Ruler und Boermeester 2017). Darüber hinaus wird noch unterschieden in lokale und diffuse Peritonitis (historisch noch in Ein-, Mehrquadranten-, Oberbauch- und Unterbauchperitonitis), fibrinöse, eitrige und kotige Peritonitis.

Die sekundäre Peritonitis erfordert Maßnahmen zur Herdsanierung (chirurgisch oder interventionell). Bei längeren Verläufen und entsprechender Immundysfunktion des Patienten sowie bei erschwerter/gescheiterter Herdsanierung kann die sekundäre in eine tertiäre Peritonitis übergehen.

9.1.2.3 Tertiäre Peritonitis

Die tertiäre Peritonitis wird definiert als persistierende Bauchfellentzündung trotz adäquater Herdsanierung und antimikrobieller Therapie (Maier et al. 2005). Der Nachweis von opportunistischen Erregern wie Pilzen und Enterokokken ist typisch für diese Verlaufsform und Ausdruck der ausgeprägten Immundysfunktion der betroffenen Patienten. Aus Sicht des Autors ist der Begriff der „tertiären" Peritonitis irreführend, da er eine eigene Krankheitsentität suggeriert. Tatsächlich handelt es sich hierbei lediglich um den logischen Krankheitsverlauf von Patienten mit sekundärer Peritonitis, bei denen – aus welchem Grund auch immer – die Herdkontrolle nicht in ausreichendem Maße gelingt. Jede Peritonitis führt zu einer ausgeprägten Immundysfunktion, die bei längeren Verläufen zwangsläufig die Besiedlung mit ansonsten niedrigvirulenten Erregern wie Pilzen begünstigt. Darüber hinaus sind diese Patienten insbesondere durch Sekundärinfektionen wie Pneumonie, Katheter- oder Harnwegsinfektionen gefährdet. In Anbetracht der Tatsache, dass durch moderne chirurgische und intensivmedizinische Verfahren die Akutphase der Peritonitis meist beherrscht werden kann, finden sich die letalen Verläufe der sekundären Peritonitis meist in der Gruppe, die als „tertiäre" Peritonitis bezeichnet wird.

9.1.3 Abdominelle Sepsis, alte und neue Sepsiskriterien

Erfüllt ein Patient die Zeichen einer Sepsis und liegt die Ursache der Infektion in der Bauchhöhle, spricht man von der abdominellen Sepsis. Wie oben beschrieben, gibt es bei der Infektionsquelle Unschärfen, ob diese zu den Verursachern einer abdominellen Sepsis gezählt werden. Im Allgemeinen werden hier alle abdominellen Infektionen zusammengefasst, die eine peritoneale Symptomatik im Sinne von Peritonismus mit freier Flüssigkeit, lokalisierten Abszessen oder intraabdomineller freier Luft verursachen. Intraluminale Infektionen, die sich ohne Abszessbildung und peritoneale Begleitreaktion auf das Organ beschränken (wie Harnwegsinfektionen, Cholangitis oder Gastroenteritis) zählen üblicherweise nicht zu den Auslösern der abdominellen Sepsis.

Nachdem die von Roger Bone vorgeschlagenen Sepsiskriterien fast 25 Jahren nahezu unverändert galten, sind in der dritten internationalen Konsensuskonferenz zur Definition für Sepsis und septischen Schock die Kriterien für die Diagnose Sepsis und septischer Schock neu gefasst worden (Schmoch et al. 2019; Singer et al. 2016).

In der alten Definition wurde Sepsis definiert über das klinische Vorhandensein eines Infektionsherds mit einer begleitenden Entzündungsreaktion (SIRS: Systemic Inflammatory Response Syndrome) (siehe Tab. 9.1). Darüber hinaus wurde die schwere Sepsis definiert als Sepsis gemäß obiger Definition mit zusätzlichem Organversagen sowie sder septische Schock als Sepsis mit zusätzlichem Kreislaufversagen.

Tab. 9.1 Vergleich der „alten" Sepsiskriterien mit „Sepsis-3"

alte Sepsiskriterien		Sepsis-3	
dokumentierte oder suspekte Infektion		dokumentierte oder suspekte Infektion	
+		+	
SIRS (2 von 4 Kriterien)	• Fieber >38 Grad Celsius oder Hypothermie <36 Grad Celsius	qSOFA (2 von 3)	• RRsyst <100mmHg
	• Tachykardie > 90/min		• Atemfrequenz >22/min
	• Tachypnoe >20/min oder paCO2 <33mmHg		• GCS <15 (siehe Tab. 9.3)
	• Leukozytose > 12.000/mm3 oder Leukopenie <4.000/mm3		
= Sepsis			
+		+	
Organversagen		lebensbedrohliche Organdysfunktion	Anstieg SOFA>2
= schwere Sepsis		= Sepsis	
+		+	
Kreislaufversagen		Kreislaufversagen	trotz adäquator Volumentherapie Vasopressor erforderlich für MAD > 65mmHg + Lactat >2mmol/l
= septischer Schock		= septischer Schock	
Sensitivität	hoch	niedrig	
Spezifität	noedrig	hoch	
Früherkennung Sepsis?	ja	nein	
geeignet für wiss. Aufarbeitung?	nein	ja	
Berücksichtigung immunol. Ausgangslage?	nein	nein	

In der Vergangenheit wurde kritisiert, dass die Konsensuskriterien eine zu hohe Sensitivität bei zu geringer Spezifität aufwiesen (Weis et al. 2017). Dies führt dazu, dass viele Patienten mit relativ leichter Erkrankung (z. B. Appendizitis) die Sepsiskriterien erfüllen. Klinische Studien, die Patienten mit abdomineller Sepsis aufgrund der Sepsiskriterien einschlossen, hatten daraufhin das Problem, dass das Studienkollektiv zu großen Teilen aus „einfachen" Appendizitisfällen bestand. Aussagen zu Mortalität und Effektivität von Interventionen bei der abdominellen Sepsis sind naturgemäß dadurch deutlich beeinflusst und beeinträchtigt.

Daher wurden 2014 in der dritten internationalen Konsensuskonferenz die Begriffe Sepsis und septischer Schock neu gefasst.

Die neue Definition („Sepsis-3") beschreibt die Sepsis als lebensbedrohliche (!) Organdysfunktion aufgrund einer inadäquaten Wirtsantwort auf Infektionen. Der Begriff der „schweren Sepsis" wurde verlassen, da das Organversagen bereits in der Sepsisdefinition enthalten ist. Entsprechend fallen nach aktuellen Kriterien die Patienten mit Infektion und SIRS ohne Organversagen nicht mehr in die Kategorie „Sepsis".

Für die Diagnose "abdominelle Sepsis" sind die Voraussetzungen daher nun 1) eine vermutete oder nachgewiesene Infektion der Bauchhöhle in Kombination mit 2) einem neu aufgetretenen Organversagen, erfasst per Screening durch den qSOFA-Score (Hypotonie, Tachypnoe, Bewusstseinseintrübung) bzw. durch den SOFA-Score (Anstieg um mindestens 2 Punkte, siehe Tab. 9.2). Eine Herausforderung ist in diesem Rahmen, eine Kausalbeziehung zwischen Infektion und Organversagen herzustellen, da einerseits viele Patienten vorbestehende Organdysfunktionen wie Nieren- oder Herzinsuffizienz aufweisen und andererseits multiple Faktoren infektionsunabhängig zur Verschlechterung von Organfunktionen beitragen können (z. B. postoperatives Delir, Postaggressionssyndrom nach Operationen, Dystelektasen im Rahmen der Intensivtherapie). Schließlich wurde erneut die immunologische Ausgangslage zu Beginn der Sepsis nicht berücksichtigt, was wünschenswert wäre, da Patienten mit Immundysfunktion typischerweise weniger „klassische" Sepsissymptome aufweisen, aber durch die Sepsis (s. u.) deutlich mehr bedroht sind (Maier et al. 2005).

Tab. 9.2 SOFA Score (Vincent 1996)

Organsystem	Parameter	1	2	3	4
Atmung	PaO2/FiO2	<400 mmHg	<300 mmHg	<200 mmHg und künstliche Beatmung	<100 mmHg und künstliche Beatmung
Nervensystem	Glasgow Coma Scale (GCS), siehe Tab. 9.3	13–14	10–12	6–9	<6
Herz-Kreislauf-System	(Dosierungen in µg/kg/min)	MAP<70 mm/Hg	Dopamin ≤5 oder Dobutamin (beliebige Dosis)	Dopamin >5 oder Adrenalin ≤0,1 Oder Noradrenalin ≤0,1	Dopamin >15 oder Adrenalin >0,1 Oder Noradrenalin >0,1
Leber	Bilirubin	1,2–1,9 mg/dl [20–32 µmol/l]	2,0–5,9 mg/dl [33–101 µmol/l]	6,0–11,9 mg/dl [102–204 µmol/l]	>12,0 mg/dl [>204 µmol/l]
Gerinnung	Thrombozyten	<150.000/µl	<100.000/µl	<50.000/µl	<20.000/µl
Niere	Kreatinin	1,2–1,9 mg/dl [110–170 µmol/l]	2,0–3,4 mg/dl [171–299 µmol/l]	3,5–4,9 mg/dl [300–440 µmol/l] (oder Urin<500 ml/d)	>5,0 mg/dl [>440 µmol/l] (oder Urin<200 ml/d)

Tab. 9.3 Glasgow Coma Scale (Teasdale und Jennett 1974)

Punkte	Augen öffnen	Verbale Kommunikation	Motorische Reaktion
6	—	—	Befolgt Aufforderungen
5	—	Konversationsfähig, orientiert	Gezielte Schmerzabwehr
4	Spontan	Konversationsfähig, desorientiert	Ungezielte Schmerzabwehr
3	Auf Aufforderung	Unzusammenhängende Worte	Auf Schmerzreiz Beugesynergismen (abnormale Beugung)
2	Auf Schmerzreiz	Unverständliche Laute	Auf Schmerzreiz Strecksynergismen
1	Keine Reaktion	Keine verbale Reaktion	Keine Reaktion auf Schmerzreiz

9.1.4 Postoperative Peritonitis/ Einteilung der Peritonitis anhand der immunologischen Ausgangssituation

Besonders bedroht sind Patienten, die bereits beim Beginn der abdominellen Sepsis eine gestörte Immunantwort im Sinne einer Immundysfunktion/Immunparalyse aufweisen (Lock et al. 2016). Dies trifft speziell für Patienten zu, die eine abdominelle Sepsis aufgrund einer sekundären Peritonitis nach elektiven chirurgischen Eingriffen entwickeln (postoperative Peritonitis). In zahlreichen Studien konnte klar gezeigt werden, dass durch das operative Trauma eine massive Immundysfunktion induziert wird. Diese tritt regelhaft bereits am ersten postoperativen Tag auf und bildet sich in Abhängigkeit von der Größe des Eingriffs erst nach mehreren Tagen zurück. Das Maß und die Dauer der monozytären HLA-DR-Suppression korrelieren mit dem Auftreten septischer Verläufe. Interessanterweise findet man postoperativ eine Dissoziation der klinischen Entzündungszeichen (Leukozytose, Fieber, Tachykardie) und des Immunstatus (HLA-DR-Suppression, Apoptoseinduktion, fehlende Stimulierbarkeit immunkompetenter Zellen). Kommt es in diesem Zeitraum zu einer infektiösen Komplikation (z. B. Anastomoseninsuffizienz), ist die Einleitung einer adäquaten Immunantwort deutlich eingeschränkt. Selbst bei kleinen Entzündungsherden misslingt die Abkapselung des Fokus durch Abszessbildung (fehlende Bereitstellung von TNF), es kommt zur diffusen Ausbreitung der Entzündung. Die Kontrolle der systemischen Keimverschleppung durch das retikulohistiozytäre System ist erschwert (fehlende Induktion von bakteriziden Effektormechanismen durch Mangel an IFNγ, eine Konstellation, die das Auftreten sekundärer Organinfektionen wie z. B. Pneumonie begünstigt). Passend hierzu findet sich bei perforierter Sigmadivertikulitis stadienabhängig eine deutlich geringere Mortalität als bei Anastomoseninsuffizienzen nach elektiver kolorektaler Chirurgie (10 % bei perforierter Sigmadivertikulitis vs. 18 % bei Anastomoseninsuffizienz Maier et al. 2005).

Demnach ist das postoperative Auftreten septischer Komplikationen im Vergleich zu anderen abdominellen Sepsisformen isoliert zu betrachten und sollte auch getrennt klassifiziert werden. Dies wird berücksichtigt in der Klassifikation der abdominellen Sepsis in Typ A (Spontaneously Acquired Abdominal Sepsis, SAAS) und Typ B (Postoperatively Acquired Abdominal Sepsis, PAAS) (Maier et al. 2005). In die Gruppe der Typ-B-Sepsis fallen auch Patienten, bei denen nach abdomineller Sepsis eine Sekundärinfektion auftritt (z. B. gescheiterte Fokussanierung oder Aspirationspneumonie), da Operationen und Sepsis ein vergleichbares Immundysfunktionssyndrom auslösen (Abb. 9.2). Die Typ-A-Sepsis ist als „physiologische" Reaktion auf das Vorhandensein eines infektiösen Stimulus durch eine abdominelle Hohlorganperforation zu betrachten. Im Gegensatz hierzu ist bei einer abdominellen Sepsis Typ B von einer alterierten Immunantwort aufgrund präexistenter Immunsuppression (durch operatives Trauma oder präexistente Infektion) auszugehen. Aufgrund des unterschiedlichen klinischen Verlaufs ist diese Klassifikation von hoher klinischer Relevanz.

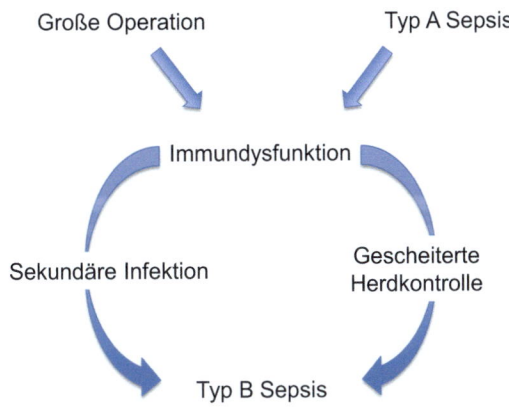

Abb. 9.2 Typ-A- vs. Typ-B-Sepsis. (Nach Maier et al. 2005)

9.1.5 Community-Acquired versus Healthcare-Associated Intraabdominal Infections (Surgical Infection Society, SIS)

In den US-amerikanischen Leitlinien der Surgical Infection Society, die zuletzt 2017 aktualisiert wurden, werden die intraabdominellen Infektionen (Intraabdominal Infections, IAI) in drei verschiedene Gruppen kategorisiert: Community-Acquired IAI, low risk; Community-Acquired IAI, high risk (beide CA-IAI); Healthcare-Associated IAI (HA-IAI) (Mazuski et al. 2017). Hintergrund der Einteilung ist die Erfassung und Stratifizierung von Risikogruppen in Bezug auf Outcome und Beteiligung von multiresistenten Erregern. Im Wesentlichen entspricht dies der oben genannten Einteilung in Typ A und Typ B bei der abdominellen Sepsis, wobei bei Typ A durch Hinzunahme von Risikofaktoren noch eine Unterteilung in zwei Subgruppen erfolgt.

CA-IAI-Patienten mit geringem Risiko haben eine sehr geringe Letalität und eine sehr gute Chance auf kurze und erfolgreiche Behandlung. CA-IAI-Patienten mit erhöhtem Risiko haben demgegenüber deutlich schlechtere Ergebnisse mit höheren Raten an Multiorganversagen, Mortalität und Therapieversagen. HA-IAI-Patienten haben gegenüber den CA-IAI-Patienten ein erhöhtes Risiko für eine Beteiligung von multi-resistenten oder opportunistischen Erregern, darüber hinaus haben sie aber auch (insbesondere bei postoperativer Peritonitis, siehe immunologische Ausgangslage, Typ A vs. Typ B) insgesamt ein schlechteres Outcome und eine hohe Rate an Therapieversagern bezüglich der Herdsanierung.

Um Patienten mit intraabdominellen Infektionen in eine der drei Gruppen einteilen zu können, müssen zwei Aspekte geklärt werden: Wie definiert sich „Healthcare-associated"? Was bedeutet „high risk" bei den Patienten mit CA-IAI?

Die Kriterien für HA-IAI, also Infektionen im Zusammenhang mit medizinischen Behandlungen, können unterschieden werden nach akuten und chronischen Kontakten zum Gesundheitssystem. Das Risiko bei den chronischen Kriterien besteht vor allem in der Beteiligung von multiresistenten Erregern, das Risiko bei den akuten Kriterien im Wesentlichen in der Immundysfunktion zu Beginn der IAI (siehe Tab. 9.4).

Noch komplexer ist die Einteilung der CA-IAI in „low risk" und „high risk", da hier multiple patienten- und erkrankungsbezogene Faktoren Einfluss nehmen können. Grundsätzlich wird empfohlen, dass schwere Sepsis oder septischer Schock nach alter Sepsisklassifikation bzw. Sepsis und septischer Schock nach neuer Einteilung (Sepsis-3) als Kriterium für die „high risk"-Gruppe gelten. Weitere Kriterien sind in Tab. 9.5 zusammengefasst. Unter anderem werden hierbei die Ergebnisse von Score-Einteilungen berücksichtigt (Mannheimer Peritonitis-Index [MPI], APACHE-II-Score), die per se bereits als Risiko-Scores beschrieben wurden. Darüber hinaus ist eine Vielzahl von Faktoren beschrieben, die sich nachweislich negativ auf das Outcome von intraabdominellen Infektionen auswirken. Stellvertretend seien hier genannt: Alkoholabusus, erhöhter BMI, erhöhter SAPS-II-Score, erniedrigter Hb-Wert, Darmischämie als Ursache der Infektion, Nachweis von Enterokokken, inadäquate initiale Antibiotikatherapie, Laktazidose, ASA 3+-Score, männliches Geschlecht und periphere arterielle Verschlusskrankheit. In Anbetracht dieser Vielzahl von Faktoren obliegt es letztendlich dem er-

Tab 9.4 Kriterien für die Einteilung in „Healthcare-Associated Intraabdominal Infection" (HA-IAI)

	Akut	Chronisch
Kriterien für „Healthcare-Associated"	Infektion > 48 h nach initialer Herdkontrolle	KH-Aufenthalt innerhalb der letzten 90 Tage
	Infektion > 48 h nach stationärer Aufnahme	Betreuung in Pflegeeinrichtung innerhalb der letzten 30 Tage
		Chronische Wunden, Dialyse, ambulante Infusionstherapie innerhalb der letzten 30 Tage
		Breitspektrumantibiotikatherapie für mindestens 5 Tage innerhalb der letzten 90 Tage
Risiko für multiresistente Erreger	Erhöht gegenüber CA-IAI	Sehr hoch
Risiko für relevante Immundysfunktion	Sehr hoch	Erhöht gegenüber CA-IAI

Tab. 9.5 Kriterien für die Einteilung in „Community-Acquired Intraabdominal Infection" (CA-IAI), "high risk"

	Krankheitsschwere	Patientenbezogene Risikofaktoren	Risiko für resistente Erreger
Kriterien für Erhöhtes Risiko bei CA-IAI	Sepsis oder septischer Schock (Sepsis-3)	Alter > 70	V.a. Infektion mit resistenten Erregern
	Diffuse Peritonitis	Maligne Grunderkrankung	
	Erhöhter Score beim Mannheimer Peritonitis-Index	Relevante kardiovaskuläre Erkrankung	
	Erhöhter APACHE-II-Score	Eingeschränkte Leberfunktion oder Zirrhose	
	Verzögerte Fokussanierung	Niereninsuffizienz	
	Erschwerte Herdkontrolle	Hypalbuminämie	

fahrenen Kliniker, die Eingruppierung in "low risk"- vs. "high risk"-CA-IAI vorzunehmen.

Eine klinische Bedeutung hat diese Eingruppierung dahin gehend, dass sich Methode und Dringlichkeit der Herdsanierung und der Bedarf an intensivmedizinischer Behandlung bis hin zur Wahl der kalkulierten Antiinfektivatherapie daran ausrichten lassen (s. Tab. 9.6).

Zusammenfassung

Neben der klassischen Einteilung der Peritonitis in primäre, sekundäre und tertiäre Formen existieren noch zahlreiche weitere Klassifikationsmöglichkeiten. Gemeinsames Merkmal aller Einteilungen ist der Versuch, die Erkrankungen nach Schweregrad, Interventionsmöglichkeiten und zu erwartendem Erregerspektrum zu stratifizieren. Hierbei ist die postoperative Peritonitis als besonders risikoreiche Verlaufsform hervorzuheben. Unterschiedlichste Scoresysteme sind wissenschaftlich evaluiert, allerdings haben sich nur wenige in der klinischen Praxis durchgesetzt. So bleibt die „klinische" Einschätzung des erfahrenen Viszeralchirurgen und Intensivmediziners unverzichtbar bei der Beurteilung des Schweregrads intraabdomineller Infektionen. ◄

9 Peritonitis und abdominelle Sepsis

Tab. 9.6 Bedeutung der Einteilung in CA-IAI "low risk" und "high risk" sowie HA-IAI für das diagnostische und therapeutische Vorgehen

	CA-IAI, low risk	CA-IAI, high risk	HA-IAI
Kalkulierte Antibiotikatherapie	Inadäquate Therapie ohne größere Folgen, ggf. Single Shot (Appendizitis) ausreichend, z. B. Cefuroxim ± Metronidazol, oder Amoxicillin/Sulbactam	Breitspektrumantibiotikum in der Regel erforderlich, z. B. Acylaminopenicillin/BLI	Reserveantibiotikum, z. B. Carbapenem Gruppe 2. Inadäquate Antiinfektivatherapie hat unmittelbare Auswirkung auf das Outcome, resistente Erreger und Pilze ggf. berücksichtigen
Timing von Diagnostik und Herdsanierung	Verzögerung von <12 h meist ohne Folgen	Sollte innerhalb von 6 h erfolgen	Jede unnötige Verzögerung muss vermieden werden
Erfolgsquote Herdsanierung	Sehr hoch	Hoch	Niedrig
Behandlungsdauer	Kurz	Mittel	Lang
Intensivbehandlung	Meist nicht erforderlich	Ggf. erforderlich	Meist erforderlich
Mortalität	Sehr niedrig	Erhöht gegenüber "low risk"	Heterogen (nach Studie), bis 40 %
Risiko für tertiäre Peritonitis oder Sekundärinfektionen wie Pneumonie	Niedrig	Mittel	Hoch

9.2 Herdsanierung

Stefan Maier

9.2.1 Was ist Herdsanierung?

Bei der Peritonitis gelten die drei Säulen der Sepsisbehandlung. Diese bestehen in der Herdsanierung, der systemischen antimikrobiellen Therapie und in der intensivmedizinischen Unterstützung der dysregulierten Organfunktionen. Herdsanierung und Antibiotikatherapie sind hierbei kausale Therapieansätze, während die Intensivtherapie die negativen Effekte der systemischen Infektion im Sinne einer symptomatischen Therapie abfängt (Germer et al. 2016). Während sich im deutschsprachigen Raum der Begriff der Fokus- oder Herdsanierung durchgesetzt hat, wird im angloamerikanischen Raum von „source control", also von der Kontrolle des Infektionsherds gesprochen (Mazuski et al. 2017). Aus Sicht des Autors ist dies eine treffendere Nomenklatur, da die zugehörige Intervention nicht immer in einer endgültigen Sanierung besteht. Auch eine perkutane Abszessdrainage kann zu einer suffizienten Kontrolle des Entzündungsherds führen.

Die Herdsanierung umfasst definitionsgemäß alle physikalischen Maßnahmen, die geeignet sind, einen Infektionsherd zu kontrollieren. Dies beinhaltet zum einen die Drainage von infiziertem Sekret, weiterhin das Débridement von nekrotischem und infiziertem Gewebe, die Entfernung von Fremdmaterial wie Katheter oder Implantaten und schließlich definitive Maßnahmen zur Korrektur gestörter anatomischer Verhältnisse, die für die andauernde mikrobielle Kontamination verantwortlich sind.

9.2.2 Bedeutung der Herdsanierung für das Überleben

Die Bedeutung der Herdsanierung für das Outcome des Patienten ist nicht hoch genug einzuschätzen. In einer retrospektiven Analyse konnte gezeigt werden, dass bei erfolgreicher Herdsanierung eine Peritonitis in 96,8 % überlebt wurde, während 86,2 % der Patienten starben, wenn die Herdsanierung nicht gelang (Maier et al. 2005, Güsgen et al. 2016). Inwieweit eine Herdsanierung erfolgreich ist, lässt sich aber grundsätzlich nicht im Rahmen der Intervention selbst, sondern lediglich anhand des weiteren klinischen Verlaufs beurteilen. Es existiert keine einheitliche Definition der „adäquaten" Herdsanierung. Behelfsmäßig wird von einer erfolgreichen Herdsanierung ausgegangen, wenn keine weiteren Interventionen danach erforderlich sind (Siewert et al. 2004).

9.2.3 Timing der Herdsanierung

Die Bedeutung des Timings der Herdsanierung ist gut belegt. Es konnte gezeigt werden, dass die Verzögerung bei der Herdsanierung zu einer Verschlechterung des Outcomes mit Erhöhung der Sterblichkeit führt. Darüber hinaus werden sekundäre Parameter wie Krankenhausaufenthaltsdauer oder sekundäre Organversagen negativ beeinflusst. In den Empfehlungen der Surviving Sepsis Campaign wird empfohlen, dass die Maßnahmen zur Herdsanierung innerhalb von 6–12 h erfolgen sollen (Montravers et al. 2019). Diese Vorgabe erscheint dem Autor dieses Kapitels unzureichend. In einer in Deutschland durchgeführten multizentrischen MEDUSA-Studie hat sich gezeigt, dass Patienten, bei denen die Fokussanierung erst nach >6 h erfolgte, eine signifikant niedrigere Überlebenschance hatten. Die Herdsanierung erfolgte in der Gruppe der „Überleber" im Median nach 2 h, in der Gruppe der „Verstorbenen" nach 5,5–6 h (Rhodes et al. 2017).

Generell kann somit festgehalten werden, dass es keine „unnötigen" Verzögerungen bei der Herdsanierung geben darf. Im klinischen Alltag bedeutet das: Es gibt akzeptable und inakzeptable Verzögerungen, aber auch solche, bei denen im Einzelfall entschieden werden muss, ob sie in Kauf genommen werden können oder müssen. Die Erhärtung des Verdachts einer abdominellen Sepsis erfordert entsprechende Diagnostik. Auch bei hoher Priorisierung erfordert dies einen gewissen zeitlichen Aufwand, der unvermeidbar und damit akzeptabel ist, um unnötige invasive Maßnahmen wie Laparotomien zu vermeiden. Manche Patienten benötigen vor Diagnostik und Therapie intensivmedizinische Stabilisierung. Diese darf aber nicht zum „Selbstzweck" erhoben werden, da bei Patienten mit abdomineller Sepsis davon ausgegangen werden muss, dass eine suffiziente Stabilisierung erst durch die Herdsanierung erreicht werden kann. Wieder andere Patienten sind so stabil, dass optimale Bedingungen (bei entsprechendem Monitoring des Patienten) für die Maßnahmen der Fokussanierung abgewartet werden können. Als inakzeptabel anzusehen sind Zeitverzögerungen immer dann, wenn die Behandlungspriorität nicht erkannt oder berücksichtigt wird (z. B. Verzögerung der Computertomografie, da die Untersuchung nicht als Notfall angemeldet wurde, Nachmelden des Falls am Ende des regulären OP-Programms).

In vielen Fällen muss aber individuell entschieden werden, ob eine Zeitverzögerung in Kauf genommen werden kann. So ist nicht in jeder Klinik zu jeder Zeit eine radiologische Intervention und Drainageeinlage möglich. Je nach Fall kann es für den Patienten dann die beste Option sein, entweder die Intervention verzögert durchzuführen oder statt der radiologischen Intervention eine chirurgische Herdsanierung durchzuführen oder den Patienten zur Intervention zu verlegen.

Zusammengefasst lässt sich folgern:

▶ Je instabiler der Patient, desto kritischer ist das Timing. Nach den Daten der MEDUSA-Studie muss gefordert werden, dass die Herdsanierung bei Patienten mit Organ- und Kreislaufversagen entsprechend den Sepsis-3-Kriterien (Bloos et al. 2014) spätestens (!) nach 6 h erfolgen muss.

9.2.4 Methoden der Herdsanierung

Grundsätzlich gilt, dass die Methode der Herdsanierung gewählt werden soll, mit der durch die am wenigsten invasive Maßnahme die best- und schnellstmögliche Herdkontrolle erzielt werden kann. Bei hämodynamisch stabilen Patienten ohne neu aufgetretene Organfunktionen (entspre-

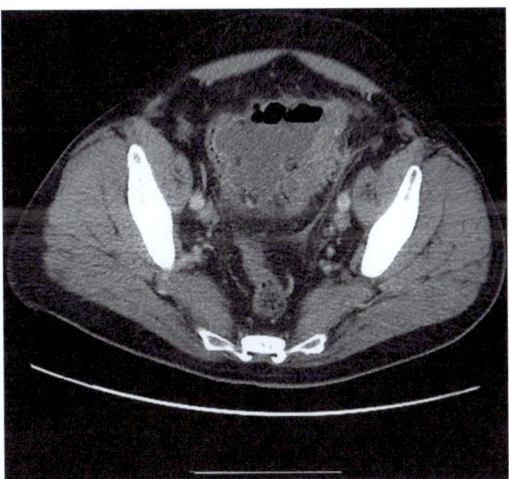

Abb. 9.3 a Abszess bei Sigmadivertikulitis, b perkutane Abszessdrainage

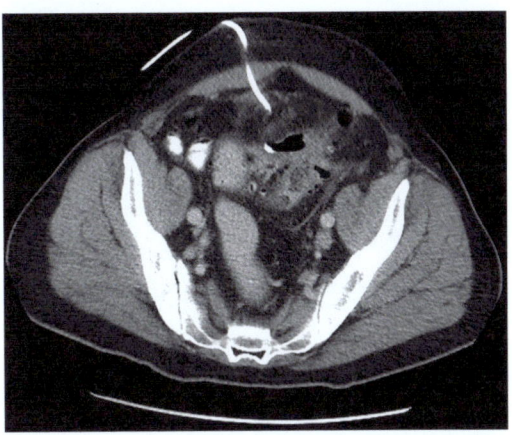

Abb. 9.3 Fortsetzung

chend Patienten, die die Sepsis-3-Kriterien nicht erfüllen) kann in speziellen Fällen sogar auf die Fokussanierung verzichtet werden, wie z. B. bei Patienten mit gedeckt perforierter Sigmadivertikulitis und Mikroabszess (siehe auch Abschn. 8.3) (Singer et al. 2016). Bei lokalisierten Flüssigkeitsverhalten und Abszessen (Abb. 9.1) hat sich die sonografisch oder radiologisch eingelegte perkutane Drainage als wenig invasive, komplikationsarme und effektive Behandlung etabliert (Kruis et al. 2014). Hinzugekommen sind in den letzten Jahren zunehmend auch endoskopische Methoden der Herdkontrolle, die von der transluminalen Punktion und Drainage

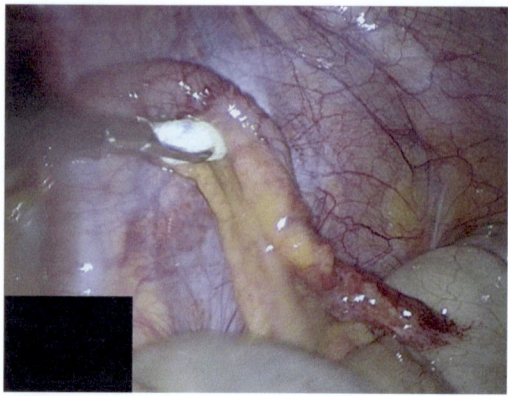

Abb. 9.4 **a** Akute Appendizitis, **b** laparoskopische Appendektomie

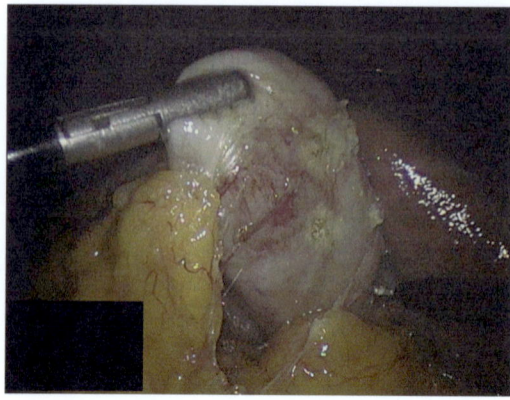

Abb. 9.5 **a** Akute Cholezystitis, **b** laparoskopische Cholezystektomie

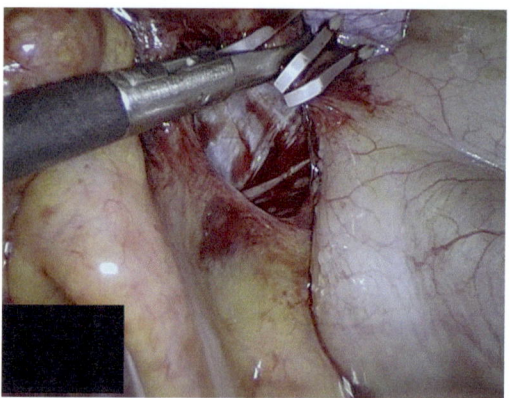

Abb. 9.4 undefined

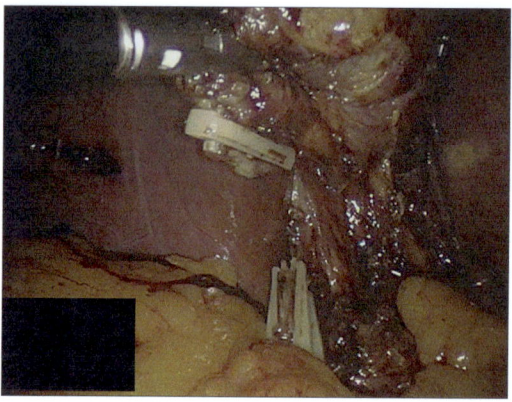

Abb. 9.5 undefined

(wie bei infizierten Pankreaspseudozysten) über Behandlung von Anastomoseninsuffizienzen mit Endoschwämmchen bis hin zum endoskopischen Verschluss von Organperforationen (z. B. OTSC-Clip bei Ulkusperforation) reichen (Theisen et al. 2005; Glitsch et al. 2008).

Den interventionellen Methoden der Herdsanierung stehen die invasiveren chirurgischen Verfahren gegenüber, die weiterhin und auch sicherlich in Zukunft zum Armamentarium der kausalen Therapie der abdominellen Sepsis insbesondere bei instabilen Patienten gehören. Die chirurgischen Verfahren können unterteilt werden nach dem Zugangsweg (insbesondere offen chirurgisch versus laparoskopisch), aber auch nach dem damit verbunden therapeutischen Ansatz. Mehrere verschiedene chirurgische Strategien kommen zum Einsatz:

- Resektion des infizierten Organs, z. B. bei Appendizitis (Abb. 9.4) oder Cholezystitis (Abb. 9.5),
- Entfernung von infiziertem Material und avitalem Gewebe sowie Spülung und Drainage,
- Wiederherstellung gestörter anatomischer Gegebenheiten, z. B. Ulkusübernähung (Abb. 9.6), Resektion und Anastomose bei Darmperforation,
- Verhinderung der Rekontamination, z. B. Anlage eines protektiven Anus praeter,
- Anlage eines Laparostomas beim Vorliegen eines abdominellen Kompartmentsyndroms.

Laparoskopische Verfahren sind dann möglich, wenn der Patient hämodynamisch stabil ist, die Maßnahmen der Herdsanierung (z. B. Appendektomie) laparoskopisch durchführbar sind und

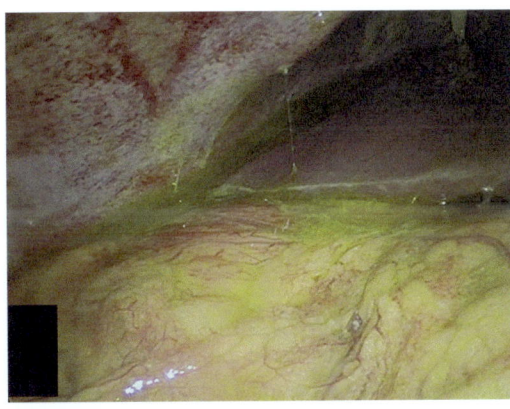

Abb. 9.6 a Oberbauchperitonitis bei Ulcus-ventriculi-Perforation, b Situs nach Spülung und Ulkusübernähung

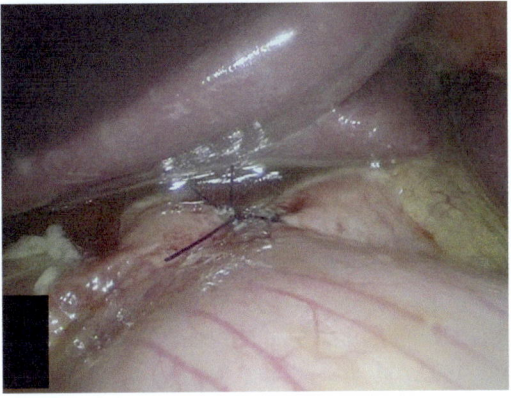

Abb. 9.6 undefined

kein abdominelles Kompartmentsyndrom vorliegt. Darüber hinaus entscheidet auch die zum Zeitpunkt der Operation vorhandene chirurgische Expertise über das Vorgehen. Die Entwicklung der Viszeralchirurgie geht aktuell immer weiter in Richtung Spezialisierung auf immer kleinere Untergebiete. Dies erhöht zwar nachweislich die Qualität und Effizienz der planbaren Elektiveingriffe im regulären OP-Programm, führt aber dazu, dass diensthabende Chirurgen zunehmend Eingriffe in Regionen und an Organen durchführen müssen, die sie aus ihrem Routineprogramm nicht mehr kennen. Zukunftsfähige Konzepte der chirurgischen Herdkontrolle müssen daher möglichst einfache Bridging-Verfahren beinhalten, um die Zeit zu überbrücken, bis entsprechende chirurgische Expertise vorhanden ist.

Aus der Notfallmedizin hat hier der Begriff der Damage Control Surgery" Einzug gehalten und wird sicherlich künftig noch mehr Bedeutung auch in der Viszeralchirurgie gewinnen (Lünse et al. 2019). Ein Beispiel hierfür ist die frei perforierte Sigmadivertikulitis mit Peritonitis, die zweifelsohne eine Notfallsituation darstellt. Wenn die Expertise zum „idealen" Eingriff der Herdsanierung (z. B. Sigmaresektion mit Anastomose und Anlage eines protektiven Ileostomas) nicht vorhanden ist, können eine Spülung mit Drainage und provisorischer Übernähung oder auch eine Segmentresektion mit Blindverschluss beider Darmstümpfe die Akutsituation entschärfen und die Zeit bis zur definitiven Versorgung (z. B. am nächsten Tag) überbrücken.

Für den Fall einer unmöglichen oder unsicheren Herdkontrolle gibt es unterschiedliche Strategien des weiteren Vorgehens. In der Vergangenheit wurde die programmierte Etappen-Lavage propagiert, d. h., Patienten wurden regelmäßig revidiert und lavagiert, bis ausreichend saubere OP-Verhältnisse zu erheben waren. Es hat sich in der Zwischenzeit aber klar gezeigt, dass programmierte Reeingriffe nicht zu einer Reduktion der Letalität beitragen, sondern dass vielmehr sekundäre Komplikationen wie Darmfisteln vermehrt nachweisbar waren. Daher wird inzwischen international die sogenannte On-Demand-Relaparotomie empfohlen, d. h., die Indikation zur Revision wird anhand des klinischen Verlaufs gestellt. Ausnahmen hiervon sind die mesenteriale Ischämie, Vorhandensein eines Laparostomas (z. B. Vakuumverband mit Abdominal Foam) oder Voreingriff im Sinne der oben genannten Damage Control Surgery (Sartelli et al. 2017; Güsgen et al. 2016). Die Indikation zur Relaparotomie-on-Demand wird interdisziplinär durch Viszeralchirurgie und den betreuenden Intensivmediziner gestellt, wobei die letztendliche Entscheidung der Viszeralchirurg treffen muss. Die klinischen Verlaufskontrollen sollten idealerweise immer durch denselben Arzt erfolgen, eine Forderung, die durch Schichtsysteme und Arbeitszeitgesetz inzwischen nahezu unmöglich zu erfüllen ist. So obliegt es in vielen Kliniken in Deutschland dem Chefarzt der viszeralchirurgischen Abteilung, die personelle Kontinuität durch die persönlich durchgeführte tägliche Intensivvisite zu gewährleisten.

9.2.5 Erfolgskontrolle

Bei jedem Patienten mit abdomineller Sepsis muss in regelmäßigen Abständen (üblicherweise spätestens nach 48 h) evaluiert werden, ob die Therapiemaßnahmen greifen. Trotz der zahlreichen in der Intensivmedizin etablierten Scoresysteme (wie APACHE II, SAPS, MODS, MPI) bleibt die Beurteilung des Verlaufs nach Fokussanierung eine letztendlich subjektive Einschätzung des erfahrenen Viszeralchirurgen unter Einbeziehung sämtlicher klinischer und laborchemischer Parameter (Ruler und Boermeester 2017; Groep et al. 2019). Wie aus Tab. 9.7 zu ersehen ist, gibt es keinen Parameter, der für sich allein betrachtet Sicherheit darüber gibt, dass die Herdkontrolle erfolgreich war. Der CRP-Wert ist in den ersten beiden Tagen nach erfolgter Fokussanierung nicht aussagekräftig, da die Herdsanierung selbst eine Inflammation auslöst, die sich durch einen CRP-Anstieg manifestieren kann. Erst im weiteren Verlauf zeigt ein gleichbleibend hoher CRP-Wert bzw. ein weiterer Anstieg eine möglicherweise persistierende Entzündung an, die ggf. einer zusätzlichen Intervention bedarf. Ähnliches gilt für den Procalcitoninwert. Ein wesentlicher Faktor bei fast allen Parametern ist die Veränderung im zeitlichen Verlauf. Eine Stabilisierung/Verbesserung weist auf eine erfolgreiche Herdsanierung hin, eine Destabilisierung/Verschlechterung auf einen persistierenden Fokus (Montravers et al. 2019). Dies zeigt erneut, wie wichtig die personelle Kontinuität der klinischen Verlaufskontrollen für die Beurteilung ist und wie deletär die gerade auf Intensivstationen etablierte Struktur der Schichtarbeit mit Einteilung in Bereichen sein kann.

An dieser Stelle soll darauf hingewiesen werden, dass bei jeglicher Verschlechterung oder fehlender Besserung des Patienten in allererster Linie die Kontrolle des primären Fokus überprüft werden muss (Herdkontrolle erfolgreich?), dass sich im Verlauf der Erkrankung aber sekundäre Infektionen wie Aspirationspneumonie oder Katheterinfektionen etablieren können, die entsprechend differenzialdiagnostisch abgeklärt und therapiert werden müssen. Schließlich ist essenzieller Bestandteil der Evaluation die Kontrolle der initial erhobenen mikrobiologischen Befunde mit entsprechender Anpassung der antiinfektiven Therapie bei Bedarf.

> **Zusammenfassung**
>
> Die chirurgische Kontrolle des septischen Fokus bei abdominellen Infektionen ist entscheidend für das Outcome. Hierbei sollte die am wenigsten invasive Maßnahme ergriffen werden, über die die bestmögliche Herdkontrolle erreicht werden kann. Das Timing spielt für den Verlauf eine entscheidende Rolle. Unnötige Verzögerungen müssen daher unbedingt vermieden werden. Bei operierten Patienten müssen zunächst chirurgische Komplikationen ausgeschlossen werden, bevor an andere Infektionsquellen gedacht werden darf. Der Erfolg der durchgeführten Sanierungsmaßnahmen muss regelmäßig überprüft werden. ◄

9.3 Spülverfahren und Lösungen

Pia Menges

Die Entwicklung von Spülverfahren zur Therapie der Peritonitis fand hauptsächlich in den 1970er- und 1980er-Jahren statt. Zugrunde liegt die Idee, durch Spülung des Bauchraumes die Zahl der pathogenen Bakterien sowie auch die Menge der freigesetzten Toxine signifikant zu verringern (Büchler et al. 1997). Gerade diese Endotoxine werden als die hauptsächlichen Vermittler der Peritonitis bzw. der Sepsis angesehen, weshalb sich die Therapie der Peritonitis in besonderem Maße auf die Reduktion der Menge an Endotoxinen und der dadurch freigesetzten Mediatoren konzentriert. Daneben kommt im Gesamtzusammenhang selbstverständlich auch der Sanierung des Infektionsherdes eine große Bedeutung zu, um den weiteren Fortschritt der Peritonitis aufzuhalten.

Hintergrundinformationen

Die Spülung des Bauchraumes im Rahmen der Fokussanierung spielt eine wichtige Rolle bei der erfolgreichen Therapie der Peritonitis. Jeder chirurgische Eingriff, der aufgrund eines intraabdominellen Infektfokus durchgeführt wird, sollte möglichst eine Lavage miteinschlie-

Tab. 9.7 Erfolgskontrolle der Herdsanierung

klinische Evaluation nach 48h	Herdkontrolle erfolgreich	←		→	Herd nicht kontrolliert, Maßnahmen erforderlich
klinische Zeichen					
Drainagenqualität	Unauffällig	unverändert		verschlechtert, trüb	verschlechtert, eitrig, Stuhl
abd. Schmerzen	Verbessert	gleichbleibend		verschlechtert	
Fieber	kein Fieber,				Fieber
Urinproduktion	verbessert oder unauffällig			gleichbleibend eingeschränkt	verschlechtert
Magen-Darm Passage	verbessert oder unauffällig	gleichbleibend eingeschränkt			verschlechtert
Vitalparameter					
Vigilanz	verbessert oder unauffällig			gleichbleibend eingeschränkt	verschlechtert
Kreislaufsituation	verbessert oder stabil			gleichbleibend Flüssigkeits- oder Katecholaminbedarf	verschlechtert oder instabil
Beatmungssituation	verbessert oder unauffällig	gleichbleibend eingeschränkt			verschlechtert
Laborparameter					
Leukozyten	deutliche Veränderung Richtung Normalwert			deutliche Veränderung weg von Normalwert	
Thrombozyten	Anstieg nach Thrombozytopenie			Abfall	
CRP	deutlicher Abfall		Anstieg oder Abfall		
PCT	deutlicher Abfall		Anstieg oder Abfall		
Lactat	deutlicher Abfall nach vorherig erhöhtem Wert			deutlicher Anstieg	
Quick	Anstieg nach vorherigem Abfall			Abfall	
Kreatinin	verbessert oder unauffällig	gleichbleibend eingeschränkt		verschlechtert	

ßen. Hierzu wird üblicherweise isotone Kochsalzlösung von mehreren Litern eingesetzt. Mehrstufige Spülverfahren haben inzwischen zugunsten der On-Demand-Revisionsstrategien deutlich an Bedeutung verloren, sollen hier aber dennoch skizziert werden.

Es besteht grundsätzlich die Möglichkeit der Durchführung von Spülungen im Rahmen von programmierten Relaparotomien oder aber einer kontinuierlichen Spülung über einliegende Drainagen. Der Nachteil der programmierten Lavage besteht dabei in einer erhöhten Morbidität in Bezug auf Darmfisteln und Blutungskomplikationen im Vergleich zu On-Demand-Relaparotomien bei fehlender Besserung des Outcomes. Der Nachteil der kontinuierlichen Lavage über einliegende Drainagen besteht in der raschen Entwicklung von „Spülstraßen", die eine suffiziente Reinigung suggerieren, aber nicht gewährleisten. Im Rahmen der Anwendung von intraabdominellen Vakuumverbänden bei der Peritonitisbehandlung spielen Spülungen im Rahmen der operativen Verbandswechsel selbstverständlich weiterhin eine wichtige Rolle. Grundsätzlich wird die Spültherapie dann beendet, wenn sich der klinische Zustand des Patienten deutlich verbessert und das Abdomen definitiv verschlossen werden kann.

▶ Die ausgiebige Lavage ist ein wichtiger Bestandteil der initialen Fokussanierung. Mehrstufige programmierte Spülverfahren haben deutlich an Bedeutung verloren und spielen heutzutage im Wesentlichen im Rahmen von operativen Verbandswechseln bei der intraabdominellen Vakuumtherapie eine Rolle.

9.3.1 Indikation zur Einleitung einer Spültherapie

Prinzipiell ist die Spülung des Abdomens eine wichtige Säule bei der chirurgischen Therapie der Peritonitis. Sie findet ihren Einsatz in jeder chirurgischen Behandlungsstrategie, sei es im Rahmen des Ersteingriffs, bei einer Relaparotomie-on-Demand oder zur programmierten Etappenlavage bei vorhandenem Laparostoma (Güsgen et al. 2016).

Zur Indikationsstellung sowie auch zur Wahl des passenden Verfahrens müssen zahlreiche Faktoren abgewogen werden. Dabei spielt grundsätzlich der Allgemeinzustand des Patienten eine wichtige Rolle, ebenso die bisherige Dauer der Peritonitis und die daraus resultierende Ausprägung von vorhandenen Fibrinbelägen. (Kujath et al. 2007). Im Rahmen einer Studie konnte kein Zusammenhang zwischen der Indikation zur programmierten Lavage und dem bekannten Mannheimer Peritonitis-Index gefunden werden (Winkeltau et al. 1992), sodass die konkrete Entscheidung vielschichtig bleibt und vor allem auf der vorhandenen standortbezogenen Expertise beruht.

Grundsätzlich besteht zur Überprüfung der Wirksamkeit einer Spültherapie keine randomisierte Studie, allerdings liegt bei der Anwendung die Idee zugrunde, dass durch den Verdünnungseffekt der Keimbelastung und durch die mechanische Reinigung ein positiver Effekt auf die erfolgreiche Therapie der Peritonitis entsteht.

9.3.2 Spüllösungen und Menge

Zur Spülung des Abdomens wird hauptsächlich sterile isotone Kochsalzlösung oder Ringerlösung eingesetzt. Diese Flüssigkeiten sollten unbedingt körperwarm temperiert sein, um ein übermäßiges Absinken der Körpertemperatur mit den entsprechenden negativen Folgeerscheinungen für Stoffwechsel, Immunsystem und Blutgerinnung zu vermeiden. Andere Spülzubereitungen mit möglichen Zusätzen werden nicht routinemäßig eingesetzt. Dabei handelt es sich z. B. um Lösungen, die mit Prednisolon, Taurolidin oder Antibiotika angereichert sind oder auf der Basis von fetthaltigen Infusionslösungen hergestellt wurden. Es existieren hierzu zahlreiche experimentelle Ansätze im Tierversuch, diese haben jedoch noch keine Übertragung in den klinischen Alltag gefunden. So wurde auch in Tierversuchen gezeigt, dass eine Lavage unter Einsatz von antiseptischen Lösungen mit einer erhöhten Mortalität verbunden war (Diedrich et al. 2018). Lediglich für den Zusatz von Hypochlorit erscheint es denkbar, dass dies künftig aufgrund einer aktuellen Empfehlung eine wichtige Rolle bei der lokalen Therapie der Peritonitis spielen wird (Kramer et al. 2018).

Die Menge der eingesetzten Spülflüssigkeit richtet sich nach der Ausprägung der vorhandenen Peritonitiszeichen. Es muss dabei berücksichtigt werden, dass genug Spüllösung eingesetzt wird, um die vorhandene Menge an Endotoxin auf ein möglichst niedriges Level zu reduzieren. Hierzu sind üblicherweise mehrere Liter Spüllösung erforderlich Spüllösung erforderlich sein. Eine weitere Grundlage für die Wirksamkeit der eingesetzten Spültherapie ist auch die Säuberung der Bauchhöhle durch den mechanischen Aspekt des Spülens und Absaugens.

▶ **Spülmenge:** Jede Spülung erfolgt mit mehreren Litern körperwarmer Kochsalz- oder Ringerlösung.

9.3.3 Techniken der Spültherapie

Die Spülung des Abdomens kann entweder einmalig im Rahmen des Ersteingriffs oder schrittweise, d. h. im Rahmen von geplanten wiederholten Laparotomien, durchgeführt werden oder auch als kontinuierliche Lavage mithilfe von einliegenden Spüldrainagen. Dabei ist prinzipiell eine einmalige und sehr ausführliche Spülung gegenüber einem wiederholten Verfahren zu bevorzugen (Strobel et al. 2011) und stellt somit aktuell den Goldstandard in der chirurgischen Therapie der Peritonitis dar, denn durch mehrfache Relaparotomien kann das Risiko für spätere Komplikationen wie z. B. eine Hernienbildung der vorderen Bauchwand deutlich ansteigen. Ist ein Bauchdeckenverschluss jedoch z. B. aufgrund eines Kompartmentsyndroms oder einer drohenden Ischämie nicht möglich, ist ein temporärer Verschluss mithilfe eines intraabdominellen Vakuumverbandes indiziert. Dieses System wird üblicherweise alle 48 h im Zusammenhang mit einer ausgiebigen Spülung des abdominellen Situs gewechselt (Abb. 9.7).

▶ **Standard der Spültherapie:** Grundsätzlich wird heutzutage nach ausgiebiger Spülung im Rahmen des Ersteingriffs ein definitiver Bauchdeckenverschluss angestrebt.

Das Verfahren der kontinuierlichen Lavage wurde in den letzten Jahren nahezu vollständig verlassen und kommt nur noch in seltenen Fällen zur Anwendung. Bei dieser Technik werden in Berücksichtigung der Lokalisation des vorhandenen Infektfokus Drainagen in allen vier Quadranten eingebracht. Vorzugsweise werden doppellumige Spüldrainagen der Größe 18–32 Charrière eingesetzt. Die Spüllösung wird mit einer Flussrate von maximal 30 l pro 24 h infundiert und abgesaugt. Sobald sich die klinische Situation verbessert, kann der Zufluss der Spüllösung beendet werden, um ein passives Ablaufen der verbliebenen Spülflüssigkeit zu ermöglichen. Die einliegenden Drainagen werden alle 4–5 Tage um wenige Zentimeter zurückgezogen, damit aufgrund der Rigidität des Drainagematerials keine Läsionen an intraabdominellen Organen oder großen Gefäßen entstehen können (Knaebel et al. 2007).

Ein bedeutender Vorteil des Einsatzes einer kontinuierlichen Spültherapie im Gegensatz zur Anlage eines Laparostomas wurde in der Möglichkeit gesehen, wiederholte Relaparotomien und deren Komplikationen zur vermeiden oder aber deren Zahl wesentlich zu reduzieren (van

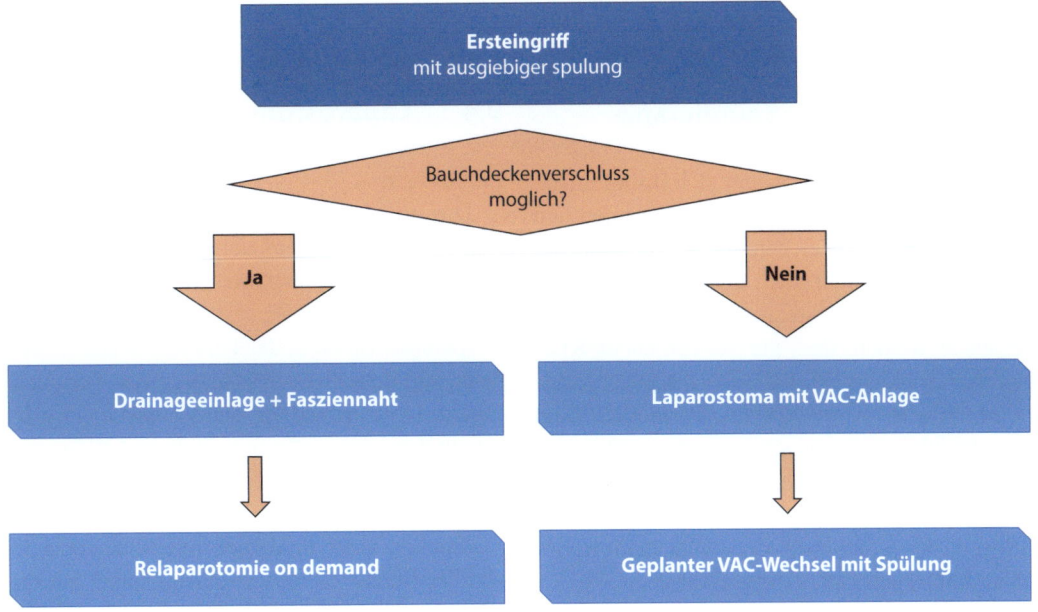

Abb. 9.7 Algorithmus zum Faszienverschluss versus Laparostoma bei diffuser sekundärer Peritonitis

Goor et al. 1997; Lamme et al. 2002). Zu diesen Komplikationen zählen die Entstehung von intestinalen Fisteln sowie die Ausbildung von Hernien im Verlauf der Mittellinie. Dennoch wird heutzutage der Spülung im Rahmen einer Relaparotomie der Vorzug gegeben, da ein wesentlicher Nachteil der Spültherapie über liegende Drainagen in der Ausbildung von intraabdominellen Spülstraßen besteht, wodurch der therapeutische Effekt zunichtegemacht wird. Zusätzlich bietet nur eine Relaparotomie die Möglichkeit, die gesamte Bauchhöhle zu inspizieren und mögliche Verhalte, interenterische Abszesse oder entstandene Fisteln frühzeitig zu entdecken und zu therapieren (Kujath et al. 2007).

▶ Heutzutage wird eine kontinuierliche Spülung über einliegende Drainagen nur mehr in seltenen Fällen angewandt, in denen z. B. über eine lokale Spüldrainage ein singulärer Fokus ausgespült werden kann. Als Volumen der Spüllösung werden dabei üblicherweise 5–10 l innerhalb von 24 h angesetzt. Dieses Verfahren stützt sich bisher jedoch nicht auf eine entsprechende Evidenz, sondern beruht auf einzelnen Expertenmeinungen (Schmoch et al. 2019).

9.3.4 Beenden der Spültherapie

Das Ende der Therapie richtet sich insbesondere nach dem klinischen Zustand des Patienten und dem Rückgang der Zeichen der Sepsis. Eine wesentliche Rolle spielt auch der makroskopische Aspekt der Spülflüssigkeit. So kann davon ausgegangen werden, dass bei zunehmender Klarheit der Spülflüssigkeit diese Therapie schrittweise reduziert werden kann. Prinzipiell kann eine Spültherapie, sei sie intermittierend oder kontinuierlich, über einige Tage andauern. Über den gesamten Zeitraum hinweg ist aufgrund der Schwere des Krankheitsbildes eine multidisziplinäre Intensivtherapie erforderlich.

▶ Eine mögliche zukünftige Anwendung einer Peritoneallavage ist in Studien zu finden, die bei der Diagnose einer Sigmadivertikulitis eine laparoskopische Lavage anstatt einer Sigmaresektion durchführen. Metaanalysen zeigen allerdings eine signifikant erhöhte Rate an Re-Operationen mit diesem Ansatz, auf den die Patienten unbedingt vor der OP aufzuklären sind (Swank et al. 2013).

Zusammenfassung
Jeder chirurgische Eingriff, der aufgrund eines intraabdominellen Infektfokus mit Ausprägung einer Peritonitis durchgeführt wird, sollte eine Lavage enthalten. Regelhaft wird die intraabdinelle Lavage im Sinne einer einmaligen Durchführung im Rahmen des Ersteingriffes eingesetzt, alternativ eine wiederholte Spülung im programmierten Zeitabstand bei Wechsel eines intraabdominellen Vakuumverbandes oder zur Relaparotomie-on-Demand. Typische Spüllösung ist hierbei die isotone körperwarme Kochsalzlösung. Das Ende der Spültherapie richtet sich nach dem klinischen Zustand des Patienten sowie nach dem makroskopischen Aspekt der Peritonitis. ◀

9.4 Laparostoma

Pia Menges

Die grundsätzliche Idee eines Laparostomas besteht darin, das infizierte Peritoneum durch eine „offene Wundtherapie" zu behandeln. Wiederholte Reoperationen mit der Möglichkeit zur ausgiebigen Spülung der Peritonealhöhle können dann zur definitiven Ausheilung der Peritonitis führen. Die Anwendung eines Laparostomas hat sich in den Jahren zwischen 1970 und 1980 zu einer wichtigen Säule in der Therapie der Peritonitis entwickelt. Zusammen mit der zunehmenden Etablierung einer modernen Intensivtherapie sowie der Bereitstellung neuer Antibiotika hat dieses Konzept dazu beigetragen, dass die Mortalität der diffusen Peritonitis immer weiter zurückging (Büchler et al. 1997). Zur Wirksamkeit dieses Therapiekonzeptes existieren bis heute keine randomisierten Studien. Das in der Klinik angewandte Wissen stützt sich vor allem auf Expertenmeinungen, Übersichtsartikeln und Leitlinien der World Society for Emergency Surgery (WSES).

Laparostoma: eine besondere Situation
Das Vorhandensein eines Laparostomas bedeutet eine Situation, in der die Faszienränder nach einer Laparotomie nicht wieder zusammengefügt werden und der Bauchraum somit offen verbleibt. Infolgedessen sind die intraabdominellen Organe zur Außenwelt hin exponiert und müssen im Rahmen eines temporären Verschlusses bedeckt werden. Sowohl für den temporären als auch für den definitiven Verschluss der Bauchdecken stehen zahlreiche Techniken zur Verfügung. Grundsätzlich soll der definitive Verschluss so früh wie möglich erfolgen, um einer Faszienretraktion vorzubeugen. Die häufigste Komplikation im Rahmen einer Therapie mittels Laparostoma ist die Ausbildung von Dünndarmfisteln. Der Verschluss solcher Fisteln kann sich im Anschluss sehr langwierig gestalten. Die World Society for Emergency Surgery (WSES) hat im Jahr 2018 auf der Grundlage von Expertendiskussionen konkrete Empfehlungen zur Anwendung eines Laparostomas veröffentlicht.

▶ Das Therapiekonzept beim Laparostoma besteht in der Kombination eines flexiblen Bauchhöhlenverschlusses mit der Möglichkeit zur programmierten Relaparotomie.

9.4.1 Indikation zur Anlage eines Laparostomas

Als Entscheidungshilfe, in welchen Fällen die Anlage eines Laparostomas indiziert ist, kann der Mannheimer Peritonitis-Index hilfreich sein. Zur Berechnung dieses Index werden Punkte vergeben zur Gewichtung von unter anderem Alter des Patienten, Geschlecht, vorhandenem Organversagen, bisheriger Dauer der Peritonitis und makroskopischem Aspekt der peritonealen Flüssigkeit (Lindner et al. 1986). Je höher dabei die erreichte Punktzahl ist, desto schlechter ist die Prognose des Patienten und desto eher sollte die Anlage eines Laparostomas erwogen werden (Tab. 9.8).

Die Anlage eines Laparostomas kommt im Falle einer Peritonitis in erster Linie dann infrage, wenn die Durchführung einer Laparotomie aufgrund des Gesamtzustandes des Patienten abgebrochen werden muss. In diesem Fall können z. B. eine schwere Kreislaufdepression oder auch eine zunehmende Koagulopathie aufgrund der Sepsis für diese Entscheidung ausschlaggebend sein. Ein Laparostoma ist außerdem sinnvoll, wenn ein Second-Look-Eingriff geplant ist oder auch wenn die Ursache der Peritonitis intraoperativ nicht sicher gefunden bzw. beherrscht werden kann.

Ein weiterer Grund für die Anlage eines Laparostomas wäre ein ausgeprägtes Ödem der Darmschlingen. Gerade Patienten mit einer schweren Sepsis benötigen zur Kreislaufstabilisierung größere Mengen an Flüssigkeitssubstitution und haben daher ein besonderes Risiko für die Ausprägung eines Darmwandödems, das schließlich aufgrund der drohenden Gefahr eines Kompartmentsyndroms den definitiven Bauchdeckenverschluss unmöglich macht (Coccolini et al. 2018).

▶ Das Laparostoma ist nicht nur zur Therapie, sondern gerade zur Prävention eines Kompartmentsyndroms von Bedeutung.

9.4.2 Präoperatives Management.

Zur Vorbereitung der Anlage eines Laparostomas ist die intensivmedizinische Betreuung des Patienten eine wichtige Voraussetzung. Dazu ge-

Tab. 9.8 Mannheimer Peritonitis-Index mit abgeleitetem Therapiekonzept

Score	Letalität	Therapie
<20	Meist 0 %	Peritoneallavage und Bauchdeckenverschluss
20–30	Ca. 30 %	Peritoneallavage, Drainagenplatzierung zur ggf. kontinuierlichen Spülung
>30	Mehr als 50 %	Anlage Laparostoma zur Relaparotomie

hören zentrale Zugangswege, eine adäquate Antibiotikatherapie, die Anlage einer Magensonde sowie ein entsprechendes Monitoring.

Die Aufklärung des Patienten umfasst üblicherweise das geplante Vorgehen mit der Möglichkeit zur wiederholten programmierten Relaparotomie im Falle einer fortbestehenden Peritonitis. Spezielle Risiken, über die aufgeklärt werden muss, sind unter anderem: Ausbildung einer Dünndarmfistel, Entstehung einer Anastomoseninsuffizienz, Entwicklung intraabdomineller Abszesse, Notwendigkeit der Anlage eines vorübergehenden oder dauerhaften Stomas, Ausbildung einer großen Bauchwandhernie sowie eine aufgrund der Peritonitis mit Sepsis bestehenden nicht unerheblichen Letalität.

Mögliche relative Kontraindikationen zur Anlage eines Laparostomas stellen nicht beherrschte Gerinnungsstörungen sowie aktive abdominelle Blutungen dar. Auch eine persistierende Darmfistel kann als Kontraindikation gewertet werden, sofern diese nicht separat ausgeleitet werden kann (Perathoner und Öfner-Velano 2015).

9.4.3 Techniken der Laparostomaanlage.

Die am häufigsten eingesetzte Technik zum temporären Bauchdeckenverschluss besteht darin, die freiliegenden Darmschlingen mit einem folienbedeckten Schwammsystem zu belegen. Wird diese Verbandstechnik ergänzt durch einen kontinuierlichen Zug auf die Faszienränder nach medial, z. B. durch Einnaht eines Netzes, kann mit ca. 73 % die bestmögliche Verschlussrate der Faszie erreicht werden (Atema et al. 2015). Das bedeutet, dass auf die folienbedeckten Darmschlingen in die Faszie möglichst frühzeitig ein Vicrylnetz eingenäht wird. Im Rahmen der Revisionen wird dieses Netz dann mittig eröffnet und zum Ende des Eingriffs wieder so verschlossen, dass eine Retraktion auf die Faszienränder ausgeübt wird. Es wird dann auf diesem Netz das oberflächliche Schwammsystem angebracht, mit Folie bedeckt und der Sog von 125 mmHg angeschlossen (Willms et al. 2015). Der Sog kann unter bestimmten Umständen auf 75 mmHg reduziert werden. Dies ist insbesondere dann erforderlich, wenn das Schwammsystem in der Nähe von vulnerablen Strukturen wie großen Gefäßen platziert wird. Ein solches Vakuumschwammsystem wird regelhaft alle 48 h im Rahmen einer Revisionsoperation gewechselt (Lenz et al. 2006). Statt der Verwendung eines Netzes zur Adaptierung der Faszienränder kann auch eine Zügelung der Wundränder (z. B. mit Gummizügeln) hilfreich sein.

Die Verschlusstechnik durch Bedeckung der Darmschlingen mit einer simplen Plastikfolie wurde relativ früh entwickelt und wird als „Bogota Bag" bezeichnet. Dabei verschließt lediglich die Folie das Abdomen und kann besonders bei Entstehung eines intraabdominellen Kompartmentsyndroms ausgleichend wirken (Lenz et al. 2006).

Der temporäre Bauchdeckenverschluss mithilfe eines Reißverschlusssystems zur einfachen Ermöglichung einer programmierten Relaparotomie hat heutzutage eher eine historische Bedeutung. Eine ebenfalls eher geringe Bedeutung hat die Verschlusstechnik mittels einfacher Naht oder Adaptierung mittels Klemmen der Bauchhaut, ohne die Faszie zu berücksichtigen. Da die Nachteile dieser Technik jedoch nicht unerheblich sind (Retraktion der Faszie, unkontrollierter Austritt von Flüssigkeit in den Verband, Möglichkeit der Ausbildung eines abdominellen Kompartmentsyndroms), wird diese allenfalls vorübergehend bis zur Anwendung eines geeigneteren Verfahrens eingesetzt.

Neueste Entwicklungen konzentrieren sich darauf, mithilfe eines externen Retraktors einen kontinuierlichen Zug auf die Faszie auszuüben. Das Risiko einer Hernie aufgrund des fehlenden Faszienverschlusses wird damit weiter minimiert. Hervorzuheben sind bei solchen Systemen ein intensiver Pflegeaufwand sowie die Notwendigkeit der Vorhaltung der entsprechenden Materialien. Weitere Fortschritte in der Entwicklung dieser Techniken sind zu erwarten (Tab. 9.9.).

Tab. 9.9 Vor- und Nachteile der Techniken zum temporären Laparostomaverschluss

Verschlusstechnik	Vorteil	Nachteil
Vakuumschwammsystem	Standardisierbare Anwendung	Kostenintensiv
Vakuumschwamm mit Zügeln oder Vicrylnetz	Gute Faszienadaptierung	Aufwendige Technik
Bogota Bag	Einfache Anwendung	Kein Packing möglich
Reißverschlusssystem	Schnelle Relaparotomie möglich	Nur noch historische Bedeutung
Einfacher Hautverschluss	Rasch und simpel angewandt	Gefahr des Kompartmentsyndroms
Retraktorsystem für kontinuierlichen Zug an der Faszie	Ausgezeichnete Faszienannäherung	Raumforderndes System am Patienten

▶ **Exploration des Abdomens:** Zwischen den programmierten Eingriffen sollten nicht mehr als 48 h liegen. Im Rahmen der einzelnen Relaparotomien muss jedes Mal eine systematische Exploration aller vier Quadranten des Abdomens erfolgen.

9.4.4 Komplikationen

Eine bedeutende Komplikation im Rahmen der Anwendung eines Laparostomas ist die Ausbildung von Dünndarmfisteln. Bei der Entstehung einer Dünndarmfistel spielen verschiedene Risikofaktoren eine wichtige Rolle. Dazu gehören die Schwere der Grunderkrankungen des Patienten genauso wie vorhandene immunsupprimierende Faktoren. Um die Entstehung von Dünndarmfisteln zu vermeiden, ist es von großer Bedeutung, die Bauchwand so früh wie möglich wieder zu verschließen. Während der Anwendung des Laparostomas ist darauf zu achten, die Dünndarmschlingen stets mit dem Bauchnetz, einer Schutzfolie oder mit Haut bedeckt zu halten und einen direkten Kontakt mit dem saugenden Schwammsystem unbedingt zu vermeiden. Vorhandene Darmanastomosen sollten in der Tiefe des Bauchraumes positioniert werden, um hier die Entstehung einer Insuffizienz und damit einer Darmfistel zu verhindern (Coccolini et al. 2017).

▶ **Vermeidung von Dünndarmfisteln:** Während der Anwendung des Laparostomas ist unbedingt darauf zu achten, die Dünndarmschlingen stets mit dem Bauchnetz, einer Schutzfolie oder mit Haut bedeckt zu halten.

Weitere mögliche Komplikationen sind die Ausbildung von intraabdominellen Abszessen aufgrund der freien Zugänglichkeit zur Bauchhöhle mit der Gefahr einer bakteriellen Besiedlung. Im Rahmen einer Peritonitis besteht außerdem die Gefahr der Entstehung eines sogenannten Frozen Abdomen, bei dem ein Zugang zur Bauchhöhle mit Auflösung des gesamten Darmpakets nicht mehr möglich ist. Letztlich stellt auch die Bildung einer Hernie ein gewisses Risiko dar, denn im Rahmen eines definitiven Bauchdeckenverschlusses bleiben die Faszienränder möglicherweise dehiszent, und es erfolgt lediglich ein Verschluss der Haut über dem Defekt. Auch und gerade aufgrund der möglichen Komplikationen sollte die Indikation zur Anlage eines Laparostomas immer kritisch gestellt werden.

▶ Die häufigsten Komplikationen des Laparostomas sind zum einen die Retraktion der Faszie mit einem nachfolgend nicht zufriedenstellenden Verschluss der Bauchdecke sowie die Entstehung von Darmfisteln (Güsgen et al. 2016).

Möglichen Nachteile einer Therapie mit einem Laparostoma bestehen darin, dass es sich um eine vollständig nichtanatomische Situation handelt. Diese erfordert besondere Aufmerksamkeit, um Komplikationen zu vermeiden. Es ist außerdem eine aufwendige und kostenintensive Intensivtherapie für die Dauer der Laparostomabehandlung erforderlich. Ein entsprechend erfahrenes multidisziplinäres Team ist daher unbedingt erforderlich.

▶ Patienten mit einem Laparostoma müssen grundsätzlich intensivmedizinisch und im multidisziplinären Team betreut werden.

9.4.5 Verschluss des Laparostomas.

Zum definitiven Verschluss des Laparostomas ist in den meisten Fällen die Implantation eines Netzes erforderlich. Lediglich bei kontinuierlicher und konsequenter Anwendung eines Zugsystems auf die Faszienränder kann dieses primär verschlossen werden. Ist gleichzeitig ein Stoma vorhanden, wird ein zweizeitiges Vorgehen empfohlen, d. h. beginnend mit der Stomaversorgung und einer später durchgeführten Versorgung der Hernie (Gawad 2013).

Zusammenfassung
Die Anlage eines Laparostomas ist eine etablierte Säule im Rahmen des Therapiekonzeptes einer Peritonitis. Es stehen verschiedene Techniken zum temporären Bauchdeckenverschluss zur Verfügung, jede einzelne ermöglicht eine rasche Relaparotomie. Das Risiko der Entstehung einer Dünndarmfistel sollte durch sorgfältige Bedeckung der Darmschlingen minimiert werden. Von großer Bedeutung ist ein möglichst rascher Verschluss der Faszienränder, um eine Retraktion der Faszie mit nachfolgender Ausbildung einer großen Hernie zu vermeiden. ◀

9.5 Antiinfektive Therapie

Christian Eckmann

9.5.1 Einführung

Intraabdominelle Infektionen (IAI) umfassen infektiöse Prozesse, die sich innerhalb der Abdominalhöhle entwickeln und entweder durch Bakterien oder durch Pilze verursacht werden. IAI gehören zu den drei häufigsten organspezifischen Ursachen eines septischen Schocks auf Intensivstationen weltweit mit Letalitätsraten von 30–40 % (Waele et al. 2014; Bassetti et al. 2015).

Verschiedene Faktoren tragen dazu bei, die Prognose von Patienten mit IAI zu beeinflussen. Eine frühzeitige Fokuskontrolle hat einen positiven Einfluss auf die Prognose der Patienten. Bei Patienten im septischen Schock zeigte sich in mehreren Arbeiten ein signifikanter Vorteil, wenn die Fokuskontrolle innerhalb der ersten 2 h nach Aufnahme im Krankenhaus erzielt wurde (Azuhata et al. 2014; Bloos et al. 2017).

Ferner haben postoperative IAI als nosokomiale Infektionen ein inhärentes Risiko, durch resistente grampositive oder gramnegative Erreger verursacht zu werden. Bei einer initial inadäquaten antimikrobiellen Therapie verschlechtert sich daher nicht nur die Prognose, sondern es entstehen auch vermehrte Kosten.

Es erscheint auf den ersten Blick relativ einfach, frühzeitig eine Fokussanierung anzustreben und eine angemessene antiinfektive Therapie zu wählen. Aber das sehr variable klinische Erscheinungsbild erschwert es oft, rasch eine klare Diagnose zu stellen. Ebenso häufig wird das Risiko, dass multiresistente Erreger die Infektion auslösen, unterschätzt. Bei der vermuteten oder nachgewiesenen intraabdominellen Candidiasis (IAC) kommen besondere Herausforderungen hinzu: Es fehlt solide Evidenz, die im klinischen Alltag sicher den Einsatz von schneller fungaler Diagnostik leitet. Darüber hinaus liegen auch wenige Daten vor, wie der Einsatz antifungaler Substanzen mittels ständig aktualisierter PK/PD-Daten optimal gesteuert werden kann. (Bassetti et al. 2015).

9.5.2 Definitionen

IAI sind nicht klar definiert. Hierzu wird auf Abschn. 9.1.2 verwiesen. Ein häufig verwendeter, klinisch orientierter Ansatz definiert verschiedene Arten von Peritonitis, d. h. primäre, sekundäre (ambulant erworben oder postoperative) und tertiäre Peritonitis (Montravers et al. 2016; Eckmann 2016). Die derzeit aktuellen nationalen Leitlinien orientieren sich an diesem Ansatz der Definition von IAI (Bodmann et al. 2018).

9.5.3 Epidemiologie

9.5.3.1 Epidemiologie bakterieller Infektionen

Intraoperativ gewonnene Proben (Gewebe, Flüssigkeit, Abstriche) sind essenziell, um die empirisch gewählte Antibiotikatherapie zu steuern und verursachende Erreger nachzuweisen (Montravers et al. 2016; Eckmann 2016; Bodmann et al. 2018). Dennoch ist die Interpretation der Befunde komplex: Wie will man bei der Vielfalt der nachgewiesenen Spezies zwischen Kolonisation und Infektion diskriminieren? Dieses Problem ist bei Enterokokken von besonderer Bedeutung. Regelhaft wird ein Mix aus aeroben und anaeroben grampositiven und gramnegativen Erregern nachgewiesen. Ihre genaue Verteilung wird von vielen Faktoren beeinflusst, zu denen auch die anatomische Lokalisation der Perforation zählt (Adler und Gasbarra 2005). Gramnegative Enterobacterales und Anaerobier sind zahlenmäßig am häufigsten involviert, variierend von 15–20 % (Magenperforation) bis zu 80 % (kolorektale Perforation). Grampositive Bakterien werden in 30–40 % der Fälle nachgewiesen. Eine kumulative Übersicht der bei sekundärer Peritonitis nachgewiesenen Erreger zeigt Tab. 9.10.

Tab. 9.10: Kumulative Statistik der Erregerverteilung bei sekundärer Peritonitis nach (Adler und Gasbarra 2005).

▶ Intraabdominelle Infektionen werden so gut wie immer polymikrobiell verursacht.

Postoperative IAI sind assoziiert mit einem gehäuften Nachweis multiresistenter Erreger (MRE) wie methicillinresistenten Staphylokokken, vancomycinresistenten Enterokokken, Extended-Spectrum-Beta-Laktamase (ESBL, in Deutschland als 3MRGN bezeichnet) und/oder Carbapenemase produzierenden Enterobacterales, *Pseudomonas aeruginosa* und *Acinetobacter baumannii* (in Deutschland 4MRGN genannt) (Eckmann et al. 2018). Eine Übersicht über die bei den verschiedenen Peritonitisformen zu erwartenden Erreger gibt Tab. 9.10.

Zu den Faktoren, die mit dem Nachweis von MRE-Bakterien assoziiert sind, gehören Immunsuppression und die Therapie mit Kortikosteroiden, eine rezente Behandlung mit Breitspektrumantibiotika, schwerwiegende pulmonale oder hepatische Komorbidität sowie eine Hospitalisation über mehr als 5 Tage (Eckmann et al. 2011, 2018). Auch die geografische und krankenhausspezifische Ökologie spielt eine Rolle: Patienten mit einem rezenten Krankenhausaufenthalt in Regionen/Ländern mit einer signifikanten Resistenzproblematik (z. B. Südeuropa, Südostasien) stellen ein Risikokollektiv dar. Mit der Anzahl der operativen Eingriffe und einer prolongierten Antibiotikatherapie steigt das Risiko für multiresistente Erreger an (siehe Überblick). Eine inadäquate empirische Antibiotikatherapie stellt einen wichtigen Faktor zur Verschlechterung der Prognose bei der postoperativen Peritonitis dar (Montravers et al. 2016; Eckmann 2016).

Risikofaktoren für das Vorhandensein multiresistenter Erreger bei Bauchrauminfektionen (modifiziert nach Eckmann et al. 2018)
- Postoperative Peritonitis
- Tertiäre Peritonitis
- Antibiotikavortherapie anderer Erkrankungen (z. B. infiz. diabetischer Fuß)
- Verlegung aus Land/Region mit hoher Prävalenz resistenter Erreger
- Patienten mit häufigen Auslandsreisen in Länder mit hoher MRE-Prävalenz
- Bekannte MRE-Kolonisation des Magen-Darm-Trakts
- (Medikamentöse) Immunsuppression
- Verlängerter Krankenhausaufenthalt/Intensivstationsaufenthalt

Tab. 9.10 Definition verschiedener Peritonitisformen und verursachende Erreger (modifiziert nach Eckmann 2016)

Peritonitisform	Definition	Chirurgische Therapie erforderlich	Erregerspektrum
Primär	Infektion von Aszites durch Translokation ohne Organperforation	Primär nein	Monoinfektion (meist *E. coli*)
Sekundär – ambulant erworben	Organperforation im ambulanten Bereich ohne Voroperation	Ja	Mischinfektion meist ohne resistente Erreger (grampositiv, gramnegativ, Anaerobier)
Sekundär – postoperativ, postinterventionell, posttraumatisch	Organperforation nach operativem Eingriff / Intervention/Trauma	Ja	Mischinfektion mit resistenten Erregern (u. a. VRE, ESBL-Bildner, seltener *Pseudomonas* spp.)
Tertiär	Rekurrierende Infektion nach chirurgischer Herdsanierung ohne aktuelle Organperforation	Primär nein	Mischinfektion mit resistenten Erregern (u. a. MRSA, VRE, ESBL-Bildner (=3MRGN), *Pseudomonas* spp., *Candida* spp.)

VRE = vancomycinresistente Enterokokken spp., ESBL = Extended-Spectrum-Beta-Laktamase

▶ ESBL-Bildner (3MRGN)-Enterobacterales sind die häufigsten resistenten Erreger bei IAI in Deutschland.

9.5.3.2 Epidemiologie fungaler Infektionen

Pilze spielen eine nicht zu vernachlässigende Rolle als verursachende Mikroorganismen bei postoperativen IAI, speziell auf der Intensivstation In der EPIC-II-Studie fanden sich unter 1392 Patienten mit IAI von 1265 Intensivstationen aus 75 Ländern 1083 chirurgische Patienten (78 %). Pilze (meist *Candida* spp.) waren verantwortlich für 10 % aller IAI (Waele et al. 2014).

Ein prolongierter Krankenhausaufenthalt und eine vorherige Antibiotikatherapie gehören zu den am häufigsten identifizierten Risikofaktoren für die Entwicklung einer IAC, aber auch andere Faktoren wie der obere Gastrointestinaltrakt als Quelle der Infektion sowie intraoperatives Kreislaufversagen werden diskutiert (Bassetti et al. 2013, 2017). *Candida albicans* war in der EPIC-II-Studie verantwortlich für 76 % aller IAC. In der prospektiven multizentrischen AmarCand-Studie lag der Anteil von *Candida albicans* bei 58 %. Eine begleitende Candidämie wurde bei 10–15 % der IAC-Patienten gefunden (Bassetti et al. 2015).

9.5.4 Antimikrobielle Therapie

Eine frühe und korrekt durchgeführte Fokuskontrolle ist Voraussetzung für eine erfolgreiche Behandlung von IAI. Eine Verzögerung einer notwendigen Reoperation stellt einen signifikanten Risikofaktor für die Entwicklung multiresistenter Bakterien dar (Bodmann et al. 2018). Nichtsdestotrotz ist eine adäquate antimikrobielle Therapie ebenso notwendig. Die nationalen Empfehlungen berücksichtigen die Dauer der Erkrankung und das Erregerspektrum in Abhängigkeit von der Krankheitsursache im Sinne eines Step-up-Ansatzes (Eckmann 2016; Bodmann et al. 2018).

9.5.4.1 Lokale begrenzte, ambulant erworbene sekundäre Peritonitis

Zur Antibiotikatherapie von lokal begrenzten akuten Peritonitiden können Basissubstanzen wie Cefuroxim, Cefotaxim, Ceftriaxon und Ciprofloxacin jeweils in Kombination mit Metronidazol sowie Ampicillin/Sulbactam, Amoxicillin/Clavulansäure eingesetzt werden. Piperacillin/Tazobactam sowie Ertapenem, die in dieser Indikation ebenfalls zugelassen und geprüft worden sind, sollten eher bei schwereren IAI eingesetzt werden (Tab. 9.11). Eine Therapiedauer von 24 h ist meist ausreichend (Stufe 1), bei Risikofaktoren ist ggf. eine Ausdehnung auf 3 Tage sinnvoll (Stufe 2).

▶ Bei ambulant erworbener Peritonitis sind Basisantibiotika meist völlig ausreichend.

9.5.4.2 Ambulant erworbene, diffuse Peritonitis

Zur Therapie einer bereits mehr als 2–4 h andauernden diffusen Peritonitis eines hämodynamisch stabilen Patienten sollten Substanzen oder Kombinationen mit einem breiten Wirkungsspektrum eingesetzt werden. Zur kalkulierten Therapie können Piperacillin/Tazobactam, Moxifloxacin, Tigecyclin oder Ertapenem angewendet werden. Alternativ können Kombinationen von Metronidazol mit Ceftriaxon oder Cefepim verwendet werden. Die Berücksichtigung von Enterokokken bei der Substanzauswahl wird nur im Ausnahmefall bekannter Kolonisation empfohlen. Die evidenzbasiert sinnvolle Therapiedauer dieser Patientengruppe (Stufe 3) beträgt etwa 5 Tage (Eckmann 2016).

Die Hinzufügung von Aminoglykosiden zeigte in Metaanalysen keine verbesserte Wirkung und gilt aus diesem Grunde nicht mehr als Therapie der Wahl (Bodmann et al. 2018). Variable kinetische Parameter sowie die Oto- und Nephrotoxizität erfordern zudem eine regelmäßige Serumspiegelkontrolle.

Tab. 9.11 Empfehlungen zur Initialtherapie der verschiedenen Formen der sekundären und tertiären Peritonitis (modifiziert nach Bodmann et al. 2018)

Diagnose	Häufige Erreger	Therapieempfehlung	Tagesdosis	Therapiedauer	EVG	EG
Ambulant erworben Keine Perforation Minimale Peritonitis Kreislaufstabil Kein Risiko MRE (Bsp. phlegmonöse Appendizitis)	Enterobacterales Anaerobier Enterokokken	Cefuroxim + Metronidazol Cefotaxim + Metronidazol Ceftriaxon + Metronidazol Ciprofloxacin + Metronidazol Levofloxacin + Metronidazol Ampicillin/Sulbactam Amoxicillin/Clavulansäure Moxifloxacin	$3\times2g + 3\times0,5g$ $3\times2g + 3\times0,5g$ $1\times2g + 3\times0,5g$ $2\times0,5g+3\times0,5g$ $1\times0,5g+3\times0,5g$ $3\times3g$ $3\times2,2g$ $1\times0,4g$	Single Shot bzw. 24 h (Stufe 1)	Ib Ib Ib Ib Ib Ib Ib Ib	A A A A A A A A
Ambulant erworben Frische Perforation Lokalisierte Peritonitis Kreislaufstabil Kein Risiko MRE (Bsp. perforierte Cholezystitis)	Enterobacterales Anaerobier Enterokokken	Cefuroxim + Metronidazol Cefotaxim + Metronidazol Ceftriaxon + Metronidazol Ciprofloxacin + Metronidazol Levofloxacin + Metronidazol Ampicillin/Sulbactam Amoxicillin/Clavulansäure Moxifloxacin	$3\times2g + 3\times0,5g$ $3\times2g + 3\times0,5g$ $1\times2g + $3\times0,5g+3\times0,5g$ $1\times0,5g+3\times0,5g$ 3×3 $3\times2,2$ g $1\times0,4g$	3 Tage (Stufe 2)	Ib Ib Ib Ib Ib Ib	A A A A A A
Ambulant erworben Ältere Perforation Diffuse Peritonitis Kreislaufstabil Individuelles Risiko MRE (Bsp. frei perforierte Sigmadivertikulitis)	Enterobacterales Anaerobier Enterokokken	Piperacillin/Tazobactam Ertapenem Tigecyclin Moxifloxacin Ceftolozan/Tazobactam + Metronidazol	$3\times4,5 g$ $1\times1-2 g$ $2\times0,05 g^* $ $1\times0,4 g$ $3\times1,5 g + 3\times0,5 g$	5 Tage (Stufe 3)	Ib Ib Ib Ib	A A A A B
Nosokomial (postoperativ/tertiär) Diffuse Peritonitis Kreislaufinstabil Hohes Risiko MRE (Bsp. Nahtleckage nach Rektumresektion)	Enterobacterales (inkl. ESBL) Enterokokken (inkl. VRE) Anaerobier *Pseudomonas* spp. Staphylokokken (inkl. MRSA) *Candida* spp.	Tigecyclin* Meropenem (+ Linezolid) Imipenem (+ Linezolid) Ceftolozan/Tazobactam + Metronidazol (+ Linezolid) Fosfomycin (keine Monotherapie) Antifungale Therapie erwägen (s. Text)	$2\times0,05$–$0,1 g^* $ $3\times2g(+2\times0,6g)$ $3\times1g(+2\times0,6g)$ $3\times1,5$–$3 g + 3\times0,5g+2\times0,6g$ 3×4–$8 g$	7–8 Tage (Stufe 4)	III II II IV	A A A B B

* = keine Monotherapie im septischen Schock

9.5.4.3 Postoperative bzw. tertiäre Peritonitis

Postoperative IAI sind durch eine höhere Wahrscheinlichkeit charakterisiert, dass multiresistente Erreger nachgewiesen werden (z. B. methicillinresistenter *Staphylococcus aureus* [MRSA], vancomycinresistente Enterokokken [VRE], Extended-Spectrum-Beta-Laktamasen [ESBL] produzierende oder carbapenemresistente Enterobacterales, *Pseudomonas* spp., *Acinetobacter* spp.). Dieser markante Shift hin zu resistenten Erregern erfordert einen differenzierten Gebrauch von Substanzen, die sich deutlich von den Antibiotika unterscheiden, die für ambulant erworbene Peritonitisformen eingesetzt werden.

Es gibt nur sehr begrenzte Daten über die Wirksamkeit und Sicherheit von Antibiotika bei postoperativen IAI. Aufgrund des niedrigen Evidenzlevels übersteigt der Empfehlungsgrad selten den Bereich einer Expertenempfehlung. Signifikante Unterschiede in der bakteriellen Ökologie von Regionen, Krankenhäusern und Stationen erfordern eine genaue Analyse von Surveillance-Daten. Lokale Empfehlungen sollten an das zu erwartende Erregerspektrum angepasst werden (Eckmann 2016; Solomkin et al. 2010). Eine initiale Breitspektrumtherapie sollte angestrebt werden, da eine korrekte initiale Antibiotikatherapie mit einer reduzierten Sterblichkeit assoziiert ist. Weltweit und auch in Deutschland werden ESBL-produzierende Enterobacterales bei postoperativen IAI am häufigsten nachgewiesen. Eine empirische Therapie, die sich gegen diese Erregergruppe richtet, wird durchgehend bei postoperativen IAI empfohlen (; Eckmann 2016; Bodmann et al. 2018; Solomkin et al. 2010). Enterokokken, *Pseudomonas* spp. und *Acinetobacter* spp. können ebenfalls eine bedeutsame Rolle bei postoperativen IAI spielen. Der Einsatz von Substanzen, die diese Erreger abtöten, wird kontrovers diskutiert, überwiegend aber nur unter bestimmten Risikokonstellationen oder bei bereits erfolgtem Nachweis empfohlen.

Tab. 9.11 zeigt einen klinisch orientierten Ansatz für die antimikrobielle Therapie von postoperativen IAI (Stufe 4). Patienten mit intraabdominellen Abszessen sind häufig hämodynamisch stabil. Tigecyclin (wirksam gegen MRSA, VRE, ESBL und carbapenemaseproduzierende Enterobacterales sowie *Acinetobacter* spp., nicht aber gegen *Pseudomonas* spp.) ist in der Indikation postoperativer IAI erfolgreich eingesetzt worden (Eckmann et al. 2013). Wegen pharmakokinetischer Besonderheiten (gute Gewebepenetration, aber limitierte intravasale Verfügbarkeit) sollte es bei Bakteriämie und/oder septischem Schock nicht als Monotherapie eingesetzt werden. Alternative kann in Regionen, in denen die Suszeptibilität für ESBL-produzierende Enterobacterales 90 % übersteigt, Piperacillin/Tazobactam kombiniert mit Daptomycin oder Linezolid bei Patienten ohne Bakteriämie eingesetzt werden. Meropenem ist ebenfalls eine Therapiealternative, jedoch erscheint ein balancierter Einsatz im Rahmen einer carbapenemsparenden Strategie sinnvoll (Eckmann et al. 2018).

Eine postoperative diffuse sekundäre oder tertiäre Peritonitis ist hingegen häufig mit einem septischen Schock assoziiert. Unlängst wurden die Ergebnisse einer multizentrischen randomisierten Studie publiziert, in der Piperacillin/Tazobactam mit Meropenem in der Therapie von Bakteriämien verglichen wurde, die durch ceftriaxonresistente *E.-coli-* und *K.-pneumoniae*-Stämme (inkl. einer Anzahl von 18,6 % IAI-Patienten) verursacht waren. Es zeigte sich eine Übersterblichkeit des Kollektivs, das mit Piperacillin/Tazobactam behandelt wurde. Daher ist diese Therapieform derzeit nicht mehr für kritisch kranke Patienten vertretbar (Harris et al. 2018).

▶ Piperacillin/Tazobactam ist bei schweren Infektionen den Carbapenemen unterlegen und sollte in dieser Indikation derzeit nicht eingesetzt werden.

Meropenem oder Imipenem erreichen das zu erwartende Spektrum in vielen Fällen. Tigecyclin (grampositive und gramnegative resistente Erreger außer *Pseudomonas* spp.), Linezolid und Daptomycin (grampositive Erreger inkl. VRE) oder Vancomycin (grampositive Erreger außer VRE) können ggf. als Kombinationspartner eingesetzt werden.

Ceftolozan/Tazobactam und Ceftazidime/Avibactam sind bereits für die Behandlung von IAI zugelassen, Meropenem/Vaborbactam und Eravacyclin werden demnächst folgen. Alle genannten Substanzen haben eine starke Aktivität gegen multiresistente gramnegative Erreger. Ceftazidime/Avibactam und Meropenem/Vaborbactam sind gegen KPC (carbapenemresistente *Klebsiella pneumoniae*-Stämme) wirksam, Eravacyclin gegen MRE *A. baumannii* und andere MRE gramnegative Erreger, Ceftazidim/Avibactam und Ceftolozan/Tazobactam gegen ESBL-produzierende Erreger und MRE *P. aeruginosa*. Ceftazidim/Avibactam und Ceftolozan/Tazobactam sollten wegen der limitierten Aktivität gegen *Bacteroides* spp. mit Metronidazol kombiniert werden.

9.5.4.4 Prinzipien der Antibiotikatherapie

Es konnte gezeigt werden, dass eine Antibiotikatherapie, die innerhalb einer Stunde nach Beginn eines septischen Schocks begonnen wird, mit einem signifikanten Überlebensvorteil verbunden ist. Dies gilt auch für Fälle von abdomineller Sepsis (Montravers et al. 2016). Im septischen Schock ist eine Dosisadjustierung entsprechend pharmakokinetischen Parametern erforderlich. Eine Deeskalation von Breitspektrumsubstanzen zu Standardantibiotika sollte nach Erhalt der Ergebnisse der Mikrobiologie durchgeführt werden. In hämodynamisch stabilen Patienten mit erfolgreicher Fokuskontrolle kann die Antibiotikatherapie nach 4–5 Tagen beendet werden (Bodmann et al. 2018). Bei kritisch kranken Patienten mit postoperativer IAI zeigte sich in einer rezenten randomisierten Studie, dass eine 8-tägige Antibiotikatherapie einer 15-tägigen Therapie nicht unterlegen war (Montravers et al. 2018). Eine nach 7–8 Tagen ineffektive Antibiotikatherapie sollte beendet werden (Stufe 4) und umfangreiche Diagnostik zum Ausschluss oder Nachweis einer unvollkommenen Herdsanierung nach sich ziehen. Procalcitonin ist ein möglicher Baustein bei der Entscheidung, ob eine Antibiotikatherapie beendet werden kann. Die Ergebnisse bei IAI sind aber unterschiedlich, sodass der wahre Wert von Procalcitonin zur Therapiesteuerung bei abdomineller Sepsis derzeit nicht bestimmt werden kann (Montravers et al. 2016; Eckmann et al. 2018).

▸ Auch schwere postoperative intraabdominelle Infektionen sind mit 7–8 Tagen Antibiotikatherapie meist adäquat behandelt.

9.5.5 Antifungale Therapie

Der einmalige intraoperative Nachweis von Pilzen bei einem hämodynamisch stabilen Patienten ohne wesentliche Risikofaktoren (z. B. bei einem postoperativ unauffälligen Patienten nach erfolgreicher OP einer Magenperforation) bedarf keiner antifungalen Therapie, weil es sich meist um eine Kolonisation und nicht um eine Pilzperitonitis handelt (Bodmann et al. 2018).

In den nationalen Leitlinien werden postoperative IAI (z. B. rezidivierende Anastomoseninsuffizienzen) als Risikofaktoren für eine Pilzperitonitis definiert. Das heißt aber natürlich nicht, dass diese Patientengruppe immer antifungal behandelt werden sollte. Das Hinzufügen antifungaler Substanzen als Bestandteil einer empirischen antimikrobiellen Therapie ist vielmehr bei hämodynamisch instabilen und stark immunsupprimierten Patienten (z. B. Leberzirrhose, Z.n. Organtransplantation) indiziert. Echinocandine (Anidulafungin, Caspofungin, Micafungin) werden in nationalen und internationalen Leitlinien gegenüber Fluconazol bevorzugt. Eine empirische antifungale Therapie kann abgesetzt werden, wenn kulturell kein Wachstum von *Candida* spp. erfolgt. Im Falle einer nachgewiesenen *Candida*-Peritonitis ist eine Deeskalation ("Step-down-Therapie") zu Fluconazol wirksam und sicher, wenn die finale Mikrobiologie eine Fluconazolempfindlichkeit zeigt. Obgleich nicht evidenzbasiert, gilt ein 14-tägiger Therapiezyklus meist als angemessen (Bassetti et al. 2013, 2015).

9.5.6 Outcome

Die Sterblichkeit bei intraabdominellen Infektionen variiert stark: Liegt die Mortalität bei einer adäquat behandelten, frisch perforierten akuten Appendizitis bei 0,5 %, steigt sie bei postoperativen IAI auf 30–40 % an (Waele et al. 2014; Bassetti et al. 2015). Wie in den vorherigen Abschnitten geschildert, spielen modifizierbare Faktoren wie die Fokussanierung und die antimikrobielle Therapie eine Schlüsselrolle bei der Prognose. Timing und primäre Effektivität dieser Maßnahmen sind entscheidend für das Überleben der Patienten (Montravers et al. 2016; Eckmann et al. 2016; Bodmann et al. 2018; Solomkin et al. 2010).

Die markante Besonderheit der postoperativen IAI ist das hohe Risiko einer Infektion durch resistente Mikroorganismen. Vor diesem Hintergrund ist ein Wissen um die aktuelle mikrobiologische lokale Ökologie essenziell, um eine korrekte empirische antimikrobielle Therapie zu steuern, zusammen mit der Anwendung von Parametern, mit denen man Mortalitätsrisiken beurteilen kann. Auch neuere Substanzen sollten bei Infektionen durch multiresistente Erreger zur Anwendung kommen. Nur so können gegenwärtige Patienten adäquat behandelt und möglichst viele Substanzklassen für zukünftige Therapien erhalten werden (Eckmann et al. 2018).

Schließlich: Wenn Grundprinzipien des Antimicrobial Stewardship, also des verantwortlichen Umgangs mit Antiinfektiva, konsequent umgesetzt werden, dürfte dies dazu beitragen, die Letalität der verschiedenen Peritonitisformen zu senken. Die Bedeutung eines multidisziplinären Ansatzes und gemeinsamer edukativer Aktivitäten kann dabei kaum überbetont werden (Eckmann 2016).

Literatur

Adler SN, Gasbarra DB (2005) A pocket manual of differential diagnosis. Lippincott Williams & Wilkins, Philadelphia

Atema J, Gans S, Boermeester M (2015) Systemic review and meta-analysis of the open abdomen and temporary abdominal closure techniques in non-trauma patients. World J Surg 39(4):912–25

Azuhata T, Kinoshita K, Kawano D et al (2014) Time from admission to initiation of surgery for source control is a critical determinant of survival in patients with gastrointestinal perforation with associated septic shock. Crit Care 18:R87

Bassetti M, Marchetti M, Chakrabarti A et al (2013) A research agenda on the management of intra-abdominal candidiasis: results from a consensus of multinational experts. Intensive Care Med 39:2092–2106

Bassetti M, Righi E, Ansaldi F et al (2015) A multicenter multinational study of abdominal candidiasis: epidemiology, outcomes and predictors of mortality. Intensive Care Med 41:1601–1610

Bassetti M, Garnacho-Montero J, Calandra T et al (2017) Intensive care medicine research agenda on invasive fungal infection in critically ill patients. Intensive Care Med 43:1225–1238

Bloos F, Thomas-Rüddel D, Rüddel H, Engel C, Schwarzkopf D, Marshall JC, Harbarth S, Simon P, Riessen R, Keh D, Dey K, Weiß M, Toussaint S, Schädler D, Weyland A, Ragaller M, Schwarzkopf K, Eiche J, Kuhnle G, Hoyer H, Hartog C, Kaisers U, Reinhart K (2014) MEDUSA Study Group. Impact of compliance with infection management guidelines on outcome in patients with severe sepsis: a prospective observational multi-center study. Crit Care 18(2):R42. https://doi.org/10.1186/cc13755.

Bloos F, Ruddel H, Thomas-Ruddel D et al (2017) Effect of a multifaceted educational intervention for anti-infectious measures on sepsis mortality: a cluster randomized trial. Intensive Care Med 43:1602–1612

Büchler M, Baer H, Brügger L, Feodorovici M, Uhl W, Seiler C (1997) Chirurgische Therapie der diffusen Peritonitis: Herdsanierung und intraoperative extensive Lavage. Der Chirurg 68:811–815

Coccolini et al (2017) The role of open abdomen in non-trauma patient: WSES Consensus Paper. World Journal of Emergency Surgery 12:39

Coccolini et al (2018) The open abdomen in trauma and non-trauma patients: WSES Consensus Paper. World Journal of Emergency Surgery 13:7

De Waele J, Lipman J, Sakr Y et al (2014) Abdominal infections in the intensive care unit: characteristics, treatment and determinants of outcome. BMC Infect Dis 14:420

Diedrich S, Müller G Sandbrink C, Papke R, van der Linde J, Heidecke CD, Parteke L, Assadian O, Kramer A (2018) Efficiency of Emulsified Particle-Associated Polyhexamethylenbiguanid-Hydrochlorid (Polihexanide) for Peritoneal Lavage in a Murine Sepsis Model. Surg Infect (Larchmt)19(7): 723–728

Eckmann C (2016) Antimikrobielle Therapie der Peritonitis im Zeitalter der Multiresistenz. Chirurg 87:26–33

Eckmann C, Dryden M, Montravers P et al (2011) Antimicrobial treatment of „complicated" intra-abdominal infections and the new IDSA guidelines ? A commentary and an alternative European approach according to clinical definitions. Eur J Med Res 16:115–126

Eckmann C, Montravers P, Bassetti M et al (2013) Efficacy of tigecycline for the treatment of complicated intra-abdominal infections in real-life clinical practice from five European observational studies. J Antimicrob Chemother. 68 Suppl 2: ii25–35

Eckmann C, Kaffarnik M, Schappacher M et al (2018) Multiresistente gramnegative Bakterien: Klinischer Managementpfad für Patienten mit elektiven Eingriffen in der Viszeralchirurgie. Chirurg 89:40–49

Gawad K (2013) Verschluss eines Laparostomas. Allgemein- und Viszeralchirurgie up2date 223–233

Germer CT, Eckmann C (2016) Peritonitis. Chirurg 87(1):3–4. https://doi.org/10.1007/s00104-015-0118-5.German

Glitsch A, von Bernstorff W, Seltrecht U, Partecke I, Paul H, Heidecke CD (2008) Endoscopic transanal vacuum-assisted rectal drainage (ETVARD): an optimized therapy for major leaks from extraperitoneal rectal anastomoses. Endoscopy. 40(3):192–199. https://doi.org/10.1055/s-2007-995384 Epub 2008 Jan 14

Güsgen C, Schwab R, Willms A (2016) Therapy concepts for diffuse peritonitis: when laparoscopic lavage and when open abdomen? Chirurg 87(1):34–39. https://doi.org/10.1007/s00104-015-0104-y

Güsgen C, Schwab R, Willms A (2016) Therapiekonzepte der diffusen Peritonitis. Der Chirurg 87:34–39

Harris PNA, Tambyah PA, Lye DC et al (2018) Effect of Piperacillin-Tazobactam vs Meropenem on 30-Day Mortality for Patients With E coli or Klebsiella pneumoniae Bloodstream Infection and Ceftriaxone Resistance: A Randomized Clinical Trial. JAMA 2018; 320: 984–994Montravers P, Tubach F, Lescot T et al. Short-course antibiotic therapy for critically ill patients treated for postoperative intra-abdominal infection: the DURAPOP randomised clinical trial. Intensive Care Med 44: 300–310

Knaebel H-P, Seiler C, Weigand M, Büchler M (2007) Aktueller Stand der Diagnostik und Therapie der Peritonitis. Zentralblatt Chirurgie 132:419–426

Kramer A, Dissemond J, Kim S, Willy C, Mayer D, Papke R, Tuchmann F, Assadian O (2018) Consensus on wound antisepsis: update 2018. Skin Pharmacol Physiol 31:28–58

Kruis W, Germer CT, Leifeld L (2014) German Society for Gastroenterology, Digestive and metabolic diseases and The German society for general and visceral surgery. Diverticular disease: guidelines of the german society for gastroenterology, digestive and metabolic diseases and the german society for general and visceral surgery. Digestion 90(3):190–207. doi: https://doi.org/10.1159/000367625.

Kujath P, Eckmann C, Esnaashari H, Bruch HP (2007) Die Wertigkeit der Spülbehandlung bei der Peritonitis. Zentralblatt Chirurgie 132:427–432

Lamme B, Boermeester MA, Reitsma J, Mahler C, Obertop H, Gouma D (2002) Meta-Analysis of relaparotomy for secondary peritonitis. Br J Surg 89:1516–1524

Lenz S, Doll D, Harder K, Lieber A, Müller U, Düsel W, Siewert J (2006) Verfahren zum temporären Bauchdeckenverschluss bei Trauma und Sepsis. Der Chirurg 77:580–585

Lindner M, Wacha H, Wesch G, Feldmann U (1986) [Welche klinischen Faktoren beeinflussen die Letalität bei bakterieller Peritonitis: Mannheimer Peritonitis-Index (MPI)] Langenbeck's Archives of Surgery, Bd 369. Springer, Berlin, S 788

Lock JF, Eckmann C, Germer CT (2016) Characteristics of postoperative peritonitis. Chirurg 87(1):20–25. https://doi.org/10.1007/s00104-015-0110-0.Review

Lünse S, Höhn J, Glitsch A, Keßler W, Simon P, Heidecke CD, Schreiber A (2019) Over-the-Scope Clip Closure of Pancreatico-Colonic Fistula Secondary to Acute or Chronic Pancreatitis: A Case Series. J Laparoendosc Adv Surg Tech A. 29(8):1000–1004. https://doi.org/10.1089/lap.2019.0166 Epub 2019 May 9

Maier S, Traeger T, Westerholt A, Heidecke CD (2005) Special aspects of abdominal sepsis. Chirurg. 76(9):829–36

Mazuski JE, Tessier JM, May AK, Sawyer RG, Nadler EP, Rosengart MR, Chang PK, O'Neill PJ, Mollen KP, Huston JM, Diaz JJ Jr, Prince JM (2017) The surgical infection society revised guidelines on the management of intra-abdominal infection. Surg Infect (Larchmt). 18(1):1–76. https://doi.org/10.1089/sur.2016.261

Montravers P, Martin-Loeches I (2019) Source control and intra-abdominal infections: Still many questions and only limited answers. J Crit Care. 52:265–266. https://doi.org/10.1016/j.jcrc.2019.04.022 Epub 2019 Apr 24

Montravers P, Blot S, Dimopoulos G, Eckmann C et al (2016) Therapeutic management of peritonitis: a comprehensive guide for intensivists. Intensive Care Med 42:1234–1247

Perathoner A, Öfner-Velano D (2015) Abdominelles Kompartmentsyndrom, abdominelle Unterdrucktherapie. Eur Surg 47:359–367

Rhodes A, Evans LE, Alhazzani W, Levy MM, Antonelli M, Ferrer R, Kumar A, Sevransky JE, Sprung CL, Nunnally ME, Rochwerg B, Rubenfeld GD, Angus DC, Annane D, Beale RJ, Bellinghan GJ, Bernard GR, Chiche JD, Coopersmith C, De Backer DP, French CJ, Fujishima S, Gerlach H, Hidalgo JL, Hollenberg SM, Jones AE, Karnad DR, Kleinpell RM, Koh Y, Lisboa TC, Machado FR, Marini JJ, Marshall JC, Mazuski JE, McIntyre LA, McLean AS, Mehta S, Moreno RP, Myburgh J, Navalesi P, Nishida O, Osborn TM, Perner A, Plunkett CM, Ranieri M, Schorr CA, Seckel MA, Seymour CW, Shieh L, Shukri KA, Simpson SQ, Singer M, Thompson BT, Townsend SR, Van der Poll T, Vincent JL, Wiersinga WJ, Zimmerman JL, Dellinger RP (2017) Surviving sepsis campaign: International guidelines for management of sepsis and septic shock: 2016. Intensive Care Med 43(3):304–377. https://doi.org/10.1007/s00134-017-4683-6 Epub 2017 Jan 18

Bodmann KF, Grabein B, Kresken M et al (2018) S2k-Leitlinie der Paul-Ehrlich-Gesellschaft für Chemotherapie (PEG). Kalkulierte parenterale Initialtherapie bakterieller Erkrankungen bei Erwachsenen – Update 2018, aktualisierte Version Juli 2019, AWMF-Register-Nr. 082–006

Sartelli M, Catena F, Abu-Zidan FM, Ansaloni L, Biffl WL, Boermeester MA, Ceresoli M, Chiara O, Coccolini F, De Waele JJ, Di Saverio S, Eckmann C, Fraga GP, Giannella M, Girardis M, Griffiths EA, Kashuk J, Kirkpatrick AW, Khokha V, Kluger Y, Labricciosa FM, Leppaniemi A, Maier RV, May AK, Malangoni M, Martin-Loeches I, Mazuski J, Montravers P, Peitzman A, Pereira BM, Reis T, Sakakushev B, Sganga G, Soreide K, Sugrue M, Ulrych J, Vincent JL, Viale P, Moore EE (2017) Management of intra-abdominal infections: recommendations by the WSES 2016 consensus conference. World J Emerg Surg. 4(12):22. https://doi.org/10.1186/s13017-017-0132-7

Schmoch T, Al-Saeedi M, Hecker A, Richter DC, Brenner T, Hackert T, Weigand MA (2019) Evidence-based interdisciplinary treatment of abdominal sepsis. Chirurg 90(5):363–378. https://doi.org/10.1007/s00104-019-0795-6

Schmoch T, Al-Saeedi HA, Richter D, Brenner T, Hackert T, Weigand M (2019) Evidenzbasierte, interdisziplinäre Behandlung der abdominellen Sepsis. Chirurg 90:363–378

Siewert JR, Stein HJ, Bartels H (2004) Anastomotic leaks in the upper gastrointestinal tract. Chirurg 75(11):1063–1070

Singer M, Deutschman CS, Seymour CW, Shankar-Hari M, Annane D, Bauer M, Bellomo R, Bernard GR, Chiche JD, Coopersmith CM, Hotchkiss RS, Levy MM, Marshall JC, Martin GS, Opal SM, Rubenfeld GD, van der Poll T, Vincent JL, Angus DC (2016) The third international consensus definitions for sepsis and septic shock (Sepsis-3). JAMA 315(8):801–810. https://doi.org/10.1001/jama.2016.0287

Solomkin JS, Mazuski JE, Bradley JS et al (2010) Diagnosis and management of complicated intra-abdominal infection in adults and children: guidelines by the Surgical Infection Society and the Infectious Diseases Society of America. Clin Infect Dis 50:133–164

Strobel O, Werner J, Büchler M (2011) Chirurgische Therapie der Peritonitis. Chirurg 82:242–248

Swank H, Mulder I, Hoofwijk A, Nienhuijs S, Lange J, Bemelman W Early experience with laparoscopic lavage for perforated diverticulitis. Br J Surg 100:704-710

Teasdale G, Jennett B (1974) Assessment of coma and impaired consciousness. A practical scale. In: Lancet, Band 2, 1974, (S 81–84). PMID 4.136.544.

Theisen J, Bartels H, Weiss W, Berger H, Stein HJ, Siewert JR (2005) Current concepts of percutaneous abscess drainage in postoperative retention. J Gastrointest Surg 9(2):280–283

van de Groep K, Verhoeff TL, Verboom DM, Bos LD, Schultz MJ, Bonten MJM, Cremer OL (2019) MARS consortium. Epidemiology and outcomes of source control procedures in critically ill patients with intra-abdominal infection. J Crit Care 52:258–264. https://doi.org/10.1016/j.jcrc.2019.02.029

van Goor H, Hulsebos R, Bleichrodt R (1997) Complications of planned relaparotomy in patients with severe general peritonitis. Eur J Surg 163:61–66j

van Ruler O, Boermeester MA (2017) Surgical treatment of secondary peritonitis: A continuing problem. Chirurg 88(Suppl 1):1–6. https://doi.org/10.1007/s00104-015-0121-x PubMed PMID: 26746213

Vincent JL (996) The SOFA (Sepsis-related Organ Failure Assessment) score to describe organ dysfunction/failure. On behalf of the Working Group on Sepsis-Related Problems of the European Society of Intensive Care Medicine. Intensive Care Med 22(7):707–10. https://doi.org/10.1007/BF01709751. PMID 8.844.239.

Weis S, Dickmann P, Pletz MW, Coldewey SM, Gerlach H, Bauer M. (2017) Sepsis (2017). Eine neue Definition führt zu neuen Konzepten Dtsch Arztebl 2017. 114(29–30): A-1424/B-1196/C-1170

Willms A, Guesgen C, Schaaf S, Bieler D, Websky M, Schwab R (2015) Management of the open abdomen using vacuum-assisted wound closure and mesh-mediated fascial traction. Langenbecks Arch Surg 400(1):91–99

Winkeltau G, Winkeltau GU, Klosterhalfen B, Niemann H, Treutner K, Schumpelick V (1992) Differenzierte chirurgische Therapie der diffusen Peritonitis. Chirurg 63:1035–1040

Infektionen in der Proktologie

Johannes Jongen, Volker Kahlke und Julius Pochhammer

Inhaltsverzeichnis

10.1	**Bakterielle Infektionen**	188
10.1.1	Kryptoglanduläre Abszesse und Analfisteln	188
10.1.2	Nicht kryptoglanduläre Abszesse und Fisteln	188
10.1.3	Andere Ursachen des Fistelleidens	189
10.1.4	Dermatologische Abszesse	189
10.1.5	Abszesse unter Immunsuppression	190
10.1.6	Therapie der Abszesse	190
10.1.7	Nekrotisierende Fasziitis – Fournier'sche Gangrän	191
10.1.8	Postoperative und posttraumatische Abszesse	192
10.1.9	Abszesse nach Eingriffen am Analkanal	193
10.2	**Sexuell übertragbare Infektionen in der Proktologie (Sexual Transmitted Infection, STI)**	194
10.2.1	Bakteriell	194
10.2.2	Viral	195
10.2.3	Nicht sexuell übertragbare Viren	197
10.3	**Infektionen der Perianalhaut**	198
10.3.1	Perianale Streptokokkendermatitis (PSD)	198
10.3.2	Erythrasma	198
10.3.3	Candidose/Soor	198
	Literatur	198

Durch die komplexe Anatomie und Physiologie des Anus werden vielfältige teils komplexe Erkrankungen ermöglicht, deren Diagnosestellung und Therapie für den Kliniker eine Herausforderung darstellen können. Dabei sind die Infektionen, insbesondere Abszesse, häufige Erkrankungen, die nicht selten eine rasche Therapie erfordern. Abszesse erfordern dabei in aller Regel eine chirurgische Intervention, nur in Ausnahmefällen führt eine konservative Therapie zu Erfolg.

J. Jongen (✉) · V. Kahlke
Proktologische Praxis Kiel, Kiel, Deutschland
E-Mail: j.jongen@gmx.de

V. Kahlke
E-Mail: volker.kahlke@googlemail.com

J. Pochhammer
Klinik für Allgemeine, Viszeral-, Thorax-, Transplantations- und Kinderchirurgie, UKSH Campus Kiel, Kiel, Deutschland
E-Mail: Julius.Pochhammer@uksh.de

10.1 Bakterielle Infektionen

10.1.1 Kryptoglanduläre Abszesse und Analfisteln

Typische Erreger: aerobe Mischflora aus grampositiven (z. B. *S. aureus*) und gramnegativen Erregern (v. a. *E. coli*).

Der Abszess ist die akute Form, die Fistel die chronische Form des gleichen Leidens (bis das Gegenteil bewiesen ist). Die kryptoglanduläre Drüse wird pathogenetisch als Ursache für das anorektale Abszess- und Fistelleiden angesehen. Durch die Lage der Drüse (meistens) im Intersphinkterspalt führt ein septischer Prozess zu den verschiedenen Abszess- und Fistelarten (subanodermal/submukös, inter-, trans- und suprasphinktär).

Als Erreger kommen sämtliche Fäkalbakterien (hier insbesondere *E. coli*), aber auch Hautkeime wie *S. aureus* in Betracht. In der Regel findet sich eine aerobe Mischflora (Ulug et al. 2010). Eine mikrobiologische Untersuchung wird nur in Ausnahmefällen empfohlen (z. B. bei immunsupprimierten Patienten oder dem Verdacht einer kutanen Ursache wie Acne inversa oder Hidradenitis suppurativa) (Ommer et al. 2016). Hieraus ergibt sich in der Regel keine Konsequenz für Therapie oder Prognose. Ob das Keimspektrum des Abszesses Einfluss auf die Entstehungsrate späterer Analfisteln hat, konnte in der Literatur bisher nicht geklärt werden (Hamadani et al. 2009). Allerdings konnte dies für andere Faktoren wie z. B. den BMI gezeigt werden.

Eine konservative Therapie des kryptoglandulären Abszesses und des konsekutiven Fistelleidens gibt es nicht. Der Abszess muss drainiert werden, dabei muss die Entdeckelung des Abszesses so erfolgen, dass keine komplizierte Fistel entsteht: So sollte zum Beispiel der hoch intersphinktäre Abszess mit supralevatorischem Anteil nicht durch den Ischioanalraum, sondern zum Rektum eröffnet werden. Ansonsten manifestiert sich eine schwer zu versorgende supra- oder extrasphinktäre Fistel. Im Abszesszustand sollte die Fistelsuche bzw. die Sondierung nur durch chirurgisch Geübte erfolgen, da bei unsachgemäßer Sondierung („Bohren") eine Via falsa erzeugt werden kann. Aus einer „einfachen" oberflächlichen, transsphinktären Fistel kann zum Beispiel eine komplizierte Fistel mit u. U. extrasphinktärem Anteil entstehen, wenn die Sonde forciert kranial in das Rektumlumen geführt wird.

10.1.2 Nicht kryptoglanduläre Abszesse und Fisteln

Die seltene rein extrasphinktäre Fistel basiert nicht auf einer kryptoglandulären Infektion des Analkanals, sondern hat ihren Ursprung im distalen Rektum. Sie ist zumeist Folge einer transmuralen Entzündung bei Morbus Crohn, die sich nicht an anatomische Strukturen hält und gewebsdestruierend wirkt. Obwohl etwa 75 % der Fisteln bei M. Crohn den typischen Verlauf der kryptoglandulären Fisteln nehmen und wie diese zu behandeln sind, gehen die häufig rezidivierenden Infektionen mit Einschmelzungen und einer erheblichen Gefahr für den Verlust von Sphinkteranteilen einher. Daher ist das Therapieziel eine rasche Fokuskontrolle durch ausreichende Drainage unter maximaler Sphinkterschonung. Rekonstruktive Operationen sollten nur bei kontrollierter systemischer und lokalisierter Situation erfolgen. Alternativ ist auch die lockere Fadendrainage ein gut toleriertes Verfahren, mit dem eine Stomaanlage zumindest hinausgezögert werden kann. Bei kontrollierter Entzündungssituation kann manchmal die Entfernung des Fadens nach Konsolidierung des Fistelganges eine Minimaltherapie sein, vorher ist allerdings eine interdisziplinäre Beurteilung der Lokalsituation anzuraten. Hieraus können ein asymptomatischer Gang und ein zufriedener Patient resultieren, ein komplettes Abheilen tritt dann allerdings so gut wie nie ein.

Sollten sich im Rahmen eines analen Abszessgeschehens anamnestische Hinweise wie Stuhlunregelmäßigkeiten oder abdominelle Beschwerden ergeben, sollte nach Abklingen der akuten Symptomatik eine weiterführende, v. a. endoskopische Diagnostik zum Nachweis einer chronisch entzündlichen Darmerkrankung erfolgen. In etwa 10 % der Fälle ist die anale Akutsituation

Erstmanifestation der Erkrankung, umgekehrt kommt es bei etwa jedem dritten Erkrankten im Laufe der Erkrankung zu analen Manifestationen. Dies unterstreicht die Rolle dieses Erkrankungsbildes als Differenzialdiagnose.

Weitere Ursachen dieses Fisteltyps können iatrogener Natur (z. B. die oben beschriebene, im Rahmen einer retrograden Fistelsondierung verursachte Via falsa), eine erfolgte Strahlentherapie oder in Ausnahmefällen eine Perforation durch Fremdkörper sein. In der postoperativen Situation nach tiefer anteriorer Rektumresektion ist auch eine Anastomosenfistel möglich.

10.1.3 Andere Ursachen des Fistelleidens

Auch spezifische Infektionen wie Tuberkulose, Aktinomykose oder ein Lymphogranuloma venereum können zu perianalen Abszessen führen. Daraus, wie auch aus Analfissuren oder Analkarzinomen können sekundäre Fisteln entstehen. Die spezifische Therapie richtet sich dann in der Regel nach der zugrunde liegenden Erkrankung.

Da im Vergleich zum analen und perianalen Raum die ausgeprägte Septierung fehlt, kann die Ausbildung eines in der Fossa ischioanalis gelegenen Abszesses im Gegensatz zum intersphinktär gelegenen mit erst später einsetzenden dumpfen Schmerzen einhergehen.

Dabei sind dann generalisierte Infektzeichen mit grippalem Krankheitsgefühl und Fieber möglich. Noch schwieriger kann die klinische Identifikation von supralevatorischen, pelvirektalen Abszessen sein. Ein tiefer Unterbauchschmerz verbunden mit allgemeinen Krankheitszeichen kann aufgrund der Nähe zum Peritoneum hierbei Leitsymptom sein. Allen Patienten mit Immunsuppression (chronisch-entzündliche Darmerkrankung, v. a. Morbus Crohn, nach Organtransplantation) sowie Patienten mit Diabetes mellitus und deutlich erhöhtem BMI muss hierbei besondere Aufmerksamkeit mit niedrigschwelliger Veranlassung einer Bildgebung gelten.

10.1.4 Dermatologische Abszesse

Typische Erreger: grampositive Hautkeime – *Staphylococcus aureus,* Corynebakterien u. a.

10.1.4.1 Acne inversa

Die Acne inversa (im angelsächsischen auch Hidradenitis suppurativa) ist eine chronisch rezidivierend verlaufende Hauterkrankung mit kutaner Abszess- und Fistelbildung. Diese treten durch Abflussstörungen im Bereich der Hautanhangsgebilde auf. Aufgrund der Abflussstörung kommt es zu einem Verhalt innerhalb der Schweiß- oder Talgdrüsen bzw. der Haarfollikel. Anschließend kommt es zu einem entzündlichen und infektiösen Prozess, der dann zu einer dermalen Abszess- und später Fistel- oder Sinusbildung führt. Das nachgewiesene Keimspektrum ist überwiegend dermaler Herkunft: Staphylokokken, Corynebakterien etc.

Nach Abfluss durch Spontaneröffnung kann der entzündliche Prozess auch chronisch rezidivieren: Es entsteht eine mit Sinus und kleinen Abszesshöhlen unterminierte und indurierte Haut. Die Krankheit wird nach Hurley in die Stadien I–III eingeteilt. Andere existierende Einteilungen (z. B. HSSS, Hessam, Bechara) sind nach Ansicht der Autoren jedoch praxistauglicher.

Die Acne inversa ist häufig assoziiert mit Nikotinabusus und auch in anderen Lokalisationen möglich: axillär, submammär, subnuchal, inguinal, perineal. Da es sich um ein rein dermales Geschehen handelt, wird häufig zunächst konservativ (lokal topisch, aber auch systemisch: Zinkglukonat, Clindamycin/Rifampicin, Adalimumab) therapiert. Bei manifester chronisch rezidivierender kutaner Abszess- und Fistelbildung besteht die Indikation zur radikalen Exzision der betroffenen Hautareale bis auf das subkutane Fettgewebe. Durch sekundäre Wundheilung entsteht eine Narbe ohne Anhangsgebilde. Bei ausgedehnten, großflächigen Wunden ist in Einzelfällen eine Spalthauttransplantation zur Verkürzung der Heilungsphase zu erwägen (Hessam et al. 2018).

10.1.4.2 Follikulitis/Furunkel/Karbunkel

Follikulitiden kommen im Anal- und Glutealbereich häufig vor (Reibung mit der Kleidung), verlaufen asymptomatisch und sind dann auch selbstlimitierend. Eine Therapie ist in der Regel nicht erforderlich, erst bei Verdacht der Ausdehnung auf benachbartes Gewebe wäre der Einsatz topischer Antibiotika indiziert. Heilen infizierte Follikel unzureichend ab, kann es bei Übergreifen der Infektion auf das benachbarte Gewebe zu einem Furunkel und durch Verschmelzung mehrerer Furunkel zu einem Karbunkel kommen. Die Therapie ist dann prinzipiell operativ und beinhaltet die Eröffnung bzw. Exzision der abszedierten Haarfollikel.

10.1.4.3 Atherom (Trichilemmalzyste)

Atherome können sich sekundär infizieren und stellen dann eine Indikation zur Exzision dar. Dabei sollte die gesamte Zystenwand exzidiert werden, was bei akut abszedierten Atheromen schwierig sein kann. Andernfalls kommt es häufig zu einer Rezidivzyste.

10.1.5 Abszesse unter Immunsuppression

Bei immunsupprimierten Patienten verursachen infizierte Läsionen im Anorektum zunächst Fieber und Schmerzen im Analbereich. Während einer ausgeprägten Neutropenie verlaufen diese Läsionen und Infektionsherde klinisch atypisch, da sich kein Eiter bilden kann. Ein typischer Abszess (Schwellung, Fluktuation, Eiter etc.) findet sich bei leukopenen Patienten häufig nicht. So können auch ausgeprägte Infektionen dem unerfahrenen Untersucher entgehen, da sich z. T. nur flächenhafte Hautrötungen zeigen, die jedoch oft mit starken Schmerzen verbunden sind. Die Lage eines Abszesses innerhalb des Sphinkterapparats führt häufig nur zu einer Analsphinkterhypertonie und zu Stuhldrang, er ist jedoch von außen nicht sichtbar. In solchen Fällen kann die nichtinvasive endoanale Endosonografie oder Magnetresonanztomografie des Beckens hilfreich sein (Jongen et al. 2004).

Typische Zeichen eines Abszesses entwickeln sich meist erst bei ansteigender Granulozytenzahl. Operative Verfahren bei Leukozytenzahlen unter 500–1000/ml gehen ggf. mit einer hohen Morbidität einher, sodass in diesen Fällen ein konservatives Vorgehen (systemisch Breitspektrumantibiotikum und lokal Kühlung) zu bevorzugen ist. Bei einer Leukozytenzahl über 500–1000/ml ist ein operatives Vorgehen zu bevorzugen.

10.1.6 Therapie der Abszesse

Nach Eröffnung von Abszessen kann eine einmalige antiseptische Spülung hilfreich sein, hierzu existiert jedoch keine Evidenz. Als Wirkstoffe bieten sich Polihexanid oder PVP-Iod an, Octenisept ist in Wundhöhlen aufgrund potenzieller Nekrosebildung eher ungeeignet. Ist eine adäquate Drainage erreicht, kann auf eine begleitende Antibiotikatherapie in der Regel verzichtet werden. Dies wurde in älteren klinischen Studien belegt und sollte auch im Hinblick auf die zunehmende Resistenzentwicklung beachtet werden. Ausnahme bilden Patienten mit ausgedehnter Phlegmone oder erheblicher Immunsuppression durch medikamentöse Therapie, maligne Erkrankungen (z. B. Lymphome), aber auch bei Diabetes mellitus und chronischen Infektionserkrankungen.

Auf einen Wundverschluss sollte stets verzichtet und eine sekundäre Heilung angestrebt werden. Vorübergehend kann eventuell eine Drainage eingelegt werden, um einen ausreichenden Abfluss zu gewährleisten. Zwar ist unmittelbar postoperativ vorerst eine deutliche Schmerzabnahme zu verzeichnen, allerdings ist die Wundversorgung in den ersten Tagen meist schmerzhaft.

Deswegen sollte auf eine ausreichende Analgesie geachtet werden. Auf eine Tamponade der Wunde kann in aller Regel verzichtet werden. Bei erheblicher Blutungsneigung kann diese notwendig werden und sollte dann nur unmittelbar intraoperativ eingebracht werden. Ggf. muss sie auch in Sedierung oder Narkose wieder entfernt werden, da die Entfernung mit erheblichen Schmerzen verbunden sein kann und auch Nachblutungen provozieren kann. Randomisierte Studien konnten keine Vorteile für die Tamponade zeigen (Ommer et al. 2016).

In der Regel ist ein regelmäßiges Ausduschen der perianalen Wunde durch den Patienten zielführend, dies kann in Deutschland regelhaft mit Leitungswasser in Trinkwasserqualität durchgeführt werden. Vergleichende Studien existieren nur für Hautwunden im Allgemeinen, diese konnten jedoch keinen Vorteil für sterile Spüllösung nachweisen (z. B. Resende et al. 2015). Die Abdeckung der Wunde kann mit unsterilen Kompressen, bei starker Sekretion auch mit saugfähigen Einlagen erfolgen.

10.1.7 Nekrotisierende Fasziitis – Fournier'sche Gangrän

Die Fournier-Gangrän ist die nekrotisierende Fasziitis der perineoskrotalen, genitalen und perianalen Region. Sie gehört mit der Myositis zu den nekrotisierenden Weichteilinfektionen, die charakteristische Gemeinsamkeit ist eine rasch fortschreitende Nekrosebildung von Haut, Unterhaut, Faszie und Muskulatur. Zudem besteht eine rasch fortschreitende Sepsis.

Es handelt sich um eine bakterielle Infektion, deren Eintrittspforte Bagatelltraumata (z. B. Hautmykose, Analfissur) sein können. Deutlich häufiger sind Männer betroffen, oft besteht bei den Betroffenen eine Immunsuppression, insbesondere der Diabetes mellitus geht mit einem erhöhtem Risiko einher. Zuletzt wurde bekannt, dass Antidiabetika vom Typ der SGLT2-Inhibitoren (z. B. Dapagliflozin) das Risiko deutlich erhöhen.

Zwei Infektionstypen lassen sich mikrobiologisch unterscheiden:

- Typ I wird durch eine bakterielle Mischinfektion mit anaeroben und aeroben, grampositiven und -negativen Bakterien ausgelöst. In diese Gruppe gehört in der Regel auch die Fournier-Gangrän.
- Typ II wird ausgelöst durch beta-hämolysierende Streptokokken der Gruppe A.

Die Infektion kann grundsätzlich alle Faszienstrukturen des Körpers betreffen und beginnt typischerweise an den Subkutan- und Muskelfaszien und respektiert in der Folge keine anatomischen Gewebsgrenzen. Die Haut erscheint zunächst unbeteiligt, lässt aber im Verlauf durch livid-bläuliche Verfärbung die fortschreitende Nekrosebildung erkennen. Der Zeitpunkt und das Ausmaß der operativen Intervention sind die entscheidenden prognostischen Faktoren in der Behandlung der nekrotisierenden Fasziitis. Daher muss der diagnostische Zeitraum effizient genutzt und möglichst klein gehalten werden. Die Diagnose ist in der Regel klinisch zu stellen, da sich nur bei frühzeitiger, aggressiver Therapie die ansonsten hohe Letalität von 20–50 % senken lässt.

Therapeutisch ist einzig die radikale Exzision der entzündeten und nekrotischen Weichteile wirksam. Durch großzügig angelegte, längs verlaufende Inzisionen oder Resektionen der betroffenen Hautbezirke erlangt man Zugang zu den tiefer liegenden Schichten. Das Subkutangewebe lässt sich im betroffenen Bereich leicht digital von der Faszie unterminieren und ablösen. Alles nekrotische Gewebe wird ausgedehnt debridiert, versteckte Abszesstaschen müssen eröffnet werden. Dabei sind kosmetische und funktionelle Einbußen genauso wie häufige Revisionseingriffe in Kauf zu nehmen. Auch die Anlage einer Sigmoidostomie ist in der Regel erforderlich. Die Hoden samt Funiculus können in der Regel erhalten werden und nach überstandener Infektion mittels Spalthautdeckung versorgt werden. Die Antibiotikatherapie ist obligat und erfolgt rasch und kalkuliert. Typ-I-Infektionen werden mit Breitspektrumantibiotika (z. B. Carbapeneme der Gruppe 1 oder Acylaminopenicilline) behandelt, Typ-II-Infektionen mit Penicillin G und Clindamycin. Da die sichere Diagnose einer Typ-II-Infektion klinisch nicht möglich ist, sollte kalkuliert eine maximal breite antibiotische Therapie gewählt werden.

> **Diagnosekriterien der nekrotisierenden Fasziitis (nach Fisher)**
> - Ausgedehnte Nekrose der Faszie bis auf die angrenzende Haut
> - Mittlere bis schwere Systemintoxikation mit Vigilanzminderung
> - Fehlen eines ursächlichen Gefäßverschlusses
> - Fehlen einer primären Muskelbeteiligung
> - Fehlen von Clostridien im Wundabstrich
> - Nekrosen der Faszie und des umgebenden Gewebes sowie Leukozyteninfiltration und mikrovaskuläre Thrombosen in der histologischen Untersuchung

10.1.8 Postoperative und posttraumatische Abszesse

Zwischen der skrotalen, analen und perinealen Region bestehen enge anatomische Beziehungen. Daher können sich Nachblutungen oder entzündliche Prozesse nach operativen Eingriffen transanal oder im kleinen Becken rasch ausbreiten und werden kaum durch Septen kompartimentiert. Komplexe, teils schwerwiegende Krankheitsbilder und -verläufe können die Folge sein.

Bei der Ausbildung von Abszessen nach Anastomoseninsuffizienzen im kleinen Becken können ausgedehnte Befunde entstehen. Selbst nach Hämorrhoidenbehandlungen sind septische Komplikationen zwar sehr selten, aber potenziell lebensbedrohlich. Sowohl die perineale als auch die retroperitoneale Sepsis können Wegbereiter einer generalisierten Sepsis mit hoher Letalität sein.

In der Literatur sind sogar septische Komplikationen nach Sklerotherapie und nach Gummibandligaturen beschrieben. Abszesse im Bereich der Prostata sowie der Samenblasen entstanden postoperativ, auch positive Blutkulturen wurden regelmäßig nachgewiesen. Zudem wurden auch schwere septische Fälle mit Rektumperforation oder gar nekrotisierender Fasziitis berichtet. Das Gleiche gilt für die konventionelle Hämorrhoidektomie und die Stapler-Hämorrhoidopexie, für die eine Reihe von Berichten über septische Komplikationen existieren. Eine Evidenz für eine spezifische Häufung von septischen Komplikationen bei diesem Operationsverfahren liegt jedoch nicht vor.

Leitsymptome für schwere septische Komplikationen sind starke perineale oder abdominelle Schmerzen, ein Harnverhalt und Fieber. Die klinischen Befunde sind jedoch zum Teil wenig ausgeprägt. In Bezug auf die Therapie ergeben sich zwei mögliche Strategien. Ohne sichtbare Nekrosen scheint eine alleinige antibiotische Therapie mit entsprechendem Monitoring sinnvoll zu sein. Sind Nekrosen nachweisbar, ist ein großzügiges chirurgisches Débridement, ggf. in Kombination mit einer Stomaanlage, unumgänglich.

Für die Pathogenese einer retroperitonealen Sepsis nach Stapler-Hämorrhoidopexie könnten zwei Dinge ursächlich sein. Zum einen liegt die Klammernaht oberhalb der Linea dentata und damit auf Höhe oder sogar oberhalb der Levatoren. Zudem könnten sich mögliche intramurale Hämatome, die sekundär superinfiziert werden, nach retroperitoneal ausbreiten.

Bei Schmerzen, Fieber, Harnverhalt und Leukozytose nach einer Hämorrhoidenbehandlung sollte frühzeitig an diese Möglichkeit gedacht und eine entsprechende Diagnostik und Therapie eingeleitet werden. Prinzipiell sollte die Indikationsstellung zur operativen Hämorrhoidalbehandlung nicht zu großzügig gestellt werden. Bei immunsupprimierten Patienten und geschlossenen Resektionsverfahren kann eine Antibiotikaprophylaxe vorteilhaft sein, diese wird von den aktuellen Leitlinien allerdings nur für Patienten mit erhöhtem Endokarditisrisiko gefordert.

Insgesamt können Weichteilinfektionen oder gar Abszesse deszendieren (z. B. nach perforierter Appendizitis oder Sigmadivertikulitis), aber auch aszendieren. Das Ausbreitungsmuster hängt hierbei von verschiedenen Faktoren ab. So ist beispielsweise bei der transanalen Vollwandresektion (TEM) aufgrund des erhaltenen Mesorektums und der zirkumferenziellen Hüllfaszie selbst bei Nahtdehiszenz nicht mit einer fortschreitenden Infektion zu rechnen und in der Regel eine antibiotische Therapie ausreichend.

Bei Verdacht einer Infektion oder Abszessbildung im Bereich des Beckens sollte die Diagnostik mittels CT oder MRT erfolgen. Besteht ein Abszess bei gedeckter Darmperforation oder Anastomoseninsuffizienz im Bereich des kleinen Beckens, sind bei fehlender Sepsis eine CT-gesteuerte Drainageeinlage und eine antibiotische Therapie zu bevorzugen. Andernfalls ist die Laparoskopie oder gar Laparotomie, ggf. ergänzt durch eine Diversionsstomaanlage, erforderlich. Ist der Insuffizienzbereich allerdings unter dem Promontorium gelegen und nach kranial bereits etwas abgedeckt, lässt sich bei milder Sepsis und fehlender generalisierter Peritonitis auch eine transanale Behandlung mit einem schwammbasierten Unterdrucksystem durchführen. Dies kann die Auflösung der Anastomose mit einem dann in der Regel dauerhaft verbleibenden Kolostoma verhindern. Bei Nahtinsuffizienz nach tiefer anteriorer Rektumresektion besteht durch die Entfernung des Mesorektums allerdings ein Totraum, der zu raumgreifenden Abszessen führen kann. Daher kann sogar bei vorgeschaltetem protektivem Ileostoma eine Reoperation mit Auflösung der Anastomose zur Fokuskontrolle erforderlich sein.

Bei der Auswahl der geeigneten antibiotischen Therapie sind hierbei die stattgehabte antiinfektive Vorbehandlung, die Komorbiditäten des Patienten und somit das Risiko resistenter Keim zu berücksichtigen.

Bei Infektsituationen nach Beckenbodeneingriffen mit Netzverstärkung, sei es gynäkologisch oder chirurgisch, muss die Besonderheit der Fremdkörperimplantation berücksichtigt werden. Früh postoperativ hat eine Integration der Alloplastik in aller Regel noch nicht stattgefunden, was die Kolonisation und Biofilmbildung ermöglicht. Dann muss eine frühzeitige Netzexplantation in Betracht gezogen werden. Bei bereits integriertem Material kann ein konservativer Therapieversuch der Infektion im kleinen Becken durchaus versucht werden.

10.1.9 Abszesse nach Eingriffen am Analkanal

Erreger: fäkale Keime – *E. coli* etc.

Nach Episiotomie oder bei einem Dammriss kommt es zu einem Einriss des Introitus vaginae. Bei Dammriss IV° kommt es zur Ruptur der hinteren Scheidenwand, des M. sphincter ani externus (SAE), M. sphincter ani internus (IAS) sowie der Mukosa des Rektums bzw. des Anoderms des Analkanals. Aufgrund der Kolonisation des Analkanals kann es zur Infektion (Abszess, Fistel) und Sekundärheilung im Bereich der Dammnaht kommen. Bedingt durch die Infektion kann es auch zur Dehiszenz einer Sphinkternaht kommen, was eine Kontinenzeinschränkung nach sich ziehen kann. Bei akuter Abszessbildung muss dieser ausreichend und rechtzeitig entdeckt werden, um ein Einschmelzen der anatomischen Strukturen zu verhindern. Mögliche Fisteln sollten drainiert (Faden oder Silikonschlauch) und eine sekundäre Wundheilung sollte angestrebt werden. Nach Abklingen der akuten Entzündungszeichen (etwa 6 Monaten nach der Entbindung und eventuell nach Abstillen) wäre dann eine Revision möglich:

- Dehiszenz der Sphinkternaht ohne Fistelbildung: Sphinkterrekonstruktion („anal repair"),
- Fistelbildung ohne Dehiszenz der Sphinkternaht: Verschiebelappenplastik zum Verschluss der Fistel,
- Dehiszenz der Sphinkternaht und Fistelbildung: Spaltung der ano- oder rektovaginalen Fistel, Naht der durchtrennten Sphinkteranteile bzw. Herauspräparieren und Naht der retrahierten dehiszenten Sphinkteranteile. Alternativ transperineale Fistelexzision und Rekonstruktion mittels Levatorenplastik und Sphinkterrekonstruktion,

Präoperativ kann eine orale Darmlavage durchgeführt werden, perioperativ eine Single-Shot-Antibiotikaprophylaxe. Postoperativ kann vollresorbierbare (ballaststoffarme) Kost die Stuhlmenge reduzieren und hilfreich sein.

Auch nach Versorgung einer komplexen Analfistel (z. B. mittels proximal gestielter Verschiebelappenplastik oder Fistulektomie mit primärer Sphinkterrekonstruktion) kann es trotz oraler Darmlavage und perioperativer Antibiotikaprophylaxe zur Infektion (mit Abszess und Fistel) kommen. Bei diesen Verfahren entstehen potenziell kontaminierte Spalträume (unterhalb der Verschiebelappenplastik, im Bereich der Nähte nach primärer Sphinkterrekonstruktion), in denen sich Eiter bilden kann. Bei manifestem Abszess sollte revidiert werden, bei Fistel(-Rezidiv) sollte zunächst wieder eine Fadendrainage erfolgen. Ein erneutes sphinkterschonendes Verfahren sollte frühestens nach drei Monaten erwogen werden. Auch die vorübergehende Anlage eines Kolostomas sollte diskutiert werden, insbesondere wenn schon mehrere erfolglose Fisteleingriffe stattfanden.

Auch bei der Sphinkterrekonstruktion, die wegen Inkontinenz nach Dammriss III° und IV° erfolgt, wird präoperativ eine orale Darmlavage und perioperativ eine AB-Prophylaxe durchgeführt. Postoperativ erhalten die Patientinnen Astronautenkost. Trotz dieser Vorsichtsmaßnahmen kann es zu einer Infektion der Sphinkternaht kommen und ein Abszess mit Dehiszenz der Naht resultieren. Hierbei wird wie oben beschrieben vorgegegangen.

10.2 Sexuell übertragbare Infektionen in der Proktologie (Sexual Transmitted Infection, STI)

Generell ist bei entsprechender (Sexual-)Anamnese die Möglichkeit von STI zu berücksichtigen. Insbesondere bei auffälligen analen Befunden und Proktitiden muss an STI gedacht werden. Die Anamnese wird allerdings möglicherweise dadurch erschwert, dass Patienten bei einem Erstkontakt nicht unbedingt vollständige Angaben machen. Bei Sexarbeitern, Homosexuellen (insbesondere MSM, Men having Sex with Men) und Bisexuellen (MSMW; Men having Sex with Men and Women) sollte das ganze Spektrum der STI abgeklärt werden. Ist der Verdacht einer STI vorhanden oder ist diese nachgewiesen, sollten auch andere Erreger ausgeschlossen werden.

> **Häufige Erreger sexuell übertragbarer Infektionen**
> - HIV
> - Lues/Syphilis (*Treponema pallidum*)
> - Gonorrhoe (*Neisseria gonorrhoeae*)
> - *Chlamydia trachomatis*
> - Hepatitis-B-Virus
> - Hepatitis-C-Virus

Besteht der Verdacht auf eine STI, sollte auch gynäkologisch und urologisch untersucht werden.

10.2.1 Bakteriell

10.2.1.1 Syphilis (auch Lues)

Erreger: Spirochäten (*Treponema pallidum*).

Ulcus durum (Lues-Stadium I)
Das Ulcus durum tritt etwa 3–4 Wochen nach der Infektion als lokale Infektion an der Eintrittstelle der Bakterien auf. In der Regel ist es schmerzfrei, im Analbereich kann es – insbesondere im Anoderm lokalisiert – aber erhebliche Schmerzen auslösen.

Condylomata lata (Lues-Stadium II)
Nach Generalisierung der Erkrankung treten nach etwa 8–10 Wochen Hautveränderungen auf, die zu Papeln werden. In Hautfalten werden breite Papeln Condylomata lata genannt. Diese müssen von den HPV-assoziierten Condylomata acuminata abgegrenzt werden, da die Condylomata lata voller Spirochäten und höchst infektiös sind. Typischerweise klagen die Patienten über schmerzhaft geschwollene Lymphknoten inguinal. Die Diagnose erfolgt mittels Serologie,

die erst nach ca. 4–6 Wochen positiv sein kann (TPHA-Test). Bei weiterhin bestehendem Verdacht einer Lues sollte die Serologie wiederholt werden. Die Therapie der Lues erfolgt nach den Leitlinien der Deutschen STI-Gesellschaft. Die Luesinfektion lässt nach Therapie keine Immunität zurück: Bei erneutem Kontakt kann es wieder zu einer Reinfektion kommen. Lues ist eine meldepflichtige STI.

10.2.1.2 Gonorrhoe
Erreger: Neisseria gonorrhoea.

Durch Infektion im Analbereich kommt es zu einer mehr oder weniger ausgeprägten blutig-eitrigen Proktitis. Dies führt zu unspezifischen Beschwerden mit Nässen, Blutungen, Stuhldrang und Tenesmen. Das blutig-eitriges Sekret kann mit einem Einlauf „weggespült" werden, sodass bei der Rekto-/Proktoskopie eine blande Rektumschleimhaut gesehen wird. Bei entsprechender Anamnese sollte deswegen die Endoskopie nativ (ohne Vorbereitung mit Klistier) erfolgen. Die Diagnose erfolgt durch Abstrich. Häufig besteht eine Koinfektion mit Chlamydien. Die Therapie sollte nach Antibiogramm erfolgen, da es Resistenzen gegen mehreren Antibiotika gibt.

10.2.1.3 Chlamydien
Erreger: Chlamydia trachomatis der Serovare D bis L3.

Chlamydien der Serovare D bis K
Die chlamydienbedingte Proktitis verläuft häufig symptomlos oder -arm, kann aber auch die bei der gonorrhoischen Proktitis beschriebenen Symptome auslösen (Ausfluss, Nässen, Stuhldrang, Tenesmen etc.). Auch hierbei treten typischerweise schmerzhaft geschwollene Lymphknoten inguinal auf. *N. gonorrhoe* und *Chlamydia trachomatis* kommen häufig auch kombiniert vor. Zur Diagnostik wird ein Abstrich benötigt, in dem die Chlamydien durch einen auf PCR basierten Nukleinsäureamplifikationstest nachgewiesen werden (häufig Kombinationstest, mit dem *N. gonorrhoe* und Chlamydien nachgewiesen werden). Die Therapie erfolgt mit Doxycyclin 2 × 100 mg p. o. pro Tag für 7 Tage (alternativ/2. Wahl: Azithromycin 1,5 mg p. o. als Einmalgabe oder Erythromycin 4 × 500 mg p. o. pro Tag für 14 Tage).

Chlamydien der Serovare L1-L3
Diese lösen das Lymphogranuloma venereum (LGV) aus. Im Rektum kommt es zu einer schweren Proktitis, die differenzialdiagnostisch von einer chronisch entzündlichen Darmerkrankung (M. Crohn, aber auch Rektumkarzinom) abzugrenzen ist. Es kommt im Rahmen der Infektion zu einer verdickten, zum Teil tumorösen Verdickung der Rektumwand. Im Anfangsstadium entwickeln sich Ulzera, unbehandelt kommt es dann zu Lymphknotenabszessen, Vernarbungen und Strikturen im Rektum. Auch hierbei erfolgt aus einem Abstrich der Keimnachweis mittels Nukleinsäureamplifikationstest. Die Therapie erfolgt mit Doxycyclin 2 × 100 mg p.o. pro Tag für 21 Tage (alternativ/2. Wahl: Azithromycin 1,5 mg p. o. Tag 1, 8 und 15 oder Erythromycin 4 × 500 mg p. o. pro Tag für 21 Tagen) (Bremer et al. 2016).

10.2.1.4 Seltene STI
Ulcus molle *(Haemophilus ducreyi)* und Granuloma venereum (inguinale) *(Klebsiella granulomatis)* kommen eher in tropischen bzw. subtropischen Gebieten vor und sollten bei entsprechender Anamnese (Herkunft, Urlaubsreisen etc.) in Betracht gezogen werden. Die Therapie erfolgt antibiotisch. Anale Infektionen mit Mykoplasma genitalium sind insbesondere bei MSM möglich, aber eher selten.

10.2.2 Viral

10.2.2.1 Herpes analis (sowohl perianal als auch als Proktitis)

Erreger: Humanes Simplex-Virus (HSV) 1 und 2.

Über kleine Läsionen in der Haut oder Schleimhaut kommt es beim Geschlechtsverkehr zur Übertragung. Akut Erkrankte, aber auch klinisch gesunde Virusträger können das

HSV übertragen. Die perianale HSV-Infektion geht zwar auch mit Bläschenbildung einher, diese Bläschen sind jedoch durch die intertriginöse Reibung im Analbereich häufig nicht lange vorhanden. Dann sind lediglich einige nur Millimeter große erosive Läsionen sichtbar. Obwohl manchmal sehr diskret, lösen sie disproportional starke Schmerzen beim Patienten aus – das Leitsymptom des analen Herpes. Dasselbe gilt auch für die HSV-bedingte Proktitis. Durch Befall der Nervenzellen kann HSV persistieren und mit ähnlicher Symptomatik rezidivieren. Während die primäre Herpesinfektion häufig starke Beschwerden macht, verläuft das Rezidiv eher selbstlimitierend und mit weniger Symptomen.

Die Diagnostik erfolgt direkt per PCR durch Abstrich aus Bläschen. Die Therapie der analen Herpesinfektion erfolgt ganz früh – im Initialstadium – topisch oder später bei stärkeren Beschwerden systemisch (Aciclovir, Famciclovir, Valaciclovir). Die Therapie der Herpesproktitis erfolgt immer systemisch.

10.2.2.2 Condylomata acuminata (CA), anale intraepitheliale Neoplasie (AIN), Analkarzinom

Erreger: Humanes Papillomavirus (HPV).

Das HPV gehört zu der Gruppe von DNA-Viren. Insgesamt werden mehr als 200 verschiedene Typen gezählt. Sie infizieren Epithelzellen der Haut und Schleimhäute und können dann ein unkontrolliertes tumorartiges, zumeist gutartiges Wachstum hervorrufen. Einige HPV-Typen können jedoch auch bösartige Veränderungen hervorrufen. Durch kleine Fissuren oder Wunden im Epithel (v. a. beim Geschlechtsverkehr) kann das HPV in der Ebene der Basalmembran andocken, wenn diese Basalmembran nicht durch Antikörper gegen HPV geschützt wird. Wenn das HPV in die Plattenepithelzelle gelingt, kann es sich in der infizierten Zelle vermehren: Es kommt zur Bildung von anogenitalen Warzen/Läsionen mit gering dysplastischen Veränderungen des Plattenepithels. Condylomata acuminata werden meistens von den Low Risk (LR)-HPV 6 und 11 ausgelöst. Nicht alle mit dem HPV infizierten Menschen entwickeln Warzen. Insbesondere bei einer beeinträchtigten Immunlage kann das HPV sich im Plattenepithel vermehren, und es kommt zur Proliferation der betroffenen Zellen und Bildung der Warzen. Die Warzen sind voller HPV-Partikel, sodass sie sich durch Reibung oder mechanische Verletzung (Reinigung beim Wasserlassen, Stuhlgang oder Rasieren) rasch verteilen können.

Neben der oben beschriebenen proliferativen Reaktion (ausgelöst insbesondere durch LR-HPV) kommt es bei den onkogenen High-Risk (HR)-HPV zu einer Überexpression der Onkogene, die zu einer klonalen Proliferation von undifferenzierten Zellen führt und somit zu den präkanzerösen Läsionen bzw. invasiven Karzinomen. Die Latenzzeit zwischen der Infektion mit dem HR-HPV (am häufigsten Typ 16 und 18) und der Entwicklung der dysplastischen Läsionen wird auf 20–30 Jahre geschätzt (in Analogie zu den Veränderungen an der Zervix). Auf die Präkanzerosen und Analkarzinome wird nicht weiter eingegangen.

Im Analbereich lösen die Condylomata unspezifische Beschwerden aus: Juckreiz, Nässen, Schmieren, tastbare Gebilde. Die Diagnose ist in der Regel eine Blickdiagnose. Als Risikofaktoren gelten: Raucher, Sexarbeiter, infektiös (HIV) oder medikamentös (Organtransplantation) induzierte Immunsuppression, Patienten nach Therapie von CA im Genitalbereich, Homosexuelle (MSM), rezeptiver Analverkehr. Condylomata acuminata gehören zu den STI, daher gelten folgende Prämissen:

- Ausschluss anderer STI,
- Untersuchung der Geschlechtspartner,
- gynäko- und urologische Untersuchung, da es sich um eine Feldkontamination handelt,
- bei perianalen Condylomata Ausschluss intraanaler Kondylome durch Proktoskopie

Es gibt keine Therapie, die bei allen Patienten anschlägt, und keine Therapie, die ohne Rezidive ist. Es wird auf die Leitlinie der AWMF für anogenitale Warzen bzw. intraepitheliale Neoplasien hingewiesen. Die konservative Therapie geht in der Regel mit einer höheren Lebensqualität einher, insbesondere bei Patienten, die aufgrund einer Immunsuppression ein höheres Rezidivrisiko haben. Die chirurgische oder ablative

Therapie hat bessere Ansprech- und Rezidivraten, geht aber mit Schmerzen und verringerter Lebensqualität einher.

Die Therapie im Analbereich sollte nach folgenden Kriterien gewählt werden: Befund (einzelne vs. Rasen), Wunsch des Patienten, Möglichkeiten des Therapeuten, Verlauf nach Therapie und Vorbehandlung, Rezidive. Die verschiedenen Optionen (konservativ und operativ/ablativ) lassen sich auch kombinieren. Bei perianalen CA kann topisch mit Podophyllotoxin, Imiquimod, Polyphenon E und Trichloressigsäure (TCA) behandelt werden. Kontraindikationen sind dabei zu beachten (z. B. keine Anwendung von Imiquimod bei Organtransplantierten oder Schwangeren). Für die intraanale Applikation sind die genannten Substanzen nicht zugelassen, Imiquimod kann nur als Off-Label-Use in Form von Suppositorien angewendet werden. Chirurgisch können die CA kürettiert/exzidiert, koaguliert (Elektrokauter, Laser, Infrarot, Argonplasma) bzw. kryotherapiert werden. Nach Therapie von Condylomata sind Nachuntersuchungen dringend notwendig, da es immer wieder zu Rezidiven kommen kann (Gross et al. 2018).

Durch Impfung mit einem nonavalenten Impfstoff lassen sich nicht nur HPV-assoziierte Karzinome/Präkanzerosen vermeiden, sondern auch die durch HPV 6 und 11 ausgelöste CA.

10.2.3 Nicht sexuell übertragbare Viren

10.2.3.1 Herpes zoster

Erreger: Varizella-zoster-Virus (VZV).

Die primäre Infektion führt zu Varizellen (Windpocken). Nach Abheilung der Windpocken verbleibt das VZV in den spinalen Ganglien. Bei reduzierter Immunabwehr (Alter, Stress, Chemotherapie etc.) kommt es zu einer Reaktivierung, und die Zosterbläschen entwickeln sich entlang der von den Ganglien innervierten Dermatomen: der anale Herpes zoster (Dermatom S3 bis S5). Anamnestisch geben die Patienten häufig schon Schmerzen an, bevor überhaupt etwas an der Perianalhaut zu sehen bzw. zu tasten ist. Entlang des Dermatoms entwickeln sich ein Erythem und später die typischen Bläschen. Die Verteilung der Läsionen folgt dem Dermatom und überschreitet daher die Medianlinie nicht.

Differenzialdiagnostisch sollte der Herpes zoster vom Herpes simplex abgegrenzt werden. Die Diagnose ist meistens aufgrund der typischen Anamnese und des Befunds zu stellen. Der Herpes zoster heilt nach 2–3 Wochen ab, dann verschwinden auch die typischen Zosterschmerzen. Danach kann es zu einer postzosterischen Neuralgie im Bereich des betroffenen Dermatom kommen. Die Schmerzen sollten aggressiv und rechtzeitig bekämpft werden (Schmerzschema!), um der postzosterischen Neuralgie vorzubeugen. Aciclovir, Famciclovir, Valaciclovir und Brivudin können eingesetzt werden, allerdings sollten sie dann frühzeitig (innerhalb von 3 Tagen nach Auftreten der Bläschen) eingesetzt werden. Sie können dazu beitragen, dass die Läsionen schneller abheilen und die Schmerzen reduziert werden.

10.2.3.2 Zytomegalievirus-Proktitis

Erreger: Zytomegalievirus (CMV).

Insbesondere bei immunsupprimierten Patienten (HIV-Patienten, Organtransplantierten etc.) kann es zu einer Proktokolitis durch CMV kommen. In den meisten Fällen handelt es sich um eine Reaktivierung der CMV-Infektion, die bei immunkompetenten Menschen in der Regel asymptomatisch verläuft. Das Virus verbleibt nach der Erstinfektion latent vorhanden und kann bei Immunsuppression reaktiviert werden. Es entsteht eine Proktokolitis. Auch bei einem Nichtansprechen einer Colitis ulcerosa auf die üblichen Therapiemaßnahmen sollte an die Möglichkeit einer reaktivierten CMV-Infektion gedacht werden (Lee et al. 2017).

Die Diagnose erfolgt per CMV-PCR oder Nachweis des pp65-Antigens im Blut oder Darmflüssigkeit, CMV kann auch in Biopsien per PCR nachgewiesen werden. Die Therapie erfolgt in schweren Fällen virostatisch: Ganciclovir, Foscamet, Cidofovir. Die CMV kann immer wieder reaktiviert werden, weshalb in manchen Fällen auch eine Langzeittherapie durchgeführt wird.

10.3 Infektionen der Perianalhaut

10.3.1 Perianale Streptokokkendermatitis (PSD)

Erreger: beta-hämolytische Streptokokken bei Kindern der Gruppe A, bei Erwachsenen eher der Nicht-A-Gruppen.

Bei kleinen Rhagaden oder Fissuren können die Streptokokken aus dem Stuhlgang in die Haut geraten und dort die Dermatitis auslösen: Es kommt zu einer perianalen Rötung („Analscharlach"). Die PSD kann bei Kindern Schmerzen, Kontaktblutungen, Juckreiz und Nässen auslösen. Bei Erwachsenen wird die PSD gerne mit einem Ekzem verwechselt bzw. kann damit auch einhergehen. Bei einem irritativ-toxischen Ekzem, das ausgelöst wird durch z. B. vergrößerte Hämorrhoiden, kommt es im Falle einer PSD nicht zu einer Beschwerdefreiheit. Die Rötung sowie der Juckreiz, Brennen etc. bleiben.

Die Diagnose wird gestellt durch Abstrich. Die PSD bei Kindern wird mit oraler Antibiotikumgabe therapiert (Amoxicillin mit Clavulansäure), vergleichbar gute Ergebnisse sind mit topischen Antibiotika (Mupirocin) zu erreichen. Dasselbe gilt auch für erwachsene Patienten mit PSD.

10.3.2 Erythrasma

Erreger: Corynebacterium minutissimum.

Durch die intriginöse Lage des Afters (mit Nässen, Schweißbildung) und bei prädisponierenden Faktoren (Diabetes mellitus, Immunsuppression) kommt es zu einer harmlosen Infektion der Haut: Es entsteht eine gut abgrenzbare Rötung. Differenzialdiagnostisch muss das Analekzem (Weyandt et al. 2020) abgegrenzt werden.

Die Diagnose wird mit UV-Licht (Wood'sche Lampe) gestellt, das betroffene Hautareal leuchtet „korallenrot". Die Therapie beinhaltet eine strikte Hygiene, das Trockenhalten der Analregion (evtl. Vorlegen von Vorlagen), imidazol- oder fusidinsäurehaltige Externa, evtl. auch eine systemische antibiotische Therapie (Erythromycin, Clarithromycin, Penicillin V).

10.3.3 Candidose/Soor

Erreger: Candida albicans.

Wird die Perianalhaut durch Ekzem, Inkontinenz, Nässen mazeriert, können durch Abstrichs *Candida* spp. nachgewiesen werden, sie sind bei Menschen mit normalem Immunsystem aber harmlos. Therapie der Wahl ist die Beseitigung der Grunderkrankung durch das Trockenlegen der Perianalhaut. Durch Therapie der Inkontinenz, der Hämorrhoiden o. ä. verschwindet die Candida von alleine.

Unter bestimmten Voraussetzungen (Immunkompromittierung, Schwangerschaft, Diabetes mellitus, Antibiotikatherapie, Einnahme von Glukokortikoiden etc.) kann sich eine Überwucherung der Haut mit *Candida* entwickeln. Folge ist der Soor bzw. eine systemische *Candida*-Infektion. Bei analem Soor ist die Haut gerötet und juckt. Auch hier sollte das Analekzem differenzialdiagnostisch abgegrenzt werden. Die Diagnose sollte per Abstrich gesichert werden, in Anschluss sollte dann antimykotisch topisch therapiert werden, in Einzelfällen (stark reduzierte Immunlage) sollten auch systemisch Antimykotika verabreicht werden.

Literatur

Bremer V, Brockmeyer NH, Frobenius W et al. (2016) S2k-Leitlinie: Infektionen mit Chlamydia trachomatis. AWMF online.

Gross GE, Werner RN, Becker JC et al (2018) S2k guideline: HPV-associated lesions of the external genital region and the anus – anogenital warts and precancerous lesions of the vulva, the penis, and the peri- and intra-anal skin (short version). J Dtsch Dermatol Ges. 16(2):242–255. https://doi.org/10.1111/ddg.13441. (Feb)

Hamadani A, Haigh PI, Liu IL, Abbas MA (2009) Who is at risk for developing chronic anal fistula or recurrent anal sepsis after initial perianal abscess? Dis Colon Rectum. 52(2):217–221. https://doi.org/10.1007/DCR.0b013e31819a5c52

Hessam S, Scholl L, Sand M, Schmitz L, Reitenbach S, Bechara FG (2018) A novel severity assessment scoring system for hidradenitis suppurativa. JAMA Dermatol. 154(3):330–335. https://doi.org/10.1001/jamadermatol.2017.5890. (Mar 1)

Jongen J, Peleikis HG, Eberstein A, Bock JU, Pfister K (2004) Proktologische Erkrankungen bei onkologischen Patienten. Der Onkologe. 10(1):91–107. (Jan 1)

Lee CY, Chen YH, Lu PL (2017) Reactivated cytomegalovirus proctitis in an immunocompetent patient presenting as nosocomial diarrhea: a case report and literature review. BMC Infect Dis. 17(1):113. https://doi.org/10.1186/s12879-017-2218-y. (Feb 1)

Ommer A, Herold A, Berg E et al. (2016) S3-Leitlinie: Analabszess. 2. revidierte Fassung 2016, AWMF-Registriernummer: 088/005. coloproctology 38:378–398

Resende MM, Rocha CA, Correa NF, Veiga RR, Passos SJ, Novo NF, Juliano Y, Damasceno CA (2015) Tap water versus sterile saline solution in the colonization of skin wounds. Int Wound J

Ulug M, Gedik E, Girgin S, Celen MK, Ayaz C (2010) The evaluation of bacteriology in perianal abscesses of 81 adult patients. Braz J Infect Dis. 14(3):225–229

Weyandt G, Breitkopf C, Werner RN, Zidane M, Furtwängler A, Jongen J, Rothhaar A, Schaefer D, Lenhard B (2020) S1-Leitlinie Diagnostik und Therapie des Analekzems. J Dtsch Dermatol Ges. 18(6):648–657. https://doi.org/10.1111/ddg.14125_g. PMID: 32519493.

Pilzinfektionen in der AVC

11

Stefan Utzolino

Inhaltsverzeichnis

11.1 Einführung 201
11.2 Was machen wir bei *Candida*-Nachweis im Abdomen? 201
11.3 Wenn man sich nun für die Therapie entscheidet, welches Antimykotikum soll man wählen? 205
Literatur 206

11.1 Einführung

Pilze, vor allem *Candida*-Spezies, gehören zur normalen Darmflora. In Mund/Ösophagus/Magen findet sich *Candida* bei bis zu 20 % der gesunden Menschen ohne Symptome. Bei Perforationen im oberen Gastrointestinaltrakt lässt sich entsprechend häufig *Candida* im Abdomen nachweisen. Unter antibiotischer Therapie werden Pilze selektiert, man findet sie dann noch häufiger. *Candida* ist für den Menschen jedoch minderpathogen, sodass sich bei normal immunkompetenten Patienten die Frage stellt, ob bei *Candida*-Nachweis tatsächlich eine therapiebedürftige Infektion vorliegt. Andererseits ist unbestritten, dass *Candida* durchaus zu lebensbedrohlichen Infektionen führen kann.

Candida fand sich auf unserer Intensivstation 2017 in 74 % aller Trachealsekrete. In der Intensivmedizin gilt die

S. Utzolino (✉)
Klinik für Allgemein-, Viszeral-, Thorax- und Gefäßchirurgie, Klinikum Kaufbeuren, Kaufbeuren, Deutschland
E-Mail: Stefan.Maier@kliniken-oal-kf.de

Regel, dass dies nie eine Therapie triggern sollte. Diese auch von den Leitlinien geteilte Ansicht stützt sich zum großen Teil auf eine Autopsiestudie an 232 Intensivpatienten mit vermeintlich gesicherter „*Candida*-Pneumonie". Bei keinem einzigen wurde histologisch eine invasive Mykose gesehen (Meersseman et al. 2009). Das gleiche gilt für den *Candida*-Nachweis im Urin, auch hier liegt in der Regel eine Kolonisation und keine Infektion vor.

11.2 Was machen wir bei *Candida*-Nachweis im Abdomen?

Fallbeispiel 1

Ein 40-jähriger Patient ohne relevante Vorerkrankungen kommt mit akutem Abdomen in die Klinik. Die Diagnostik ergibt den Verdacht auf eine Ulkusperforation. Bei der Laparotomie findet sich ein perforiertes Ulcus im Bulbus duodeni, das übernäht wird. Die perioperative antiinfektive Therapie erfolgt mit Cefuroxim und Metronidazol. Im intraoperativen Abstrich finden sich *Candida albicans,* Enterokokken und Laktobazillen. Der postoperative Verlauf ist regelrecht. Cefuroxim und Metronidazol werden am

© Springer-Verlag GmbH Deutschland, ein Teil von Springer Nature 2021
S. Maier und C. Eckmann (Hrsg.), *Infektionen in der Allgemein- und Viszeralchirurgie,*
https://doi.org/10.1007/978-3-662-62508-8_11

dritten Tag abgesetzt, und es wird eine *Helicobacter*-Eradikation begonnen. Der Patient wird am 5. Tag nach Hause entlassen. ◄

Was ist passiert? Die antiinfektive Therapie hat offensichtlich keinen der nachgewiesenen Erreger getroffen, und dem Patienten geht es trotzdem gut? Bei viszeralen Perforationen liegt praktisch immer eine Mischinfektion vor. Nicht alle nachgewiesenen Keime sind pathogen, und nicht alle pathogenen Keime lassen sich gut nachweisen. Bei Kolonperforationen z. B. sind zwangsläufig immer Anaerobier vorhanden, auch wenn sie im mikrobiologischen Befund nicht auftauchen. Mit minderpathogenen Keimen wie *Candida* und Enterokokken wird ein immunkompetenter Körper leicht fertig. Sie brauchen deshalb im Spektrum der kalkulierten Antibiose nicht enthalten zu sein.

Risikofaktoren für das Auftreten von Candida-Infektionen
- Höheres Alter
- Vorhandensein eines ZVK
- Blasenkatheter
- Parenterale Ernährung
- Beatmung
- Aufenthalt auf Intensivstation > 7 Tage
- Neoplastische Grundkrankheit
- Dialyse
- Diabetes
- Bakterielle Infektionen, Antibiotika
- *Candida*-Kolonisation: Isolation von > 2 Stellen
- Abdominale Operationen

Bei mehr als zwei dieser Risikofaktoren soll die Inzidenz von *Candida*-Infektionen deutlich ansteigen. Nun hat der durchschnittliche Patient auf einer viszeralchirurgischen Intensivstation eher 5–6 dieser Risikofaktoren, folglich müsste man praktisch jedem Patienten Antimykotika verabreichen.

Candida findet sich häufig bei Patienten mit Relaparotomien, mit Anastomoseninsuffizienz auch im unteren GI-Trakt und mit längerem insbesondere intensivmedizinischem Verlauf. In mehreren retrospektiven Studien wurde gefunden, dass der Nachweis von *Candida* im Abdomen mit erhöhter Morbidität und Letalität verknüpft ist (Montravers et al. 2006). Es wurde entsprechend versucht, mit präemptiver Gabe von Antimykotika bei Patienten mit Perforationsperitonitis oder Anastomoseninsuffizienz das Outcome zu verbessern. In einer Studie von Eggimann (1999) gelang es zwar, mit Fluconazol die Pilznachweisrate zu senken, aber es wurden keine klinisch bedeutsamen Outcomeparameter beeinflusst. Die INTENSE-Studie (Knitsch et al. 2015) versuchte das gleiche mit Micafungin – auch hier fand sich kein Unterschied gegenüber Placebo, in diesem Fall wohl hauptsächlich der unerwartet niedrigen Inzidenz von *Candida*-Infektionen geschuldet.

Auch für Intensivpatienten allgemein konnte kein Vorteil einer prophylaktischen antimykotischen Therapie gezeigt werden. Es bleibt also die Aufgabe, herauszufinden, welcher Patient eine Infektion hat, und diese gezielt zu behandeln.

Candida ist äußerst affin zu Oberflächen und Biofilm.

▶ *Candida*-Nachweis aus Drainagen, die > 24 h liegen, ist in der Regel eine „Schlauchbesiedlung" und kann nicht verwertet werden.

Verwertbar sind Direktpunktate und intraoperativ gewonnenes Material. Es ist aussichtslos, *Candida* zu eradizieren, solange besiedelte Fremdkörper in situ bleiben. Dies ist in der Viszeralchirurgie insbesondere bei Gallenwegsdrainagen und bei Vorliegen von Gewebsnekrosen relevant.

▶ Bei schweren *Candida*-Infektionen, insbesondere bei Sepsis, ist ein früher Therapiebeginn entscheidend für den Therapieerfolg (Garey et al. 2006) – genauso wie bei der bakteriellen Sepsis.

Bei Patienten im septischen Schock durch Candida erreicht die Letalität 100 %, wenn nicht innerhalb 24 h „Source Control" und antimykotische Therapie erfolgt sind (Kollef et al. 2012). Pilze wachsen langsam, die Standardblutkulturmedien sind für bakterielles und nicht für fungales Wachstum optimiert, und der histologische Nachweis z. B. im Peritoneum dauert lange. Er gelingt selbst postmortal nur bei einem geringen Anteil der Patienten mit gesicherter *Candida*-Infektion (positive Blutkultur). Deshalb ist bei Hochrisikopatienten eine präemptive antimykotische Therapie erforderlich. Präemptiv bedeutet: Man weiß nicht sicher, ob der Patient überhaupt die Infektion hat, falls doch, ist es aber so gravierend, dass man frühzeitig die Therapie einleiten muss.

Fallbeispiel 2
Eine 72-jährige Patientin wird mit akutem Abdomen aufgenommen. Vor 19 Jahren Nierentransplantation, aktuell Kreatinin 1,5 mg%. In den letzten Jahren mehrfache Laparotomien wegen Ileus/Verwachsungsbauch. Bei freier Luft im CT erfolgt die Laparotomie: Es findet sich eine punktförmige Jejunalperforation, Ursache unklar. Kurzstreckige Dünndarmresektion. Die Patientin kommt postoperativ beatmet, katecholaminpflichtig und oligurisch auf die Intensivstation. Die antiinfektive Therapie erfolgt mit Meropenem, Linezolid und Micafungin. Zwei Tage später die OP-Abstriche: *E.-coli*-ESBL, VRE und *Candida glabrata*. Einen Tag später wird die präoperativ abgenommene Blutkultur positiv mit VRE. Einen weiteren Tag später wird die gleiche Blutkultur positiv mit *C. glabrata*. ◀

Im Gegensatz zu Fallbeispiel 1 handelt es sich hier um eine Hochrisikopatientin für multiresistente Erreger und für Pilzinfektionen. Immunsuppression, höheres Alter, septischer Schock, mehrfache Voroperationen mit entsprechender Antibiotikaexposition, Fokus oberer GI-Trakt. Die Blutkultur und damit der Beweis für die invasive Infektion wurde erst an Tag 4 positiv. Für das Überleben im septischen Schock ist aber neben der Fokuskontrolle entscheidend, dass die passende antiinfektive Therapie in den ersten Stunden verabreicht wird. Dies ist eine klassische Konstellation, in der eine präemptive antimykotische Therapie unabdingbar ist.

▶ Wenn Zweifel bestehen, ob eine invasive *Candida*-Infektion vorliegt, eignet sich der Beta-D-Glucan-Test (aus Serum, Held et al. 2013).

Beta-D-Glucan ist Bestandteil der Zellwand von Pilzen. Ist Beta-D-Glucan nicht erhöht, liegt mit großer Wahrscheinlichkeit keine invasive Pilzinfektion vor. Cutoff ist 80 µg/l. Der Test ist technisch aufwendig und wird leider von den meisten Laboren nicht täglich angeboten. Er ist falsch positiv unter vielen Bedingungen, die für viszeralchirurgische Patienten oft zutreffen: z. B. Gabe von Albumin, Blutgerinnungsfaktoren oder Immunglobulinen, Exposition zu chirurgischer Gaze.

In einer beeindruckenden Studie an 481 Patienten mit intraabdominaler Candidiasis (Bassetti et al. 2015) war die Letalität im septischen Schock bei adäquater Source Control plus adäquater antimykotischer Therapie etwa 25 %, ohne adäquate antimykotische Therapie aber knapp 50 %. Bei Patienten im septischen Schock ohne adäquate Source Control war dagegen die Letalität mit und ohne adäquate antimykotische Therapie über 60 %. Bei Patienten ohne septischen Schock fand sich bei adäquater Source Control kein Unterschied mit und ohne Antimykotikum (Letalität ca. 10 %). Kurz gesagt:

▶ Die Operation ist das Entscheidende. Erfolgreich operierte High-Risk-Patienten profitieren von korrekter antimykotischer Therapie.

Relevante Leitlinien
- S2k-Leitlinie der Paul-Ehrlich-Gesellschaft für Chemotherapie (PEG) „Kalkulierte parenterale Initialtherapie bakterieller Erkrankungen bei Erwachsenen

- aktualisierte Version" (Bodmann et al. 2019), AWMF-Register-Nr. 082–006
- Guideline for the Diagnosis and Management of Candida Diseases 2012" der ESCMID (European Society of Clinical Microbiology and Infectious Diseases; Cornely et al. 2012)
- Clinical Practice Guideline for the Management of Candidiasis: 2016 Update by the Infectious Diseases Society of America (IDSA) (Pappas et al. 2016)
- Surgical Infection Society (SIS) Revised Guidelines on the Management of Intra-Abdominal Infection (Mazuski et al. 2017).

Übereinstimmend sagen die Leitlinien, dass bei abdominaler *Candida*-Infektion die Fokuskontrolle im Vordergrund steht.

Die amerikanischen SIS-Guidelines empfehlen bei ambulant erworbener Peritonitis keine antimykotische Therapie, jedoch sind sie sehr großzügig in der Empfehlung zur empirischen Therapie bei im Krankenhaus erworbener Peritonitis. Die IDSA trifft da (noch) keine Unterscheidung, sondern empfiehlt grundsätzlich bei Patienten mit Peritonitis plus Risikofaktoren für *Candida* die empirische Therapie. Als Risikofaktoren werden ausdrücklich genannt: Anastomoseninsuffizienz, kürzliche Abdominaloperation, Pankreatitis.

Die PEG-Leitlinie sagt: „Der einmalige Nachweis im intraoperativ gewonnenen Material bei einer ambulant erworbenen sekundären Peritonitis (z. B. perforiertes Magenulcus) bedarf beim postoperativ stabilen und immunkompetenten Patienten keiner antimykotischen Therapie. Risikokollektive aus chirurgischer Sicht sind Patienten mit einer schweren postoperativen (z. B. Nahtinsuffizienz) oder tertiären Peritonitis."

Der Autor meint, beides ist nur zum Teil richtig.

▶ Das Risiko, tatsächlich eine *Candida*-Infektion zu erleiden, hängt wesentlich nicht von der Art der Operation ab, vom Ausmaß der Peritonitis, vom Situs, vom mikrobiologischen Befund – sondern vom Zustand des Patienten.

Unser Fallbeispiel 2 ist eine ambulant erworbene Peritonitis und trotzdem eine Hochrisikosituation. Patienten mit Anastomoseninsuffizienz, aber ohne Sepsis oder Risikofaktoren behandeln wir nie antimykotisch (auch nicht bei *Candida*-Nachweis), und das funktioniert sehr gut.

Zur Therapiedauer wird von der PEG angegeben, sie solle > 14 Tage betragen, wobei sie sich ausdrücklich als einzige Quelle auf die IDSA-Guideline beruft. Die sagt aber: „The duration of therapy should be determined by adequacy of source control and clinical response (strong recommendation)". Zur Therapiedauer bei abdominaler Candidiasis gibt es überhaupt keine Daten. Die 14-Tage-Empfehlung stützt sich ausschließlich auf Studien bei neutropenen Patienten mit Candidämie: Hier war die Relaps-Rate deutlich erhöht, wenn die Therapie kürzer als 14 Tage nach der letzten positiven Blutkultur war. Der Autor bevorzugt die pragmatische IDSA- und SIS-Empfehlung:

▶ Die Therapiedauer soll sich nach OP-Erfolg und klinischem Ansprechen richten.

Der Patient mit Anastomoseninsuffizienz im schweren septischen Schock, der sich postoperativ rasch erholt und stabilisiert, bedarf nur einer kurzen antimykotischen Therapie. Die immunsupprimierte Patientin im Fallbeispiel 2 hätte auch ohne positive Blutkultur eine Therapie > 10 Tage erhalten. Bei Patienten mit nicht sanierbarem Fokus, z. B. mit infizierten Pankreasnekrosen, ist es sehr schwierig, eine angemessene Therapiedauer anzugeben. Es ist mit und ohne Antimykotikum unmöglich, einmal infizierte Nekrosen steril zu bekommen, schon mangels Perfusion. Auch hier richtet sich die Therapie nach klinischem Ansprechen: Wenn der Patient ausreichend stabil erscheint, um mit der restlichen Infektion fertig zu werden, kann man auf das Antimykotikum verzichten.

11.3 Wenn man sich nun für die Therapie entscheidet, welches Antimykotikum soll man wählen?

Hier sagen alle Leitlinien übereinstimmend: Die Wahl des Antimykotikums ist dieselbe wie bei Candidämie.

▶ Mittel der ersten Wahl sind initial bei schwer kranken Patienten die Echinocandine.

Nur bei weniger schwer erkrankten Patienten kann initial auch Fluconazol erwogen werden (Abb. 11.1). Der Autor vertritt die Meinung, dass abdominal ausschließlich schwer kranke Patienten empirisch antimykotisch behandelt werden sollen – daher kommt bei uns initial grundsätzlich ein Echinocandin zum Einsatz. Wenn der Patient sich stabilisiert hat, keine positive Blutkultur (mehr) vorliegt und keine resistente *Candida*-Art gefunden wurde, ist eine Deeskalation auf Fluconazol ab etwa dem 5. Tag möglich.

Die an den meisten deutschen Kliniken bei weitem häufigste *Candida*-Art ist *C. albicans*. Sie ist in aller Regel gut fluconazolsensibel. Es gibt jedoch Daten von Patienten mit Candidämie, bei denen das Outcome mit einem Echinocandin besser war als mit Fluconazol, auch wenn die *Candida* auf beides sensibel war (Reboli et al. 2007). Die zweithäufigste Art ist *C. glabrata*. Sie ist gegenüber Fluconazol vermindert sensibel, und es bestehen Zweifel, ob Fluconazol zur Therapie geeignet ist, selbst wenn sensibel getestet wurde. Wir behandeln *C.-glabrata*-Infektionen grundsätzlich mit einem Echinocandin.

Die Häufigkeit von *C. glabrata* nimmt zu, regional übertrifft sie schon *C. albicans*. Andere seltenere *Candida*-Arten sind praktisch immer echinocandinsensibel. Die drei verfügbaren Echinocandine (Anidulafungin, Caspofungin, Micafungin) unterscheiden sich dabei nur unwesentlich. Anidulafungin wird 1×100 mg/d dosiert (200 mg Loading Dose), Caspofungin 1×50 mg/d (70 mg Loading Dose, bei >80 kg weiter mit 70 mg/d), Micafungin 1×100 mg/kg ohne Loading Dose. Jeweils keine Anpassung ist bei Niereninsuffizienz erforderlich, wohl aber bei Fluconazol. *C. parapsilosis* weist zwar meist eine höhere MHK auf, der Therapieerfolg mit Echinocandinen ist jedoch genauso gut wie bei den anderen *Candida*-Arten. Um die Verwirrung zu steigern, wurden *Candida*-Arten aus taxonomischen Gründen umbenannt: *Meyerozyma guilliermondii (Candida guilliermondii), Kluyveromyces marxianus (Candida kefyr), Issatchenkia orientalis (Candida krusei), Clavispora lusitaniae (Candida lusitaniae)*.

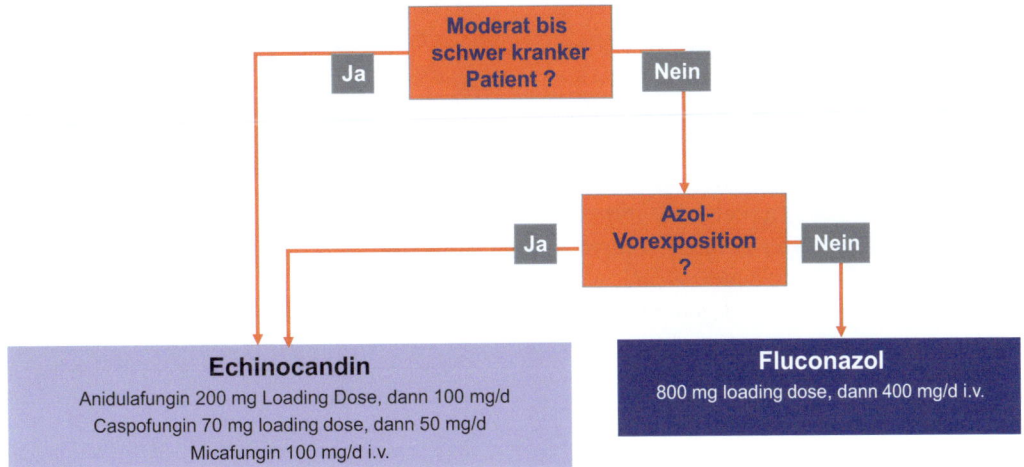

Abb. 11.1 Initialtherapie bei erwachsenen nicht neutropenischen Patienten mit (noch) unbekannter *Candida*-Spezies

▶ Infektionen mit anderen Pilzen als *Candida* spp. spielen in der Viszeralchirurgie keine genuine Rolle, nur bei extraabdominalen Mykosen immunsupprimierter Patienten.

Als absolute Rarität sei die *Aspergillus*-Peritonitis bei neutropenen Patienten erwähnt mit extrem schlechter Prognose.

Andere Antimykotika haben bei Bauchrauminfektionen kaum eine Bedeutung. Bei resistenten *Candida*-Arten und Unverträglichkeit von Echinocandinen (sehr selten) kommt liposomales Amphotericin B infrage. Von nichtliposomalem Amphotericin B (Deoxycholat) wird wegen hoher Toxizität abgeraten. Third-line kämen noch Voriconazol (schwierige Pharmakokinetik), Posaconazol und Isavuconazol infrage.

Wenn ein Patient mit *Candida*-Bauchrauminfektion eine Candidämie hat (was eher selten vorkommt), gelten die gleichen Regeln wie für alle anderen Patienten mit Candidämie. Immerhin ist Candida der auf unserer viszeralchirurgischen Intensivstation zweithäufigste Erreger in Blutkulturen (15 %) nach koagulasenegativen Staphylokokken, die meistens irrelevant sind. Die Letalität einer Candidämie ist hoch, ca. 30 %. Eine einzige positive Blutkultur ist immer ernst zu nehmen. *Candida* wächst langsam, Blutkulturen können noch nach 5–7 Tagen positiv werden.

Regeln für Patienten mit positiver Blutkultur
- Kontrollblutkultur in der ersten Woche (bzw. solange die Candidämie anhält) alle 2 Tage.
- Endokarditis mit rascher Klappenzerstörung kommt vor, deshalb ist immer eine Echokardiografie indiziert.
- Augenbeteiligung (Endophthalmitis oder Chorioretinitis) mit Gefahr der Erblindung kommt bei bis zu 10 % der Patienten mit Candidämie vor, deshalb muss immer innerhalb 5–7 Tagen eine ophthalmologische Untersuchung erfolgen. Echinocandine sind am Auge wirkungslos.
- Bei auch nur einer einzigen positiven Blutkultur mit *Candida* müssen alle intravasalen Katheter/Devices ausgewechselt werden, sofern das möglich ist.

Zusammenfassung
- Candida-Nachweis im Abdomen ist häufig.
- Ob Therapiebedarf besteht, richtet sich nicht nach dem Situs oder dem mikrobiologischen Befund, sondern nach dem Zustand des Patienten.
- Keine Therapie bei ambulant erworbener Peritonitis und blandem Verlauf (z. B. Magenperforation).
- Keine Therapie bei Anastomoseninsuffizienz ohne Sepsis.
- *Candida*-Nachweis aus Drainagen > 24 h in situ kann nicht verwertet werden.
- Therapie ja bei Immunsuppression.
- Therapie ja bei wiederholten Relaparotomien + *Candida*-Nachweis.
- Therapie ja bei isoliertem *Candida*-Nachweis (Abszess, Cholangitis).
- Therapie ja bei positiver Blutkultur – in dem Fall Regeln einhalten.
- Empirische Therapie eher selten (z. B. Ösophagusperforation + septischer Schock).
- Therapiedauer nach klinischem Ansprechen.

Literatur

Bassetti M, Righi E, Ansaldi F et al (2015) A multicenter multinational study of abdominal candidiasis: epidemiology, outcomes, and predictors of mortality. Intensive Care Med 41:1601–1610

Bodmann KF, Grabein B, Kresken M et al (2019) S2k-Leitlinie der Paul-Ehrlich-Gesellschaft für Chemotherapie (PEG). Kalkulierte parenterale Initialtherapie bakterieller Erkrankungen bei Erwachsenen –

Update 2018, aktualisierte Version Juli, AWMF-Register-Nr. 082–006

Cornely OA, Bassetti M, Calandra T et al (2012) ESCMID guideline for the diagnosis and management of Candida diseases 2012: non-neutropenic adult patients. Clin Microbiol Infect 18(Suppl. 7):19–37

Eggimann P, Francioli P, Bille J, Schneider R, Wu MM, Chapuis G, Chiolero R, Pannatier A, Schilling J, Geroulanos S, Glauser MP, Calandra T (1999) Fluconazole prophylaxis prevents intra-abdominal candidiasis in high-risk surgical patients. Crit Care Med 27:1066–1072

Garey KW, Rege M, Pai MP, Mingo DE, Suda KJ, Turpin RS, Bearden DT (2006) Time to initiation of fluconazole therapy impacts mortality in patients with candidemia: a multi-institutional study. Clin Infect Dis 43:25–31

Held J, Kohlberger I, Rappold E, Busse Grawitz A, Häcker G (2013) Comparison of (1→3)-β-D-glucan, mannan/anti-mannan antibodies, and Cand-Tec Candida antigen as serum biomarkers for candidemia. J Clin Microbiol 51:1158–1164

Knitsch W, Vincent JL, Utzolino S, François B, Dinya T, Dimopoulos G, Özgüneş İ, Valía JC, Eggimann P, León C, Montravers P, Phillips S, Tweddle L, Karas A, Brown M, Cornely OA (2015) A Randomized, Placebo-controlled Trial of Preemptive Antifungal Therapy for the Prevention of Invasive Candidiasis Following Gastrointestinal Surgery for Intra-abdominal Infections. Clin Infect Dis 61:1671–1678

Kollef M, Micek S, Hampton N, Doherty JA, Kumar A (2012) Septic shock attributed to Candida infection: importance of empiric therapy and source control. Clin Infect Dis 54:1739–1746

Mazuski JE, Tessier JM, May AK et al (2017) The Surgical Infection Society Revised Guidelines on the Management of Intra-Abdominal Infection. Surg Infect (Larchmt) 18:1–76

Meersseman W, Lagrou K, Spriet I, Maertens J, Verbeken E, Peetermans WE, Van Wijngaerden E (2009) Significance of the isolation of Candia species from airway samples in critically ill patients: a prospective autopsy study. Intensive Care Med 35:1526–1531

Montravers P, Dupont H, Gauzit R, Veber B, Auboyer C, Blin P, Hennequin C, Martin C (2006) Candida as a risk factor for mortality in peritonitis. Crit Care Med 34:646–652

Pappas PG, Kauffman CA, Andes DR et al (2016) Clinical Practice Guideline for the Management of Candidiasis: 2016 Update by the Infectious Diseases Society of America. Clin Infect Dis 62:e1-50

Reboli AC, Rotstein C, Pappas PG, Chapman SW, Kett DH et al (2007) Anidulafungin versus fluconazole for invasive candidiasis. N Engl J Med 356:2472–2482

Parasitäre Infektionen in der AVC – die Echinokokkose

12

Lutz Fischer, Jun Li und Stefan Schmiedel

Inhaltsverzeichnis

12.1 **Einführung** 209
12.2 **Symptomatik** 210
12.2.1 Zystische Echinokokkose *(E. granulosus)* 210
12.2.2 Alveoläre Echinokokkose *(E. multilocularis)* 210
12.3 **Diagnostik** 210
12.3.1 Zystische Echinokokkose 211
12.3.2 Alveoläre Echinokokkose 212
12.4 **Therapie** 213
12.4.1 Zystische Echinokokkose 213
12.4.2 Alveoläre Echinokokkose 216
12.5 **Fallbeispiele** 218
12.5.1 Zystische Echinokokkose (Fall 1) 218
12.5.2 Alveoläre Echinokokkose (Fall 2) 219
Literatur 222

12.1 Einführung

Die Echinokokkose wird durch Bandwürmer der Gattung *Echinococcus* hervorgerufen. Die kleinen 2–8 mm messenden Erreger finden sich im Dünndarm von Endwirten (Fleischfresser, in Europa vor allem Hundeartige, selten Katzen), während sich das Larvenstadium in Organen von Zwischenwirten (Schafe sowie Nagetiere, die den Endwirten als Nahrung dienen) entwickelt. Der Mensch kann als Fehlwirt vom Larvenstadium befallen werden. Humane Infektionen kommen vor allem durch *E. granulosus* (Hundebandwurm) und *E. multilocularis* (Fuchsbandwurm) vor.

Es handelt sich um eine seltene Erkrankung, wobei von einer deutlichen Untererfassung auszugehen ist. In Deutschland werden Infektionen gemäß § 7 IfSG direkt an das Robert Koch-Institut (RKI) gemeldet. In 2018 wurden 139 Erstinfektionen gemeldet, davon entfallen 65 % auf die zystische Echinokokkose und 35 % auf die alveoläre Echinokokkose.

L. Fischer (✉) · J. Li
Klinik und Poliklinik für Viszerale Transplantationschirurgie, Universitätsklinikum Hamburg-Eppendorf, Hamburg, Deutschland
E-Mail: lfischer@uke.de

J. Li
E-Mail: j.li@uke.de

S. Schmiedel
Zentrum für Innere Medizin/Universitätsklinikum Hamburg Eppendorf, I. Medizinische Klinik und Poliklinik, Hamburg, Deutschland
E-Mail: s.schmiedel@uke.de

Die zystische Echinokokkose (CE) ist weltweit verbreitet und wird durch den Hundebandwurm *(E. granulosus)* hervorgerufen. Charakteristisch für die CE sind makroskopisch erkennbare Zystenformationen, die eine Vielzahl von Organen betreffen können (Leber, Lunge, Milz, Knochen, ZNS, Nieren). Die Zysten sind in über 80 % unilokulär und können bis über 20 cm groß werden. Im Gegensatz zur alveolären Echinokokkose induziert die zystische Echinokokkose die Bildung einer wirtsseitigen Bindegewebskapsel. Die Zystenwand besteht aus mehreren Schichten – einer äußeren Bindegewebsschicht, die vom Wirt gebildet wird, einer laminierten Membran (Cuticula) und einer Keimschicht, die vom Erreger stammen.

Erreger der alveolären Echinokokkose (AE) ist der Fuchsbandwurm *(E. multilocularis)*, Hauptendwirt ist der Fuchs. *E. multilocularis* ist nur auf der nördlichen Hemisphäre verbreitet, wobei ländliche Regionen der südlichen Bundesländer Baden-Württemberg und Bayern als hoch endemisch gelten (Romig 2003). Die Erkrankung betrifft primär die Leber und manifestiert sich als solide tumoröse Läsion. Sekundär kann es zu einem Befall anderer Organsysteme durch Fortschreiten der primären Lebermanifestation kommen.

Obwohl sich die Parasiten selbst und ihr Lebenszyklus ähneln, unterscheiden sich die klinischen Manifestationen der Erkrankungen beim Menschen deutlich.

Die Inkubationszeit ist nicht bekannt. Da selbst große Tumore meist jahrelang asymptomatisch bleiben, man geht aber von einem Zeitraum von 10–15 Jahren aus.

12.2 Symptomatik

12.2.1 Zystische Echinokokkose (*E. granulosus*)

Die initiale Phase der Infektion mit *E. granulosus* ist nahezu immer asymptomatisch, es sind Latenzperioden zwischen Infektion und Symptomatik von mehr als 50 Jahren beschrieben. Oftmals bleiben CE-Infektionen dauerhaft asymptomatisch und werden in etwa der Hälfte der Fälle inzidentell bei beschwerdefreien Patienten diagnostiziert.

Die Wachstumsraten der Zysten sind variabel und betragen typischerweise 1–5 cm pro Jahr. Die Leber ist in mehr als zwei Dritteln der Fälle betroffen. Relevante Symptome zeigen sich selten, wenn die Zysten weniger als 10 cm messen. Bei großen Zysten können unspezifische Oberbauchbeschwerden z. T. mit Übelkeit und Erbrechen auftreten. Weitere Symptome zeigen sich bei Zystenkomplikationen wie Ruptur in die Bauchhöhle (Peritonitis) oder in das Gallengangssystem (Gallenkolik, Cholestase, Cholangitis, Pankreatitis, Leberabszess bei sekundärer bakterieller Superinfektion). Raumfordernde Effekte der Zysten können zur Kompression der Gallenwege (Cholestase), der Pfortader (Aszites, Splenomegalie) oder auch der Lebervenen/V. cava mit Ausflussstörung (Budd-Chiari-Syndrom) führen.

12.2.2 Alveoläre Echinokokkose (*E. multilocularis*)

Wie bei der cystischen Echinokokkose existieren keine typischen Frühsymptome bei der AE. Eine Symptomatik ist erst bei großen raumfordernden Prozessen in der Leber zu erwarten. Frühe Stadien der AE werden meist nur inzidentell bei der Abklärung auffälliger Leberwerte und / oder bildgebenden Verfahren aus anderen Gründen diagnostiziert. In fortgeschrittenen Stadien klagen Patienten über unspezifische Beschwerden wie Müdigkeit, abdominelles Druckgefühl, Übelkeit und Gewichtsverlust. Entsprechend der anatomischen Lokalisation des parasitären Befalls in der Leber kommt es bei weiter fortschreitendem Wachstum zu Symptomen wie Ikterus bei Involvierung der Gallenwege, portaler Hypertonie bei Lokalisation zentral im Leberhilus oder Einschränkung der Leberfunktion bei extensivem Leberbefall.

12.3 Diagnostik

Die Diagnose der Echinokokkose erfolgt generell durch eine Kombination von Expositionsanamnese, bildgebenden Verfahren und serologischen Tests.

12.3.1 Zystische Echinokokkose

12.3.1.1 Bildgebung

Die Ultraschalluntersuchung (US) hat eine hohe Sensitivität für CE-Läsionen in der Leber von 90–95 %. Typische Befunde sind echoarme, glatt berandete, runde Läsionen, welche benignen dysontogenetischen Leberzysten sehr ähnlich sein können. Verkalkungen der Zystenwand, Septierungen innerhalb der Zysten oder der Nachweis von Tochterzysten sprechen für eine CE-Läsion, können aber bei deutlichen Echoinhomogenitäten der Zyste zu Schwierigkeiten bei der Abgrenzung von Abszessen oder malignen Prozessen führen. Durch Veränderung der Patientenposition während der Ultraschalluntersuchung ist ggf. ein sogenannter Hydatidensand, bestehend aus parasitären Häkchen und Protoscolices, als bewegliches granuläres Echosignal am Boden der Zyste nachzuweisen.

Anhand des US-Befundes lässt sich die biologische Aktivität von CE-Zysten als aktiv, transitional oder inaktiv einschätzen. Hinweise auf eine inaktive Läsion sind eine abgeflachte, elliptische Zystenform (entsprechend einem niedrigen endoluminalen Druck), die Ablösung der germinalen Membran von der Zystenwand (Wasserlilienzeichen) sowie grobe Binnenreflexe innerhalb der Zyste und Kalzifikationen der Zystenwand.

Die weiteste Verbreitung hat die WHO Klassifikation von CE-Zysten, die sowohl als Typ auch Größe der Zyste berücksichtigt (WHO 2003).

In der WHO-Klassifikation stellen die Stadien CE1 (unilokulär) und CE2 (multilokulär) aktive Zysten dar. Zysten im Stadium CE3 befinden sich in der Transition zwischen aktiven und inaktiven Zysten, wobei CE3a flottierende Membranen zeigt (Wasserlilienzeichen) und CE3b solide Anteile mit Tochterzysten. Die Stadien CE4 und CE5 mit zunehmender Echogenität und Verkalkungen werden als biologisch inaktiv angesehen (Abb. 12.1) (Stojkovic et al. 2012).

WHO Klassifikation der Cystischen Echinokokkose

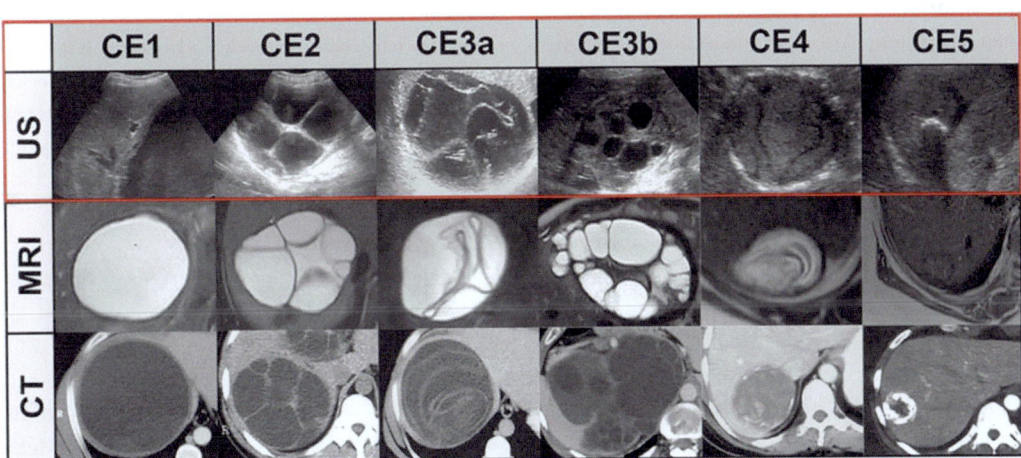

Quelle: Stojkovic et al. (2012); PLoS Negl Trop Dis. 2012;6(10):e1880. Diagnosing and staging of cystic echinococcosis: how do CT and MRI perform in comparison to ultrasound?

Copyright: 2012 Stojkovic et al. This is an open-access article distributed under the terms of the Creative Commons Attribution License, which permits unrestricted use, distribution, and reproduction in any medium, provided the original author and source are credited.

Abb. 12.1 WHO-Klassifikation der zystischen Echinokokkose (Stojkovic et al. 2012)

Für die Computertomografie (CT) wird eine Sensitivität von 95–100 % beschrieben. Vorteile der CT sind eine genaue Bestimmung der Anzahl, Größe und anatomische Lokalisation der Zysten, die Einschätzung von komplizierten Zysten mit Infektion oder Ruptur im Gallengangssystem sowie der Nachweis von extrahepatisch lokalisierten Zysten. Die Magnetresonanztomografie (MRT) stellt eine alternative Schnittbildgebung dar und zeigt hinsichtlich der Stadieneinschätzung eine bessere Übereinstimmung mit dem US als die CT auf (Stojkovic et al. 2012).

Eine endoskopisch retrograde Cholangiopankreatikografie (ERCP) als weiteres bildgebendes Verfahren kann bei Verdacht/Ausschluss einer Gallengangskommunikation zum Einsatz kommen.

12.3.1.2 Serologie

Für die serologische Diagnose von *E.-granulosus*-Infektionen steht eine Reihe von Testverfahren zur Verfügung, die allerdings nicht standardisiert sind. Die höchste Sensitivität (60–90 %) und Spezifität (90 %) weisen ELISA-Tests auf. Kreuzreaktionen können sowohl bei Infektionen mit *E. alveolaris* als auch mit anderen Helminthen auftreten. Auf der anderen Seite schließt ein negativer serologischer Test eine *Echinococcus*-Infektion nicht mit Sicherheit aus. Leberzysten gehen in 85–95 % mit positiven serologischen Tests einher, Lungenzysten hingegen zeigen nur bei 65 % eine positive Serologie. Die Wahrscheinlichkeit eines positiven serologischen Tests sinkt, wenn Zysten intakt sind, Verkalkungen aufweisen oder komplett avital sind. Anderweitige extrahepatische Läsionen wie z. B. ein Befall von ZNS, Auge oder Milz sind kaum serologisch nachweisbar, nur bei Knochenzysten ist mit einer positiven Serologie zu rechnen.

Insgesamt empfiehlt sich bei unklarer Situation die Kombination mehrerer Tests zur Erhöhung der Sensitivität bzw. ein sequenzielles Vorgehen mit Einsatz eines sensitiven ELISA-Tests als Screening und nachfolgend einem hochspezifischen Immunoblot oder Geldiffusionsassay zur Bestätigung einer *E.-granulosus*-Infektion.

12.3.2 Alveoläre Echinokokkose

12.3.2.1 Bildgebung

Die bildgebenden Befunde sind bei der AE nicht so typisch kennzeichnend wie bei der CE. Sowohl im US als auch in der CT zeigen sich irregulär konturierte Läsionen ohne definierte Abgrenzungen mit zentralen Nekrosen und unregelmäßigen Verkalkungen innerhalb sowie im Randbereich der Läsion. Meist ergibt der erste Eindruck den Verdacht auf einen malignen Lebertumor wie z. B. ein hepatozelluläres Karzinom. Die MRT stellt eine komplementäre Bildgebung dar, wobei die für die AE typischen Verkalkungen nicht so gut dargestellt werden.

Die WHO hat in Analogie zur TNM-Klassifikation für maligne Tumore eine PNM-Einteilung der Läsionen entwickelt. Hierbei steht P für Ausmaß der Leberbeteiligung (Parasitenmasse), N für die Infiltration von Nachbarorganen und M für das Vorhandensein von metastatischen Fernabsiedlungen (Kern et al. 2006).

12.3.2.2 Serologie

Die serologischen Nachweisverfahren für *E. alveolaris* weisen eine höhere Zuverlässigkeit als die Nachweisverfahren für *E. granulosus* auf, Sensitivität und Spezifität betragen 95–100 %. Der Einsatz von EM2-ELISA-Tests mit aufgereinigten Antigenen aus *E.-alveolaris*-Metacestoden erlaubt in über 90 % auch die Unterscheidung zwischen *E.-alveolaris*- und *E.-gra-*

nulosus-Infektionen. Antikörpertiter gegen *E. alveolaris* sind dauerhaft nachweisbar. Nur nach kompletter chirurgischer Resektion kommt es zu einem Abfall der Titer, und die Serologie kann langfristig auch negativ werden. Klinische Rezidive gehen mit ansteigenden serologischen Titern einher.

12.4 Therapie

Während in der Vergangenheit die operative Therapie den primären Behandlungsansatz der Echinokokkose dargestellt hat, wurden in den letzten Jahren alternative Verfahren für die Therapie der zystischen Echinokokkose eingeführt und haben teilweise die Chirurgie als Behandlungsmethode ersetzt. Bei der alveolären Echinokokkose stellt die radikale operative Resektion entsprechend onkologischen Prinzipien den einzig kurativen Ansatz dar.

12.4.1 Zystische Echinokokkose

Bei der Behandlung der CE kommen neben der operativen Therapie perkutane Interventionen, Medikamentengabe und auch Verlaufsbeobachtung als Maßnahmen infrage. Die Entscheidung, welche Therapiemaßnahme durchgeführt wird, orientiert sich an Patientenfaktoren (Beschwerden, Alter, Komorbidität) und der Krankheitsaktivität entsprechend dem CE-Zystenstadium (WHO-Klassifikation, Abb. 12.2).

Zysten im Stadium CE1 und CE3a mit einem singulären Kompartiment kleiner als 5 cm können mit alleiniger Albendazolgabe behandelt werden. In Fällen, in denen eine Albendazolbehandlung mit einer adäquaten Nachsorge nicht gewährleistet ist, z. B. in ressourcenarmen Settings in afrikanischen Ländern, kann eine definitive Therapie mit perkutaner Punktion-Aspiration-Injektion-Reaspiration (PAIR) als alternativer Ansatz angewandt werden. Ein solches Vorgehen ist auch für Zysten im Stadium CE1 und CE3a größer als 5 cm möglich, hierbei soll in jedem Fall eine Kombination mit einer Albendazolmedikation erfolgen.

Zysten im Stadium CE2 und CE3b, die mehrfache Kompartimente aufweisen, zeigen häufig ein Rezidiv nach PAIR-Behandlung. Hier kommt alternativ eine perkutane Katheterdrainage infrage, im Allgemeinen sollte aber einer operativen Therapie der Vorzug gegeben werden.

Zysten im Stadium CE4 und CE5 sind per Definition inaktive Zysten und sollten mit alleiniger Nachbeobachtung verfolgt werden. Hinsichtlich der verschiedenen Behandlungsansätze gibt es wenige bis keine randomisiert kontrollierten Studien, und die Evidenz hinsichtlich eines Vorteils einzelner Verfahren ist gering.

12.4.1.1 Chirurgische Therapie

Die Chirurgie stellt die Behandlungsmethode der Wahl bei komplizierten Zysten, Ruptur, biliären Fisteln, Kompression von vitalen Strukturen sowie sekundär infizierten oder eingebluteten Zysten dar. Eine operative Therapie ist eben-

Therapieoptionen der Cystischen Echinokokkose entsprechend WHO Klassifikation

	Cystische Echinokokkose			
WHO Stadium	CE1, CE3a < 5cm	CE1, CE3a > 5cm	CE2, CE3b	CE4, CE5
Therapie	Albendazol	PAIR oder Chirurgie + Albendzol	Chirurgie oder Katheterdrainage + Albendzol	Beobachtung

Abb. 12.2 Therapieoptionen der zystischen Echinokokkose entsprechend WHO-Klassifikation

falls notwendig bei Echinokokkuszysten mit einer Vielzahl an Tochterzysten, welche nicht für ein perkutanes Behandlungsverfahren infrage kommen (WHO-Stadium CE2 und CE3b). Weitere Indikationen für ein operatives Vorgehen beinhalten einen Zystendurchmesser > 10 cm, oberflächlich gelegene Zysten mit Rupturrisiko und extrahepatische Manifestation wie z. B. Lunge, Knochen, Gehirn oder Niere. Ein operatives Vorgehen stellt ebenfalls eine Behandlungsoption dar in Fällen, in denen eine perkutane Therapie nicht verfügbar ist.

Eine zusätzliche medikamentöse Behandlung sollte grundsätzlich verabreicht werden, um das Risiko einer sekundären Aussaat der Echinokokkose während des operativen Vorgehens zu minimieren. Im Allgemeinen wird Albendazol verabreicht, beginnend 1 Woche vor der Operation und für mindestens 4 Wochen postoperativ fortgesetzt.

Die chirurgische Therapie von Echinokokkuszysten stellt einen definitiv kurativen Ansatz dar. In der Literatur findet sich eine große Variation hinsichtlich Morbidität, Mortalität und Rezidivraten bei einem operativen Vorgehen. Die Häufigkeit postoperativer Komplikationen in den veröffentlichten Fallserien beträgt < 1 %, über ein Rezidiv der Echinokokkuserkrankung wird in 2–25 % der Fälle berichtet. Diese Zahlen unterliegen sicherlich einem Publikationsbias und hängen im Wesentlichen von der Lokalisation und der Größe der zu operierenden Zyste sowie von der chirurgischen Expertise ab.

Komplikationen umfassen sekundäre Infektionen der Zystenhöhle, intraabdominelle Abszesse, Gallengangsfisteln, sklerosierende Cholangitis und die Aussaat von Zysteninhalt („spillage") mit der Folge sekundärer Echinokokkusabsiedlungen und/oder anaphylaktischen Reaktionen.

Ziel der chirurgischen Behandlung ist die Evakuation der Zyste und Obliteration der verbleibenden Zystenhöhle. Es kommen sowohl invasivere Verfahren wie radikale Resektion mit Perizystektomie oder Leberresektionen als auch konservative Techniken unter Belassen der wirtsseitigen fibrösen Kapsel (Endozystektomie) zum Einsatz. In einigen Fällen werden gute Ergebnisse von laparoskopisch durchgeführten Operationen als Alternative zur offenen Chirurgie berichtet. In jedem Fall muss eine Versprengung von Zystenflüssigkeit mit einer sekundären Absiedlung der Infektion vermieden werden.

Welche der verschiedenen chirurgischen Techniken gewählt werden sollte, ist nicht einheitlich definiert. Prinzipiell orientiert sich die chirurgische Vorgehensweise an den speziellen Gegebenheiten der Zyste (Lokalisation, Größe, Aktivität, Nähe zu vitalen Strukturen). Falls möglich, sollte die Entfernung der intakten kompletten Zyste angestrebt werden (Perizystektomie). Alternativ kann die Zyste eröffnet und mit Parasiten abtötenden (protoscolicidalen) Lösungen sterilisiert werden, um danach den Zysteninhalt zu evakuieren und das perizystische Gewebe partiell zu belassen (Endozystektomie).

Ein minimalinvasiver chirurgischer Ansatz mit laparoskopischer Therapie der Zysten ist möglich. Vergleichende Untersuchungen zum offenen Vorgehen liegen nicht vor. Ein laparoskopisches Vorgehen ist mit einem erhöhten Risiko einer Aussaat von Zystenmaterial assoziiert, bedingt durch den erhöhten intraabdominellen Druck durch das Pneumoperitoneum. Ein erfolgreiches laparoskopisches Vorgehen ist am ehesten bei anterior und oberflächlich lokalisierten Zysten zu erwarten.

Als protoscolicidale Lösung wird hypertone 20 %ige Kochsalzlösung bevorzugt. Die Lösung sollte für mindestens 15 min mit der Keimschicht der Zyste in Kontakt bleiben. Alternativ liegen Berichte vor über die Verwendung von Albendazol, Ivermectin und Praziquantel als sterilisierende Substanzen. Hierzu gibt es aber keine guten Daten. Das in frühen Zeiten eingesetzte Formalin birgt die Gefahr der Induktion einer sklerosierenden Cholangitis bei Kontakt mit dem Gallengangsystem und sollte nicht eingesetzt werden. Die hypertone Kochsalzlösung sollte in die Zyste injiziert werden, bevor der Inhalt abgesaugt wird. Zusätzlich wird das Operationsfeld mit in Kochsalzlösung getränkten Bauchtüchern abgedeckt. Auch wenn das Risiko der Gallengangstoxizität von hypertoner

Kochsalzlösung bei Weitem nicht so ausgeprägt erscheint wie bei Verwendung des früher eingesetzten Formalins, sollte dieses Risiko nicht außer Acht gelassen werden. Bei nachgewiesener Gallengangskommunikation wird empfohlen, im Gegensatz zum üblichen Vorgehen zunächst auf den Einsatz protoscolicidaler Lösung zu verzichten, die Kommunikationsstellen zum Gallengangsystem zu identifizieren und chirurgisch zu verschließen, um erst hiernach protoscolicidale Lösung einzusetzen.

Im Fall einer Versprengung von Zysteninhalt sollte das Peritoneum mit hypertoner Kochsalzlösung gespült werden. Zusätzlich sollte in solchen Fällen die perioperative medikamentöse Therapie mit Albendazol auf 3–6 Monate verlängert werden.

Für die Behandlung von Lungenmanifestationen der zystischen Echinokokkose liegen wenige Berichte vor, die berichteten Verfahren umfassen Lungenlappen- und Keilresektionen, Perizystektomie, Endozystektomie und Zystenentdeckelung. Eine alleinige medikamentöse Therapie von Lungenzysten führt oft im Rahmen der Zystendegeneration zur Ausbildung von bronchopulmonaler oder bronchopleuraler Fistelung und sollte deshalb vermieden werden (Eichhorn et al. 2015).

12.4.1.2 Perkutane Techniken

PAIR-Technik

Mit der PAIR-Technik (Punktion-Aspiration-Injektion-Reaspiration) wird die germinative Schicht der Zyste durch scolicidale Substanzen zerstört. PAIR ist generell effektiv bei unilokulären Zysten, die keine Tochterzysten enthalten (WHO-Stadium CE1 und CE3a). Beim Vorhandensein von Tochterzysten ist die Wahrscheinlichkeit einer erfolgreichen PAIR-Therapie wesentlich reduziert. Daher ist es wichtig, vorab mittels Bildgebung das Vorhandensein von Tochterzysten abzuklären. Zysten, die in der Bildgebung mit solidem Inhalt oder echogenen Veränderungen präsentieren, sollten ebenfalls nicht mittels PAIR behandelt werden, da bei solchen Veränderungen der Zyste mit einer Gallengangskommunikation gerechnet werden muss.

Weitere Zystencharakteristika, die gegen eine PAIR-Behandlung sprechen, sind:

- oberflächliche Zysten mit Gefahr der Ruptur in die Bauchhöhle,
- Zysten mit Zeichen einer Ruptur,
- Zysten mit Gallengangskommunikation (echogener Zysteninhalt),
- inaktive oder kalzifizierte Zysten.

Die Heilungsrate mit PAIR bei der Anwendung bei selektionierten Patienten mit unkomplizierten Zysten beträgt >95 % (Smego et al. 2003). Neben der primären Behandlung von Zysten im Stadium CE1 und CE3a kommt die PAIR-Technik auch für das Management von CE1- oder CE3a-Zysten infrage, die unter alleiniger medikamentöser Therapie unzureichend ansprechen, und zur Behandlung von Rezidiven nach operativer Therapie, sofern hier keine Tochterzysten vorliegen. Es liegen auch Berichte über die Anwendung des Verfahrens von extrahepatischen abdominellen Lokalisationen wie Bauchhöhle, Milz oder Niere vor, wobei hier prinzipiell die Empfehlung für eine chirurgische Therapie auszusprechen ist.

Modifizierte Kathetertechniken
Der zweite Ansatz der perkutanen Technik beruht auf der Evakuierung der gesamten Zyste mit großlumigen Kathetern und mechanischen Zerkleinerungsgeräten (Morcellation). Hierbei werden die gesamte Endozyste und Tochterzysten aus der Zystenhöhle entfernt. Dieser Ansatz in Kombination mit Albendazol ermöglicht die Behandlung von Zysten, die schwierig mittels PAIR-Verfahren zu behandeln sind oder ein Rezidivrisiko nach PAIR implizieren, wie z B. WHO-CE2- und CE3b-Zysten. Grundsätzlich ist für solche Zysten aber die Chirurgie die wesentliche Behandlungsalternative.

Hauptrisiko der perkutanen Behandlung ist das Auftreten einer anaphylaktischen Reaktion. Dieses Risiko bewegt sich in der Größenordnung von 1–2 %. Zusätzlich zur perkutanen Drainage sollte immer Albendazol als adjuvante Therapie beginnend 4 Tage vor Intervention und weiter für mindestens 1 Monat verabreicht werden.

12.4.1.3 Medikamentöse Therapie

Die medikamentöse Therapie stellt eine wichtige zusätzliche Maßnahme zur chirurgischen oder perkutanen Behandlung der CE dar. In ausgewählten Fällen kommt eine medikamentöse Therapie auch für die definitive Behandlung einer CE infrage (Nazligul et al. 2015).

Primär sollte Albendazol als antiparasitäres Mittel der Wahl bei *E. granulosus* eingesetzt werden. Die Substanz weist eine schlechte Absorption auf, sodass zur besseren Resorption die Einnahme mit fettiger Nahrung empfohlen wird (Standarddosis 2 × 400 mg / d, Personen < 60 kg erhalten 15 mg/kg/d in 2 Dosen). Bei der Nichtverfügbarkeit von Albendazol kann auch Mebendazol eingesetzt werden. Diese Substanz weist allerdings eine noch schlechtere Absorption als Albendazol auf.

Zysten im WHO-Stadium CE1 und CE3a, die ein singuläres Kompartiment und eine Größe von weniger als 5 cm aufweisen, sprechen z. T. im Sinne eines definitiven Therapieerfolgs auf die medikamentöse Behandlung an. Im Allgemeinen beträgt die Behandlungsdauer 1–3 Monate; abhängig von klinischen Faktoren können bis zu 6 Monate medikamentöse Behandlung notwendig sein. Zysten mit einem Durchmesser von > 5 cm oder solche mit multiplen Kompartimenten sprechen meist nicht auf alleinige medikamentöse Therapie an.

Eine alleinige medikamentöse Therapie kommt außerdem als palliative Maßnahme bei multiplen Zysten, die chirurgisch oder perkutan nicht angehbar sind, sowie bei diffus verteilten peritonealen Zysten infrage. Eine weitere Indikation zur medikamentösen Therapie besteht nach spontaner Zystenruptur, um das Risiko einer sekundären Echinokokkose zu vermeiden. Hier werden bis zu 24 Monate Behandlungsdauer angegeben.

12.4.1.4 Beobachtung

Einzelstudien zeigen, dass bei Patienten mit CE, deren Zysten nach sonografischen Kriterien keine Aktivität aufweisen (WHO-Stadium CE4 und CE5) und bei denen keine Symptomatik oder Komplikationen bestehen, ohne weitere Behandlungsmaßnahmen nachbeobachtet werden können.

12.4.1.5 Nachsorge

Auch Jahre nach initial erfolgreicher Therapie kann es bei Echinokokkuszysten zu Rezidiven kommen.

Es sollten regelmäßige Nachsorgen mittels Ultraschall oder Schnittbildgebung (CT/MRT) in 3- bis 6-Monats-Abständen durchgeführt werden, bis sich bildmorphologisch stabile Befunde zeigen. Hiernach wird ein jährliches Monitoring empfohlen. Auch postoperativ sollten Befunde für mindestens 24 Monate verfolgt werden, um Rezidive nicht zu übersehen. Ultraschallkriterien, die eine Korrelation zu einer effektiven Therapie aufweisen, umfassen komplettes Verschwinden von Zysten, Reduktion von Größe und Volumen, Zunahme solider Komponenten der Zyste, Verdickung und Irregularität der Zystenwand sowie Reduktion in Größe oder Anzahl von Tochterzysten bei multivesikulären Zysten. Andererseits weisen das Auftreten von neuen Zysten, eine Zunahme von Zystengröße oder -volumen sowie eine Zunahme der flüssigen Komponente der Zyste auf ein Rezidiv hin. Eine Bestimmung der Viabilität von Zysten im Ultraschall ist nicht möglich.

12.4.2 Alveoläre Echinokokkose

Die Behandlung der alveolären Echinokokkose (AE) ist generell deutlich schwieriger als die Therapie einer zystischen Echinokokkose (Kratzer et al. 2019).

12.4.2.1 Chirurgische Therapie

Primärer Behandlungsansatz bei Patienten mit AE ist die radikale Chirurgie mit kompletter Entfernung von parasitärem/infiziertem Gewebe und angrenzendem Wirts-/Organgewebe. Der minimale Sicherheitsabstand des Larvengewebes zum Resektionsrand sollte nach Expertenempfehlung 20 mm betragen, da die parasitäre Keimschicht ein infiltratives Wachstum mit unscharf definiertem Randbereich aufweist. In einer aktuellen Studie waren Rezidive nach kurativ intendierter chirurgischer Resektion prinzipiell aber nur bei Patienten, bei denen gar kein Sicherheitsabstand im Resektat vorlag und bei denen die postoperative medikamentöse Therapie beendet worden war, zu verzeichnen (Hillenbrand et al. 2017).

Für Patienten mit sehr ausgedehnten Befunden sind in Analogie zur Resektion von Lebermalignomen zweizeitige Resektionsverfahren bei kritischem Restlebervolumen und Ex-vivo-Prozeduren mit Autoimplantation zur Erzielung einer kompletten Entfernung von parasitärem Gewebe beschrieben worden (Yang et al. 2018). Ebenfalls kann in selektionierten einzelnen Patienten eine Lebertransplantation erwogen werden (Koch et al. 2003). Für diese individualisierten Therapieansätze sollte auf jeden Fall die Vorstellung in Zentren erfolgen, in denen umfangreiche Expertise und Erfahrung mit AE-infizierten Patienten, onkologischer Leberchirurgie und Lebertransplantation vorliegt.

Ein palliativer chirurgischer Ansatz bei der alveolären Echinokokkose ohne komplette Resektion aller infizierten Läsionen ist ausgesprochen kritisch zu beurteilen (Buttenschoen et al. 2009). So sollten beispielsweise auch superinfizierte Nekrosen bei AE-Leberläsionen, die einer Therapie bedürfen, primär interventionell oder endoskopisch angegangen werden, und erst bei Erfolglosigkeit sollte eine chirurgische Intervention erfolgen.

12.4.2.2 Medikamentöse Therapie

Alle Patienten mit AE erhalten eine medikamentöse Therapie mit Albendazol, auch wenn ein chirurgischer Therapieansatz möglich ist. Ebenfalls postoperativ sollten die Patienten immer Albendazol erhalten. Dieses gilt auch in Fällen, bei denen eine umfassende kurative chirurgische Resektion möglich war. Empfehlungen zur Dauer der postoperativen Albendazolgabe sind nicht durch Studien belegt. Während die Expertenempfehlung der WHO bei kurativer R0-Resektion eine postoperative Behandlungsdauer von 3–24 Monaten empfiehlt, werden generell 2 Jahre medikamentöse Therapie mit mindestens 4 Jahren Follow-up für ein eventuelles Rezidiv empfohlen.

Kann keine definitive chirurgisch-kurative Therapie durchgeführt werden, sollte Albendazol dauerhaft zur Suppression des Fortschreitens der Infektion verabreicht werden (Kern 2010). Obwohl die alleinige Albendazoltherapie nicht kurativ ist, führt sie zu einer Verbesserung der Lebensqualität und einem verlängerten Überleben. Die Überlebensraten bei Patienten mit AE für 15 Jahre betragen unter Durchführung einer palliativen Albendazoltherapie ohne chirurgische Maßnahmen 53–80 % im Vergleich zu einer 100 %igen Mortalität ohne medikamentöse Therapie.

12.4.2.3 Nachsorge

Alle Patienten mit AE sollten langfristig nachverfolgt werden. Hierzu gehören US-Verlaufskontrollen in 3- bis 6-Monats-Abständen sowie Schnittbildgebung mittels MRT/CT alle 2–3 Jahre. Da die medikamentöse Therapie essenziell für eine erfolgreiche Behandlung ist, sollten zwischenzeitlich Albendazolblutspiegel (4 h nach morgendlicher Gabe) gemessen werden.

Serologische Verlaufskontrollen nach kompletter chirurgischer Resektion zeigen einen raschen Abfall der Anti-Em2- und Anti-Em18-Antikörper, die dann im Verlauf komplett negativ werden können. Hingegen ist die Interpretation serologischer Testergebnisse bei medikamentös behandelten Patienten ohne radikale chirurgische Therapie wesentlich schwieriger.

Die Frage einer Beendigung der medikamentösen Therapie bei der AE sollte in erfahrenen Zentren entschieden werden, da Albendazol nicht abtötend auf die Parasiten wirkt, sondern nur parasitostatisch wirkt. Kriterien für eine Unterbrechung/Beendigung der Medikation sind zuverlässige langjährige medikamentöse Therapie und stabile Befunde in Bildgebung und Serologie, sehr hilfreich ist ein fehlender Vitalitätsnachweis in der PET-CT (Bardonnet et al. 2013).

Legende
EC-1: Echinokokkuszyste 1 (Segment 6/7); EC-2: Echinokokkuszyste 2 (Segment 2/3); GB: Gallenblase; RL: rechter Leberlappen; LL:Linker Leberlappen (auf CT bei dorsal gelegener koronarer Schnittebene nicht abgebildet)

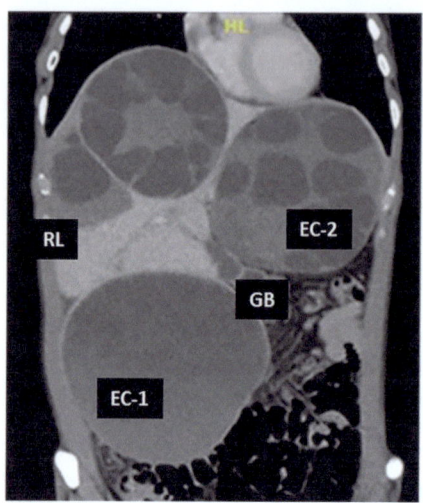 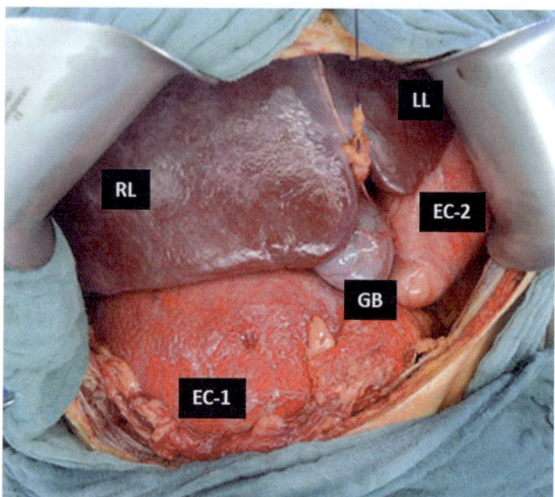

Abb. 12.3 Fall 1 – CE und intraoperativer Befund. EC-1: Echinokokkuszyste 1 (Segment 6/7); EC-2: Echinokokkuszyste 2 (Segment 2/3); GB: Gallenblase; RL: rechter Leberlappen; LL: linker Leberlappen (auf CT bei dorsal gelegener koronarer Schnittebene nicht abgebildet)

12.5 Fallbeispiele

12.5.1 Zystische Echinokokkose (Fall 1)

28-jähriger Mann aus Rumänien mit Abgeschlagenheit, Schwindelanfällen und Synkope. Hotelangestellter, bislang gut belastbar und leistungsfähig. Unauffälliger kardiopulmonaler Befund, Abdomen weich ohne Druckschmerz. Leber vergrößert bis zum Becken tastbar. Sonografisch multiple Zysten in der Leber. CT mit ausgedehnten zystischen Leberläsionen Segment 2/3, Segment 5/6 und Segment 7/8 mit teils septiertem Inhalt, passend zu Echinokokkuszysten. Keine intrahepatischen Cholestasezeichen, keine extrahepatischen Manifestationen.

Laborchemisch CRP-Erhöhung, positive Echinokokkenserologie (*E. granulosus* IHA 1:2048), bildmorphologisch und serologisch Diagnose einer zystische Echinokokkose mit multiplem Leberbefall. Therapiebeginn mit Albendazol 400 mg 1–0–1; interdisziplinäre Vorstellung mit Empfehlung für offenes chirurgisches Vorgehen aufgrund Größe, Viabilität und Lokalisation der Zysten (Abb. 12.3).

Offenes chirurgisches Vorgehen:

- modifizierte Hemihepatektomie links nach Evakuieren des Zysteninhalt, Sterilisierung mit protoscolicidaler Lösungen und Aspiration über Laparoskopietrokar zur Größenreduktion der Segment 2/3 Läsion (Perizystektomie nach Aspiration-Instillation-Reaspirationsentlastung aufgrund Größenausdehnung der Zyste) (Abb. 12.4)
- atypische Leberesektion Segment 5/6 (komplette Entfernung der Läsion Segment 5/6)
- partielle Zystenresektion Segment 7 und 8 mit Abtragung der Keimschicht nach Aspiration-Instillation-Reaspiration Inaktivierung der Parasiten über Optiktrokar (Endozystektomie) (Abb. 12.5)

Parasiteninaktivierung über Laparoskopietrokare

Legende

T-1: Tokar 1 (in bereits entlasteter Zyste Segment 6/7); T2: Trokar 2 (während Absaugung Zysteninhalt Segment 2/3); GB: Gallenblase; RL: rechter Leberlappen. Perihepatische Kompressen / Bauchtücher mit 20% NaCL Lösung getränkt.

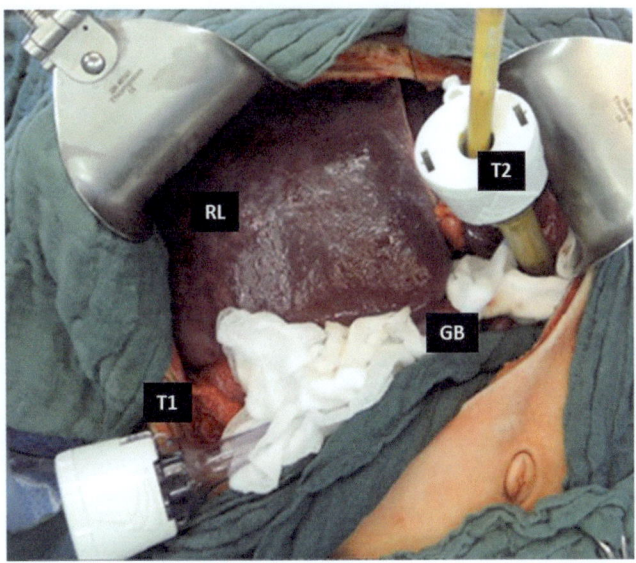

Abb. 12.4 Fall 1 – Operatives Vorgehen mit Zystenentlastung/Parasiteninaktivierung über Laparoskopietrokare. T1: Trokar 1 (in bereits entlasteter Zyste Segment 6/7); T2: Trokar 2 (während Absaugung Zysteninhalt Segment 2/3); GB: Gallenblase; RL: rechter Leberlappen. Perihepatische Kompressen/Bauchtücher mit 20 % NaCL-Lösung getränkt

Fortführung der Albendazoltherapie postoperativ für 6 Wochen. Der Patient ist beschwerdefrei und wieder arbeitsfähig. CT Kontrolle 6 Monate postoperativ ohne Rezidiv, E. granulosus Serologie mit 1:1024 IHA weiter positiv.

12.5.2 Alveoläre Echinokokkose (Fall 2)

51-jährige Patientin aus Deutschland mit 3-monatigen rechtsseitigen Oberbauchschmerzen. 8 Jahre zuvor für 4 Jahre im Alb-Donau-Kreis wohnhaft, häufige berufliche Aufenthalte in Schweden, keine Haustiere. Patientin in gutem AZ und schlankem EZ. Sonografisch unregelmäßige große solide Raumforderungen rechter Leberlappen, CT mit multiplen malignomverdächtigen Leberläsionen. ÖGD und Koloskopie unauffällig. Leberbiopsie mit pathologischem Hinweis auf Echinokokkose, hochpositive Serologie AE (E. multilocularis IHA > 1:10.240; E. granulosus IHA 1:2560,), geringfügige Erhöhung von Gamma-GT und alkalischer Phosphatase (77 U/l, 14 U/l), normale GOT-, GPT- und Bilirubinwerte.

Therapie mit Albendazol 400 mg 1–0–1, Abbruch bei deutlichem Transaminasenanstieg, Entscheidung zur operativen Therapie durch radikale Leberresektion (erweiterte Hemihepatektomie rechts) aufgrund der Lokalisation (Segment 4–8) der Echinokokkose (Abb. 12.6).

Intra- sowie postoperativer Verlauf unauffällig. Keine postoperative Albendazoltherapie aufgrund präoperativen Leberwertanstiegs und ausgedehnter Leberresektion mit kleiner Restleber (Abb. 12.7). 6-Monats-Kontrolle mit deutlichem

Legende
EC-1: resezierte Zyste Segment 6/7; EC-2: Zyste Segment 2/3 (im OP Bild nicht abgebildet); RL: rechter Leberlappen; EC-3/4: resezierte Zyste Segment 7/8 (Endozystektomie); FK: erhaltene fibröse Kapsel im Zystengrund nach Endozystektomie

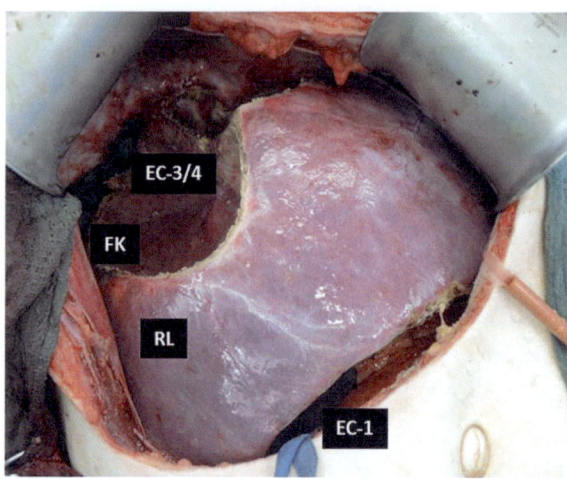
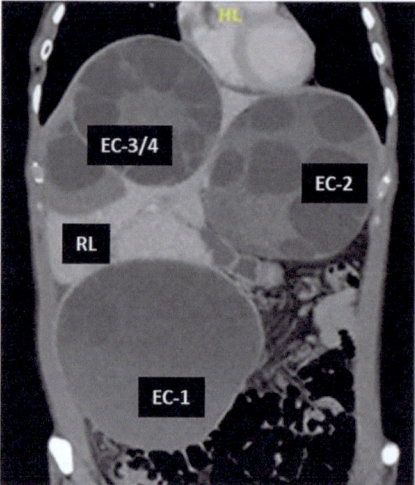

Abb. 12.5 Fall 1 – Befund nach kompletter operativer Sanierung. EC-1: rezesierte Zyste Segment 6/7; EC-2: Zyste Segment 2/3 (im OP-Bild nicht abgebildet); EC-3/4: rezesierte Zyste Segment 7/8 (Endozystektomie); RL: rechter Leberlappen; FK: erhaltene fibröse Kapsel im Zystengrund nach Endozystektomie

Legende
AE: Echinokokkusbefall rechter Leberlappen; RL: rechter Leberlappen; LL: Linker Leberlappen; Ma: Magen, RE: Resektionsebene Trisektionektomie (gestrichelte Pfeilmarkierung entl. Lig. Falciforme)

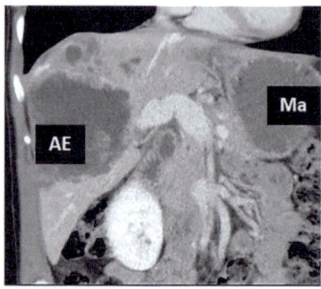
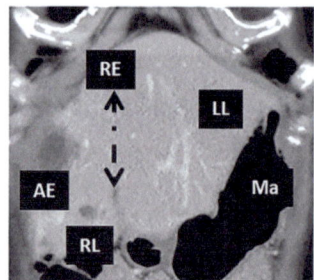
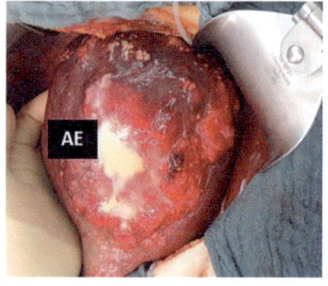
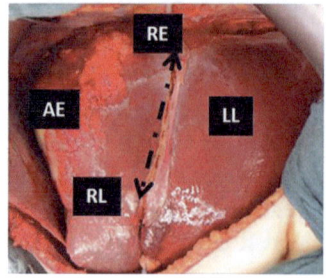

Abb. 12.6 Fall 2 – CE und intraoperativer Befund. AE: Echinokokkusbefall rechter Leberlappen; RL: rechter Leberlappen; LL: linker Leberlappen; Ma: Magen; RE: Resektionsebene Trisektionektomie (gestrichelte Pfeilmarkierung entlang Lig. falciforme)

Legende
AE: Echinokokkusbefall rechter Leberlappen; RL: rechter Leberlappen; LL: Linker Leberlappen (Segemente 2/3); RE: Resektionsebene

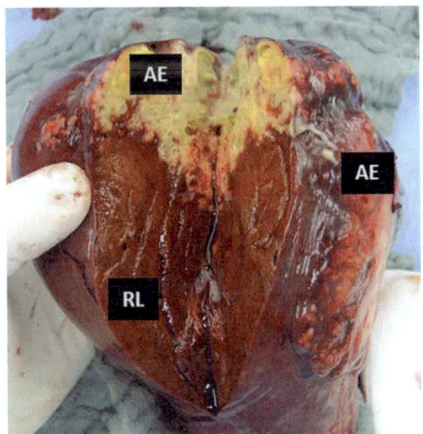
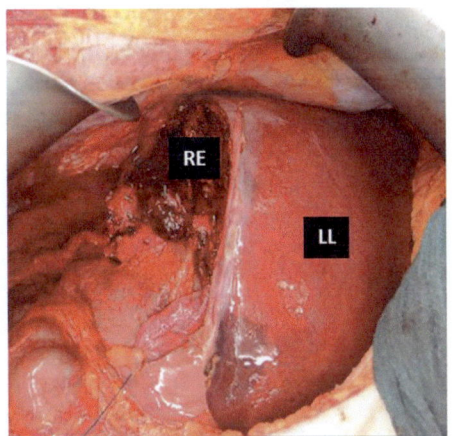

Abb. 12.7 Fall 2 – Befund nach kompletter operativer Sanierung. AE: Echinokokkusbefall rechter Leberlappen; RL: rechter Leberlappen; LL: linker Leberlappen (Segmente 2/3); RE: Resektionsebene

Titerabfall (*E. multilocularis* IHA 1:20); 18 Monate postoperativ erhöhte Cholestaseparameter und bildmorphologische Gallengangerweiterung. ERCP mit Ballondilation im Hilusbereich ohne Hinweis auf Rezidiv der Echinokokkose.

Zusammenfassung

Echinokokuserkrankungen des Menschen treten in zwei typischen Formen auf. Die zystische Echinokokkose (CE) ist durch makroskopisch erkennbare, bis über 20 cm große Zystenformationen charakterisiert, die am häufigsten die Leber, aber auch andere Organe befallen. Die alveoläre Echinokokkose (AE) präsentiert sich als tumoröse Läsion, die primär die Leber befällt, von der aus es zu sekundären Absiedlungen kommen kann.

Beide Erkrankungen weisen über mehrere Jahre dauernde Inkubationszeiten auf, präsentieren sich mit geringen, uncharakteristischen Beschwerden und werden oftmals inzidentell bei bildgebenden Maßnahmen festgestellt. Eine definitive Diagnose der Echinokokkose erfolgt durch eine Kombination von bildgebenden (US/CT/MRT) und serologischen Tests.

Echinokokusinfektionen werden generell durch eine Kombination interventioneller oder chirurgischer Maßnahmen zusammen mit einer antiparasitären medikamentösen Therapie behandelt.

Bei der CE existiert eine Reihe von Therapieoptionen, die sich an der biologischen Aktivität der Zysten entsprechend der Bildgebung nach WHO-Schema orientieren. Ziel ist die Eliminierung aller vitalen Elemente (Endozyste) durch interventionelle Maßnahmen wie die Aspiration von Zysteninhalt und die Installation protoscolicidaler Lösungen bis hin zu radikalen Zystenresektionen mit umgebendem Wirtsgewebe. Parallel erfolgt die medikamentöse Therapie mit Albendazol zur Vermeidung von Absiedlungen und Krankheitsrezidiven und rezidivierenden Infektionen. Bei geeigneten frühen Stadien kann eine alleinige medikamentöse Therapie versucht werden.

Bei der AE ist die radikale chirurgische Therapie nach onkologischen Prinzipien die einzig kurative Maßnahme. Alle Patienten benötigen zusätzlich eine medikamentöse Therapie von mindestens 2 Jahren zur Verringerung der Rezidivhäufigkeit. Palliative chirurgische Therapieansätze sind generell nicht sinnvoll. Wenn eine R0-Resektion nicht möglich ist, wird eine alleinige medikamentöse Dauertherapie mit Albendazol empfohlen, die zu einer wesentlichen Verlängerung der Überlebenszeit führt.

Angesichts der Seltenheit der Erkrankung ist grundsätzlich die Kontaktaufnahme zu in der Behandlung erfahrenen Zentren sinnvoll (Brunetti, Kern et al. 2010). ◄

Literatur

Bardonnet K, Vuitton DA, Grenouillet F, Mantion GA, Delabrousse E, Blagosklonov O, Miguet JP, Bresson-Hadni S (2013) 30-yr course and favorable outcome of alveolar echinococcosis despite multiple metastatic organ involvement in a non-immune suppressed patient. Ann Clin Microbiol Antimicrob 12:1

Brunetti E, Kern P, Vuitton DA und Writing Panel for the WHO-Informal Working Group on Echinococcosis (2010) „Expert consensus for the diagnosis and treatment of cystic and alveolar echinococcosis in humans." Acta Trop 114(1):1–16

Buttenschoen K, Gruener B, Carli Buttenschoen D, Reuter S, Henne-Bruns D, Kern P (2009) Palliative operation for the treatment of alveolar echinococcosis. Langenbecks Arch Surg 394(1):199–204

Eichhorn ME, Hoffmann H, Dienemann H (2015) Pulmonary echinococcosis: surgical aspects. Zentralbl Chir 140(Suppl 1):S29-35

Group, W. I. W (2003) International classification of ultrasound images in cystic echinococcosis for application in clinical and field epidemiological settings. Acta Trop 85(2):253–261

Hillenbrand A, Gruener B, Kratzer W, Kern P, Graeter T, Barth TF, Buttenschoen K, Henne-Bruns D (2017) Impact of safe distance on long-term outcome after surgical therapy of alveolar echinococcosis. World J Surg 41(4):1012–1018

Kern P (2010) Clinical features and treatment of alveolar echinococcosis. Curr Opin Infect Dis 23(5):505–512

Kern P, Wen H, Sato N, Vuitton DA, Gruener B, Shao Y, Delabrousse E, Kratzer W, Bresson-Hadni S (2006) WHO classification of alveolar echinococcosis: principles and application. Parasitol Int 55(Suppl):S283-287

Koch S, Bresson-Hadni S, Miguet JP, Crumbach JP, Gillet M, Mantion GA, Heyd B, Vuitton DA, Minello A, Kurtz S, European Collaborating C (2003) Experience of liver transplantation for incurable alveolar echinococcosis: a 45-case European collaborative report. Transplantation 75(6):856–863

Kratzer W, Schmidberger J, Hillenbrand A, Henne-Bruns D, Gräter T, Barth TFE, Grüner B (2019) Alveoläre Echinokokkose: eine Herausforderung für Diagnostik, Therapie und Klinisches Management. Epidemiologisches Bulletin 41:423–430

Nazligul Y, Kucukazman M, Akbulut S (2015) Role of chemotherapeutic agents in the management of cystic echinococcosis. Int Surg 100(1):112–114

Romig T (2003) Epidemiology of echinococcosis. Langenbecks Arch Surg 388(4):209–217

Smego RA Jr, Bhatti S, Khaliq AA, Beg MA (2003) Percutaneous aspiration-injection-reaspiration drainage plus albendazole or mebendazole for hepatic cystic echinococcosis: a meta-analysis. Clin Infect Dis 37(8):1073–1083

Stojkovic M, Rosenberger K, Kauczor HU, Junghanss T, Hosch W (2012) Diagnosing and staging of cystic echinococcosis: how do CT and MRI perform in comparison to ultrasound? PLoS Negl Trop Dis 6(10):e1880

Yang X, Qiu Y, Huang B, Wang W, Shen S, Feng X, Wei Y, Lei J, Zhao J, Li B, Wen T, Yan L (2018) Novel techniques and preliminary results of ex vivo liver resection and autotransplantation for end-stage hepatic alveolar echinococcosis: a study of 31 cases. Am J Transplant 18(7):1668–1679

13

Besonderheiten bei Infektionen in der Transplantationschirurgie/ Immunsuppression

Bettina M. Buchholz, Uta Herden und Lutz Fischer

Inhaltsverzeichnis

13.1 **Einführung** 223
13.2 **Immunsuppression** 224
13.3 **Immunsuppressive Medikamente** 225
13.3.1 Antikörper 225
13.3.2 Calcineurininhibitoren 225
13.3.3 Antiproliferative Substanzen 225
13.3.4 Kortikosteroide 226
13.4 **Infektionen nach Organtransplantation** 226
13.4.1 Frühphase nach Transplantation (Monat 1 nach Transplantation) 226
13.4.2 Frühphase nach Transplantation (Monat 2–6 nach Transplantation) 228
13.4.3 Späte Infektionen (> 6 Monate nach Transplantation) 228
13.5 **Operationen und Sepsis bei Organtransplantierten** 228
13.5.1 Elektive Eingriffe und Notfalloperationen 228
13.5.2 Antiinfektive Therapie 229
13.5.3 Anpassung der Immunsuppression bei Operationen und Sepsis ... 230
13.6 **Fallvignette** 231
Literatur 232

13.1 Einführung

In Deutschland werden aktuell pro Jahr nahezu 4000 solide Organe transplantiert, am häufigsten Nieren, gefolgt von Leber, Lunge, Herz, Bauchspeicheldrüse und Dünndarm (Abb. 13.1). Die Durchführung von Organtransplantationen erfolgt an durch die Landesbehörden speziell zugelassenen Einrichtungen, allermeist Universitätskliniken. Seit Einführung der Organtransplantation in den 1960er-Jahren haben sich die Überlebensraten zunehmend gebessert. Somit ist auch außerhalb der Transplantationszentren damit zu rechnen, dass sich immunsupprimierte transplantierte Patienten zu elektiven Eingriffen vorstellen, insbesondere aber als Notfallpatienten zur Behandlung kommen.

In diesem Kapitel sollen Prinzipien der immunsuppressiven Therapie bei Empfängern solider Organtransplantationen erläutert werden, ein

B. M. Buchholz (✉) · U. Herden · L. Fischer
Klinik und Poliklinik für Viszerale
Transplantationschirurgie, Universitätsklinikum
Hamburg-Eppendorf, Hamburg, Deutschland
E-Mail: b.buchholz@uke.de

U. Herden
E-Mail: u.herden@uke.de

L. Fischer
E-Mail: lfischer@uke.de

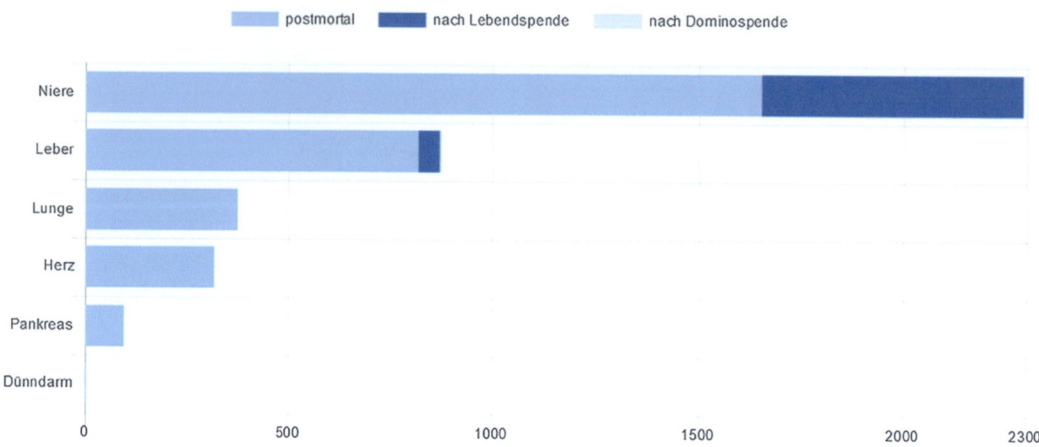

Abb. 13.1 Die Niere ist das am häufigsten transplantierte Organ. Im Jahr 2018 wurden in Deutschland 3959 Organe transplantiert. 17,4 % aller übertragenen Organe wurden nach einer Lebendorganspende transplantiert. (Quelle: Deutsche Stiftung Organtransplantation 2019)

Überblick über Charakteristika von Infektionserkrankungen nach Transplantation gegeben werden und Besonderheiten in der Symptomatik und Diagnostik bei dieser Patientengruppe sowie die Handhabung der Immunsuppression und antiinfektiven Therapie bei chirurgischen Eingriffen unter Notfall- und Elektivbedingungen als auch in der Sepsis besprochen werden.

13.2 Immunsuppression

Nach allogener solider Organtransplantation ist eine lebenslange medikamentöse Immunsuppression erforderlich, um eine Organabstoßung mit Funktionsverlust des Transplantates zu verhindern. Die vermuteten Mechanismen der Organtoleranz sind die Anergie, klonale Deletion, Ignoranz gegenüber aktivierenden Signalen und aktive Suppression der Immunozyten. Immunmodulierende Therapien, welche spezifisch die Organabstoßung verhindern, existieren in der klinischen Behandlung von Transplantatempfängern noch nicht. Die derzeitige medikamentöse Immunsuppression resultiert somit in einer globalen Immunschwächung mit Anfälligkeit für bakterielle, fungale und virale Infekte. Die individuell richtige Balance zwischen Verhinderung der Abstoßung und Minimierung von Infektionen zu erzielen ist eine Herausforderung im komplexen Management der Transplantatempfänger.

Modifikatoren der gewählten Intensität der Immunsuppression sind der transplantierte Organtyp, die Grunderkrankung und die Zeitdauer nach der Transplantation. Die intensivste Immunsuppression ist in absteigender Reihenfolge bei Dünndarm-, Herz-, Lungen-, Pankreas- und Nierentransplantationen erforderlich gegenüber der insgesamt niedrigsten Immunsuppression bei Patienten nach Lebertransplantation. Autoimmunerkrankungen wie die primär sklerosierende Cholangitis und Immunkomplexnephritiden gehen ebenso wie eine Vorsensibilisierung durch vorangegangene Transplantationen, Transfusionen oder Schwangerschaften wie auch speziell die Retransplantation für einen abstoßungsbedingten Transplantatfunktionsverlust mit einem deutlich erhöhten immunologischen Risiko einher und erfordern generell eine höhere Immunsuppression.

Nach solider Organtransplantation werden eine initiale Phase mit einer intensivierten Gabe von immunsuppressiven Medikamenten als Induktionstherapie und die Erhaltungstherapie für eine langdauernde immunologische Akzeptanz des transplantierten Organes unterschieden. Der immunologische Mechanismus der direkten Fremderkennung durch T-Lymphozyten bleibt im Allgemeinen auch über Jahrzehnte bestehen und erfordert die lebenslange Fortführung der Immunsuppression. Es findet jedoch über die Zeit eine gewisse immunologische Adaptation statt – unter anderem durch Wegfall der indirekten Fremderkennung – sodass bei stabiler Transplantatfunktion im ersten Jahr nach Transplantation die Intensität der immunsuppressiven Erhaltungstherapie in den Folgejahren graduell reduziert werden kann bis hin zum vollständigen Absetzen von einzelnen Medikamentenklassen (vor allem der Kortikosteroide). Daneben haben Komorbiditäten der Transplantatempfänger, Nebenwirkungen der Immunsuppressiva sowie unterschiedliche Zentrumsprotokolle einen Einfluss auf die Variation der immunsuppressiven Medikation.

13.3 Immunsuppressive Medikamente

Es lassen sich vier Gruppen von immunsuppressiven Medikamenten unterscheiden: Antikörper, Calcineurininhibitoren, antiproliferative Substanzen und Kortikosteroide (Hong und Kahan 2000). Die Mehrzahl der organtransplantierten Patienten erhält eine Dreifachkombination aus Calcineurininhibitor, antiproliferativer Substanz und Kortikosteroid (Tripeltherapie) entsprechend den Empfehlungen der verschiedenen organspezifischen Transplantationsgesellschaften (Kidney Disease Improving Global Outcomes [KDIGO] Clinical Practice Guidelines 2009, International Liver Transplantation Society [ILTS] Consensus Statement 2017, International Society of Heart and Lung Transplantation Guidelines 2010). Zusätzlich können in der Frühphase während und nach der Transplantation Antikörper zur Induktion eingesetzt werden. Im späteren Verlauf kommen Antikörper prinzipiell nur zur Behandlung von deutlich ausgeprägten Abstoßungsreaktionen zum Einsatz.

13.3.1 Antikörper

Die in der Organtransplantation eingesetzten Antikörper wirken auf Lymphozyten als Vermittler von Abstoßungsreaktionen. Hierbei kann es sich um zelldepletierende Antikörper handeln wie Anti-Thymocyten-Globulin (ATG) oder Antikörper gegen Signalmoleküle der entsprechenden Zellen wie den Interleukin-2-Rezeptor-Antikörper Basiliximab, um so eine Aktivierung einer Immunreaktion gegen das Transplantat zu vermeiden. Die biologische Wirkdauer der verabreichten Antikörper beträgt generell mehrere Wochen bis Monate. Der B-Zell-depletierende Antikörper Rituximab zeigt auch noch nach über einem Jahr nachweisbare biologische Effekte.

13.3.2 Calcineurininhibitoren

Calcineurininhibitoren (CNI) mit den Leitsubstanzen Cyclosporin A und Tacrolimus stellen die wichtigste Medikamentengruppe zur Immunsuppression in der soliden Organtransplantation dar. Die Bindung an Calcineurin verhindert dessen Translokation in den Zellkern und damit die nachfolgende Transkription und Sekretion von Interleukin-2. Da beide Substanzen ein enges therapeutisches Fenster aufweisen und recht individuell durch Cytochrom-p450 metabolisiert werden, erfolgt die Dosierung der CNI entsprechend im Blut messbaren Medikamentenspiegeln, die vor Einnahme der Morgendosis (Talspiegel) bestimmt werden. Die Zielspiegelbereiche lassen sich orientierend als hoch, mittel und niedrig einteilen (Tab. 13.1). Neben den bereits oben angeführten Modifikatoren ist vor allem die Kombination mit anderen Immunsuppressiva entscheidend für die Frage, welche Zielspiegelbereiche angestrebt werden.

13.3.3 Antiproliferative Substanzen

Die Purinsyntheseinhibitoren Azathioprin und Mycophenolat-Mofetil sowie die Mammalian-Target-of-Rapamycin (mTOR)-Inhibitoren

Tab. 13.1 Die Dosierung der Calcineurininhibitoren Cyclosporin A und Tacrolimus erfolgt anhand von im Blut messbaren Talspiegeln der Substanzen. Die angestrebten Zielspiegelbereiche (hoch, mittel und niedrig) sind vom transplantierten Organtyp, dem immunologischen Risiko des Transplantatempfängers, der Zeit nach Transplantation und vor allem von der Kombination mit anderen immunsuppressiven Medikamenten abhängig.

Zielspiegel-Bereich (ng/mL)	Niedrig	Mittel	Hoch
Tacrolimus	3–5	5–10	10–15
Cyclosporin A	50–150	150–250	250–375

Sirolimus und Everolimus hemmen den Zellzyklus und damit die Proliferation von Immunozyten. Eine häufige Nebenwirkung sind Blutbildveränderungen, verursacht durch Knochenmarkssuppression mit Leukopenie, Lymphopenie und Neutropenie. Die Verwendung antiproliferativer Substanzen erfolgt im Wesentlichen in Kombination mit den CNI, um die Intensität der Immunsuppression zu erhöhen oder aber durch gemeinsamen Einsatz mit jeweils niedriger Dosierung eine Verminderung der Nebenwirkungen zu erzielen. In seltenen Fällen erfolgt der Einsatz antiproliferativer Substanzen ohne Kombination mit einem CNI, z. B. bei ausgeprägter CNI-induzierter Nephrotoxizität oder Neurotoxizität als unerwünschter Nebenwirkung.

13.3.4 Kortikosteroide

Kortikosteroide kommen seit Anbeginn der Transplantation als Immunsuppressiva zum Einsatz und sind auch heutzutage trotz ihrer vielfältigen Nebenwirkungen in nahezu allen immunsuppressiven Regimen enthalten. Die immunsuppressive Wirkung von Kortikosteroiden beruht im Wesentlichen auf der Sequestrierung von $CD4^+$-Lymphozyten im retikuloendothelialen System und auf der Hemmung der Zytokintranskription. Daneben spielt die Inhibition der Reifung und Migration von antigenpräsentierenden dendritischen Zellen durch Kortikosteroide eine wichtige Rolle. Transplantationspatienten erhalten während der Organtransplantation Steroide in hoher Dosis (Größenordnung 500 mg bis 1000 mg Prednisolon), welche dann im Verlauf auf deutlich niedrigere Dosierungen reduziert und zum Teil auch komplett ausgeschlichen werden.

13.4 Infektionen nach Organtransplantation

Infektionen stellen nach wie vor die häufigste Todesursache in der Frühphase nach soliden Organtransplantationen dar. Ursache hierfür sind der große operative Eingriff mit nachfolgender intensivmedizinischer Behandlung sowie die zur Transplantation verabreichte immunsuppressive Medikation. Hinzu kommt der meist deutlich eingeschränkte Allgemeinzustand der Patienten vor der Transplantation auf dem Boden einer langjährig bestehenden Organdysfunktion.

Ein weiterer Risikofaktor, der in den letzten Jahren zunehmend an Bedeutung gewinnt, ist die oftmals verzögerte Funktionsaufnahme des Transplantates, unter anderem bedingt durch eine älter werdende Population an Organspendern, sodass die Transplantatempfänger neben ihrer immunologischen Einschränkung auch metabolisch deutlich kompromittiert sind. Insgesamt sind bei ca. der Hälfte der Patienten nach Nierentransplantation postoperative Infektionen zu beobachten, bei den übrigen Organempfängern kommt es nahezu ohne Ausnahme zu mindestens einer Infektionsepisode. Das Schema in Abb. 13.2, in Modifikation einer Arbeit der Transplantation Infectious Diseases Group aus Boston, beschreibt zeitliches Auftreten, Art, Erreger und typische Risikofaktoren bei Infektionen nach Organtransplantationen (Fishman 2007).

13.4.1 Frühphase nach Transplantation (Monat 1 nach Transplantation)

Bei der Mehrzahl der Infektionen nach Organtransplantationen im 1. Monat handelt es sich um typische nosokomiale Infektionen, welche in üblicher Art bei allen operativen Patien-

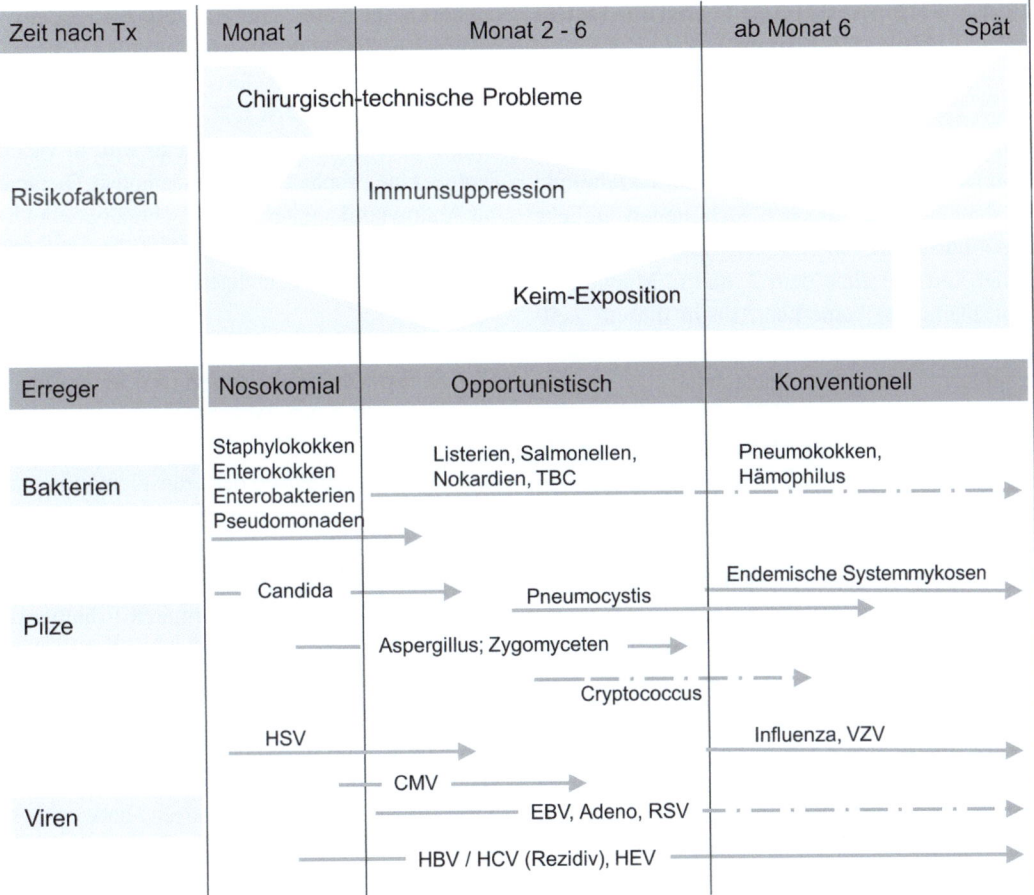

Abb. 13.2 Zeitliches Auftreten, Art, Erreger und typische Risikofaktoren bei Infektionen nach Organtransplantationen

ten auftreten können. Als Erreger finden sich meist Keime der endogenen Flora. Hierzu gehören typischerweise Staphylokokken, Enterobakterien und Pseudomonaden. Speziell bei lebertransplantierten Patienten haben Enterokokken eine wesentliche Bedeutung. Ebenfalls früh auftretend sind fungale Infektionen durch *Candida* als endogener Erreger sowie *Aspergillus*-Infektionen als exogen über die Umwelt/Raumluft sich ausbreitende Keime. Als virale Infektionen in der Frühphase sind im Wesentlichen Herpes-Virus-Reaktivierungen zu beobachten. Angesichts der zunehmenden Wartezeit der Patienten auf der Transplantationswarteliste mit stetiger Verschlechterung der Allgemeinzustandes sowie intermittierend notwendigen Hospitalisationen ist eine zunehmende Häufung von multiresistenten Erregern, die in dieser Phase selektioniert werden, zu beobachten. Prinzipiell betreffen Infektionen in der Frühphase nach Transplantation ursächlich das Operationsgebiet, und entsprechend dem jeweils transplantierten Organ sind chirurgische Komplikationen wie Leckage von Gallengang, Ureter, Trachea sowie Flüssigkeitsverhalte und avitales Gewebe abzuklären. Weitere Infektlokalisationen bei allen transplantierten Patienten sind die Lunge sowie einliegende Katheter und Drainagen.

13.4.2 Frühphase nach Transplantation (Monat 2–6 nach Transplantation)

Obwohl die intensivste immunsuppressive Therapie unmittelbar zum Transplantationszeitpunkt verabreicht wird, machen sich ungewöhnliche opportunistische Infektionen im Allgemeinen in der Zeit zwischen dem 2. und 6. Monat nach Transplantation bemerkbar, da in diesem Zeitraum der immunsupprimierte Status des Organempfängers am ausgeprägtesten ist.

Zytomegalievirus (CMV)-Infektionen treten am häufigsten auf. Als typisches Herpes-Virus weist CMV nach initialer asymptomatischer Infektion in der Kindheit eine lebenslängliche Persistenz auf, wobei in über 80 % der Erwachsenen von einer durchgemachten Infektion auszugehen ist. Das CMV kann entweder als Reaktivierung einer im Empfänger vorbestehenden, latent persistierenden Infektion auftreten oder als Neuinfektion, allermeist durch das Transplantat übertragen. Es wird ein leichtes Erkrankungsbild mit Fieber, Leukopenie und grippeähnlichen Symptomen von Krankheitsbildern mit Organbeteiligung (meist das transplantierte Organ sowie zusätzlich Darm, Lunge, Augen und ZNS) unterschieden. Das höchste Risiko für die Ausbildung einer symptomatischen schweren Infektion haben dabei Patienten mit einer Primärinfektion. Die Besonderheit des CMV besteht darin, dass es neben direkt schädigenden Wirkungen auch zusätzlich eine immunsuppressive Wirkung über Veränderungen der Ratio von $CD4^+/CD8^+$-Zellen induziert und somit den immunkompromittierten Status der Patienten zusätzlich verschlechtert. Auch weitere Vertreter der Herpes-Virusgruppe wie Epstein-Barr-Virus, Varizella zoster u. a. können in dieser Phase ausgeprägte virale Erkrankungen hervorrufen.

Typische opportunistische bakterielle Infektionserreger in dieser Zeitphase sind Listerien, Nocardien, Salmonellen und Mykobakterien (TBC). Daneben spielen Pilzinfektionen insofern eine besondere Rolle, als dass sie mit einer hohen Letalität einhergehen. Grund hierfür ist, dass meist schwer kranke transplantierte Patienten mit Organdysfunktion des Transplantats sowie Nierenfunktionsstörung betroffen sind, die zusätzlich an einer bakteriellen Infektion leiden. Aufgrund unzureichender diagnostischer Tests werden fungale Infektionen dieser Art erst spät und damit im fortgeschrittenen Zustand erkannt. Daher wird in vielen Zentren eine prophylaktische/präemptive Therapie mit Antimykotika unter Berücksichtigung von klinischen Risikokonstellationen, aber ohne definitiven Erregernachweis durchgeführt.

13.4.3 Späte Infektionen (> 6 Monate nach Transplantation)

Mehr als 6 Monate nach der Transplantation entsprechen die Infektionen organtransplantierter Patienten meist denen anderer Patienten. Dies gilt unter der Voraussetzung einer guten Transplantatfunktion und einer normalen Erhaltungsimmunsuppression ohne die Notwendigkeit wiederholter Abstoßungsbehandlungen. Patienten, bei denen aufgrund immunologischer Ursachen intensivierte Immunsuppressionsschemata notwendig sind oder die persistierend anatomisch chirurgische Probleme aufweisen, haben meist das Problem rezidivierender bakterieller und viraler Infektionen, die ihrerseits die Immunkompetenz reduzieren.

13.5 Operationen und Sepsis bei Organtransplantierten

13.5.1 Elektive Eingriffe und Notfalloperationen

In der elektiven Situation sollten Eingriffe nach Möglichkeit bei minimaler Immunsuppression, stabiler Transplantatfunktion und gutem Allgemeinzustand durchgeführt werden. Praktisch bedeutet dies, dass elektive Eingriffe in den ersten 12 Monaten nach einer Organtransplantation nicht durchgeführt werden sollten. Auch bei interkurrenten Infektionen sollten keine elektiven Eingriffe erfolgen. Jeglicher Infekt weist neben direkten infektionsspezifischen Reaktionen auch indirekte Effekte auf das Immunsystem auf, die Auswirkungen auf das Transplantat und den Immunstatus haben. Dieses gilt insbesondere für CMV-Infektionen, für die – wie oben ausgeführt – eine Beeinträchtigung der Immunkompetenz gut nachgewiesen ist. Operative Eingriffe haben andererseits per se eine immunmodulierende Wirkung.

Abdominelle Notfälle nach solider Organtransplantation werden am häufigsten hervorgerufen durch Erkrankungen der Gallenblase, gastrointestinale Perforationen, komplizierte Divertikulitis, Dünndarmobstruktionen und Appendizitis (de Angelis et al. 2016). Notfalloperationen aufgrund nicht transplantatbezogener abdomineller Probleme weisen eine hohe Morbidität (über 30 %) und Mortalität (bis 17,5 %) auf, was auf die besonderen Herausforderungen hinsichtlich des chirurgischen Managements in dieser Gruppe hinweist. Patienten unter Immunsuppression weisen oftmals nur eine eingeschränkte klinische Symptomatik, aber auch einen verzögerten Anstieg von Infektparametern auf. Dieses betrifft speziell Patienten, die aufgrund wiederholter Abstoßungsreaktionen behandelt werden mussten. Insgesamt sind in der Patientengruppe eine gesteigerte Aufmerksamkeit und eine rasche Abklärung von nur diskreten Symptomen inklusive bildgebender Maßnahmen wie der Computertomografie notwendig. Bei nicht ganz eindeutig zu klärenden Befunden ist aufgrund der mitigierten Symptomatik frühzeitig eine operative Intervention indiziert. Fieber, Leukozytose oder Schmerzen können nur sehr schwach ausgeprägt sein oder komplett fehlen.

Infektionen, sowohl systemisch als auch im Bereich der Wunde und des Operationsgebietes, stellen den größten Anteil an postoperativen Komplikationen bei Organtransplantierten dar. Des Weiteren treten häufig Nierenfunktionsstörungen im postoperativen Verlauf auf. Die meisten Transplantationspatienten weisen eine vorbestehende Einschränkung ihrer Nierenfunktion auf, die auf den nephrotoxischen Eigenschaften der für die Immunsuppression essenziellen CNI-Medikation (Cyclosporin A oder Tacrolimus) beruht. Dabei spiegelt das Serumkreatinin oft nicht die reelle Nierenfunktion wieder, sondern die tatsächliche glomeruläre Filtrationsrate ist geringer. Die Nierenfunktion bei Transplantationspatienten reagiert deshalb deutlich vulnerabler auf Hypotension, Volumenmangel oder additive Gabe nephrotoxischer Medikamente.

13.5.2 Antiinfektive Therapie

Hinsichtlich einer perioperativen Antibiotikaprophylaxe gelten die gleichen Prinzipien wie bei nicht immunsupprimierten Patienten. Die Auswahl des Antibiotikums zur Prophylaxe sollte sich an dem zu erwartenden Keimspektrum orientieren. Hierbei sind allerdings zurückliegende Nachweise von multiresistenten Keimen mitzuberücksichtigen. Eine verlängerte Dauer der antibiotischen Prophylaxe bei diesen Patienten ist ohne Vorteile und mit unerwünschten Ereignissen wie Medikamentennebenwirkungen, Selektionierung von resistenten Bakterien und Pilzen sowie der Depletion der normalen Keimflora verkompliziert.

Bei der antibiotischen und antimykotischen Therapie sind jedoch potenzielle Arzneimittelinteraktionen zu beachten. Die Calcineurininhibitoren Cyclosporin A und Tacrolimus sowie die mTOR-Inhibitoren Sirolimus und Everolimus werden durch das der Cytochrom-p450-Familie angehörige Isoenzym Cyp3A4 metabolisiert. Die Wirkstoffkonzentrationen der Immunsuppressiva können das therapeutische Fenster verlassen, wenn die enzymatische Aktivität von Cyp3A4 durch Substanzen verändert wird. Wichtige Cyp3A4-Inhibitoren, welche die Wirkspiegel der Immunsuppressiva erhöhen und zu einer Zunahme von Nebenwirkungen führen, sind unter anderem Makrolidantibiotika und Azolantimykotika (Tab. 13.2). Rifampicin dagegen vermindert die Wirkspiegel der Immunsuppressiva durch eine Induktion von Cyp3A4. Alternativpräparate ohne Einfluss auf die Cyp3A4-Enzymaktivität, aber mit gleicher antiinfektiver Wirksamkeit sollten prinzipiell bevorzugt werden. In den anderen Fällen sind eine kalkulierte Dosisreduktion der Immunsuppressiva und eine engmaschige Wirkspiegelbestimmung indiziert.

Tab. 13.2 Inhibitoren und Induktoren der metabolischen Aktivität von Cytochrom-3A4. (Quelle: US Food & Drug Administration, Drug Development and Drug Interactions: Tables of Substrates, Inhibitors and Inducers)

Starke Inhibitoren	Moderate Inhibitoren	Starke Induktoren	Moderate Induktoren
Boceprevir	Aprepitant	Apalutamide	Bosentan
Clarithromycin	Ciprofloxacin	Carbamazepin	Efacirenz
Cobicistat	Conivaptan	Enzalutamide	Etravirine
Idelalisib	Crizotinib	Mitotane	Phenobarbital
Grapefruit Saft	Cyclosporin A	Phenytoin	Primidone
Itraconazol	Diltiazem	Rifampicin	
Nefazodone	Dronedarone	St. John's Wort	
Nelfinavir	Erythromycin		
Ombitasvir	Fluconazol		
Posaconazol	Imatinib		
Ritonavir	Tofisopam		
Telithromycin	Verapamil		
Troleandomycin			
Voriconazol			

13.5.3 Anpassung der Immunsuppression bei Operationen und Sepsis

Für die Calcineurininhibitoren sind keine wesentlichen negativen Auswirkungen auf Wundheilungsprozesse beschrieben. Die unerwünschte diabetogene Wirkung der CNI kann allerdings indirekt die Wundheilung beeinflussen. Während bei der Gabe moderner, spezifisch auf Signalwege wirkender Antikörper keine direkten Effekte auf die Wundheilung zu verzeichnen sind, führen zelldepletierende Antikörper durch sehr ausgeprägte immunsuppressive Wirkungen sowie Phagozytenfunktionsstörungen zu einem erhöhten Wundinfektionsrisiko. Antiproliferative Substanzen und speziell mTOR-Inhibitoren wirken sich am deutlichsten auf die Wundheilung aus. mTOR-Inhibitoren blockieren dosisabhängig die Proliferation von Endothelzellen und Fibroblasten (Kaplan et al. 2014). Sie reduzieren damit zwei wichtige Faktoren der Wundheilung: die Neoangiogenese und die Narbenbildung. Entsprechend empfiehlt die Fachgesellschaft für Nierentransplantation (KDIGO), die immunsuppressive Therapie mit mTOR-Inhibitoren nach einer Nierentransplantation erst mit Einsetzen der Transplantatfunktion und Abschluss der Wundheilung zu starten. Der Einsatz einer geringeren Dosierung von mTOR-Inhibitoren wie beispielsweise in der Spätphase nach Transplantation und die Vermeidung der Kombination mit Mycophenolat-Mofetil scheinen weniger Auswirkungen auf die Wundheilung zu haben (Nashan und Citterio 2012).

Es existieren keine einheitliche Richtlinien oder Vorstellungen hinsichtlich der Anpassung der Immunsuppression bei allgemeinen Operationen von Patienten nach solider Organtransplantation. Prinzipiell geht es um die Abwägung der Wund- und ggf. Anastomosenheilung gegenüber dem Risiko der Organabstoßung. Es entspricht der klinischen Routine, jegliche antiproliferativen Substanzen vor elektiven Eingriffen zu reduzieren bzw. niedrigere Wirkspiegel anzustreben, speziell bei Eingriffen mit großflächiger Wundpräparation wie komplexen Hernienrekonstruktionen oder Weichteil- bzw. Extremitäteneingriffen. Bei geplanten Operationen bietet es sich an, die Anpassung der Immunsuppressiva bereits 5–7 Tage vor dem Eingriff vorzunehmen. Bei Notfalloperationen erfolgt eine entsprechende Reduktion der antiproliferativen Medikamente abhängig vom Ausmaß des operativen Eingriffes und der begleitenden Infektion des Operationsgebietes postoperativ. Höhere Steroiddosierungen (> 15 mg Decortin) sollten reduziert werden, während bei Patienten mit langjähriger niedrigdosierter Steroidmedikation eine temporäre Erhöhung der Steroidmedikation auf 15–20 mg Decortin, entsprechend 100 mg Hydrocortison, als Addison-Prophylaxe indiziert ist, da diese eine funktionelle Nebenniereninsuffizienz aufweisen können.

Auch bei schwerwiegenden Infektionen mit hochgradiger Beeinträchtigung des Patienten wird in den meisten Fällen eine Reduktion der Immunsuppression erwogen. Die frühere Anschauung, dass die Sepsis alleinig einer exzessiven proinflammatorischen Antwort eines hyperreaktiven Immunsystems entspricht, ist der Kenntnis gewichen, dass die meisten septischen Patienten diese wenige Tage dauernde hyperimmune Phase überleben und danach in den Zustand einer Immunparalyse übergehen, welche durch das Versagen, die primäre Infektion zu beherrschen, und die Entwicklung von sekundären Infektionen gekennzeichnet ist (Hotchkiss und Karl 2003). Aus der praktischen Erfahrung heraus ist das Risiko einer Transplantatabstoßung in einem septischen Transplantatempfänger deutlich verringert. In der hyperimmunen Phase richtet sich die Immunabwehr hauptsächlich gegen den Infekt und weniger gegen das Transplantat, und in der hypoimmunen Phase der Sepsis ist unter anderem die T-Zell-Immunität bereits ohne exogene medikamentöse Immunsuppression deutlich kompromittiert. Um das Überleben des Transplantatempfängers aus der Sepsis heraus zu ermöglichen, ist es daher gängige Praxis, vor allem die mTOR-Inhibitoren zu pausieren und andere antiproliferative Substanzen wie Azathioprin und Mycophenolat-Mofetil zumindest in ihrer Dosis zu halbieren bzw. ebenfalls zu pausieren. Kompensatorisch wird häufig die Dosis der Kortikosteroide entsprechend der Addison-Prophylaxe temporär erhöht. Prinzipiell wird die Basisbehandlung mit einem Calcineurininhibitor beibehalten, je nach Schwere der Infektion jedoch mit niedrigeren Zielspiegeln.

13.6 Fallvignette

Eine 55-jährige Patientin kommt 2 Jahre nach Nierentransplantation aufgrund von seit 2 Wochen anhaltenden, erstmalig aufgetretenen dumpfen, bewegungsabhängigen abdominellen Schmerzen in die Notfallambulanz. Die Immunsuppression besteht aus Tacrolimus (Zielspiegel 5–7 ng/mL), voller Dosis Mycophenolsäure mit 720 mg 2 × täglich und niedrig dosiertem Decortin mit 5 mg täglich. Fieber, Schüttelfrost, Nachtschweiß, Gewichtsverlust, Dysurie und Dyspnoe werden verneint, am Vortag bestanden einmalig subfebrile Temperaturen. In den letzten Wochen waren an zwei Tagen Diarrhöen aufgetreten. Die Vitalparameter sind normwertig, die Darmgeräusche sind rege und das Abdomen ist weich bis auf ein druckdolentes Epigastrium. Es besteht eine Leukozytose von 17×10^9/l und ein steigendes CRP von 22 auf 110 mg/l. Die Transplantatnierenfunktion ist relativ gut mit einem Kreatinin von 2,0 mg/dl. Die Urinkultur erbringt Wachstum von teilresistentem *Klebsiella pneumoniae*, die Blutkulturen sind steril. Es wird eine kalkulierte antibiotische Therapie mit Ceftriaxon gestartet. Die antiproliferative Therapie mit Mycophenolsäure wird gestoppt, die Dosis der Kortikosteroide verdoppelt, und die Calcineurininhibitoren werden entsprechend dem Zielspiegel in der Dosis angepasst.

In der abdominellen Computertomografie zeigt sich das Bild einer Hohlorganperforation mit freier Luft angrenzend an den rektosigmoidalen Übergang. Bei perforierter Sigmadivertikulitis wird eine offene anteriore Sigma-/Rektumresektion mit Anlage eines endständigen Descendostomas durchgeführt. Postoperativ wurde die Patientin im klinischen Bild des septischen Schocks auf die Intensivstation aufgenommen. Die Katecholamine konnten erst unter Hinzunahme eines Hydrocortisonperfusors beendet werden (bei Nebennierenrindeninsuffizienz). Im Rahmen eines akuten Transplantatnierenversagens entwickelte die Patientin temporär eine Oligurie trotz adäquater Volumentherapie. Histologisch bestätigt sich eine akute Divertikulitis des Colon sigmoideum mit eitrig-abszedierender Peridivertikulitis. Die intraoperativen Abstriche zeigen kein Wachstum, und die perioperative Antibiose mit Ceftriaxon und additiv Metronidazol wird nach Abfall der Infektparameter (CRP 42 mg/dl) nach 7 Tagen abgesetzt. Die Nierentransplantatfunktion stabilisiert sich im weiteren postoperativen Verlauf, und das funktionierende Stoma heilt gut ein. Nach Abschluss der Wundheilung wird Decortin auf die Langzeitdosis von

5 mg täglich reduziert, und die antiproliferative Therapie mit Mycophenolsäure wird wieder gestartet.

Zusammenfassung

Die lebenslang erforderliche Immunsuppression nach solider Organtransplantation bedingt eine Anfälligkeit der Organempfänger für bakterielle, virale und fungale Infektionen. Dabei sind sowohl die Häufigkeit interkurrenter Infekte als auch der Schweregrad der Infektion erhöht. Eine fehlende Leukozytose oder mitigierte klinische Symptomatik schließen eine schwere, behandlungsbedürftige Infektion bei transplantierten Patenten nicht aus. Besondere Achtsamkeit und eine großzügige Indikationsstellung zur weiterführenden Diagnostik mit Bildgebung und symptombezogenen mikrobiellen Analyse von Körpersekreten (Kulturen und PCR aus Blut, Urin, bronchoalveolärer Lavage und ggf. Aszites) sind von großer Wichtigkeit.

Während in der Frühphase nach Transplantation vor allem typische nosokomiale und opportunistische Infektionen eine Rolle spielen, entspricht das Erregerspektrum der Infektionen mehr als 6 Monate nach der Organtransplantation im Wesentlichen dem anderer Patienten.

Schwere Infekte wie auch elektive oder Notfalloperationen erfordern je nach immunsuppressivem Regime eine Anpassung der immunsuppressiven Medikation, vor allem betrifft dies die antiproliferativen Substanzen wie Mycophenolsäure, Azathioprin und mTOR-Inhibitoren Sirolimus und Everolimus. Hierzu sollte zwingend eine Kontaktaufnahme mit dem betreuenden Transplantationszentrum erfolgen. Bei langjähriger Kortikosteroidtherapie ist die übliche Addison-Prophylaxe erforderlich. Die perioperative (prophylaktische) antimikrobielle Therapie bei Langzeittransplantierten mit guter Transplantatfunktion und normaler immunsuppressiver Erhaltungstherapie orientiert sich an dem zu erwartenden Keimspektrum, allerdings sind sowohl zurückliegende Nachweise von multiresistenten Keimen als auch Arzneimittelinteraktionen mit Immunsuppressiva (insbesondere Cyp3A4-Inhibitoren und -Induktoren) bei der Auswahl der Antibiotika und Antimykotika zu berücksichtigen. ◀

Literatur

Costanzo et al (2010) The International Society of Heart and Lung Transplantation Guidelines for the care of heart transplant recipients. J Heart Lung Transplant 2010;29:956

Charlton et al (2018) International Liver Transplantation Society Consensus Statement on Immunosuppression in Liver Transplant Recipients. Transplantation 102:727–743

de Angelis N, Esposito F, Memeo R et al (2016) Emergency abdominal surgery after solid organ transplantation: a systematic review. World J Emerg Surg 11:43

Fishman JA (2007) Infection in solid-organ transplant recipients. N Engl J Med 357:2601–2614

Hong JC, Kahan BD (2000) Immunosuppressive agents in organ transplantation: past, present, and future. Semin Nephrol 20:108–125

Hotchkiss RS, Karl IE (2003) The pathophysiology and treatment of sepsis. N Engl J Med 348:138–150

Kaplan B, Qazi Y, Wellen JR (2014) Strategies for the management of adverse events associated with mTOR inhibitors. Transplant Rev (Orlando) 28:126–133

KDIGO (2009) Clinical Practice Guideline for the Care of Kidney Transplant Recipients. Am J Transplant 9:S1–S157

Nashan B, Citterio F (2012) Wound healing complications and the use of mammalian target of rapamycin inhibitors in kidney transplantation: a critical review of the literature. Transplantation 94:547–561

Thorakale Infektionen mit Relevanz für die Allgemein- und Viszeralchirurgie

14

Christoph Eckermann, Christof Schreyer und Robert Schwab

Inhaltsverzeichnis

14.1	**Mediastinitis**	233
14.1.1	Einführung	233
14.1.2	Symptomatik	234
14.1.3	Diagnostik	234
14.1.4	Therapie	235
14.2	**Pleuraempyem**	237
14.2.1	Einführung	237
14.2.2	Symptomatik	238
14.2.3	Diagnostik	238
14.2.4	Therapie	239
14.3	**Lungenabszess**	240
14.3.1	Einführung	240
14.3.2	Symptomatik	241
14.3.3	Diagnostik	241
14.3.4	Therapie	242
14.4	**Aspergillom**	243
14.4.1	Einführung	243
14.4.2	Symptomatik	244
14.4.3	Diagnostik	244
14.4.4	Therapie	245
	Literatur	246

14.1 Mediastinitis

14.1.1 Einführung

Die akute Mediastinitis ist eine potenziell lebensbedrohliche Infektion des mediastinalen Gewebes. Ursächlich kommen hierfür eine mediastinale Perforation des Ösophagus oder der Trachea in Betracht. Diese können iatrogen (Endoskopie, transmurale Punktionen), traumatisch oder spontan (Boerhaave-Syndrom) sein. Postoperative Infektionen wie z. B. nach Mediastinoskopie oder Anastomoseninsuffizienzen nach Ösophagusresektion stellen weiterhin ein typisches Problem im chirurgischen Alltag dar. Bei der deszendierenden (nekrotisierenden) Mediastinitis liegt der Infektfokus im Kopf-Hals-Bereich. Aufgrund der natürlichen Faszienverhältnisse im zervikothora-

C. Eckermann (✉) · C. Schreyer · R. Schwab
Klinik für Allgemein-, Viszeral- und Thoraxchirurgie, Bundeswehrzentralkrankenhaus Koblenz, Koblenz, Deutschland
E-Mail: christoph.eckermann@gmx.de

© Springer-Verlag GmbH Deutschland, ein Teil von Springer Nature 2021
S. Maier und C. Eckmann (Hrsg.), *Infektionen in der Allgemein- und Viszeralchirurgie*,
https://doi.org/10.1007/978-3-662-62508-8_14

kalen Übergang wird die Fortleitung einer Infektion erleichtert. Die Mortalität liegt trotz aktueller Behandlungskonzepte immer noch bei ca. 18 % (Prado-Calleros et al. 2016) Eine Immunsuppression (Chemotherapie, Steroideinnahme, Diabetes mellitus, Drogen-/Alkoholabusus) ist prädisponierend (Kluge 2016). Fallweise sind auch aszendierende Infektionen des Mediastinums nach Pankreatitis beschrieben (Choe et al. 2014).

Die Mediastinitis im Rahmen sternaler Wundinfektionen nach kardiochirurgischen Eingriffen wird mit einer Inzidenz von bis zu 4 % angegeben und kann als eigenständige Erkrankungsentität angesehen werden (Lazar et al. 2016, Kluge 2016). Die chronische Mediastinitis (fibrosierende Mediastinitis) ist eine sehr seltene Erkrankung mit Proliferation von azellulärem und fibrösem Gewebe, welche im Rahmen dieser Darstellung nicht näher behandelt wird (Rossi et al. 2001).

Ursachen der akuten Mediastinitis
- Perforation von Ösophagus oder Trachea
  - iatrogen (Endoskopie, Operation)
  - spontan (Boerhaave-Syndrom)
  - traumatisch
- Infektionen im Kopf-/Halsbereich (deszendierende nekrotisierende Mediastinitis)
- Pankreatitis (aszendierende Mediastinitis)
- Anastomoseninsuffizienzen nach Ösophagusresektion
- Postoperative Wundinfektion nach thoraxchirurgischen und kardiochirurgischen Eingriffen

C. Schreyer
E-Mail: christofschreyer@bundeswehr.org

R. Schwab
E-Mail: robertschwab@bundeswehr.org

14.1.2 Symptomatik

Bei der akuten Mediastinitis stehen die Symptome der ursächlichen Erkrankung, verbunden mit den Zeichen einer schweren Infektion (Fieber, Sepsis, Multiorganversagen), im Vordergrund. Spezifische thorakale Beschwerden (Brustschmerz, Dyspnoe) können weder als sensitiv noch als spezifisch angesehen werden. Bei Infektionen im Kopf-Hals-Bereich sind zunächst die typischen Symptome der lokalen Infektion (Zahnschmerzen, Halsschmerzen, Schluckbeschwerden, Schwellung) zu beobachten. Das Boerhaave-Syndrom ist durch heftiges Erbrechen mit anschließenden starken retrosternalen Schmerzen gekennzeichnet.

▶ Bei Vorliegen eines prädisponierenden Zustandes muss bei Entwicklung der Zeichen einer schweren Infektion an eine Mediastinitis gedacht werden.

14.1.3 Diagnostik

Die rasche Diagnostik und Therapieeinleitung ist aufgrund der hohen Mortalität einer Mediastinitis von entscheidender Bedeutung. Bei entsprechender Vorgeschichte mit Entwicklung der Zeichen einer schweren Infektion muss an die Möglichkeit einer Mediastinitis gedacht werden. Neben der Bestimmung der Entzündungswerte (CRP, Leukozyten, PCT) ist die großzügige und bei V.a. eine Mediastinitis die notfallmäßige Indikation zur Computertomografie entscheidend.

Es wird ein **CT von Hals und Thorax** mit intravenöser (und ggf. wasserlöslicher oraler Kontrastierung bei V.a. Ösophagusläsion) durchgeführt. Geachtet wird neben den entzündlichen Gewebeveränderungen auf Flüssigkeitsspiegel, Lufteinschlüsse, Pleura- oder Perikardergüsse und Empyeme. Bei postoperativen Zuständen nach Ösophagusresektionen muss eine veränderte Anatomie im Hinblick auf die Wertung einer Gewebeimbibierung und von Flüssigkeitsverhalten mitbeachtet werden. Weiterhin wird im CT die Ausbreitung der Mediastinitis bestimmt. Die Einteilung nach Endo (Endo et al. 1999) wurde ursprünglich für die deszendierende nekrotisierende Mediastinitis (DNM) erstellt, hat sich aber auch für die Mediastinitisformen anderer Genese bewährt.

> **Klassifikation nach Endo (Endo et al. 1999)**
> - Typ I: Lokalisierte DNM oberhalb der Karina
> - Typ IIA: Diffuse DNM im unteren vorderen Mediastinum
> - Typ IIB: Diffuse DNM im unteren vorderen und hinteren Mediastinum

Bei entsprechendem klinischem Anhalt oder Anamnese ist unter Umständen eine Bronchoskopie zum Ausschluss einer iatrogenen oder traumatischen Verletzung des Tracheobronchialbaumes oder eine Ösophagogastroskopie bei Verdacht auf Ösophagusperforation oder Anastomoseninsuffizienz nach Ösophagusresektion erforderlich.

Eine mikrobiologische Diagnostik schließt sich im Rahmen der chirurgischen Therapie an. Die rasche Gabe einer kalkulierten Antibiose darf hierdurch nicht verzögert werden.

> **Diagnostik der akuten Mediastinitis**
> - Entzündungswerte (CRP, Leukozyten, PCT)
> - CT Hals/Thorax (mit intravenöser und ggf. oraler Kontrastierung)
> - Ggf. Bronchoskopie
> - Ggf. Ösophagogastroskopie

14.1.4 Therapie

▶ Bei instabilem Patienten stehen die intensivmedizinische Stabilisierung und Kontrolle der Infektion mit einer breiten antibiotischen Abdeckung sowie mit schnellen und kleinstmöglichen interventionellen bzw. invasiven Maßnahmen (z. B. Drainage, Stent etc.) im Vordergrund. Inwieweit und wann eine komplett sanierende Operation erforderlich ist, hängt vom Fokus, dem Ausmaß der Infektion, dem Allgemeinzustand und den Nebenerkrankungen des Patienten ab.

Das zu erwartende Keimspektrum bei deszendierender Mediastinitis und ösophagealer Perforation entspricht der oropharyngealen Flora. Es wird daher zur kalkulierten initialen Therapie die Gabe eines Breitspektrumantibiotikums mit Anaerobierwirksamkeit empfohlen. In der praktischen Anwendung kommen hierbei Piperacillin/Tazobactam, Meropenem oder Cephalosporine der 3./4. Generation plus Metronidazol zum Einsatz (Ambrosch 2016).

Bei der deszendierenden Mediastinitis ist für die Sanierung des Primärfokus im Kopf-Hals-Bereich in der Regel ein interdisziplinärer Ansatz mit Hinzuziehung von Kollegen der HNO-Heilkunde oder MKG-Chirurgie erforderlich (Krüger et al. 2016). Der intensivmedizinische Behandlungsbedarf richtet sich nach der individuellen Erkrankungsschwere und macht unter Umständen eine Tracheotomie des Patienten erforderlich. Diese wird bei beeinträchtigten Atemwegen oder notwendiger Langzeitbeatmung empfohlen (Prado-Calleros et al. 2016).

Zur chirurgischen Entlastung des Mediastinums stehen verschiedene Verfahren zur Verfügung. Die Einteilung nach Endo (Endo et al. 1999) kann bei der Therapieplanung hilfreich sein.

Bei lokalisiertem Verhalt kann eine direkte Drainageeinlage angestrebt werden. Bei diffuser entzündlicher Affektion des Mediastinums ist jedoch in der Regel eine großzügige Entlastung erforderlich. Eine Nekrose des mediastinalen Fettgewebes erfordert ein entsprechendes Débridement.

Transzervikal kann über eine kollare Mediastinostomie ventral der Trachea ins Mediasti-

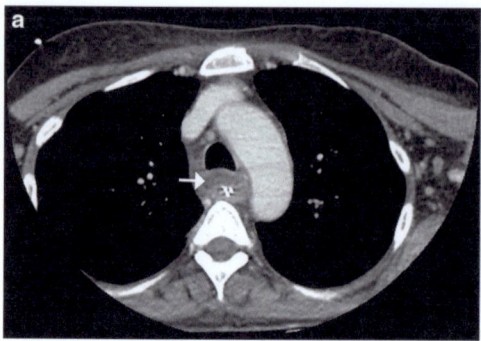 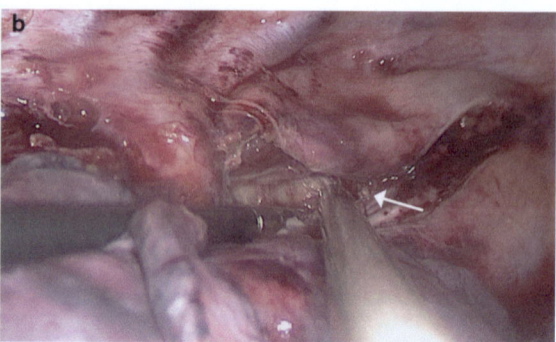

Abb. 14.1 a, b 50-jährige Patientin mit Mediastinitis bei deszendierender Fortleitung eines retropharyngealen Abszesses. Nach HNO-ärztlicher Sanierung des Infektfokus und Tracheostomaanlage erfolgte die thoraxchirurgische Sanierung durch VATS. Intraoperativ wurde das komplette hintere Mediastinum zur Abszessentlastung längs eröffnet, gespült und eine Drainage eingelegt. Die Vena azygos wurde im Rahmen der Präparation durchtrennt. **a** CT-Bild mit retrotrachealem Abszess (Pfeil), **b** intraoperativer Situs

num eingegangen und eine Drainage eingebracht werden. Für die lokalisierte Infektion oberhalb der Karina (Typ I nach Endo) wird dieses Vorgehen bei adäquatem klinischem Ansprechen als ausreichend angesehen (Prado-Calleros et al. 2016, Krüger et al. 2016).

Bei weiterreichender diffuser Entzündung unterhalb der Karina (Typ II nach Endo) ist eine Kombination der zervikalen Entlastung mit einer Eröffnung der Pleura mediastinalis sowie Drainage in den Pleuraraum und Ableitung über entsprechende Thoraxdrainagen erforderlich (Krüger et al. 2016). Ein mögliches Operationsverfahren ist die Thorakotomie rechts mit besserem Zugang zum Mediastinum. In Abhängigkeit von der Ausbreitung der Entzündung kann jedoch auch die linksseitige Thorakotomie primär oder sekundär als Zweitzugang erforderlich werden (Prado-Calleros et al. 2016).

Eine postoperative Verlaufskontrolle mittels Computertomografie wird nach 48–72 h zur Beurteilung der ausreichenden Entlastung des Mediastinums empfohlen (Prado-Calleros et al. 2016).

Die in der Literatur als Alternativen angegebenen Zugänge über eine Sternotomie oder gar der Clamshell-Zugang (Kocher et al. 2012) werden von den Autoren nicht favorisiert. Die Videothorakoskopie (VATS) hingegen bietet sich bei vergleichbaren Ergebnissen in erfahrenen Händen zunehmend als minimalinvasive Alternative an (Cho et al. 2008) und wird auch seitens der Autoren bevorzugt angewendet (Abb. 14.1). Im Vergleich zur Thorakotomie ist das Mediastinum thorakoskopisch in den meisten Fällen schonender und auch schneller sanierbar.

Bei einer Mediastinitis als Folge einer Anastomoseninsuffizienz nach Ösophaguschirurgie oder nach Perforation des Ösophagus gelten prinzipiell die gleichen Prinzipien wie bei der deszendierenden Mediastinitis. Bei vorangegangener Operation ist eine Eröffnung der Pleura mediastinalis mit Drainage des Pleuraraumes regelhaft bereits vorhanden. Die Notwendigkeit einer zervikalen Entlastung richtet sich nach der Lokalisation der Entzündung, ist aber, wenn es keinen zervikalen OP-Zugang gab, zumeist auch nicht erforderlich. Zur lokalen Defektsanierung erfährt die interventionelle Endoskopie mit endoluminaler Stenteinlage oder endoösophagealer Vakuumtherapie einen gewichtigen Stellenwert (Gomez-Esquivel und Raju 2013).

Multimodale Therapie der akuten Mediastinitis
- Intensivmedizinische Stabilisierung und Behandlung des Patienten
- Gabe einer Breitspektrumantibiose
- Sanierung des Infektfokus (Entlastung eines Abszesses im Kopf-Hals-Bereich, endoskopische Stenteinlage

oder VAC-Einlage bei ösophagealer Perforation oder Insuffizienz)
- Chirurgische Entlastung eines mediastinalen Infektes (thorakoskopisch oder offen)

Zusammenfassung

Die akute Mediastinitis tritt typischerweise als Weiterleitung einer Infektion aus dem Kopf-Hals-Bereich (deszedierende Mediastinitis) oder nach Perforation des Ösophagus (iatrogen z. B. als postoperative Anastomoseninsuffizienz, Boerhaave-Syndrom) auf. Entscheidend für den Erfolg der Behandlung sind das rechtzeitige Erkennen der Erkrankung und die zügige Therapieeinleitung mit Gabe einer wirksamen antibiotischen Therapie. Neben der lokalen Kontrolle des Entzündungsfokus muss eine ausreichende Drainage des Mediastinums geschaffen werden. ◄

14.2 Pleuraempyem

14.2.1 Einführung

Der Begriff Pleuraempyem beschreibt das Vorhandensein von purulentem Sekret in der Pleurahöhle. Ursächlich liegt meist ein unkomplizierter parapneumonischer Erguss zugrunde, welcher im Verlauf in ein Pleuraempyem übergehen kann. Weiterhin können Pleuraempyeme postoperativ oder postinterventionell (Pleurapunktion) entstehen. Für den Allgemein- und Viszeralchirurgen von besonderer Relevanz sind neben parapneumonischen Pleuraergüssen nach großen viszeralchirurgischen Operationen Pleuraempyeme aus reaktiven Pleuraergüssen, die im Rahmen subdiaphragmaler Entzündungen oder Operationen entstehen können. Hinzu kommen Pleuraergüsse nach einer Ösophagusperforation bzw. bei einer Anastomoseninsuffizienz nach Ösophagusresektion. Postoperativ erhöht eine vorangegangene Bestrahlung das Risiko für die Empyementstehung. Im Rahmen eines Traumas kann sich bei unzureichend drainiertem Hämatothorax mit sekundärer Infektion ein Empyem entwickeln. Prädisponierend für die Entwicklung eines Pleuraempyems aus einem Pleuraerguss sind Patientenfaktoren, die mit einer Immunsuppression einhergehen (Chemotherapie, Steroideinnahme, Diabetes mellitus, COPD, Drogen-/Alkoholabusus).

Die Einteilung des Pleuraempyems orientiert sich in der Regel an der Entstehung von Empyemen aus parapneumonischen Ergüssen. Im Laufe der Zeit wurden verschiedene Klassifikationen entwickelt, wobei die gebräuchlichste auf die Einteilung der American Thoracic Society (ATS) aus dem Jahr 1962 zurückgeht (Andrews et al. 1962). Es werden drei Stadien unterschieden, welche fließend ineinander übergehen. Regelhaft liegen mehrere Stadien parallel nebeneinander vor, mit zunehmender Tendenz von apikal nach basal. Das „klassische Empyem" mit putridem Sekret und fibrinöser Septierung entspricht hierbei dem Stadium II (Abb. 14.2).

Stadieneinteilung des Pleuraempyems nach ATS
- **Stadium I: Exsudative Phase,** ist gekennzeichnet durch ein einfaches Exsudat ohne bakteriellen Nachweis. PH, LDH und Glukose befinden sich im Normbereich.
- **Stadium II: Fibrinopurulente Phase,** ist gekennzeichnet durch einen sogenannten komplizierten Erguss. Durch Aktivierung von Koagulationskaskaden entsteht hierbei Fibrin, welches zu einer Septierung des Pleuraergusses und Fibrinauflagerungen auf der Pleura führt. Es treten abgekapselte Ergussportionen auf. PH und Glukose sind erniedrigt, die LDH steigt an.
- **Stadium III: Organisationsphase,** ist gekennzeichnet durch eine fibröse Pleuraschwarte, welche durch Fibroblastenproliferation entstanden ist. Die Lunge wird hierdurch fixiert und ist in ihrer Funktion im Sinne einer restriktiven Ventilationsstörung eingeschränkt.

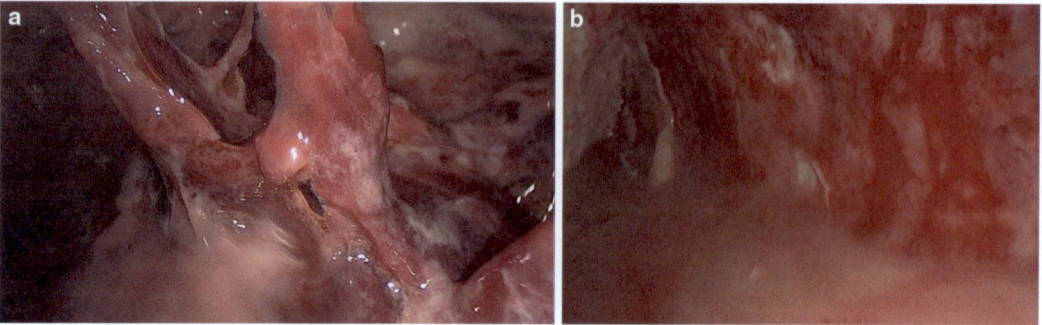

Abb. 14.2 a Thorakoskopisches Bild eines postoperativen Pleuraempyems Stadium II. Es zeigte sich eine entzündliche verdickte Pleura mit fibrinösen Adhäsionen. **b** Thorakoskopisches Bild eines Pleuraempyems bei Lungenabszess. Es zeigte sich putrides Sekret in der Pleurahöhle. Die Pleura zeigt eine vermehrte Gefäßzeichnung. Im basalen Bereich finden sich fibrinöse Auflagerungen

14.2.2 Symptomatik

Die Symptomatik des Pleuraempyems ist häufig unspezifisch. Zeichen einer Infektion wie Fieber und Verschlechterung des Allgemeinzustandes können beobachtet werden. Thorakale Beschwerden wie Dyspnoe, Husten oder Thoraxschmerz treten auch bei einer Pneumonie ohne parapneumonischen Erguss auf (Ried et al. 2015).

Der unzureichende Rückgang der laborchemischen Entzündungsparameter trotz adäquater Therapie einer Pneumonie muss an die Entwicklung eines Pleuraempyems denken lassen. Ebenso muss bei Pathologien im Oberbauch die mögliche Entwicklung eines reaktiven Pleuraergusses – „Mitweinen der Pleura" – bedacht werden.

14.2.3 Diagnostik

In der körperlichen Untersuchung findet sich auf der betroffenen Seite ein basal fehlendes bzw. abgeschwächtes Atemgeräusch.

Im Labor findet sich eine Erhöhung der Entzündungswerte (Leukozyten, CRP, PCT). Blutkulturen sollten bei Verdacht auf ein Pleuraempyem immer mit abgenommen werden.

Im Röntgenthorax, insbesondere im seitlichen Bild, werden die häufig zunächst dorsal im costophrenischen Winkel auftretenden Ergüsse sichtbar. In der **Computertomografie des Thorax** mit intravenösem Kontrastmittel kann die exakte Ausdehnung bestimmt werden. Durch Dichtebestimmung können Hinweise für die Differenzierung zwischen unkompliziertem Erguss und Empyem gewonnen werden. Eine vermehrte Kontrastmittelaufnahme sowie die Verdickung der Pleura mit Separierung der Pleurablätter („split-pleura sign") sprechen für ein Empyem.

In der **Sonografie des Thorax** lässt sich die Septierung eines Ergusses häufig deutlich besser nachweisen als in der Computertomografie. Eine sonografisch erhöhte Echogenität spricht ebenfalls für einen komplizierten Erguss. Schlussendlich wird bei Nachweis eines Ergusses mit dem Verdacht einer Empyementwicklung die zügige Punktion, zunächst in diagnostischer Intention und in der Folge in therapeutischer Absicht mit gleichzeitiger Anlage einer Drainage, erforderlich (Scarci et al. 2015, Ried et al. 2015). Die Punktion erfolgt zur Vermeidung von Komplikationen sonografisch gesteuert (Davies et al. 2010). Hierbei wird die Qualität des Ergusses (serös, hämorrhagisch, putride) festgestellt, und es muss Material für weitere Untersuchungen asserviert werden.

In der mikrobiologischen Diagnostik des Punktates wird ein Erregernachweis angestrebt. Hierbei sollte die Tuberkulose als weltweit häufigste Ursache für einen Pleuraerguss nicht vergessen werden.

Die zytologische Diagnostik dient der Frage nach malignen Zellen als Ursache für den ursächlichen Pleuraerguss.

In der klinischen Chemie werden pH, Glucose und LDH bestimmt und können bei der Ergussklassifikation helfen.

▶ Bei Pneumonie oder unklarer Sepsis mit einhergehendem Pleuraerguss ist die umgehende Punktion mit Ergussdiagnostik indiziert.

14.2.4 Therapie

Die Therapie des Pleuraempyems erfolgt stadienangepasst (Reichert 2017). Rasches Handeln ist erforderlich, da Morbidität und Mortalität mit Verzögerung einer effektiven Therapie steigen (Chung 2014). Grundpfeiler der Behandlung sind eine systemische Antibiose sowie die Entlastung des Empyems.

Das zu erwartende Erregerspektrum richtet sich nach der Genese des zugrunde liegenden Ergusses. Beim ambulant erworbenen parapneumonischen Empyem durch bakterielle Erreger stehen Streptokokken, Haemophilus, Staphylokokken und Anaerobier im Vordergrund. Die antibiotische Therapie richtet sich dann, sofern nicht bereits eingeleitet, nach den Empfehlungen zur Behandlung der ambulant erworbenen Pneumonie (Ewig et al. 2016). Ggf. ist eine Eskalation der antibiotischen Therapie erforderlich. Piperacillin/Tazobactam, Meropenem oder Cephalosporine der 3./4. Generation ± Markolidantibiotika kommen hierbei zum Einsatz. Bei der im Krankenhaus erworbenen Pneumonie muss die Antibiose an die jeweilige Erregerlage vor Ort angepasst werden.

Postoperativ ist häufig mit Staphylokokken, aber auch mit nosokomialen multiresistenten Erregern zu rechnen (Hecker 2013).

Im **Stadium I/II** des Pleuraempyems besteht die chirurgische Therapie in der Anlage einer Thoraxdrainage. Während kleine unkomplizierte parapneumonische Ergüsse regelhaft belassen werden können und sich spontan mit Abheilung der Pneumonie zurückbilden, sollten größere und komplizierte Ergüsse durch Drainageanlage entlastet werden (Reichert et al. 2017).

Die Durchführung kann in offener chirurgischer Technik, aber auch in Punktions-/Seldingertechnik mit Führungsdraht (CT- oder ultraschallgesteuert) erfolgen. Hinsichtlich der Größe der zu verwendenden Drainage besteht in der Literatur keine Einigkeit. Einige Autoren vertreten die Meinung, dass auch mit kleineren Drainagen eine suffiziente Entlastung bei weniger Beschwerden des Patienten möglich ist (Reichert 2017, Davies et al. 2010). Wir empfehlen, befundabhängig eine Drainage zwischen 14 und 24 Charrière zur wählen.

Ziel der Drainagetherapie ist die komplette Entlastung des Ergusses und die vollständige Entfaltung der Lunge. Wenn dies durch alleinige Drainageanlage nicht gelingt und weiterhin relevante Ergussportionen verbleiben, sollte eine VATS mit thorakoskopischer Pleurolyse und Ergussentlastung erfolgen (Scarci 2015).

Die intrapleurale Fibrinolyse über die einliegende Drainage kann bei Patienten mit sehr hohem Operationsrisiko versucht werden. Als Substanzen kommen hierbei Urokinase, Streptokinase und rt-PA (Alteplase) zum Einsatz. Vorteile wurden bei der Kombination von rt-PA mit einer DNase gesehen (Mehta et al. 2016, Rahman et al. 2011). Nach einer Einwirkzeit von 1–4 h bei abgeklemmter Drainage sollte sich eine Auflösung der fibrinösen Septen mit weiterer Ergussentlastung zeigen. Die Behandlung kann wiederholt werden. Nebenwirkungen wie Blutungen, Fieber und Thoraxschmerz sollten beachtet werden. Der Stellenwert der intrapleuralen Fibrinolyse kommt, wie oben bereits erwähnt, nur bei Patienten, bei denen aufgrund von Komorbiditäten eine operative Therapie vermieden werden soll, zum Tragen (Scarci 2015).

Protokoll intrapleurale Fibrinolyse
- Über eine einliegende Pleuradrainage werden steril appliziert:
  - 10 mg tPA (Alteplase) + 5 mg DNase in jeweils 30 ml NaCl 0,9 %
  - Spülung mit 10–25 ml NaCl 0,9 % (entsprechend Größe der Drainage)
- Abklemmen der Drainage für 1–4 h
- Öffnen der Drainage

Im **Stadium II/III** kommen nach erfolgloser Drainagetherapie die operativen Verfahren zur Sanierung des Pleuraempyems zum Einsatz. Beim Débridement im Stadium II werden gekammerte Ergussanteile eröffnet, Adhäsionen gelöst und fibrinöse Gewebeanteile von der Pleuraoberfläche entfernt. Die Durchführung erfolgt vorzugsweise mit videoassistierter Thorakoskopie (VATS) (Scarci et al. 2015).

Bei der Pleurektomie/Dekortikation im **Stadium III** werden die entzündlich verdickten Anteile der Pleuraschwarte von Lunge und Zwerchfell entfernt. Hierbei wird häufig eine Thorakotomie erforderlich. Postoperativ wird die Pleurahöhle regelhaft mit mindestens zwei Drainagen versorgt. Der Eingriff geht mit einer erhöhten Rate an postoperativen Luftleckagen einher. Röntgenverlaufskontrollen sollen die Reexpansion der Lunge und eine Verbesserung der pulmonalen Belüftung dokumentieren. Kommen abgekapselte nicht drainierte Formationen zur Darstellung, werden ggf. die Durchführung einer Computertomografie und die Einlage einer zusätzlichen interventionellen Drainage erforderlich. In der postoperativen Phase ist eine intensive atemtherapeutische Beübung unter intensiver Analgesie angezeigt.

Heutzutage nur noch selten zum Einsatz kommen die Techniken der Thorakoplastik bzw. Thorakomyoplastik mit Entfernung von Rippen und Einbringen eines extrathorakalen Muskels zur Verkleinerung der Thoraxhöhle bei unvollständiger Lungenexpansion. Beim Thorakostoma erfolgt die Anlage eines Fensters in die Thoraxhöhle zur Infektsanierung. Als moderne Therapieoption steht die Vakuumtherapie intrathorakal auch minimalinvasiv zur Verfügung (Sziklavari 2015).

> **Zusammenfassung**
> Beim Auftreten von Pleuraergüssen in Verbindung mit einer Infektion sollte ein Pleuraempyem stets ausgeschlossen werden. Durch die Sonografie mit Probepunktion kann innerhalb kürzester Zeit eine Aussage über die Ergussqualität gewonnen werden. Bei rechtzeitiger Diagnosestellung ist im Frühstadium des Pleuraempyems die Drainageanlage mit begleitender Antibiose ausreichend für eine suffiziente Therapie. Wenn bei fortgeschrittenen Befunden die Pleurahöhle hierdurch nicht adäquat drainiert wird, sollte die Indikation zur operativen Behandlung durch einen Thoraxchirurgen geprüft werden. Je früher operiert wird, desto wahrscheinlicher lassen sich minimalinvasive Verfahren erfolgreich anwenden. ◄

14.3 Lungenabszess

14.3.1 Einführung

Eine Ansammlung von Pus in einer Höhle innerhalb des Lungenparenchyms wird als Lungenabszess bezeichnet. Durch Drainage in die Atemwege entsteht eine radiologische Spiegelbildung (Marra et al. 2015).

Der primäre Lungenabszess tritt bei lungengesunden Patienten auf und ist zumeist Folge einer Aspiration. Bei vorgeschädigter Lunge oder einer systemischen Erkrankung mit Immunsuppression (Chemotherapie, Steroideinnahme, Diabetes mellitus, HIV, COPD, Drogen-/Alkoholabusus) wird eine Abszedierung als sekundär bezeichnet. Die Ursache liegt hier häufig in einem stenosierenden Lungenkarzinom mit Ausbildung einer Retentionspneumonie oder der Superinfektion eines einschmelzenden Tumors. Als weitere Ursachen kommen eine nekrotisierenden Pneumonie sowie die Infektion eines einschmelzenden Lungeninfarktes oder eines Kontusionsherdes nach Thoraxtrauma infrage. Bei hämatogener Streuung aus einem anderweitigen Infektfokus können auch in anderen Organen Abszessmanifestationen gefunden werden (Marra et al. 2015).

Bei Perforation des Abszesses in das Bronchialsystem besteht das Risiko einer Kontamination der gesunden ipsi- und kontralateralen Restlunge. Bei Perforation eines peripheren Abszesses durch die Pleura visceralis entsteht ein Pleuraempyem.

Bezüglich des zeitlichen Verlaufes können anhand der Symptomdauer akute (< 6 Wochen) und chronische (> 6 Wochen) Abszesse unterschieden werden (Kuhajda et al. 2015).

14.3.2 Symptomatik

Die Symptome eines Lungenabszess gleichen denen einer Pneumonie. Es treten Zeichen einer Infektion (Fieber, Sepsis) auf, die mit Husten und purulentem Auswurf verbunden sein können. Letzterer tritt vor allem bei spontaner Drainage des Abszesses in das Bronchialsystem auf. Brustschmerz und Dyspnoe sind möglich.

Ein insgesamt reduzierter Gesundheitszustand liegt häufig allein schon aufgrund einer prädisponierenden Grunderkrankung (Alkohol-, Drogenabhängigkeit, Immunsuppression) vor. Eine neu aufgetretene Verschlechterung des Allgemeinzustandes mit Gewichtsverlust kann bei maligner Genese beobachtet werden. Risikofaktoren (Nikotinkonsum) sollten erfragt werden. Ebenso sollten gezielt Hämoptysen abgeklärt werden, welche bei Gefäßarrosionen auftreten und dramatische Verläufe nehmen können (Kuhajda et al. 2015, Marra et al. 2015).

14.3.3 Diagnostik

Der Verdacht auf einen Lungenabszess entsteht im Röntgen des Thorax durch eine typischerweise rundliche Verschattung. Ein Flüssigkeitsspiegel innerhalb der Verschattung tritt bei Verbindung zum Bronchialsystem auf.

Insgesamt sind Lungenabszesse vermehrt in den dorsalen Lungenbereichen aufzufinden, da die Aspiration im Liegen unter Alkoholeinfluss als häufigste Ursache angesehen wird (Kuhajda et al. 2015).

Neben der Bestimmung der Entzündungswerte (CRP, Leukozyten, PCT) sollten vor allem bei Fieber Blutkulturen abgenommen werden. Bei Auftreten von Sputum ist eine entsprechende mikrobiologische Diagnostik aus diesem indiziert.

Zur weiteren Darstellung der Abszessformation wird eine Computertomografie des Thorax mit Kontrastmittel durchgeführt (siehe Abb. 14.3). Diese kann neben der exakten Lokalisationsdiagnostik auch bei der Ursachenfindung helfen. Darüber hinaus wird in der Regel eine Bronchoskopie durchgeführt. Hierbei wird zum einen eine endobronchiale Obstruktion aus-

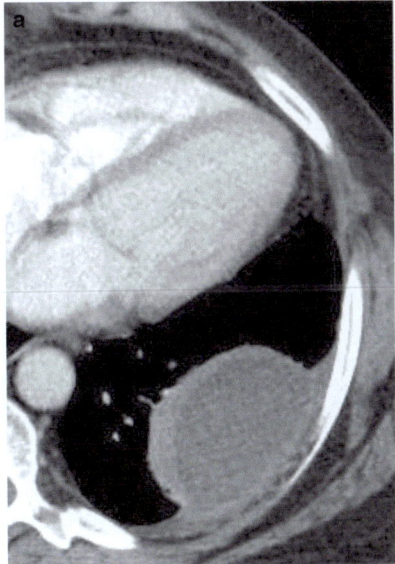 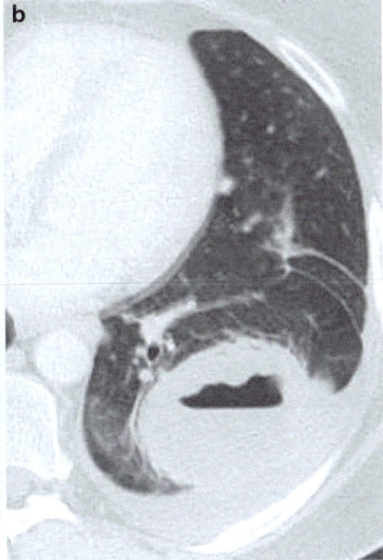

Abb. 14.3 a, b Lungenabszess. **a** Die CT im Weichteilfenster zeigt eine subpleural gelegene, zentral hypodense Raumforderung im linken Unterlappen bei einem Patienten nach Aspiration. **b** CT im Lungenfenster: Bei Anschluss an das Bronchialsystem zeigt sich eine dickwandige Kaverne mit Luft-Flüssigkeits-Spiegel. (Aus Eisenhuber et al. 2019; mit freundlicher Genehmigung von © Springer-Verlag Berlin Heidelberg 2019. All Rights Reserved).

geschlossen, zum anderen ist es möglich, weitere Proben zur mikrobiologischen und zytologischen Diagnostik (Malignität?) zu gewinnen.

Ein entsprechender Keimnachweis mit Antibiogramm ermöglicht eine spezifische antibiotische Therapie. Lungenabszesse treten bei immunsupprimierten Patienten gehäuft auf. Bei entsprechendem Verdacht (HIV, Diabetes mellitus) schließt sich ggf. eine weitere Diagnostik an.

Diagnostik des Lungenabszesses
- CT-Thorax mit Kontrastmittel
- Entzündungswerte (CRP, Leukozyten, PCT)
- Blutkulturen, Sputumkulturen
- Bronchoskopie mit Sekretgewinnung für Erregernachweis und Zytologie
- Dokumentierte Rückbildung unter adäquater Therapie

14.3.4 Therapie

Vor Beginn einer empirischen antibiotischen Therapie sollte nach Möglichkeit Material (Sputum, Blutkulten, BAL) zur mikrobiologischen Diagnostik gewonnen werden. Danach kann mit einer kalkulierten Antibiose begonnen werden, welche nach Erhalt des Resistogramms nach Möglichkeit testgerecht angepasst werden sollte.

Da den Lungenabszessen häufig bakterielle Mischinfektionen zugrunde liegen, deckt die kalkulierte antibiotische Initialtherapie ein breites Keimspektrum unter Berücksichtigung von Anaerobiern ab (Yazbeck et al. 2014). Beim immunkompetenten Patienten kommen bei ambulant erworbenem Abszess oder nach Aspiration infrage: Aminopenicillin plus Beta-Laktamase-Inhibitor, Clindamycin plus Cephalosporin oder Moxifloxacin (Marra et al. 2015). Um ausreichende Wirkspiegel im Gewebe zu erhalten, sind hohe Dosen erforderlich. Die Gabe wird bis zur vollständigen klinischen und radiologischen Abheilung fortgesetzt. Bei nosokomial erworbenen Abszessen wird Piperacillin/Tazobactam oder ein Carbapenem (Meropenem) verabreicht; bei Verdacht auf MRSA Linezolid oder Vancomycin (Mara 2015, Kuhajda et al. 2015).

Für die erforderliche Dauer der antibiotischen Therapie bei Lungenabszess gibt es bisher keine klaren Empfehlungen. In der Regel werden 4–6 Wochen Therapiedauer jedoch nicht unterschritten. Nach initial intravenöser Gabe kann bei klinischem Ansprechen die Erhaltungstherapie per oraler Gabe fortgeführt werden. Es ist sinnvoll, bei der Auswahl eines entsprechenden Antibiotikums die Möglichkeit der späteren Oralisierung zu berücksichtigen (Hecker et al. 2013).

Radiologische Kontrolluntersuchungen (Röntgen oder befundabhängig CT-Thorax) dokumentieren im Verlauf die Rückbildung der Abszessformation. Ein Abschluss-CT-Thorax ist sinnvoll, um noch therapiebedürftige Befunde und eine zugrunde liegende maligne Ursache nicht zu übersehen. Hierbei muss betont werden, dass eine der Schwierigkeiten bei der Behandlung von Lungenabszessen im sicheren Ausschluss einer malignen Ursache der in der Bildgebung auffälligen Formationen besteht. Im Zweifelsfall empfiehlt sich eine histologische Abklärung.

Bei Versagen der konservativen Therapie oder septischer Konstellation des Patienten wird eine radiologische, bronchoskopische oder chirurgische Intervention notwendig. Diese kann grundsätzlich in Form einer CT- oder bronchoskopisch gesteuerten Drainageanlage bzw. einer operativen Maßnahme (Resektion, Vakuumtherapie) erfolgen.

Indikationen zur chirurgischen Intervention (modifiziert nach Hecker et al. 2012 und Mara et al. 2015)
- Abszess >6 cm
- Fehlendes Ansprechen auf adäquate antibiotische Therapie mit Größenpersistenz über 6–8 Wochen
- Massive Blutungen, Hämoptysen
- Perforation in die Pleurahöhle (Pleuraempyem, Abb. 14.4)
- Persistierende bronchopleurale Fistel
- Nachgewiesenes oder hochverdächtiges Karzinom

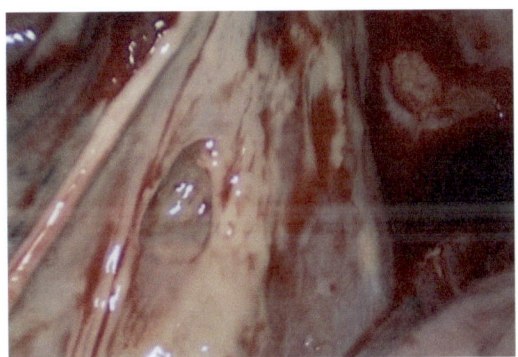

Abb. 14.4 Thorakoskopisches Bild eines nach pleural perforierten Lungenabszesses

Eine Operation zur Behandlung eines Lungenabszesses wird heutzutage nur bei ca. 10 % der Patienten erforderlich (Kuhajda et al. 2015). Im Rahmen des operativen Eingriffs sollte einerseits eine Eröffnung der Abszesshöhle vermieden werden, andererseits sollte möglichst viel gesundes Lungengewebe erhalten werden. Aufgrund des erhöhten Risikos von Gefäßverletzungen kann ein intraoperatives Anschlingen der zentralen Pulmonalarterie notwendig werden. Die Resektion muss häufig als Lobektomie durchgeführt werden. Als Alternative wurde die intrathorakale Vakuumtherapie beschrieben (Sziklavari et al. 2014), welche sich insbesondere für Patienten, bei denen eine Lobektomie vermieden werden soll, anbietet. Limitationen sind die Beschränkung auf periphere Abszesse ohne bronchialen Anschluss und die notwendige Erreichbarkeit über die Thoraxwand.

Als primäre interventionelle Behandlung des Lungenabszesses bietet sich die Anlage einer Drainage an. Diese kann entweder perkutan (sonografisch oder CT-gesteuert) oder bronchoskopisch eingebracht werden. Die Drainagetherapie ist deutlich schonender für die Patienten, die häufig aufgrund ihrer Komorbiditäten oder bei eingeschränkter pulmonaler Funktion (fortgeschrittene COPD etc.) für eine Operation als nicht geeignet angesehen werden. Bei peripherer Lage des Abszesses kommt eine perkutane Drainage in Betracht. Bei zentraler Lage bietet sich neben der CT-gesteuerten die bronchoskopische Anlage einer Drainage an. Hierbei wird ein entsprechender Katheter in die Abszesshöhle platziert und transnasal ausgeleitet (Unterman et al. 2017, Wali et al. 2012).

> **Zusammenfassung**
> Lungenabszesse sind insgesamt eher selten. Der Verdacht wird meist im Rahmen einer thorakalen Bildgebung gestellt. Die Therapie erfolgt vorzugsweise konservativ mittels Langzeitantibiose. Bei unzureichendem Ansprechen stehen die Abszessdrainage und die operative Resektion als weitere Therapieverfahren zur Verfügung. Stets muss an die Möglichkeit eines Karzinoms als Ursache der Abszessbildung gedacht werden. Erst bei CT-morphologisch vollständiger Rückbildung aller initial auffälligen Befunde kann Malignität ausgeschlossen werden. Im Zweifelsfall ist eine histologische Abklärung erforderlich. ◄

14.4 Aspergillom

14.4.1 Einführung

Schimmelpilze der Gattung *Aspergillus* kommen ubiquitär in der Umwelt vor. Das pulmonale Aspergillom wird zumeist durch *Aspergillus fumigatus* verursacht (Moodley et al. 2014, Babu et al. 2015). Die Sporen werden über die Atemluft aufgenommen und können aufgrund ihrer geringen Größe bis in die Alveolen vordringen. Bei immunkompetenten, lungengesunden Patienten ist meist eine problemlose Elimination möglich, jedoch können Allergien ausgelöst werden wie die allergische bronchopulmonale Aspergillose (ABPA). Daneben treten invasive und nichtinvasive Formen der pulmonalen Infektion mit Aspergillen auf. Risikofaktoren für eine durch Aspergillen ausgelösten Infektion sind eine eingeschränkte Immunlage und chronische Lungenerkrankungen.

Das Aspergillom ist ein Konglomerat aus Pilzhyphen mit Mucus und Detritus, welches sich in einer präformierten Kaverne bildet. Insbesondere für das Aspergillom sind strukturelle

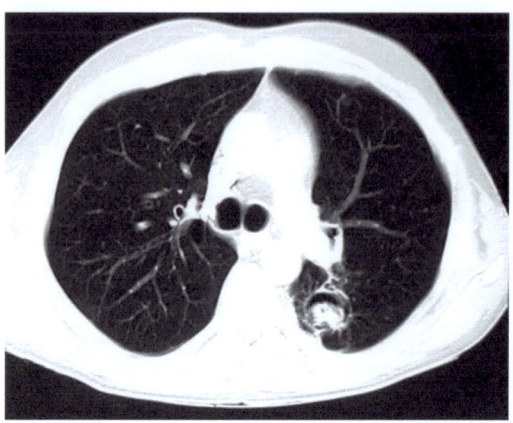

Abb. 14.5 Einfaches Aspergillom mit typischer Sichelbildung bei sonst unauffälligem Lungengewebe. (Aus Passlick 2009; mit freundlicher Genehmigung von © Springer-Verlag Berlin Heidelberg 2009. All Rights Reserved)

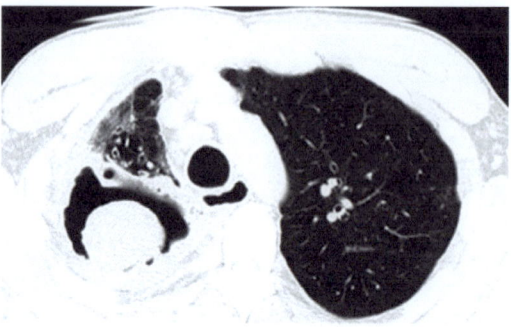

Abb. 14.6 Komplexes Aspergillom mit verdickter Wand und umgebender Entzündungsreaktion. (Aus Babu et al. 2015; mit freundlicher Genehmigung von © Springer-Verlag Berlin Heidelberg 2015. All Rights Reserved)

Schäden des Lungengewebes prädisponierend: Tuberkulose, Bronchiektasien, Emphysem, abgeheilte Lungenabszesse, Sarkoidose und andere bullöse Veränderungen jedweder Genese (Moodley et al. 2014, Babu et al. 2015).

Eingeteilt wird das Aspergillom in eine einfache und komplizierte Form (Belcher und Plummer 1960). Beim einfachen Aspergillom besteht eine dünnwandige Aspergillomhöhle, umgeben von normalem Lungengewebe. Es handelt sich um einen lokalisierten Entzündungsprozess (Abb. 14.5).

Beim komplizierten Aspergillom besteht eine dickwandige Aspergillomhöhle. Das umgebende Lungengewebe weist strukturelle und entzündliche Veränderungen auf (Abb. 14.6). Es handelt sich meist um pulmonal vorerkrankte Patienten mit eingeschränkter Lungenfunktion (Moodley et al. 2014).

14.4.2 Symptomatik

Die Entstehung eines pulmonalen Aspergilloms kann zunächst asymptomatisch verlaufen. Beim Auftreten von Symptomen steht häufig zunächst ein unspezifischer, chronischer, produktiver Husten im Vordergrund. Die Abgrenzung von Symptomen einer vorbestehenden chronischen Lungenerkrankung (Luftnot, Thoraxschmerz) ist im Einzelfall oft schwierig. Das Aspergillom wird dann bei der Durchführung einer bildgebenden Thoraxdiagnostik (Röntgenthorax, CT-Thorax) entdeckt. Klinisch relevant im weiteren Verlauf ist das Auftreten von Hämoptysen. Diese können von blutig tingiertem Sputum bis zu massiven lebensbedrohlichen Hämoptysen reichen (Beamer 2018). Abgeschlagenheit und Gewichtsverlust sind häufig auf eine Verschlechterung des Allgemeinzustandes unter der Aspergilleninfektion zurückzuführen.

14.4.3 Diagnostik

Das Aspergillom zeigt sich in der bildgebenden Diagnostik als solide Raumforderung innerhalb einer Lungenkaverne. Typisch ist die umgebende Luftsichel, da der Pilzball häufig nicht die gesamte Kaverne einnimmt. Die exakte Lokalisation des Pilzballes innerhalb seiner Höhle kann in unterschiedlichen Untersuchungen differieren, da sich dieser in liegender und stehender Position der Schwerkraft folgend anpassen kann. In der Mehrzahl der Fälle sind Aspergillome im rechten oder linken Oberlappen oder in den apikalen Unterlappensegmenten lokalisiert (Kim et al. 2005).

In der Computertomografie können die exakte Lokalisation und Ausdehnung der Erkrankung bestimmt werden (Abb. 14.5 und 14.6). Ebenso ist eine Beurteilung des strukturellen Zustandes des restlichen Lungengewebes möglich, welche von Relevanz für die weitere Therapieplanung ist. Zur weiteren Sicherung der radiologischen Verdachtsdiagnose sollten Antikörper im Serum sowie der Erregernachweis im Sputum bzw. Trachealsekret durch BAL/Bronchoskopie angestrebt werden (Beamer 2018).

14.4.4 Therapie

Die chirurgische Resektion wird als einzige Möglichkeit der Heilung von einem pulmonalen Aspergillom angesehen. Während die medikamentöse Behandlung mit Antimykotika bei der invasiven Aspergillose zum Standard gehört, zeigt diese beim Aspergillom keine Erfolge (Beamer 2018, Moodley et al. 2014, Babu et al. 2015).

Bei der chirurgischen Resektion eines Aspergilloms stehen die Anforderungen einer vollständigen Entfernung mit Vermeidung einer Kontamination der Pleurahöhle einem möglichst parenchymsparenden Vorgehen bei den häufig lungenfunktionell eingeschränkten Patienten gegenüber.

Bei den Resektionsverfahren stehen grundsätzlich alle Optionen von den sublobären Verfahren (Wedge-Resektion, Segmentresektion) über die Lobektomie bis zur Pneumonektomie zur Verfügung. Insgesamt sind Operationen bei Aspergillom oftmals anspruchsvoll aufgrund eines fibrotischen Umbaus des häufig vorgeschädigten Lungenparenchyms mit obliteriertem Pleuraspalt und verstärkter Vaskularisierung.

Morbidität und Mortalität waren insbesondere in der älteren Literatur deutlich erhöht. Aktuelle Daten zeigen jedoch ein vertretbares Risikoprofil (Kim et al. 2005, Muniappan et al. 2014). Typische Komplikationen sind ein erhöhter Blutverlust, persistierende Luftfistel, bronchopleurale Fistel, verbleibende Resthöhle durch unvollständige Expansion der verbliebenen Restlunge und Aspergillus-Pleuraempyem bei intraoperativer Eröffnung des Aspergilloms (Beamer 2018).

Neben den offenen Operationen konnten in letzter Zeit auch minimalinvasive Operationsverfahren (VATS) in ausgewählten Patienten erfolgreich angewendet werden (Kumar et al. 2017). Eine perioperative antimykotische Therapie sowie die intraoperative Spülung mit antiseptischen Lösungen werden von einigen Autoren empfohlen (Muniappan et al. 2014, Yuan et al. 2017).

Patienten, bei denen aufgrund ihrer eingeschränkten pulmonalen Reserve resezierende Verfahren nicht infrage kommen, können mit einer Kavernostomie behandelt werden (Cesar et al. 2011). Hierbei wird das Lungengewebe über dem Aspergillom eröffnet und der darin befindliche Pilzball entfernt. Der entstandene Defekt wird mittels Lappenplastik gedeckt, welche bei weiter bestehender Resthöhle mit einer Thorakoplastik kombiniert werden kann.

Als Alternative wird in der Literatur noch die Bronchialarterienembolisation für Patienten mit Hämoptysen und hohem OP-Risiko empfohlen (Kim et al. 2005).

Wesentliche Bedeutung in der chirurgischen Therapie des Aspergilloms hat die Indikationsstellung zur Operation. Symptomatischen Patienten mit Hämoptysen wird die Operation empfohlen. Ob dies auch asymptomatischen Patienten empfohlen werden sollte, um einen potenziellen Krankheitsprogress frühzeitig zu verhindern, bleibt umstritten (Babu et al. 2015, Moodley et al. 2014). Problematisch hierbei ist, dass es keine zuverlässigen Daten zum Spontanverlauf der Erkrankung und zum Eintritt möglicher Komplikationen gibt. Das Auftreten von Hämoptysen wird in der Literatur mit bis zu 87,5 % angegeben, von massiven Hämoptysen mit bis zu 10 % (Beamer 2018). Bis zu 30 % der Patienten mit geringfügigen Blutbeimengungen im Sputum können im Laufe der Zeit massive lebensbedrohliche Hämoptysen entwickeln (Moodley et al. 2014). Die Indikation zur operativen Resektion wird daher in der aktuellen Literatur für Patienten mit ausreichender pulmonaler Reserve eher frühzeitig gesehen (Muniappan et al. 2014). Den Behandlungsalgorithmus zeigt Abb. 14.7.

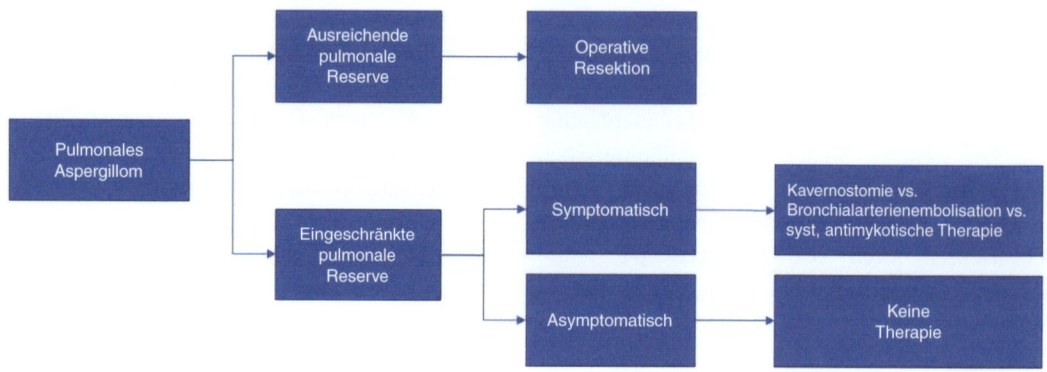

Abb. 14.7 Behandlungsalgorithmus pulmonales Aspergillom. (Adaptiert nach Babu et al. 2015; mit freundlicher Genehmigung von © Springer-Verlag Berlin Heidelberg 2015. All Rights Reserved)

> **Zusammenfassung**
> Das pulmonale Aspergillom ist häufig ein Zufallsbefund im Rahmen einer thorakalen Bildgebung und tritt als Pilzball innerhalb einer präformierten Kaverne auf. Gefürchtete Komplikation ist das Auftreten von Hämoptysen. Die chirurgische Resektion wird als einzige Möglichkeit der Heilung von einem pulmonalen Aspergillom angesehen. In Abhängig von der Ausprägung des Befundes, der Symptomatik des Patienten und seinen Komorbiditäten wird die Indikation zur Resektion gestellt. ◄

Literatur

Ambrosch A (2016) Rationale Antibiotikatherapie der Mediastinitis. Der Chirurg; Zeitschrift für alle Gebiete der operativen Medizin 87(6):497–503. https://doi.org/10.1007/s00104-016-0192-3

Andrews NC, Parker EF, Shaw RR, Wilson NJ, Webb WR (1962) Management of nontuberculous empyema. A statement of the subcommittee on surgery. Am Rev Respir Dis (85):935–936

Babu AN, Mitchell JD (2015) Aspergilloma. In: Dienemann HC, Hoffmann H, Detterbeck FC (Hrsg) Chest surgery, Bd 52. Springer, Berlin, S 269–278

Beamer S (2018) Surgical management of non-mycobacterial fungal infections. J thorac dis 10(Suppl 28):3398–3407. https://doi.org/10.21037/jtd.2018.08.85

Belcher JR, Plummer NS (1960) Surgery in broncho-pulmonary aspergillosis. British J Dis Chest 54(4):335–341. https://doi.org/10.1016/S0007-0971(60)80067-8

Cesar JM, Resende JS, Amaral NF, Alves CM, Vilhena AF, Silva FL (2011) Cavernostomy x resection for pulmonary aspergilloma: a 32-year history. J cardiothorac surg 6:129. https://doi.org/10.1186/1749-8090-6-129

Cho JS, Kim YD, I H, Lee SK, Jeong YJ (2008) Treatment of mediastinitis using video-assisted thoracoscopic surgery. Eur J Cardio-Thorac Surgery: Official J Eur Assoc Cardio-Thorac Surg 34(3):520–524. https://doi.org/10.1016/j.ejcts.2008.05.034

Choe IS, Kim YS, Lee TH, Kim SM, Song KH, Koo HS et al (2014) Acute mediastinitis arising from pancreatic mediastinal fistula in recurrent pancreatitis. World J Gastroenterology 20(40):14997–15000. https://doi.org/10.3748/wjg.v20.i40.14997

Chung JH, Lee SH, Kim Kwang Taik; Jung, Jae Seung; Son, Ho Sung; Sun, Kyung (2014): Optimal timing of thoracoscopic drainage and decortication for empyema. In: The Annals of thoracic surgery 97 (1), S. 224–229. https://doi.org/10.1016/j.athoracsur.2013.08.039

Davies HE, Davies RJO, Davies CWH (2010): Management of pleural infection in adults: British Thoracic Society Pleural Disease Guideline 2010. In: Thorax 65 Suppl 2, ii41-53. https://doi.org/10.1136/thx.2010.137000

Endo S, Murayama F, Hasegawa T, Yamamoto S, Yamaguchi T, Sohara Y et al (1999) Guideline of surgical management based on diffusion of descending necrotizing mediastinitis. Japanese J Thorac Cardiovascular Surg: Official Pub Japanese Assoc Thorac Surg = Nihon Kyobu Geka Gakkai zasshi 47(1):14–19

Ewig S, Höffken G, Kern WV, Rohde G, Flick H, Krause R et al (2016) Behandlung von erwachsenen Patienten mit ambulant erworbener Pneumonie und Prävention – Update 2016. Pneumologie (Stuttgart, Germany) 70(3):151–200. https://doi.org/10.1055/s-0042-101873

Gomez-Esquivel R, Raju GS (2013) Endoscopic closure of acute esophageal perforations. Current gastroenterology reports 15(5):321. https://doi.org/10.1007/s11894-013-0321-9

Hecker E, Hecker HC, Hecker KA (2013) Pleuraempyem – Behandlungsstrategien unter Berücksichtigung der Ätiologie. Zentralblatt fur Chirurgie 138(3):353–77; quiz 378–9. https://doi.org/10.1055/s-0032–1328638

Kim YT, Kang MC, Sung SW, Kim JH (2005) Good long-term outcomes after surgical treatment of simple and complex pulmonary aspergilloma. Ann thorac surg 79(1):294–298. https://doi.org/10.1016/j.athoracsur.2004.05.050

Kluge J (2016) Die akute und chronische Mediastinitis. Der Chirurg; Zeitschrift fur alle Gebiete der operativen Medizen 87(6):469–477. https://doi.org/10.1007/s00104-016-0172-7

Kocher GJ, Hoksch B, Caversaccio M, Wiegand J, Schmid RA (2012) Diffuse descending necrotizing mediastinitis: Surgical therapy and outcome in a single-centre series. Eur J Cardio-Thoracic Surg: Official J Eur Assoc Cardio-Thorac Surg 42(4):e66–72. https://doi.org/10.1093/ejcts/ezs385

Krüger M, Decker S, Schneider JP, Haverich A, Schega O (2016) Therapie der akuten Mediastinitis. Der Chirurg; Zeitschrift für alle Gebiete der operativen Medizin 87(6):478–485. https://doi.org/10.1007/s00104-016-0171-8

Kuhajda I, Zarogoulidis K, Tsirgogianni K, Tsavlis D, Kioumis I, Kosmidis C et al (2015) Lung abscess-etiology, diagnostic and treatment options. Ann trans med 3(13):183. https://doi.org/10.3978/j.issn.2305–5839.2015.07.08

Kumar A, Asaf BB, Puri HV, Lingaraju VC, Siddiqui S, Venkatesh PM, Sood J (2017) Video-assisted thoracoscopic surgery for pulmonary aspergilloma. Lung India: official organ Indian Chest Soc 34(4):318–323. https://doi.org/10.4103/0970-2113.209232

Lazar HL, Salm TV, Engelman R, Orgill D, Gordon S (2016) Prevention and management of sternal wound infections. J Thorac Cardiovasc Surg 152(4):962–972. https://doi.org/10.1016/j.jtcvs.2016.01.060

Marra A, Hillejan L, Ukena D (2015) Therapie von Lungenabszessen. Zentralblatt für Chirurgie 140(Suppl 1):47–53. https://doi.org/10.1055/s-0035–1557883

Mehta HJ, Biswas A, Penley AM, Cope J, Barnes M, Jantz MA (2016) Management of intrapleural sepsis with once daily use of tissue plasminogen activator and deoxyribonuclease. Respir; Int Rev Thorac Dis 91(2):101–106. https://doi.org/10.1159/000443334

Moodley L, Pillay J, Dheda K (2014) Aspergilloma and the surgeon. J thorac dis 6(3):202–209. https://doi.org/10.3978/j.issn.2072-1439.2013.12.40

Muniappan A, Tapias LF, Butala P, Wain JC, Wright CD, Donahue DM et al (2014) Surgical therapy of pulmonary aspergillomas: a 30-year North American experience. Ann thorac surg 97(2):432–438. https://doi.org/10.1016/j.athoracsur.2013.10.050

Prado-Calleros HM, Jiménez-Fuentes E, Jiménez-Escobar I (2016) Descending necrotizing mediastinitis: systematic review on its treatment in the last 6 years, 75 years after its description. Head & Neck 38(Suppl 1):E2275–2283. https://doi.org/10.1002/hed.24183

Rahman NM, Maskell NA, West A, Teoh R, Arnold A, Mackinlay C et al (2011) Intrapleural use of tissue plasminogen activator and DNase in pleural infection. New England J Med 365(6):518–526. https://doi.org/10.1056/NEJMoa1012740

Reichert M, Hecker M, Witte B, Bodner J, Padberg W, Weigand MA, Hecker A (2017) Stage-directed therapy of pleural empyema. Langenbeck's Archives Surgery 402(1):15–26. https://doi.org/10.1007/s00423–016–1498–9

Ried M, Graml J, Großer C, Hofmann H–S, Sziklavari Z (2015) Para- und postpneumonisches Pleuraempyem: aktuelle Behandlungsstrategien bei Kindern und Erwachsenen. Zentralblatt für Chirurgie 140(Suppl 1):22–8. https://doi.org/10.1055/s-0035–1557771

Rossi SE, McAdams HP, Rosado-de-Christenson ML, Franks TJ, Galvin JR (2001) Fibrosing mediastinitis. Radiographics: A Rev Pub Radiological Soc North America, Inc 21(3):737–757. https://doi.org/10.1148/radiographics.21.3.g01ma17737

Scarci M, Abah U, Solli P, Page A, Waller D, van Schil P et al (2015) EACTS expert consensus statement for surgical management of pleural empyema. Eur J Cardio-Thorac Surg: Official J Eur Assoc Cardio-Thorac Surg 48(5):642–653. https://doi.org/10.1093/ejcts/ezv272

Sziklavari Z, Ried M, Hofmann H-S (2014) Vacuum-assisted closure therapy in the management of lung abscess. J Cardiothorac Surg 9. https://doi.org/10.1186/s13019–014–0157-x

Sziklavari Z, Ried M, Hofmann HS (2015) Intrathorakale Vakuumtherapie beim Pleuraempyem und Lungenabszess. Zentralblatt fur Chirurgie 140(3):321–327. https://doi.org/10.1055/s-0034–1383273

Unterman A, Fruchter O, Rosengarten D, Izhakian S, Abdel-Rahman N, Kramer MR (2017) Bronchoscopic drainage of lung abscesses using a pigtail catheter. Respir; int rev thorac dis 93(2):99–105. https://doi.org/10.1159/000453003

Wali SO (2012) An update on the drainage of pyogenic lung abscesses. Ann thorac med 7(1):3–7. https://doi.org/10.4103/1817-1737.91552

Yazbeck MF, Dahdel M, Kalra A, Browne AS, Pratter MR (2014) Lung abscess: update on microbiology and management. Am therapeutics 21(3):217–221. https://doi.org/10.1097/MJT.0b013e3182383c9b

Yuan P, Cao J-L, Huang S, Zhang C, Bao F-C, Hu Y-J et al (2017) Sublobar resection for pulmonary aspergilloma: a safe alternative to lobectomy. Ann thorac surg 103(6):1788–1794. https://doi.org/10.1016/j.athoracsur.2017.01.007

Stichwortverzeichnis

3MRGN, 4
4MRGN, 4

A
Abdominal Foam, 167
abdominale Candida-Infektion
    adäquate antimykotische Therapie, 203
    antiinfektive Therapie, 202
    Fokuskontrolle, 204
    präemptive Antimykotika, 202
    Therapiedauer, 204
    Wahl des Antimykotikums, 205
abdominelles Kompartmentsyndrom, 167
Abstriche, 17
Abszess
    Eröffnung, 190
    Granulozytenzahl, 190
    sekundäre Heilung, 190
ACDC-Studie, 124
Acne inversa, 189
Acylaminopenicilline, 55
Addison-Prophylaxe, 231
aerobe Mischflora, 188
akute Appendizitis, 109
    AIR-Score, 113
    Alvarado-Score, 113
    Blumberg, 111
    C-reaktives Protein (CRP), 111
    Lanz, 111
    McBurney, 111
    Schweregrad, 114
    Score-Systeme, 113
akute äthyltoxische Pankreatitis, 138
akute biliäre Pankreatitis, 138
akute Divertikulitis, 126
akute Pankreatitis, 137, 138
    Hämatokrit zur Prognoseabschätzung, 141
    Intensivmedizin, 141
    Komplikationen, 142
    Marshall-Score, 141
alveoläre Echinokokkose
    Bildgebung, 212
    serologische Diagnose, 212
Amikacin, 59
Aminoglykoside, 59
Aminopenicilline, 54
Amoxicillin/Clavulansäure, 55
Ampicillin, 55
Ampicillin/Sulbactam, 55
anaerobe Bakterien, 19
Analekzem, 198
Analfissur, 189
Anastomoseninsuffizienz, 157, 192, 233, 237
anogenitale Warzen, 196
Antibiotikaklassen, 53
Antibiotikaprophylaxe, 71
Antibiotikatherapie, 177
antifungale Therapie, 182
Antikörper, 14
Antimykotika, 198
antiseptische Waschung, 90
Appendix-Kokarde
    Sonografie, 112
Aspergillom, 243
Aspergillus, 227
Atemwegsinfektionen, 3
Atherom, 190
Atlanta-Klassifikation, 140
Aufbereitung der Raumluft, 40
Ausduschen, 191
Ausstattung Patientenzimmer, 41
Avibactam, 56, 57
Axillarabszess, 97
Aztreonam, 57

B
Bauchwandhernie, 174
Benzylpenicillin, 54
Beta-D-Glucan, 203
Beta-Laktame, 53
Biomarker, 27
Bioscore, 35
Bleiintoxikation, 78
Blutkulturen, 18

C

CA-IAI, 161
Calcineurininhibitoren (CNI), 225
Calot'sches Dreieck, 123
Candida-Infektionen
    Leitlinien, 203
    Risikofaktoren, 202
Candidämie, 206
Carbapeneme, 57
CARS, 30
CD64-Antigen, 34
Cefazolin, 55
Cefepim, 57
Cefotaxim, 56
Ceftarolin, 56, 57
Ceftazidim/Avibactam, 56
Ceftazidim, 56
Ceftobiprol, 56, 57
Ceftolozan, 56
Ceftolozan/Tazobactam, 56
Ceftriaxon, 56
Cefuroxim, 56
Cephalosporine, 55
chlamydienbedingte Proktitis, 195
Cholezystitis
    akut, 118
    Antibiotika, 125
    Beschwerden, 119
    chronisch, 118
    Diagnose, 120
    Komplikationen, 118
    Operationsverfahren, 122
    Operationszeitpunkt, 124
Cholezystotomie, 125
Cilastatin, 57
Ciprofloxacin, 58
Clindamycin, 60
Clipping, 90
Clostridium-difficile-Infektionen, 3
Clostridium perfringens, 104
Condylomata acuminata, 196
Condylomata lata, 194
Cotrimoxazol, 61
C-reaktives Protein (CRP), 32
    akute Appendizitis, 111
    Prognoseabschätzung bei akuter Pankreatitis, 141
CT-gesteuerte Drainageeinlage, 193
Cytochrom-p450, 229

D

Dalbavancin, 59
Damage Control Surgery, 167
Dammriss, 193
DAMP, 30
Darmlavage, 193
Débridement, 164
Dekolonisation, 90
Dekortikation, 240
dermale Abszessbildung, 189
Divertikulitis
    rezidivierende Entzündungen, 126
Dünndarmfistel, 175

E

Echinocandine, 205
Einmalrasierer, 91
Empfindlichkeitsprüfung, 15
Endotoxin, 29
Endozystektomie, 214
Enterobacteriaceae, 102
Enterokokken, 227
Ertapenem, 57
Erythrasma, 198
ESBL, 4, 62
EUCAST, 15

F

fäkaler Mikrobiomtransfer (FMT), 148
Faszienretraktion, 173
Fidaxomicin, 148
Fistel, 121
Flucloxacillin, 54
Fluorchinolone, 58
Fokussanierung, 3
folienbedecktes Schwammsystem, 174
Follikulitis, 190
Folsäuresyntheseinhibitoren, 61
Fosfomycin, 61
Fossa ischioanalis, 189
Fournier'sche Gangrän, 100
Fremdkörperimplantation, 193
Frozen Abdomen, 175

G

Gallenblasenempyem, 120
Gallenblasenkonkremente, 118
Gallenblasensludge, 118
Gallenblase
    Perforation, 121
    Sonografie, 120
Gallenflüssigkeit, 20
Gallenkolik, 119
Gasbrand, 104
Gentamicin, 59
Gentamicinschwamm, 91
Glutamat-Dehydrogenase-Enzymimmunoassays
    (GDH-EIA), 146
Glycylcycline, 60
Glykopeptide, 58
Gonorrhoe, 195

H

Haarentfernung, 90
HA-IAI, 161
Hämatothorax, 237
Hämoptysen, 244
Händedesinfektion, 41, 47
Harnwegsinfektionen, 3, 6
Hautdesinfektion, 46
Haut- und Weichgewebsinfektionen (HWGI), 97
Herdsanierung, 164
Herpes analis, 195
Herpes zoster, 197
Hidradenitis suppurativa, 98
High-Risk (HR)-HPV, 196
Hypertriglyzeridämie, 139

I

Identifizierung von Bakterien und Pilzen, 14
IfSG-Meldepflicht-Anpassungsverordnung, 147
IL-27, 33
IL-6, 33
Imipenem, 57
Imipenem/Cilastatin, 57
Immunantwort, 29
Immundysfunktion, 4, 159
immunologische Reaktion, 6
Immunsuppression, 3, 190, 224, 234, 237, 240
Infektionskrankheiten, 5–7
Infektionsschutzgesetz, 37
intensivmedizinische Betreuung, 173
Intensivstation, 40
interdisziplinäre Gemeinschaftsaufgabe, 38
Interleukin-1ß, 29
Interleukin 6, 29
Intervention, 3
intraabdominelle Infektionen (IAI), 161, 176
intraoperative Maßnahmen, 47
intrapleurale Fibrinolyse, 239
Isolation, 50
isotone Kochsalzlösung, 169
Isoxazolylpenicilline, 54

K

Katzenkratzkrankheit, 69
klinische Appendizitiszeichen, 111
Kommensalen, 97
Kompartmentsyndrom, 104, 173
komplizierte Appendizitis, 111
    Antibiotikatherapie, 117
komplizierte Divertikulitis, 128
kontinuierliche Lavage, 171
kryptoglanduläre Drüse, 188
kryptoglandulärer Abszess, 188

L

laparoskopische Appendektomie, 115
laparoskopische Cholezystektomie, 122
laparoskopische Kolorektalchirurgie, 90
laparoskopische Lavage, 129
Lavage, 168
Leberabszess
    antimikrobielle Therapie, 136
    Bildgebung, 132
    Blutkulturen, 133
    chirurgische Therapie, 135
    Diagnostik, 132
    diagnostische Punktion, 134
    Differenzialdiagnosen, 137
    Erreger, 131
    Erregerspektrum, 134
    Genese, 131
    Inzidenz, 131
    klinisches Erscheinungsbild, 131
    Komplikationen, 137
    mikrobiologische Diagnostik, 133
    perkutane Drainage, 135
    polymikrobielles Keimgemisch, 134
    Risikofaktoren, 131
    seltene Erreger, 135
    Symptome, 131
    Therapie, 135
    Therapieschemata, 136
Lebertransplantation, 217
Levofloxacin, 58
liegende Drainagen, 18
LightCycler, 31
Lincosamide, 60
Linezolid, 60
Lipoglykopeptide, 59
Low Risk (LR)-HPV, 196
Lungenabszess, 240
Lymphogranuloma venereum, 195

M

Mediastinitis, 233
Mediastinoskopie, 233
Medizinprodukte, 43
Meropenem, 57
Metronidazol, 56, 60, 148
Mezlocillin, 55
MIF, 33
mikrobiologische Diagnostik, 16
    Analytik, 16
    Postanalytik, 16
    Präanalytik, 16
mikrobiologische Infektionsdiagnostik, 13
Mikroskopie, 14
Monobactame, 57
Morbus Crohn, 188
Moxifloxacin, 58
MRE-Screening, 43
MRSA, 4, 8–10, 61
MSSA-Dekolonisation, 45
multiresistente Keime, 61
Murphy-Zeichen, 120

N

Nekrose der Faszie, 192
nekrotisierende Fasziitis, 100, 191
  radikale Exzision, 191
nekrotisierende Pankreatitis
  Nekrosektomie, 142
neurogene Appendikopathie, 117
nicht kryptoglandulärer Abszess, 188
Nitroimidazole, 60
nosokomiale Infektionen, 2
  Epidemiologie, 2
Nukleinsäure-Amplifikationstests (NAAT), 146

O

On-Demand-Relaparotomie, 167
Oritavancin, 59
Ösophagusperforation, 233, 237
Oxacillin, 54
Oxazolidinone, 60

P

PAMP, 30
Pasteurella multocida, 69
Patienteninformationen, 49
PCR-Testung, 31
PCT, 32
Penicillin G, 54
Penicilline, 54
Pentraxin 3, 34
perforierte Divertikulitis, 128
perianale Streptokokkendermatitis (PSD), 198
perioperative Antibiotikaprophylaxe (PAP), 62, 91, 94
  eingriffsspezifische Empfehlungen, 92
perioperative Maßnahmen, 45
perithyphlitischer Abszess, 117
Peritonitis, 156, 179
  Laparostoma, 172
  primäre, sekundäre und tertiäre, 63, 156, 177
Perizystektomie, 214
perkutane Abszessdrainage, 128, 164
permissive Hypotension, 75
Phlegmone, 98
Phosphonsäuren, 61
Piperacillin, 55
Piperacillin/Tazobactam, 55
Pleuraempyem, 237
Pneumonie, 237, 241
PNM-Einteilung, 212
Polymerase-Kettenreaktion (PCR), 14
Post-ERCP-Pankreatitis, 139
postoperative Komplikationen, 7
postoperative Maßnahmen, 48
postoperative Wundinfektionen, 2, 87
  Prävention, 88
  Risikofaktoren, 88
präkanzeröse Läsionen, 196
präoperative Darmspülung, 93
präoperative Maßnahmen, 42
präoperatives MRSA-Screening, 90
Presepsin, 34
Primärverschluss, 71
Probeentnahme, 16
Probentransport, 25
Procalcitonin, 32
programmierte Lavage, 170
programmierte Relaparotomie, 173
protoscolicidale Lösung, 214
Pseudomembrane, 146
pseudomembranöse Kolitis, 145

Q

qSOFA-Score, 31, 159

R

räumliche Bedingungen, 38
räumliche Trennung, 39
resistente Erreger, 4, 92, 176, 179

S

Sepsis, 9, 10, 228
Sepsis-3, 159
sepsisbedingte Mortalität, 10
Sepsiskriterien, 157
Sepsissyndrom, 29
SeptiFast, 31
Serumlipase, 137
sexuell übertragbare Infektionen, 194
Sicherheitsblick, 123
Sigmaresektion, 129
SIRS, 29
Soor, 198
source control, 164
Sphinkternaht, 193
spontan bakterielle Peritonitis, 156
Sporen, 147
Spüldrainagen, 171
SSI-Risikoklassen, 39
Staphylokokken, 98
Stapler-Hämorrhoidopexie, 192
Stomaanlage, 192
sTREM-1, 34
Streptokokken, 98
Stuhlunregelmäßigkeiten, 188
Sulbactam, 55
Sulfamethoxazol, 61
Surgical Site Infections (SSI), 85
Syphilis, 194
Systemic Inflammatory Response Syndrome (SIRS), 157

T

Tazobactam, 55
Teicoplanin, 58

Telavancin, 59
temporäre Wundhöhle, 77
Tetanus, 73
Thorakotomie, 236, 240
Tigecyclin, 60
TNF, 29
Tobramycin, 59
Tollwut, 71
Tourniquet, 74
Toxin A, 144
Toxin B, 144
Tracheaperforation, 233
Tranexamsäure, 75
transanale Vollwandresektion, 192
Transplantation, 224
    opportunistische Infekte, 228
    Wundheilung, 230
Transplantationschirurgie, 223
TREM-1, 34
Trimethoprim, 61
Tuberkulose, 238, 244
Typ-A-Sepsis, 160
Typ-B-Sepsis, 160

U
Ulcus durum, 194
Ulcus molle, 195
Umbettschleusen, 39
unkomplizierte Divertikulitis, 127

V
Vakuumschwammsystem, 174
Vakuumtherapie, 82, 236, 242
Vancomycin, 58, 148
vancomycinresistente Enterokokkenstämme (VRE), 4
Verhalten im OP, 41
Vibrio vulnificus, 103
videoassistierte Thorakoskopie (VATS), 236, 239, 245
Virusdirektnachweise, 20

W
Wundheilungsstörungen, 9
Wundinfektionen, 3, 5, 7
Wundspülung, 48

Z
Zysten, 210
Zystenruptur, 216
zystische Echinokokkose
    Computertomografie, 212
    serologische Diagnose, 212
    Ultraschalluntersuchung, 211
    WHO-Klassifikation, 211
Zytokine, 33
Zytomegalievirus (CMV), 228
Zytotoxizitätstest, 146

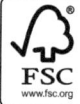

MIX
Papier aus verantwortungsvollen Quellen
Paper from responsible sources
FSC® C105338

If you have any concerns about our products,
you can contact us on
ProductSafety@springernature.com

In case Publisher is established outside the EU,
the EU authorized representative is:
**Springer Nature Customer Service Center GmbH
Europaplatz 3, 69115 Heidelberg, Germany**

Printed by Libri Plureos GmbH
in Hamburg, Germany